Eletrocardiografia Clínica

Eletrocardiografia Clínica
Uma Abordagem Baseada em Evidências

Nestor Rodrigues de Oliveira Neto
*Médico-Cardiologista do Hospital Universitário Onofre Lopes – UFRN
Médico do Serviço de Marca-Passo do
Hospital Universitário Onofre Lopes – UFRN
Médico-Cardiologista do
Hospital Deoclécio Marques de Lucena – SESAP – RN
Médico-Cardiologista do Hospital Unimed Natal – Natal, RN
Especialização em Cardiologia pela Sociedade Brasileira de Cardiologia (SBC)
Membro do Departamento de Estimulação Cardíaca Artificial (DECA) e da
Sociedade Brasileira de Arritmias Cardíacas (SOBRAC)
Especialização em Estimulação Cardíaca Artificial pelo INCOR – FMUSP – São Paulo, SP*

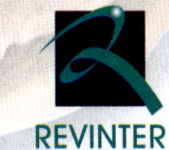

Eletrocardiografia Clínica – Uma Abordagem Baseada em Evidências
Copyright © 2010 by Livraria e Editora Revinter Ltda.

ISBN 978-85-372-0329-3

Todos os direitos reservados.
É expressamente proibida a reprodução
deste livro, no seu todo ou em parte,
por quaisquer meios, sem o consentimento
por escrito da Editora.

Contato com o autor:
Hospital Universitário Onofre Lopes – UFRN
Av. Nilo Pençanha, 620, Petrópolis, Natal – RN
CEP: 59012300
nestor_rn@superig.com.br

CIP-BRASIL. CATALOGAÇÃO-NA-FONTE
SINDICATO NACIONAL DOS EDITORES DE LIVROS, RJ

O48e

Oliveira Neto, Nestor Rodrigues de
    Eletrocardiografia clínica : uma abordagem baseada em evidências / Nestor Rodrigues de Oliveira Neto. - Rio de Janeiro : Revinter, 2010.
    il. color

    Apêndice
    Inclui índice
    ISBN 978-85-372-0329-3

    1. Eletrocardiografia. 2. Coração - Doenças - Diagnóstico. I. Título.

10-1655   CDD: 616.1207547
                           CDU: 616.12-073.7

A precisão das indicações, as reações adversas e as relações de dosagem para as drogas citadas nesta obra podem sofrer alterações.
Solicitamos que o leitor reveja a farmacologia dos medicamentos aqui mencionados.
A responsabilidade civil e criminal, perante terceiros e perante a Editora Revinter, sobre o conteúdo total desta obra, incluindo as ilustrações e autorizações/créditos correspondentes, é do(s) autor(es) da mesma.

Livraria e Editora REVINTER Ltda.
Rua do Matoso, 170 – Tijuca
20270-135 – Rio de Janeiro – RJ
Tel.: (21) 2563-9700 – Fax: (21) 2563-9701
livraria@revinter.com.br – www.revinter.com.br

Dedico este trabalho à minha querida esposa, Cássia, e aos nossos filhos maravilhosos, William e Eric.

E também aos meus pais e irmãos.

AGRADECIMENTOS

Ao Dr. Ricardo Lagreca, pela amizade, pelo apoio e como reconhecimento ao seu trabalho como diretor do HUOL.

À Terezinha Pereira, técnica de enfermagem do ambulatório de cardiologia do HUOL.

Prefácio

Indiscutivelmente, a tecnologia moderna ofereceu avanços no diagnóstico e no tratamento das doenças do coração, além da expectativa inerente ao próprio tempo das coisas.

O eletrocardiograma manteve-se como o principal método não invasivo, do qual se dá início a todo um planejamento esclarecedor do tratamento das cardiopatias. Suas bases fortes, bem fundamentadas desde o início da sua prática, auxiliaram esta continuidade ao longo de várias décadas. Por um lado, suportando a investida dos outros métodos e, por outro, confirmando a sua verdadeira importância. Mas ele também avançou. Vários trabalhos confirmam esta tendência de modernização, sempre a acompanhar toda a realidade do mundo contemporâneo que precisa ser perseguida continuamente e tornada do conhecimento de todos.

Foi isto que o Dr. Nestor procurou realizar ao escrever este livro de uma forma didática e ao alcance de todos a quem possa interessar. Aliás, este estilo é próprio do autor, um cardiologista de hábitos simples, sempre muito estudioso da matéria, o que faz com muita competência. São vários capítulos abordando os mais variados aspectos das anormalidades eletrocardiográficas. Destaca-se a ênfase dada à relação destas alterações com as evidências clínicas nas cardiopatias adquiridas. Tudo isto compartilhando os seus achados com os da literatura pesquisada, de forma que podemos afirmar que o seu livro trata-se um verdadeiro itinerário da eletrocardiografia.

Prof. Dr. José Ricardo Lagreca de S. Cabral
Diretor-Geral do Hospital Universitário Onofre Lopes (HUOL) – UFRN

APRESENTAÇÃO

A pesar do grande desenvolvimento constatado no aparato diagnóstico utilizado na Cardiologia atualmente, como os diversos métodos de imagem, o eletrocardiograma continua a desempenhar um papel de destaque na prática cardiológica, sendo o método mais amplamente empregado. Diversos estudos realizados mostram o valor do eletrocardiograma na predição de eventos clínicos.

Este livro tem como finalidade a descrição criteriosa das anormalidades eletrocardiográficas, com destaque para o seu significado clínico, baseando-se nas evidências científicas. Usamos como referência os estudos publicados nos principais periódicos, com a intenção de manter o texto atualizado e em conformidade com a literatura médica mundial. Revisamos um grande número de trabalhos publicados, que poderão servir como fontes para aprofundamento em cada assunto específico.

O livro será dividido em 20 capítulos. Nos Capítulos 1 e 2 trataremos dos princípios gerais e da interpretação do eletrocardiograma, incluindo noções de eletrofisiologia cardíaca, processo de ativação do coração, derivações e o registro do eletrocardiograma, as medidas dos intervalos e do eixo elétrico, com destaque para o eletrocardiograma normal.

O Capítulo 3 analisa o eletrocardiograma na criança, ressaltando os aspectos diferenciais com relação ao adulto, e os padrões de anormalidade nas cardiopatias mais comuns na faixa pediátrica.

Os Capítulos 4 e 5 versam sobre as sobrecargas atriais e a hipertrofia ventricular. Discutimos a acurácia e o valor prognóstico dos critérios eletrocardiográficos descritos.

O Capítulo 6 é reservado ao estudo dos distúrbios da condução intraventricular (bloqueios de ramos e fasciculares). Caracterizamos os distúrbios de condução conforme os critérios estabelecidos, utilizando como padrão a literatura e as recomendações internacionais. As modificações na ativação ventricular são encontradas em cada distúrbio mostrado, para facilitar o entendimento das alterações eletrocardiográficas.

O Capítulo 7 trata sobre infarto agudo do miocárdio com supradesnível do segmento ST, com tópicos sobre a fisiopatologia das anormalidades eletrocardiográficas, a caracterização das alterações, os critérios de reperfusão e para a determinação da artéria culpada. A nova classificação topográfica do infarto é apresentada conforme estudos recentes com ressonância magnética cardíaca.

O Capítulo 8 discute as alterações eletrocardiográficas que são de importância no prognóstico da insuficiência coronariana, relacionando as alterações que são marcadoras de risco no IAM com supradesnível de ST, nas síndromes coronarianas sem supradesnível de ST e na insuficiência coronariana crônica.

O infarto associado a distúrbios de condução intraventricular é discutido no Capítulo 9, mostrando os critérios para diagnóstico na fase aguda do infarto e para reconhecimento de necrose (infarto antigo) na presença de bloqueio de ramo.

As alterações eletrocardiográficas nos distúrbios eletrolíticos, provocadas por drogas e na hipotermia são abordadas no Capítulo 10.

O Capítulo 11 discorre sobre o diagnóstico diferencial da onda R proeminente em V1, as alterações da repolarização ventricular, ondas Q anormais e baixa voltagem, que estão associadas a várias condições.

O Capítulo 12 aborda as alterações eletrocardiográficas na insuficiência cardíaca, com referência às anormalidades que têm relação com o diagnóstico etiológico ou que apresentam valor prognóstico. Discutimos as indicações e as características do eletrocardiograma na estimulação biventricular e nos pacientes transplantados cardíacos.

O Capítulo 13 discute as alterações eletrocardiográficas nas miocardiopatias, e o Capítulo 14, nas valvopatias.

O Capítulo 15 contempla o eletrocardiograma na avaliação do portador de marca-passos, citando as principais funções dos sistemas de estimulação, os modos de estimulação e as disfunções que podem ser detectadas pelo ECG.

Os Capítulos de 16 a 20 englobam o estudo das arritmias cardíacas, os mecanismos eletrofisiológicos, as extrassístoles, as bradiarritmias, as taquiarritmias atriais, as taquicardias supraventriculares regulares e as taquiarritmias ventriculares. Procuramos proporcionar o entendimento dos princípios básicos e a interpretação do ECG nos diversos distúrbios do ritmo.

Ao final (Apêndice) apresentamos alguns escores eletrocardiográficos, como o escore de QRS de Selvester, que tem sido utilizado, em geral, com a finalidade de estratificar o risco e o prognóstico, citados ao longo do livro.

Procuramos exemplificar as principais alterações eletrocardiográficas e os distúrbios do ritmo por meio dos traçados, relacionando-os com o quadro clínico apresentado pelo paciente e com o resultado de outros métodos diagnósticos. A maioria dos traçados exibidos é de pacientes que avaliamos nos últimos anos.

Apresentação

Para levar a cabo esta publicação, contamos com valiosa colaboração de vários colegas, médicos-residentes e especialistas em Cardiologia.

Que este livro contribua para instigar o interesse científico em um método antigo, de fácil execução, mas que nos pode fornecer grande subsídio para a prática cardiológica, quando devidamente interpretado.

Nestor Rodrigues de Oliveira Neto

COLABORADORES

ADEMAR ALEXANDRE DE MORAIS
Médico-Residente de Clínica Médica do
Hospital Universitário Onofre Lopes – UFRN

ADRIANO CÉSAR D'OLIVEIRA SOLINO
Médico-Residente de Clínica Médica do
Hospital Universitário Onofre Lopes – UFRN

AFONSO LUIZ TAVARES DE ALBUQUERQUE
Médico do Serviço de Eletrofisiologia Cardíaca do
Hospital PROCAPE – Recife, PE
Especialização em Cardiologia pela Sociedade Brasileira de
Cardiologia (SBC)
Mestrado em Cardiologia pela Faculdade de Medicina de Ribeirão Preto – USP
Médico Especialista em Arritmias

ANDRÉ REZENDE
Chefe do Serviço de Eletrofisiologia Cardíaca do
Hospital PROCAPE – Recife, PE
Especialização em Cardiologia pela Sociedade Brasileira de
Cardiologia (SBC)
Médico Especialista em Arritmias e Eletrofisiologia Cardíaca

CHARLENE DE OLIVEIRA ANDRADE
Médica-Residente de Clínica Médica do
Hospital Universitário Onofre Lopes – UFRN

ELAINE HELKE OLIVEIRA DO AMARAL PASCOAL
Médica-Residente de Anestesiologia do
Hospital Universitário Onofre Lopes – UFRN
Especialização em Cardiologia pela Sociedade Brasileira de Cardiologia (SBC)

FELIPE LEITE GUEDES
Médico-Residente de Clínica Médica do
Hospital Universitário Onofre Lopes – UFRN

FERNANDO DA COSTA CARRIÇO NETO
Médico-Residente de Clínica Médica do
Hospital Universitário Onofre Lopes – UFRN

GUSTAVO GOMES TORRES
Médico do Serviço de Marca-Passo do
Hospital Universitário Onofre Lopes – UFRN
Cardiologista do INCOR/Natal e do Hospital Unimed Natal – Natal, RN
Especialização em Cardiologia pela Sociedade Brasileira de Cardiologia (SBC)
Membro do Departamento de Estimulação Cardíaca Artificial (DECA) e da
Sociedade Brasileira de Arritmias Cardíacas (SOBRAC)
Especialização em Estimulação Cardíaca Artificial pelo INCOR – FMUSP –
São Paulo, SP

IREMAR SALVIANO DE MACÊDO NETO
Preceptor da Emergência Cardiológica do Pronto-Socorro Cardiológico de
Pernambuco – PROCAPE
Cardiologista do Real Hospital Português – Recife, PE

LORENA CARLA DANTAS DE AMORIM
Médica-Residente de Clínica Médica do
Hospital Universitário Onofre Lopes – UFRN

LUCIANO PILLA PINTO
Coordenador do Serviço de Transplante Cardíaco do
Hospital do Coração de Natal – Natal, RN
Cardiologista da Casa de Saúde São Lucas – Natal, RN
Especialização em Cardiologia pela Sociedade Brasileira de Cardiologia (SBC)

MARIA MAGDÁLIA SANTOS DE OLIVEIRA
Médica do Programa de Saúde da Família
Médica Plantonista da Unidade de Pronto-Atendimento do
Hospital Antônio Prudente – HAPVIDA – Natal, RN

Colaboradores

NESTOR RODRIGUES DE OLIVEIRA NETO
Médico-Cardiologista do Hospital Universitário Onofre Lopes – UFRN
Médico do Serviço de Marca-Passo do
Hospital Universitário Onofre Lopes – UFRN
Médico-Cardiologista do
Hospital Deoclécio Marques de Lucena – SESAP – RN
Médico-Cardiologista do Hospital Unimed Natal – Natal, RN
Especialização em Cardiologia pela Sociedade Brasileira de
Cardiologia (SBC)
Membro do Departamento de Estimulação Cardíaca Artificial (DECA) e da
Sociedade Brasileira de Arritmias Cardíacas (SOBRAC)
Especialização em Estimulação Cardíaca Artificial pelo INCOR – FMUSP –
São Paulo, SP

ORMUZ DUMONT CONCEIÇÃO COELHO
Cardiologista do Hospital Natal Center e do Hospital Unimed Natal
Especialização em Cardiologia pela Sociedade Brasileira de
Cardiologia (SBC)
Membro do Departamento de Estimulação Cardíaca Artificial (DECA) e da
Sociedade Brasileira de Arritmias Cardíacas (SOBRAC)
Especialização em Marca-Passo pelo Instituto Dante Pazzanese de
Cardiologia – São Paulo, SP

PATRÍCIA ALCOFORADO
Coordenadora da Arritmia Clínica do Hospital Esperança – Recife, PE
Especialização em Cardiologia pela Sociedade Brasileira de
Cardiologia (SBC)
Especialização em Arritmias Cardíacas pelo INCOR – FMUSP – São Paulo, SP

RODRIGO LOPES DE SOUSA
Médico-Residente de Clínica Médica do
Hospital Universitário Onofre Lopes – UFRN

Sumário

PRANCHAS EM CORES xxi

CAPÍTULO 1
FUNDAMENTOS DA ELETROCARDIOGRAFIA............................. 1
Nestor Rodrigues de Oliveira Neto

CAPÍTULO 2
INTERPRETAÇÃO DO ELETROCARDIOGRAMA 27
Nestor Rodrigues de Oliveira Neto

CAPÍTULO 3
ELETROCARDIOGRAMA NA CRIANÇA 43
Nestor Rodrigues de Oliveira Neto ▪ Fernando da Costa Carriço Neto

CAPÍTULO 4
SOBRECARGAS ATRIAIS... 59
Nestor Rodrigues de Oliveira Neto

CAPÍTULO 5
HIPERTROFIA VENTRICULAR 69
Nestor Rodrigues de Oliveira Neto

CAPÍTULO 6
DISTÚRBIOS DA CONDUÇÃO INTRAVENTRICULAR...................... 89
Nestor Rodrigues de Oliveira Neto

CAPÍTULO 7
INFARTO AGUDO DO MIOCÁRDIO.................................. 117
Nestor Rodrigues de Oliveira Neto

CAPÍTULO 8
O ELETROCARDIOGRAMA NO PROGNÓSTICO DA INSUFICIÊNCIA
CORONARIANA AGUDA E CRÔNICA 139
Nestor Rodrigues de Oliveira Neto ▪ Charlene de Oliveira Andrade
Ademar Alexandre de Morais

CAPÍTULO 9
INFARTO DO MIOCÁRDIO ASSOCIADO A DISTÚRBIOS DE CONDUÇÃO
INTRAVENTRICULAR E RITMO DE MARCA-PASSO..................... 151
Nestor Rodrigues de Oliveira Neto

CAPÍTULO 10
ALTERAÇÕES ELETROCARDIOGRÁFICAS NOS DISTÚRBIOS ELETROLÍTICOS,
PROVOCADAS POR DROGAS E NA HIPOTERMIA 161
Nestor Rodrigues de Oliveira Neto ▪ Adriano César D'Oliveira Solino
Elaine Helke Oliveira do Amaral Pascoal

Capítulo 11
Diagnóstico Diferencial de R Proeminente em V1, Alterações da
Repolarização Ventricular, Ondas Q Anormais e Baixa Voltagem... 171
Nestor Rodrigues de Oliveira Neto

Capítulo 12
O Eletrocardiograma na Insuficiência Cardíaca 193
Nestor Rodrigues de Oliveira Neto ▪ Luciano Pilla Pinto

Capítulo 13
O Eletrocardiograma nas Miocardiopatias 209
Nestor Rodrigues de Oliveira Neto ▪ Lorena Carla Dantas de Amorim

Capítulo 14
Alterações Eletrocardiográficas nas Valvopatias 217
Luciano Pilla Pinto ▪ Nestor Rodrigues de Oliveira Neto ▪ Rodrigo Lopes de Sousa

Capítulo 15
Eletrocardiografia na Avaliação de Portadores de Marca-Passos .. 227
Gustavo Gomes Torres ▪ Nestor Rodrigues de Oliveira Neto

Capítulo 16
Introdução ao Estudo das Arritmias Cardíacas 243
Nestor Rodrigues de Oliveira Neto ▪ Iremar Salviano de Macêdo Neto
Afonso Luiz Tavares de Albuquerque

Capítulo 17
Bradiarritmias 267
Nestor Rodrigues de Oliveira Neto ▪ Felipe Leite Guedes
Maria Magdália Santos de Oliveira

Capítulo 18
Taquiarritmias Atriais 285
Ormuz Dumont Conceição Coelho ▪ Nestor Rodrigues de Oliveira Neto

Capítulo 19
Taquicardias Supraventriculares 297
André Rezende ▪ Patrícia Alcoforado

Capítulo 20
Taquiarritmias Ventriculares 325
Iremar Salviano de Macêdo Neto ▪ Afonso Luiz Tavares de Albuquerque
Nestor Rodrigues de Oliveira Neto

Apêndice I
Escores Eletrocardiográficos 345
Nestor Rodrigues de Oliveira Neto

Índice Remissivo 359

Pranchas em Cores

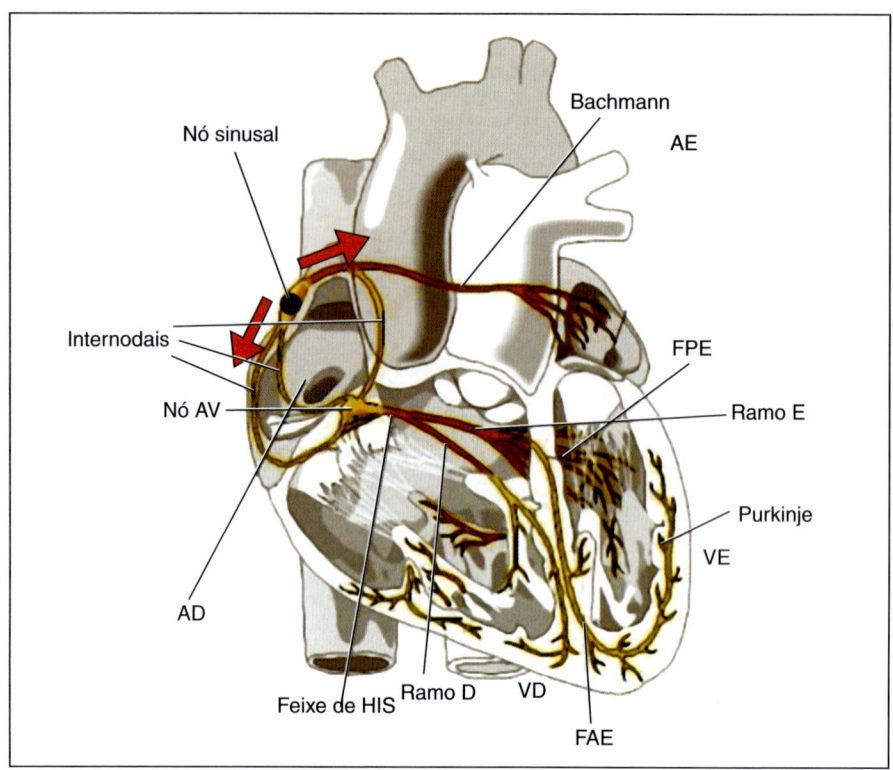

Fig. 1-4.

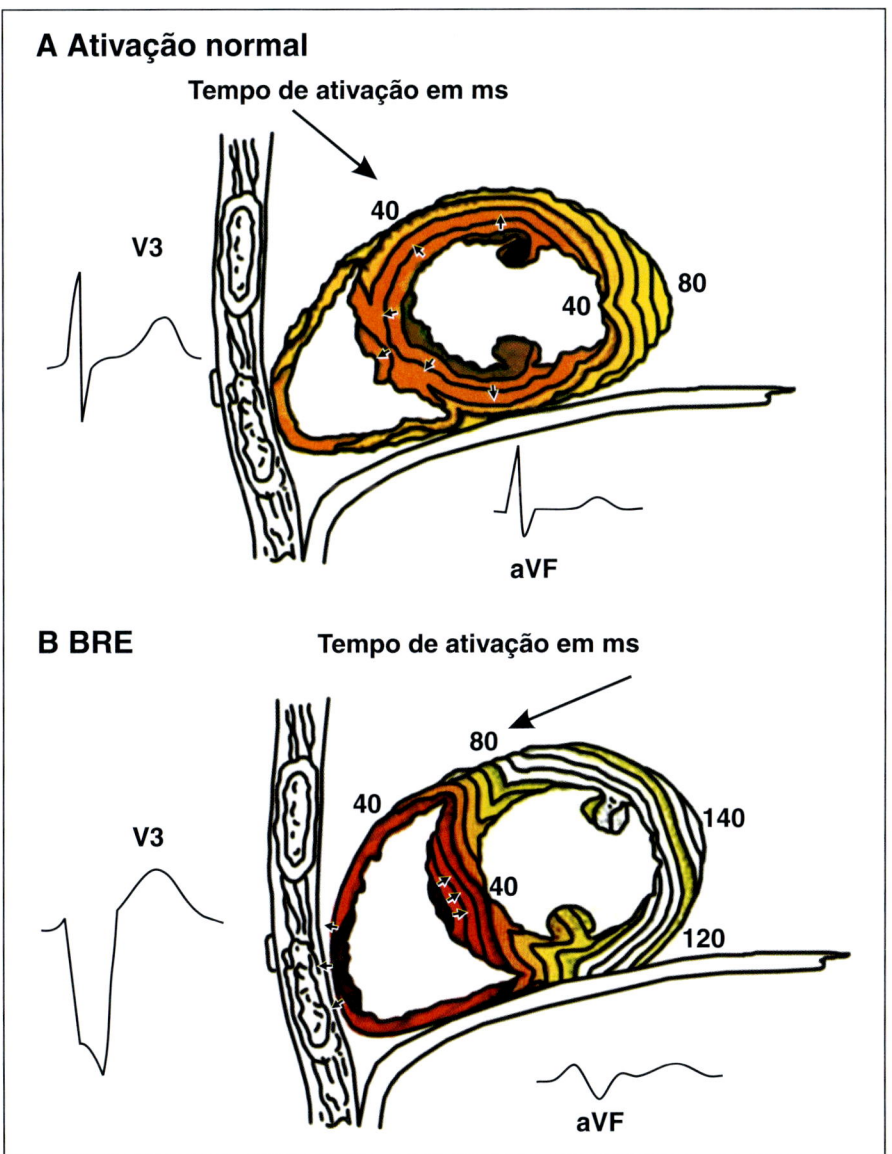

Fig. 6-2.

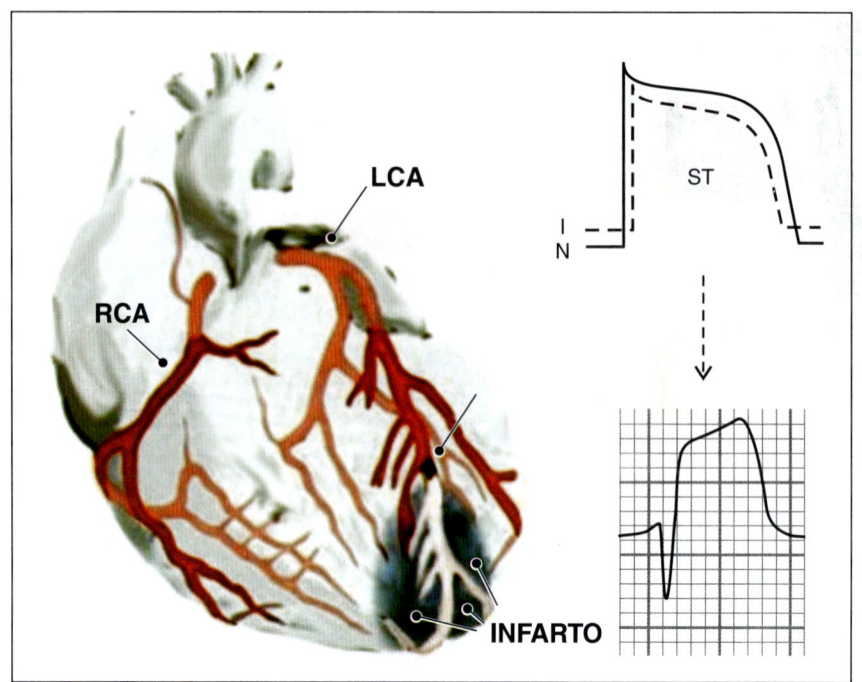

Fig. 7-1.

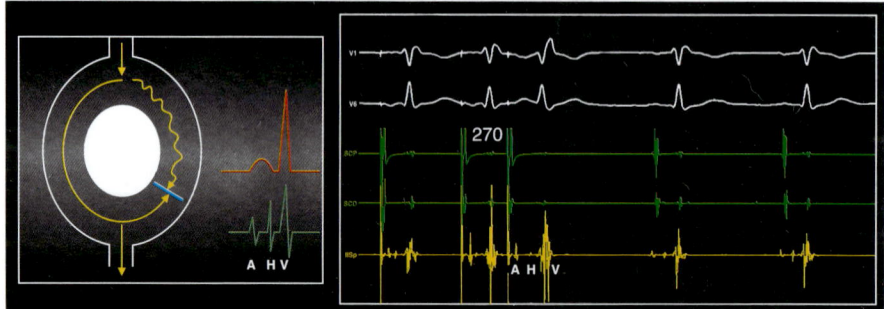

Fig. 19-5.

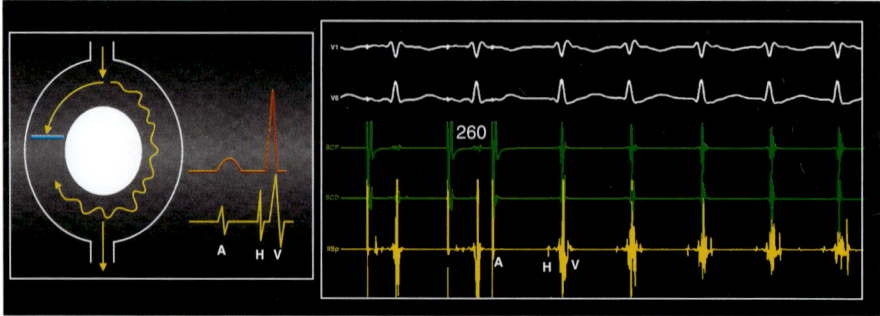

Fig. 19-6.

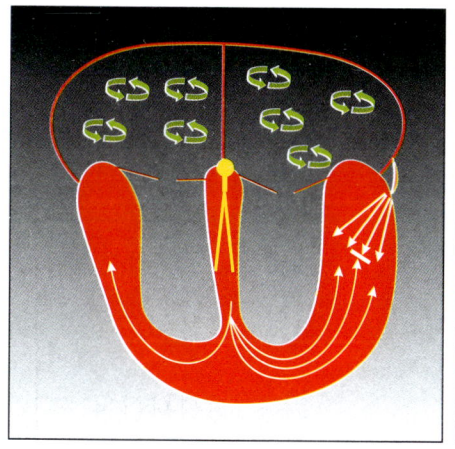 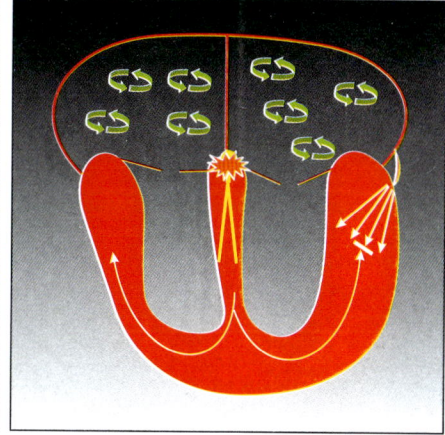

Fig. 19-19.

Eletrocardiografia Clínica

FUNDAMENTOS DA ELETROCARDIOGRAFIA 1

Nestor Rodrigues de Oliveira Neto

■ INTRODUÇÃO[1]

Apesar do grande desenvolvimento constatado no aparato diagnóstico utilizado na Cardiologia atualmente, como os diversos métodos de imagem, o eletrocardiograma (ECG) continua a desempenhar um papel de destaque na prática cardiológica, sendo o método mais amplamente empregado. A simplicidade para execução, a possibilidade de ser realizado à beira do leito nos vários setores hospitalares e ambulatorialmente, o baixo custo, a familiaridade que os médicos têm com o método, as informações que podem ser obtidas pela análise do ECG são alguns dos fatores responsáveis pelo contínuo interesse na eletrocardiografia.

O primeiro registro do eletrocardiograma foi realizado por Augustus D. Waller, um fisiologista de origem francesa, utilizando um eletrômetro capilar de Lippman. Willen Einthoven, trabalhando em Leiden (Holanda), criou o galvanômetro de corda e desenvolveu o método, o que permitiu a identificação das ondulações P-QRS-T, abrindo caminho para que o eletrocardiograma saísse do laboratório para a prática clínica. Einthoven, que é considerado o pai da eletrocardiografia, foi agraciado com o prêmio Nobel de Medicina e Fisiologia em 1924. De enorme importância nas décadas seguintes para a consolidação do eletrocardiograma como ferramenta diagnóstica foram os trabalhos de Thomas Lewis, na Inglaterra, e Frank Wilson, nos Estados Unidos. No Brasil, papel de destaque são as contribuições de JoãoTranchesi e seguidores, do Incor (São Paulo), de Eneas F. Carneiro, através do livro "O Eletrocardiograma", e Ivan G. Maia (área de arritmias), do Rio de Janeiro.

■ ELETROFISIOLOGIA CARDÍACA

O eletrocardiograma resulta da ativação elétrica gerada no coração captada na superfície do corpo por meio de eletrodos. No coração a atividade elétrica tem origem no nó sinusal (marca-passo primário), transmitida pelo sistema especializado de condução, inicialmente, ao miocárdio atrial e depois ventricular, que sofrem despolarização seguida por repolarização. Em última análise, as correntes de íons que trafegam através da membrana e que produzem a despolarização e repolarização da célula cardíaca são responsáveis pela geração dos potenciais registrados pelo eletrocardiograma.

A membrana da célula miocárdica ou cardiomiócito apresenta duas camadas de lipídios e proteínas imersas que funcionam como canais iônicos. Canais iônicos são poros na membrana que permitem o fluxo seletivo de íons entre o interior e o exterior da célula, a favor do gradiente eletroquímico, sendo controlados por sinais, como impulsos elétricos (canal voltagem-dependente). O transporte iônico contra o gradiente eletroquímico pode ser realizado pelas chamadas "bomba de íons", com gasto energético (ATP).

O potencial de repouso[2,3]

O cardiomiócito apresenta, em repouso, uma diferença de potencial elétrico entre o seu interior e o exterior (interstício) de -50 mV a -95 mV, dependendo do tipo de célula miocárdica, sendo menor nas células do nó sinusal, de resposta lenta (-50 a -60 mV) e maior nas células do miocárdio ventricular e fibras de Purkinje, de resposta rápida. O potencial de repouso transmembrana resulta da diferença entre as concentrações iônicas dentro e no exterior da célula e também da diferença de permeabilidade entre os íons: baixa para o sódio (Na^+) e elevada para o potássio (K^+). Por causa de sua maior permeabilidade, o K^+ sai por difusão por meio dos canais abertos na membrana, gerando uma diferença de potencial elétrico, com o interior mais negativo. Então ocorre um equilíbrio entre duas forças na manutenção do potencial de repouso transmembrana: a força de difusão, isto é, a diferença no gradiente de concentração química dos íons de K^+ e a força elétrica, que resulta da migração das cargas positivas (K^+) para o interstício. No interior das células, íons negativos, como proteínas e fosfatos, permitem a manutenção do meio negativo. Mecanismos de transporte ativo, como a "bomba de Na-K", bem como outros íons, contribuem para o potencial de repouso.

O potencial de ação[2-7]

Um estímulo mecânico ou elétrico altera a permeabilidade da membrana, o que causa a entrada de sódio na célula; quando o potencial limiar é atingido (-70 a -65 mV para as fibras de Purkinje), ocorre a abertura dos canais rápidos de sódio, com influxo de uma rápida corrente de sódio, o que provoca uma inversão súbita no potencial elétrico na célula, com amplitude de 60 a 120 mV. O potencial elétrico ultrapassa a linha de base *(overshoot)* e atinge até + 30 mV. Esta é a *fase 0* ou *de despolarização rápida*. Após a fase 0 tem início uma breve fase de repolarização, conhecida por *fase 1* ou *repolarização precoce*, ocasionada pela inativação da corrente de sódio e ativação simultânea de outras correntes: saída de potássio e entrada de íons cloretos (Cl^-) na célula. Nesta fase o potencial de ação cai para próximo de zero.

Capítulo 1 ▪ Fundamentos da Eletrocardiografia

Na *fase 2* ou *de platô*, a amplitude do potencial de ação varia pouco em virtude da presença de correntes iônicas que se neutralizam, mantendo a célula despolarizada. Ocorrem correntes lentas de potássio, cloreto e a entrada de cálcio (Ca^{2+}) através dos canais de Ca^{2+} tipo L.

A *fase 3* ou de repolarização final deve-se à inativação dos canais L de Ca^{2+} e à saída do potássio da célula através de alguns canais, restabelecendo a negatividade da célula e atingindo o potencial diastólico máximo.

Na *fase 4* ocorre a troca do sódio acumulado dentro da célula pelo potássio extracelular por meio da ação da bomba Na-K-ATPase, com gasto de energia. Para cada 3 íons de sódio que saem da célula, entram 2 íons de potássio (relação 3:2), gerando uma corrente de saída de cargas positivas, o que restabelece o potencial de repouso transmembrana (Fig. 1-1).

Sob condições normais, o potencial de repouso nas células do miocárdio atrial e ventricular permanece estável na diástole; já nas células do nó sinusal e na porção distal do nó AV, bem como em outras células de resposta lenta, ocorre um progressivo aumento na positividade até atingir o potencial limiar, ocorrendo a despolarização automática da célula (despolarização diastólica espontânea

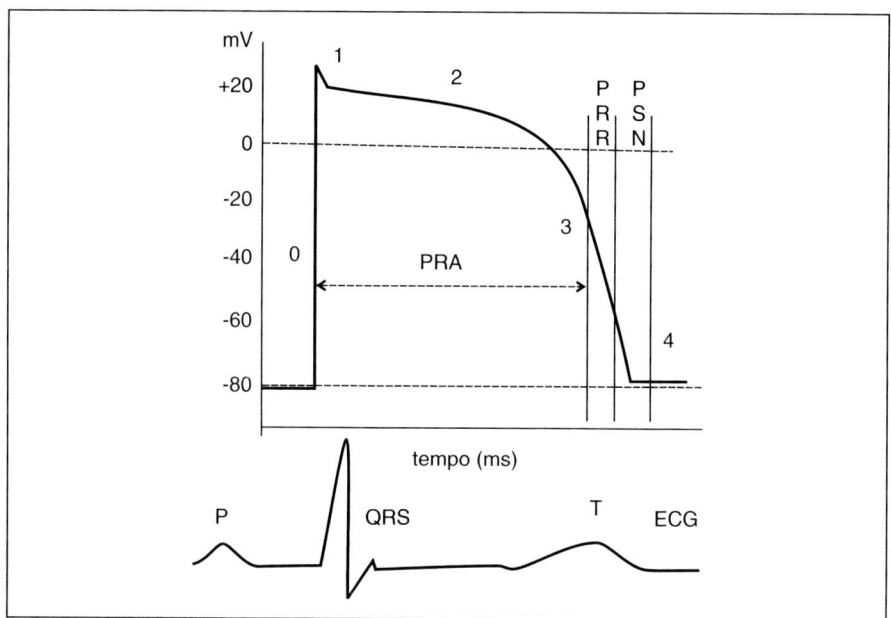

Fig. 1-1. Desenho esquemático do potencial de ação da célula cardíaca com suas fases 0, 1, 2, 3 e 4. Os períodos refratários são mostrados: PRA-período refratário absoluto; PRR-período refratário relativo e PSN-período supernormal. Abaixo as deflexões correspondentes no eletrocardiograma de superfície.

ou fase 4) com inclinação ascendente. As células do nó sinusal despolarizam-se mais rapidamente, permanecendo dominante sobre as outras células automáticas, constituindo o marca-passo primário do coração.

Células de respostas rápidas e lentas[2-6]

O potencial de ação descrito, com quatro fases, como mostrado na Figura 1-1, é característico das células de resposta rápida encontradas no miocárdio atrial e ventricular e fibras do sistema His-Purkinje. As células normais do nó sinusal e do nó atrioventricular apresentam diferenças importantes no potencial de ação. A fase 0 deve-se ao influxo de cálcio através dos canais L e apresenta ascensão lenta e menor amplitude; não ocorre a fase de platô, o que confere à curva um aspecto arredondado (Fig. 1-2). A repolarização ocorre pela saída do potássio. As células de resposta lenta apresentam velocidade de condução significativamente menor com relação às de resposta rápida. Além disso, possuem automatismo (despolarização diastólica espontânea). Comportamento tipo resposta lenta pode ser observado também em cardiomiócitos acometidos por processos patológicos, os quais sofrem transformação no modo normal de resposta.

Atualmente aceita-se que a automaticidade origina-se pela ativação de canais que carreiam íons positivos, como sódio e potássio, quando a voltagem da célula de resposta lenta atinge potencial negativo, em torno de -50 a -60 mV, durante a repolarização. A entrada desses íons positivos levaria o potencial da membrana a atingir o potencial limiar, deflagrando o potencial de ação.

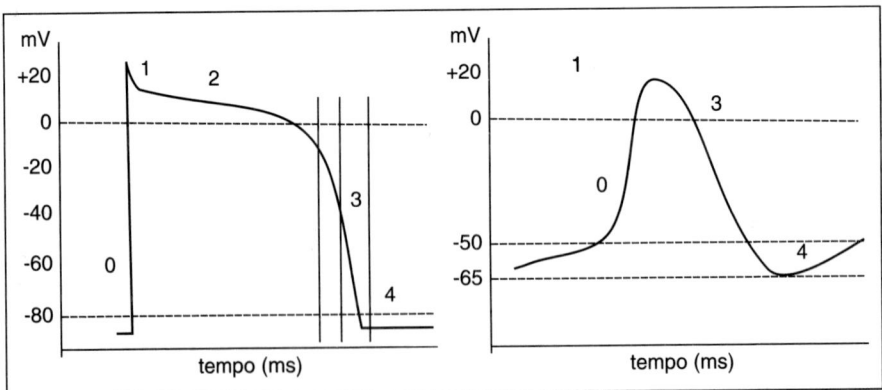

Fig. 1-2. O potencial de resposta rápida (à esquerda) com maior amplitude e velocidade de ascensão da fase 0 com relação ao potencial de resposta lenta. Este apresenta fase 4 com despolarização diastólica espontânea (automatismo).

Refratariedade e condução do impulso elétrico

O processo de ativação e inativação dos canais iônicos é tempo e voltagem-dependente, e, para que um novo potencial seja iniciado, a célula necessita se repolarizar. Durante certo período de tempo durante o potencial de ação, denominado período refratário, a célula não responde à estimulação. O período refratário costuma ser dividido da seguinte forma[3,6,7] (Fig. 1-1):

1. **Período refratário absoluto:** período em que nenhuma resposta celular é observada após estimulação, ou seja, um estímulo não deflagra um novo potencial de ação, nem causa modificações na membrana.
2. **Período refratário efetivo:** nesta fase um estímulo supraliminar não gera um potencial de ação, mas pode causar alterações transitórias na membrana, prolongando sua refratariedade. Estende-se do início da fase 0 até o meio da fase 3.
3. **Período refratário relativo:** período após o período refratário efetivo em que a célula pode ser somente despolarizada por estímulos de forte intensidade. Compreende o *período vulnerável da repolarização*, próximo ao ápice da onda T, quando um estímulo, elétrico (p. ex., pulso de marca-passo, extrassístole ventricular) ou mecânico, pode provocar taquiarritmias ventriculares.
4. **Período supernormal:** curto intervalo após o período refratário relativo em que um estímulo mais fraco que o normal (subliminar) pode despolarizar a célula. Ocorre no término da onda T.

As células miocárdicas se intercomunicam através dos *discos intercalares*, os quais permitem o movimento dos íons entre as células, de tal forma que a despolarização se propaga de célula a célula por estas áreas de baixa resistência elétrica, com condução do impulso elétrico através do coração. A velocidade de condução do impulso é maior no sentido longitudinal, do eixo longo da fibra, do que transversalmente, propriedade conhecida como *anisotropia*.[2,3]

O potencial de ação do endocárdio e epicárdio

O potencial de ação apresenta diferenças entre as células do endocárdio e do epicárdio ventricular. Conforme alguns autores, o potencial de ação das células do endocárdio e da região subendocárdica é mais prolongado do que das células do epicárdio e região subepicárdica, de tal forma que as células do endocárdio são mais precocemente ativadas ou despolarizadas (fase 0) com relação às células epicárdicas; no entanto, a repolarização ventricular tem início no epicárdio.[8,9] Outra diferença reside na presença de um entalhe proeminente na fase 1 nas células do epicárdio, o qual está ausente nas células do subendocárdio[2] (Fig. 1-3).

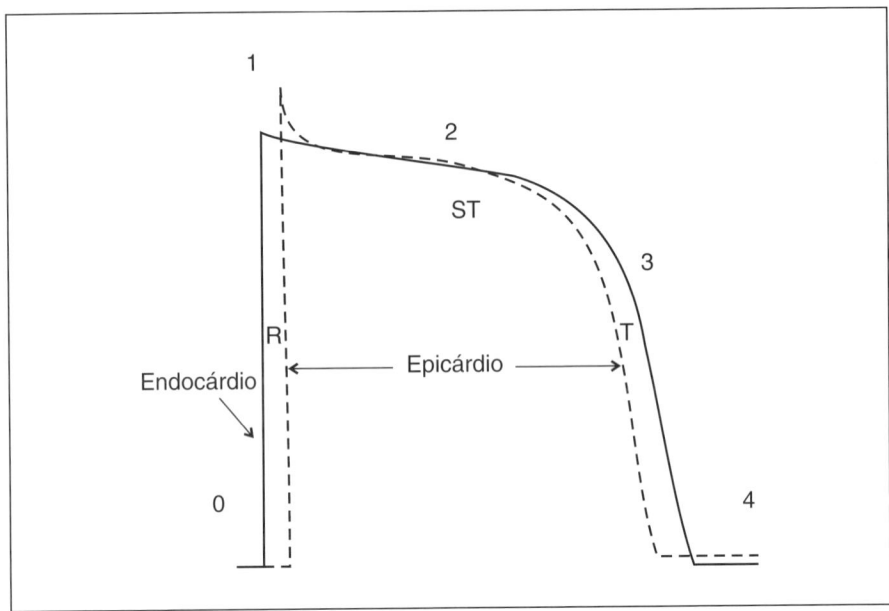

Fig. 1-3. Potencial de ação do endocárdio e epicárdio. A ativação inicia-se mais precocemente e termina mais tarde no endocárdio. A presença de gradientes de voltagens na despolarização e repolarização produz o QRS (indicado por R) e a onda T no ECG de superfície, respectivamente. A ausência de gradientes elétricos na fase de platô (2) faz com que o segmento ST seja isoelétrico.

Na camada média da parede ventricular há um tipo de células denominadas *células M* com potencial de ação significativamente mais prolongado do que os das células do endocárdio e epicárdio e que apresenta respostas diferentes a agentes farmacológicos. Tem sido atribuído um papel dessas células na gênese das arritmias, no prolongamento do intervalo QT e na formação das ondas T e U.[10,11]

■ ATIVIDADE ELÉTRICA NORMAL

O sistema de condução

A função de bomba do coração, exercida pelo ciclo contração–relaxamento, é produzida por células dotadas de proteínas contráteis (actina e miosina). A contração celular é precedida pela ativação elétrica (despolarização). A sequência de eventos biológicos que tem início com o potencial de ação e termina com a contração e o relaxamento do cardiomiócito é chamada *acoplamento excitação–contração*.[2] As células especializadas do sistema de condução fazem com

Capítulo 1 ▪ Fundamentos da Eletrocardiografia

que os eventos elétricos e mecânicos (sístole e diástole) dos átrios e ventrículos ocorram de forma sincronizada e rítmica.

O *nó sinusal* é uma estrutura fusiforme com 10 a 20 mm de comprimento e 2 a 3 mm de largura, localiza-se, posteriormente, na junção da veia cava superior com a parede do átrio direito. Estruturalmente é formada por tecido fibroso e células especializadas de várias formas dotadas de automatismo, denominadas células P (de "pacemaker"). Despolariza-se no indivíduo adulto normal em repouso na frequência de 60 a 100 batimentos por minuto. Como gera impulsos com frequência maior do que outras células automáticas, o nó sinusal constitui o marca-passo dominante.[3,6,7] É irrigado por ramos da artéria coronária direita em 55 a 60% dos casos ou por ramos da artéria circunflexa em 40 a 45% dos casos restantes. Recebe densa inervação autonômica do simpático e parassimpático, com receptores beta-adrenérgicos e colinérgicos, que exercem controle sobre a resposta cronotrópica.[2]

Do nó sinusal (células P) o impulso elétrico chega à *junção sinoatrial*, formada por células transicionais e de Purkinje em torno do nó sinusal. Daí os potenciais elétricos espalham-se para a musculatura atrial. A ativação ou despolarização da musculatura atrial ocorre no sentido tangencial com relação à parede dos átrios. Aceita-se a existência de três caminhos de condução preferencial entre o nó sinusal e o nó atrioventricular (AV), os tratos internodais anterior, médio e posterior, conforme descrito por James, em 1971.[12] O *trato internodal anterior* tem origem na região anterior do nó sinusal, caminha superiormente por meio do septo interatrial até atingir o nó AV. Dele origina-se um feixe que se dirige para o átrio esquerdo, o feixe de Bachmann, que conduz o impulso para o átrio esquerdo. O *trato internodal médio* origina-se mais posteriormente e dirige-se ao nó AV também pelo septo interatrial, na porção mais inferior. O *trato internodal posterior* é mais largo e longo, tem origem posteriormente no nó sinusal, caminha pela *crista terminalis* e próximo ao seio coronário, então conecta-se na região posterior do nó AV.

O *nó atrioventricular (AV)* representa a conexão elétrica entre os átrios e ventrículos e está localizado na parte baixa do átrio, próxima à valva tricúspide, no triângulo de Koch (Fig. 1-4). É irrigado pelos ramos septais posteriores, originados da artéria coronária direita, na maioria dos casos.

A junção atrioventricular (AV), do ponto de vista anatômico e histológico, compreende a zona de células transicionais, nó atrioventricular compacto (nó AV propriamente dito) e a parte penetrante do feixe AV. Com relação às propriedades eletrofisiológicas, há três regiões com padrões específicos: região AN (atrionodal), N (nodal) e NH (nodo-hissiano), conforme originalmente descrito por Paes de Carvalho[13] na década de 1960, estudando o coração de coelhos. De modo genérico, as regiões AN, N e NH correspondem, respectivamente, a de

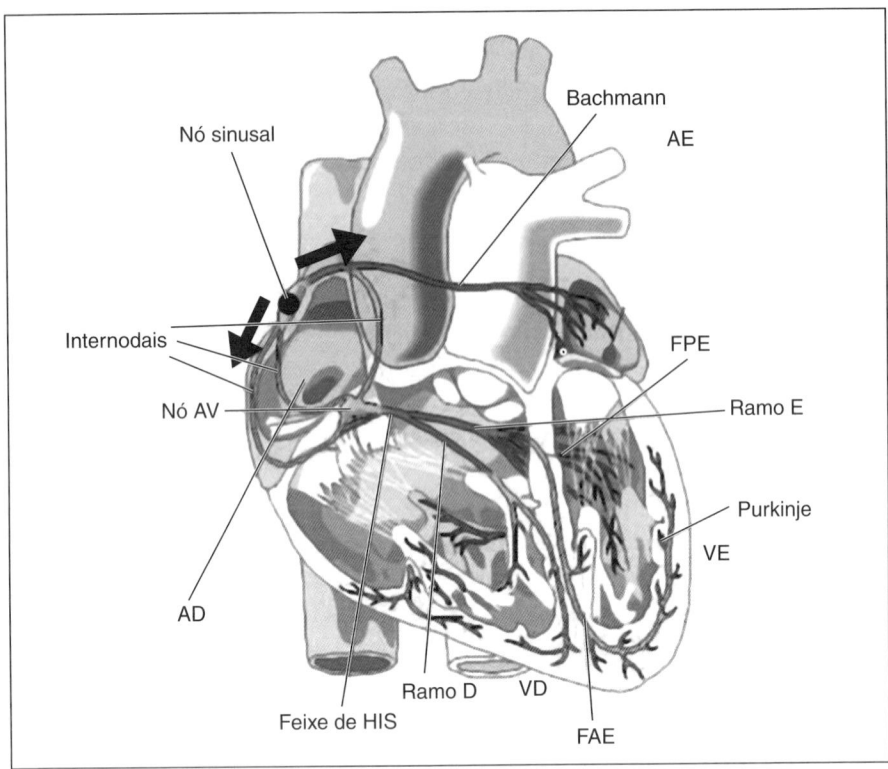

Fig. 1-4. Representação do sistema de condução, mostrando o nó sinusal, onde o estímulo tem origem, os feixes internodais com o feixe de Bachmann saindo do feixe internodal anterior em direção ao átrio esquerdo, o nó atrioventricular, o feixe de His e o fascículo anterior (ou anterossuperior) e o posterior (ou posteroinferior). As fibras destes dois fascículos se entercruzam na região central e dão origem ao fascículo anteromedial. Os fascículos terminam na rede de fibras de Purkinje. AD = átrio direito; AE = átrio esquerdo; VD = ventrículo direito; VE = ventrículo esquerdo; FAE = fascículo anterior esquerdo; FPE = fascículo posterior esquerdo. Adaptado de National Heart Lung and Blood Institute, National Institutes of Health, USA-LifeART Collection Images (disponível em smartdraw.com). (Ver *Prancha em Cores*.)

células transicionais, ao nó compacto e à porção anterior do feixe penetrante de His. A principal função do nó AV é a criação de um retardo na condução do estímulo que se origina nos átrios até atingir o feixe de His. O mecanismo preciso de como ocorre o retardo na junção AV é alvo de controvérsia.[14] O retardo do estímulo ocorre em maior grau na região N, enquanto as células com propriedade automática localizam-se na região NH e no feixe de His.[2,3]

Capítulo 1 ▪ Fundamentos da Eletrocardiografia

O feixe de His penetra no corpo fibroso, constitui uma porção inicial não ramificada, então atinge o septo interventricular membranoso e depois penetra no septo muscular. O ramo direito tem origem da parte distal do tronco como um feixe de cerca de 1,5 mm de largura, desce no subendocárdio da superfície direita do septo interventricular, passa através da banda moderadora, dirige-se inferiormente para a base do músculo papilar anterior e ápice do ventrículo direito. O ramo esquerdo logo no início forma um leque de fibras, as quais se dividem em 2 ou 3 fascículos ou divisões: *anterior*, *septal* e *posterior*. O fascículo anterior esquerdo, também denominado divisão anterossuperior esquerda, é longo e fino e ocupa a via de saída do ventrículo esquerdo, o que o torna mais vulnerável ao acometimento por processos patológicos. O fascículo anterior dirige-se para a base do músculo papilar anterolateral. O fascículo posterior esquerdo, ou divisão posteroinferior esquerda, é largo e curto, está localizado na via de entrada do ventrículo esquerdo e dirige-se para a base do músculo papilar posteroinferior. Em cerca de 60% das pessoas, um terceiro fascículo, o médiosseptal ou anteromedial, procede da região septal, sendo formado por fibras que saem dos outros dois fascículos e entrecruzam-se na região central. Este sistema apresenta muitas variações anatômicas, com os leques de fibras dos ramos entrelaçando-se de diversas formas.[2,4,5,15,16]

O ramo direito e o ramo esquerdo, através de seus fascículos, terminam em uma densa rede de fibras de Purkinje no endocárdio, que faz conexões com as fibras miocárdicas contráteis e proporciona a ativação homogênea e quase simultânea dos dois ventrículos. Estas fibras de Purkinje penetram pouco no endocárdio, atingindo o seu terço interno. O estímulo é conduzido com maior velocidade nas fibras de Purkinje, cerca de 2 a 3 m/s, enquanto a velocidade de propagação nas fibras contráteis dos ventrículos é de cerca de 0,3 a 0,4 m/s.[2]

Com relação à irrigação, a porção proximal do feixe de His recebe suprimento sanguíneo dos ramos septais da artéria coronária direita, já a porção distal do feixe de His, o ramo direito e o fascículo anterior são irrigados pelos ramos septais anteriores da artéria descendente anterior. O fascículo posterior tem irrigação dupla através dos ramos septais da descendente anterior e da coronária direita.[17,18]

Dipolo elétrico e vetor cardíaco

Duas cargas elétricas de sinais contrários separados por uma certa distância formam um dipolo, o qual pode ser representado por um vetor, que tem o início negativo e a extremidade positiva. Na célula em repouso, não despolarizada, o exterior é positivo com relação ao interior. À medida que a célula é despolarizada, a superfície externa da membrana torna-se negativa, e o seu interior, positivo.

Assim, são formados dipolos entre as regiões que foram ativadas e as ainda não ativadas.[7] O dipolo tem o mesmo sentido do processo de ativação e, como muitas células são ativadas em certo intervalo de tempo, o processo pode ser representado por um dipolo equivalente e por vetores equivalentes. Esses vetores equivalentes representam o somatório de muitos vetores que se propagam em diversas direções, neutralizam-se, somam-se, tanto na despolarização quanto na repolarização. Na repolarização a célula recupera a negatividade interna. O processo de repolarização tem início no mesmo ponto onde teve início a despolarização, mas o vetor tem sentido oposto porque sempre é orientado do polo negativo para o positivo (Fig. 1-5).

Um vetor pode representar a despolarização atrial, a despolarização ventricular e a repolarização ventricular. Por sua vez, cada uma dessas fases pode ser representada por vetores que descrevem a ativação de determinadas regiões.

■ DERIVAÇÕES

As derivações registram a diferença de potencial elétrico entre dois eletrodos e que pode ser definida como a linha que une os dois eletrodos, um explorador (positivo) e outro indiferente (negativo), separados por certa distância. Cada derivação registra a atividade elétrica cardíaca por um ângulo diferente e, conforme a projeção dos vetores, cada derivação registra deflexões diferentes das registradas por outra derivação.

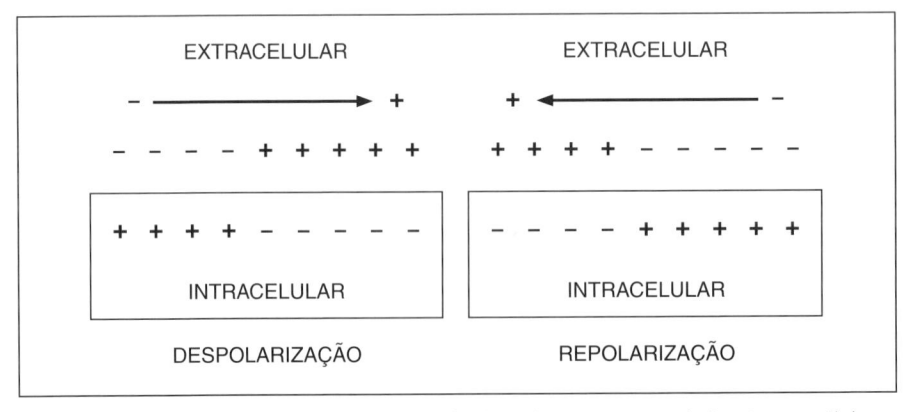

Fig. 1-5. Modelo representativo do processo de despolarização e repolarização em célula isolada. Na despolarização são formados dipolos entre as regiões que foram ativadas e as ainda não ativadas. O vetor apresenta o mesmo sentido e direção do processo de ativação. Na repolarização, a célula recupera a positividade interna, e o vetor tem direção contrária ao processo de repolarização.

Capítulo 1 ■ Fundamentos da Eletrocardiografia

Postulados de Einthoven

Einthoven[19] introduziu as três derivações bipolares para registro do eletrocardiograma, com os eletrodos posicionados no braço esquerdo, no braço direito e na perna esquerda. A derivação I é obtida pela diferença de potencial entre o braço esquerdo (polo positivo ou explorador) e o braço direito (polo negativo ou indiferente), a derivação II pela diferença de potencial entre a perna esquerda (polo positivo) e o braço direito (polo negativo) e a derivação III pela diferença de potencial entre a perna esquerda (polo positivo) e o braço esquerdo (polo negativo). Os três eletrodos seriam os ápices de um triângulo equilátero com o coração ocupando o centro deste triângulo e as três derivações correspondendo aos lados (Fig. 1-6).

Os seguintes postulados foram elaborados:

1. O coração é um gerador imóvel que pode ser representado por um dipolo, localizado no centro do tórax.
2. As três derivações, que formam os lados do triângulo, estão a uma mesma distância do gerador cardíaco.
3. O tórax é um condutor homogêneo, com estruturas que apresentam a mesma condutividade elétrica e com limites precisos.

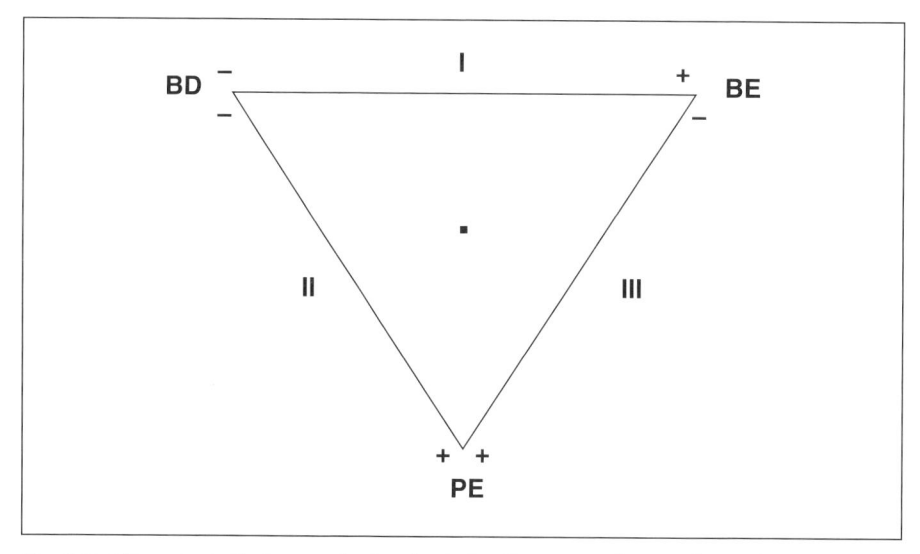

Fig. 1-6. Triângulo de Einthoven. Derivações I, II e III, mostrando os polos positivos (+) e negativos (−). O coração ocupa o centro do triângulo. BD = braço direito; BE = braço esquerdo; PE = perna esquerda.

Sabe-se que estas premissas são simplificações que não correspondem à realidade, entretanto facilitaram o entendimento e a aplicação clínica do método. Por exemplo, na realidade o coração é um órgão volumoso e móvel, não ocupa exatamente o centro do tórax; as três derivações bipolares são mais bem representadas por um triângulo escaleno. A condutividade elétrica varia entre os diferentes tecidos.

No registro do eletrocardiograma um eletrodo terra é também colocado no pé direito.

As outras derivações do plano frontal são as derivações aumentadas dos membros: aVR, aVL e aVF. Foram inicialmente denominadas VR, VL e VF e obtidas com o eletrodo explorador em cada membro e o indiferente no *terminal central de Wilson*, que apresenta potencial próximo a zero.[20] É formado pelos três eletrodos dos membros conectados, cada um a resistores de 5.000 Ω. Posteriormente, uma modificação foi introduzida por Goldberger,[21] com o eletrodo indiferente sendo obtido pela conexão aos eletrodos posicionados nos membros, mas desconectando-se o membro que está sendo explorado. Estas derivações unipolares modificadas (aVR, aVL e aVF) são conhecidas como aumentadas (daí o "a" inicial) porque apresentam aumento de 50% nos potenciais registrados com relação às derivações originalmente elaboradas por Wilson.

As seis derivações dos membros, DI, DII e DIII, aVR, aVL e aVF, são conhecidas como periféricas e formam o plano frontal ou vertical. O plano frontal avalia as projeções dos vetores espaciais no sentido superior-inferior e à direita-esquerda.

As derivações precordiais são seis e obtidas com o eletrodo explorador na parede torácica e o eletrodo indiferente na central terminal de Wilson (potencial nulo). A posição do eletrodo em cada derivação precordial é a seguinte (Fig. 1-7):

- *V1:* no quarto espaço intercostal direito, na borda esternal.
- *V2:* no quarto espaço intercostal esquerdo, na borda esternal.
- *V3:* entre as derivações V2 e V4.
- *V4:* no quinto espaço intercostal esquerdo, na linha hemiclavicular.
- *V5:* no quinto espaço intercostal esquerdo, na linha axilar anterior.
- *V6:* no quinto espaço intercostal esquerdo, na linha axilar média.

Estas derivações de V1 a V6 constituem o plano horizontal ou transverso. Este plano avalia os deslocamentos dos vetores cardíacos no sentido anteroposterior e direita–esquerda.

Quando o impulso elétrico aproxima-se do eletrodo explorador, este capta uma deflexão positiva; ao contrário, quando o estímulo afasta-se, uma deflexão negativa é registrada. Pela análise vetorial, a deflexão será máxima quando o

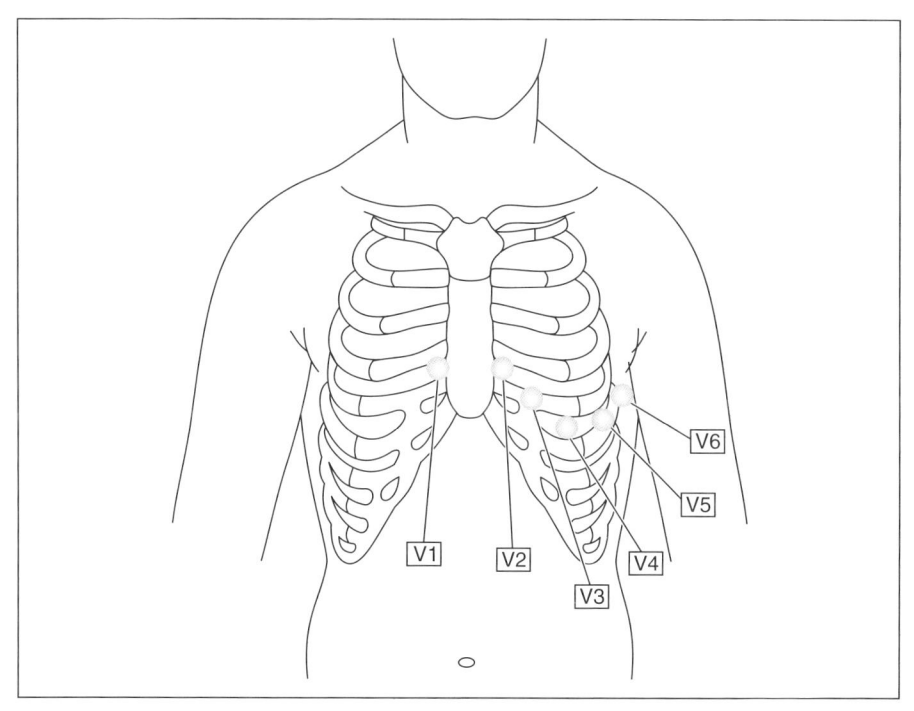

Capítulo 1 ▪ Fundamentos da Eletrocardiografia

Fig. 1-7. Posição dos eletrodos precordiais. Autor: MoodyGroof. GNU Free License.

vetor estiver paralelo à derivação, sendo positiva quando se aproxima e negativa quando se afasta do eletrodo explorador (polo positivo). Quando o vetor é perpendicular à derivação, pode ocorrer o registro de uma deflexão isodifásica (uma fase positiva e outra negativa, em qualquer ordem) ou isoelétrico, isto é, ausência de deflexão. Por convenção, a primeira deflexão negativa de um complexo QRS é denominada onda Q; a onda R é a primeira deflexão positiva, e a onda S é uma segunda deflexão negativa após o R. Uma onda R ou S adicional de um complexo polifásico é inscrita como R' ou S'. Um complexo todo negativo é denominado QS. Quando estas ondas apresentam pequena amplitude são grafadas de minúsculas (q, r, s, r') (Fig. 1-8).

Assim, o eletrocardiograma padrão é composto de 12 derivações: seis periféricas ou do plano frontal (DI, DII, DIII, aVR, aVL e aVF) e seis precordiais ou do plano horizontal (V1 a V6). Adicionalmente, em certas situações podem-se registrar as derivações precordiais direitas V3R, V4R, V5R e V6R, obtidas com o eletrodo explorador posicionado no hemitórax direito, nos pontos correspondentes à cada derivação precordial. Exemplo: em V4R (o eletrodo é posicionado no 4º espaço intercostal direito, na linha hemiclavicular). As derivações posteriores também podem ser realizadas: V7 (eletrodo explorador no

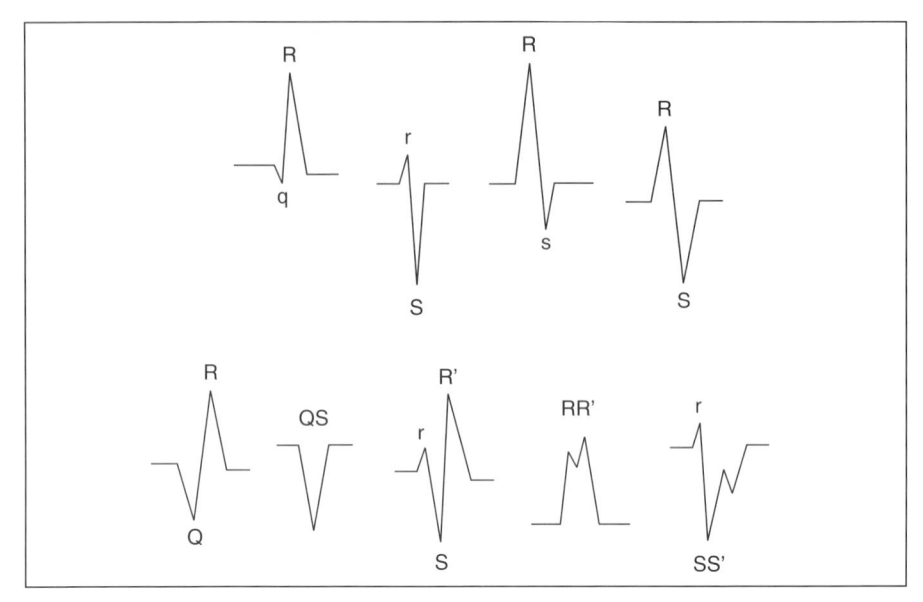

Fig. 1-8. Nomenclatura das deflexões do complexo QRS.

quinto espaço intercostal esquerdo, na linha axilar posterior), V8 (eletrodo explorador no quinto espaço intercostal esquerdo, na linha hemiclavicular posterior, abaixo da escápula) e V9 (borda paravertebral esquerda).[22,23]

A localização dos eletrodos nas derivações explica a polaridade dos potenciais produzidos pela onda de ativação. Como a ativação ventricular procede normalmente da direita para esquerda, as derivações com o eletrodo positivo posicionadas no lado direito do corpo (DI, aVL, V5 e V6) registram um QRS positivo com R predominante. V5 e V6 exploram a região mais apical e inferior do ventrículo esquerdo, enquanto DI e aVL exploram a porção lateral e basal. As derivações precordiais por serem unipolares e ter os seus eletrodos colocados na parede torácica, próximo ao coração, refletem principalmente a atividade elétrica da região abaixo do eletrodo.[24]

Já as derivações II, III e aVF têm o eletrodo explorador na perna esquerda e registra uma deflexão positiva quando a ativação (vetor) aponta para a região inferior. DIII encontra-se posicionada mais à direita com relação a DII, e um vetor que está orientado para baixo e mais para a esquerda tem maior projeção em DII. V1 e aVR estão localizados no lado direito do corpo, e uma deflexão negativa ocorre nestas derivações, quando a ativação está orientada da direita para esquerda, entretanto V1 avalia mais o deslocamento no sentido anteroposterior (plano horizontal), produzindo um potencial negativo (onda S), quando a ativação está dirigida para trás.[25]

Capítulo 1 ■ Fundamentos da Eletrocardiografia

Sistema hexaxial e eixo elétrico[7,8]

As seis derivações do plano frontal podem ser distribuídas em um sistema de linhas, com os eixos das derivações bipolares sendo arrastados para o centro e acrescentados às derivações unipolares (Fig. 1-9). As seis derivações compõem 12 segmentos, cada um com 30°. Cada derivação tem uma metade positiva, onde está posicionado o eletrodo explorador, e outra negativa. DI possui o eletrodo positivo a 0°, DII a +60° e DIII a +120°; as unipolares dos membros são positivas nos respectivos membros, onde os eletrodos exploradores são colocados. O eixo elétrico do QRS pode ser normal quando está entre -30° e +90°, ou seja, predominantemente positivo em DI e DII; com *desvio para a esquerda*, quando se encontra entre -30° e -90°, ou predominantemente positivo em DI e negativo em DII (Fig. 1-10); com *desvio para a direita*, quando está entre +90° e ± 180°, ou seja, negativo em DI e positivo em aVF, e mais raramente apresentar *desvio extremo do eixo*, quando se encontra entre -90° e ± 180° e QRS predominantemente negativo em DI e aVF.

O sistema hexaxial é frequentemente dividido em quatro quadrantes: I quadrante (de 0° a 90°), II quadrante (de 0° a -90°), III quadrante de (+90° a ± 180°) e IV quadrante (de -90° a ± 180°).

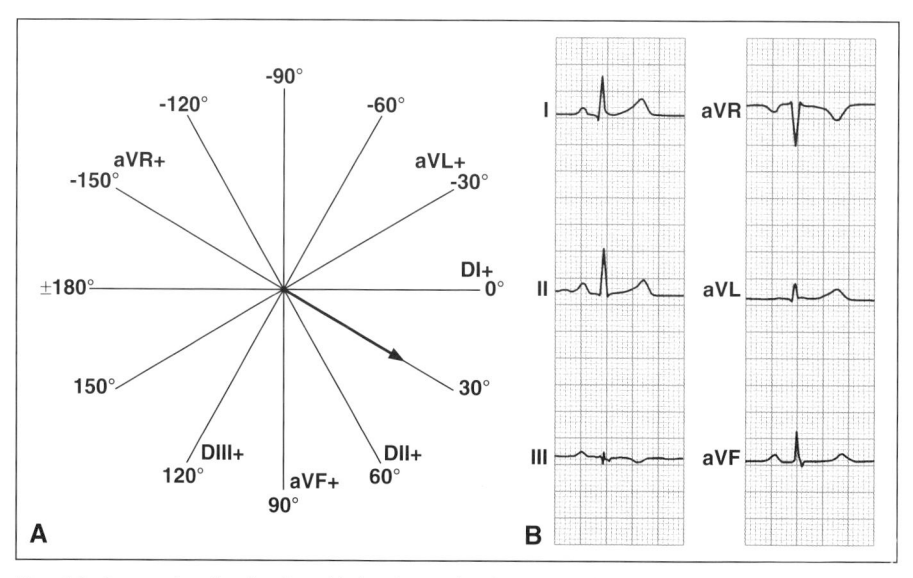

Fig. 1-9. Determinação do eixo elétrico (AQRS) pelo sistema hexaxial. (**A**) O sistema hexaxial com as derivações do plano frontal, mostrando as polaridades e os ângulos entre as derivações. (**B**) No traçado exibido, as seis derivações do plano frontal mostram que o eixo elétrico é perpendicular a DIII, porque o QRS é aproximadamente isoelétrico em DIII. Portanto, projeta-se em aVR e, como é positivo em DI e aVF, o AQRS está a 30°.

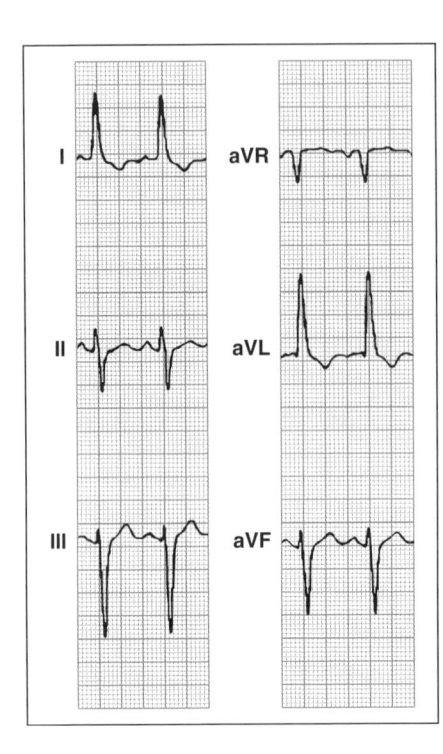

Fig. 1-10. Desvio do eixo para a esquerda: QRS predominantemente positivo em DI e negativo em DII. O QRS apresenta área máxima em DIII, assim o eixo elétrico encontra-se próximo ao eixo desta derivação (–60°). De modo mais preciso, como a área do QRS é maior em aVL do que em aVF, o QRS está mais próximo de aVL do que de aVF. Neste caso, podemos definir o QRS como, aproximadamente, igual a -50°.

O emprego do sistema hexaxial é útil para a determinação da projeção de um vetor e dos eixos elétricos no plano frontal. Podem-se determinar os eixos da P, do QRS e da onda T. A medida do eixo médio do QRS faz parte da análise de rotina do eletrocardiograma. O eixo elétrico é comumente calculado manualmente considerando as áreas (amplitude × duração) dos complexos QRS nas derivações. Como o vetor QRS se projeta na derivação perpendicular àquela onde o QRS é isodifásico, esta deve ser identificada no traçado. Esta informação é combinada com as obtidas pela análise do QRS em outras derivações. Assim, se o QRS é isodifásico em DI e positivo em aVF, o eixo está a +90°. Se isodifásico em DII e positivo em DI, o QRS encontra-se a -30°. O eixo está, aproximadamente, paralelo à derivação que apresenta o QRS com maior área.

As derivações do plano horizontal também podem ser distribuídas no sistema hexaxial (Fig. 1-11). O eixo elétrico médio normal mais comumente está entre 0° e -60° no plano horizontal (dirigido para trás).[8]

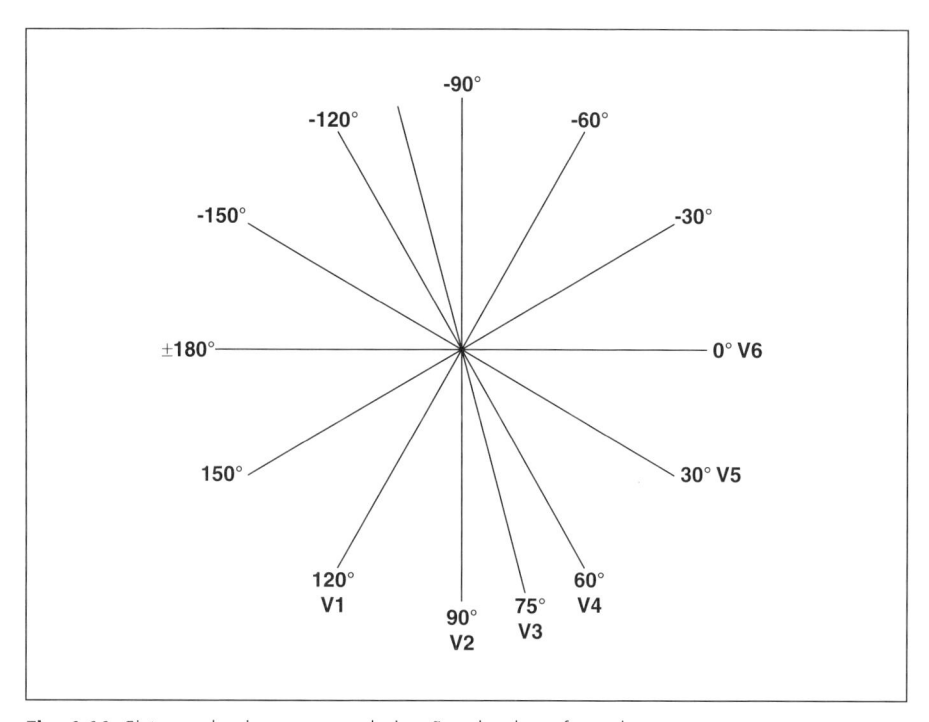

Capítulo 1 ■ Fundamentos da Eletrocardiografia

Fig. 1-11. Sistema de eixos com as derivações do plano frontal.

Relações matemáticas entre as derivações

Relações matemáticas existem entre as amplitudes das deflexões nas derivações. A relação entre os potenciais elétricos registrados pelas derivações DI, DII e DIII é denominada equação de Einthoven:

$$DI + DIII = DII \text{ (equação de Einthoven)}$$

O somatório das derivações aVR + aVL + aVF = 0 e as relações entre estas derivações e as bipolares dos membros são:[8,22]

$$aVR = -0,5 \, (DI + DII)$$
$$aVL = DI - 0,5 \, (DII)$$

Nos eletrocardiógrafos modernos, onde o sinal é processado digitalmente, realiza-se a aquisição de DI e DII, e as demais derivações periféricas são obtidas por cálculo matemático.[26]

Processo de ativação do coração

Como já citado, o estímulo tem origem no nó sinusal, e a onda de ativação propaga-se de forma tangencial à parede atrial, inicialmente para o átrio direito e depois para o átrio esquerdo. A condução do impulso do nó sinusal para o nó AV se faz preferencialmente pelos feixes internodais e, para o átrio esquerdo, através do feixe de Bachmann. A ativação da musculatura atrial é responsável pela onda P no eletrocardiograma, que é formada pela soma dos vetores gerados pela ativação inicial do átrio direito seguido pela ativação do átrio esquerdo. Há uma fase intermediária onde as ativações das duas câmaras atriais se superpõem. A onda de ativação tem início na porção alta do átrio direito e progride de forma simultânea para o átrio esquerdo e para a região inferior do átrio direito em direção do nó AV. A ativação atrial direita, em virtude da posição anteriorizada desta câmara, produz um vetor que se dirige para baixo e para frente, enquanto o vetor do átrio esquerdo é dirigido para a esquerda, para baixo e para trás. Como consequência, comumente a onda P apresenta em V1 dois componentes: um inicial positivo seguido pelo componente terminal negativo. O vetor resultante, que representa a ativação atrial, é dirigido para baixo, para a esquerda e para trás[7,8] (Fig. 1-12).

A repolarização atrial ocorre após a despolarização e produz um vetor (onda Ta) com a mesma direção, porém oposto ao vetor da onda P. A repolarização atrial, em geral, não tem expressão no eletrocardiograma em repouso, exceto em certas condições patológicas, em decorrência da baixa amplitude dos potenciais que produz e por ocorrer dentro do complexo QRS.[27]

Enquanto prossegue pelo nó AV, pelo feixe de His e ramos, a ativação não apresenta manifestação no eletrocardiograma. No nó AV o estímulo sofre um retardo maior, contribuindo para o intervalo PR. Este retardo sofre influência da frequência cardíaca e da atividade simpática e parassimpática.[28] O intervalo PR apresenta encurtamento progressivo, à medida que a frequência cardíaca aumenta. Durante o intervalo PR ocorre a despolarização dos átrios (onda P), do nó AV e do sistema His-Purkinje (segmento PR).

A despolarização ventricular se processa do endocárdio para o epicárdio, através da parede ventricular, no sentido do ápice para a base. Manifesta-se no eletrocardiograma pelo complexo QRS. Conforme estabelecido por Durrer *et al.*,[29] a ativação ventricular tem início quase simultaneamente em três áreas no ventrículo esquerdo: a parede parasseptal anterior, a parede parasseptal posterior e a região central na superfície esquerda do septo.

A ativação ventricular é um processo contínuo, mas pode ser representada de forma simplificada por três vetores para facilitar o entendimento das deflexões do complexo QRS (Fig. 1-13):

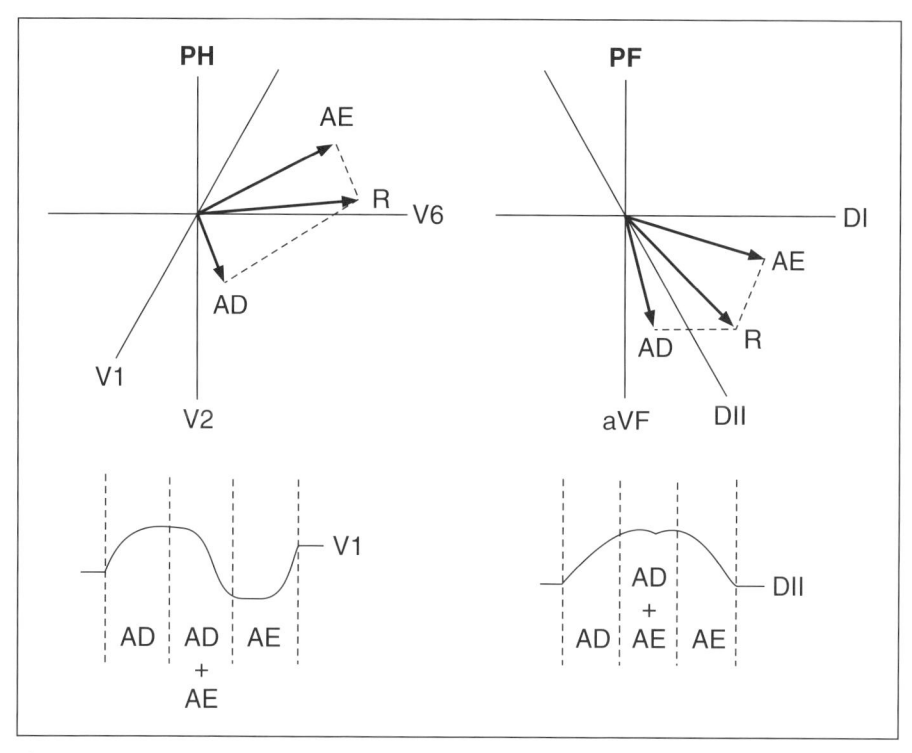

Capítulo 1 ▪ Fundamentos da Eletrocardiografia 19

Fig. 1-12. Representação dos vetores de ativação atrial, mostrando o vetor do átrio direito (AD), do átrio esquerdo (AE) e o vetor resultante (R) no plano horizontal (PH) e frontal (PF). Embaixo, a morfologia habitual da onda P em V1 (bifásica) e DII (positiva), que resulta da projeção dos vetores nestas derivações. Há um período em que apenas o AD está ativando, um período onde ocorre superposição da ativação dos dois átrios e, por último, apenas a ativação do átrio esquerdo se processa.

1. **Vetor septal:** de pequena amplitude, resulta da ativação do septo interventricular da esquerda para a direita. O vetor resultante é dirigido para a direita e para frente, sendo responsável pelo pequeno q visto em DI, aVL, V5 e V6 e pelo r em V1.

2. **Vetor de parede livre:** resulta da ativação simultânea das paredes livres dos dois ventrículos, dominados pelas forças do ventrículo esquerdo. Aponta para a esquerda, para trás, para cima ou para baixo. É o vetor de maior magnitude, responsável pelo R nas derivações esquerdas e pelo S em V1-V2.

3. **Vetor basal:** ativação da região posterobasal do ventrículo esquerdo e septobasal. É de pequena magnitude e dirigido para a direita, para trás e para cima.

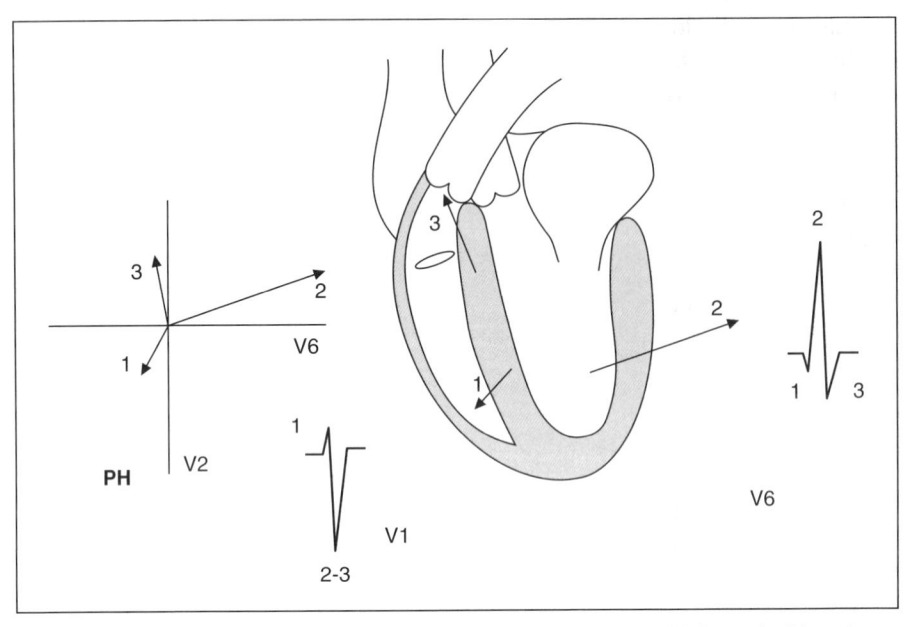

Fig. 1-13. Representação vetorial da ativação ventricular: vetor septal (1), produzido pela ativação septal da esquerda para a direita, responsável pelo r de V1 e pelo q em V6; vetor de parede livre (2), que resulta da ativação da parede livre dos ventrículos, com predomínio da ativação do ventrículo esquerdo, sendo responsável pelo S de V1 e pelo R de V6 e vetor basal (3), resultado da ativação das porções basais, produzindo o s de V6. O vetor de maior intensidade é de ativação ventricular (2). PH = plano horizontal.

O vetor médio tridimensional (espacial) resultante do QRS por ser de maior magnitude e é conhecido como eixo elétrico do coração e está dirigido para baixo, para a esquerda e para trás. Comumente é representado por sua projeção no plano frontal, o vetor AQRS, que se dirige no indivíduo normal para a esquerda entre -30 e + 90°.

De forma resumida, podemos afirmar que a onda de ativação ou despolarização tem origem no nó sinusal, propaga-se para a musculatura atrial, sendo responsável pela onda P do eletrocardiograma. Atinge o nó AV onde sofre um retardo. Então o impulso é conduzido com grande velocidade pelas fibras de Purkinje até o endocárdio dos ventrículos. A ativação, inicialmente do septo interventricular e depois das paredes dos ventrículos do endocárdio para o epicárdio, perpendicularmente à superfície da parede, é responsável pelo complexo QRS. O segmento ST se inscreve após o QRS, sendo normalmente isoelétrico em virtude da ausência de gradientes elétricos entre as células miocárdicas nesta fase. Durante a repolarização ventricular as células recuperam e restabelecem a negatividade interna, resultando na onda T no eletrocardiograma. O

Capítulo 1 ▪ Fundamentos da Eletrocardiografia

sentido esperado do processo de repolarização seria do endocárdio para o epicárdio, já que o endocárdio é a primeira região a ser despolarizada, o que produziria uma onda T com polaridade oposta ao QRS. Entretanto, em função de o potencial de ação ter maior duração no endocárdio com relação ao epicárdio, a ordem é invertida, e a repolarização ocorre do epicárdio para o endocárdio. Assim o vetor representativo do processo aponta do endocárdio (-) para o epicárdio (+), isto é, o contrário do processo de repolarização. Isto produz uma onda T com a mesma polaridade do QRS. Os eixos elétricos do QRS e T estão orientados geralmente próximos, de tal forma que o ângulo QRS-T normal é geralmente menor do que 60° no plano frontal.[2] Como os sentidos da despolarização e repolarização ventricular são diferentes, o vetor de despolarização e o de repolarização não são opostos, e vetor médio resultante entre estes dois processos é chamado *gradiente ventricular*. O gradiente ventricular não se modifica nas alterações secundárias da repolarização, que surgem como resultado de mudanças na sequência de despolarização; já nas alterações primárias da repolarização ventricular, a modificação ocorre primordialmente no processo de repolarização, fazendo variar o gradiente ventricular.[30] O cálculo do gradiente ventricular é trabalhoso, o que reduz sua utilidade na prática.

▪ O REGISTRO DO ELETROCARDIOGRAMA[7,8,31,32]

O eletrocardiograma registra as variações dos potenciais elétricos no decorrer do tempo. No eixo vertical, mede-se a amplitude ou voltagem, e no horizontal, o tempo. O papel de registro apresenta quadrados pequenos com 1 mm^2 de área e quadrados maiores, delimitados pelas linhas mais espessas, que compreendem 5 quadrados pequenos. A padronização usual é realizar o eletrocardiograma na velocidade do papel de 25 mm/s e amplitude de 0,1 mV/mm, onde cada quadrado pequeno (1 mm na horizontal) tem duração de 0,04 s (ou 40 ms) e o quadrado maior tem duração e amplitude de 0,20 s e 1 mV, respectivamente (Fig. 1-14).

Ocasionalmente o registro pode ser realizado em outras velocidades e/ou amplitudes, geralmente disponíveis nos eletrocardiógrafos, sendo possível selecionar 3 velocidades (12,5 mm/s; 25 mm/s e 50 mm/s) e três calibrações de amplitude (1 mV = 5 mm ou N/2; 1 mV = 10 mm ou N e 1 mV = 20 mm ou 2N). O registro pode der feito em N/2 (reduz a amplitude pela metade) para diminuir a amplitude dos complexos, quando estes são muito grandes e são registrados fora da margem do papel ou apresentar superposição entre as deflexões. Pelo contrário, para ampliar eventos que apresentam pequena amplitude, para facilitar a visualização destes, por exemplo, para melhor visualização da onda P, pode-se usar a calibração 2N, associada ou não à velocidade de 50 mm/s. Nesta velocidade, os espaços entre as ondas são duplicados (Fig. 1-15).

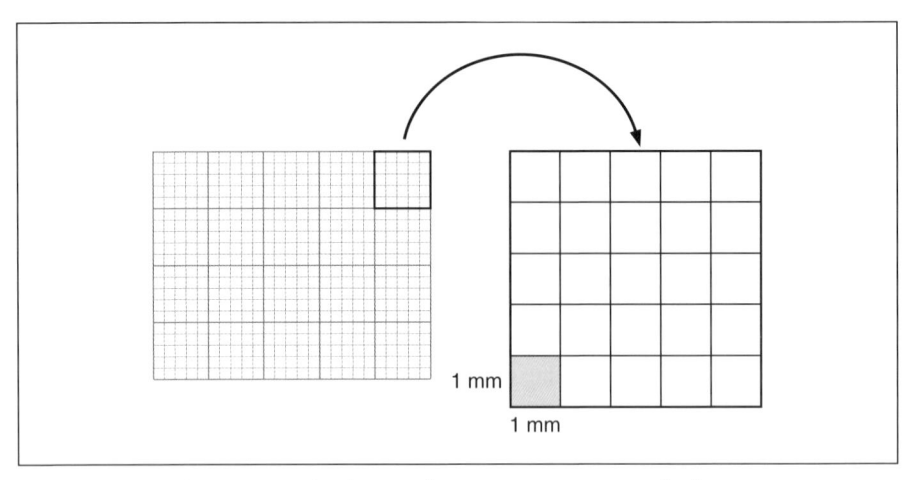

Fig. 1-14. O papel de registro do eletrocardiograma apresenta quadrados pequenos, com 1 mm de lado e quadrados maiores com 5 mm de lado. Detalhe de um quadrado grande. Na calibração padrão do ECG, com velocidade de 25 mm/s, cada quadrado pequeno de 1 mm^2 e representa 0,04 s de duração e amplitude de 0,1 mV. Cada quadrado maior representa duração de 0,2 s.

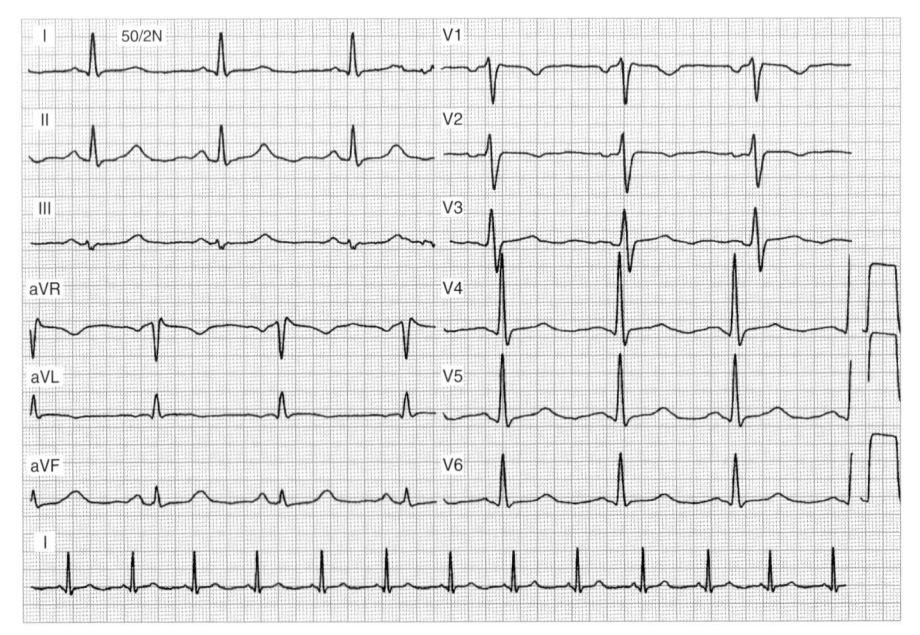

Fig. 1-15. Eletrocardiograma realizado na calibração 50 mm/s e 2 N (1 mV = 20 mm). O "standard" elétrico é 2 N, onde 1 mV corresponde a 20 mm. A calibração 2N50 está indicada no traçado, acima. O DII longo foi realizado em 25 mm/s e 2N.

Capítulo 1 ■ Fundamentos da Eletrocardiografia

O formato de registro pode ser sequencial, apresentando as derivações de modo sucessivo, nos aparelhos de um canal ou em conjunto de três derivações nos elercardiógrafos de três canais, com aquisição simultânea, constituindo quatro conjuntos (DI-DII-DIII; aVR-aVL-aVF; V1-V2-V3 e V4-V4-V5) mais o DII longo. Esta última configuração é preferível porque facilita a interpretação por fornecer uma visão global do traçado, permitir a comparação entre os tempos de ativação ventricular entre derivações simultâneas (p. ex., aVR e aVL), que é de utilidade no diagnóstico de bloqueios divisionais e também facilitar o arquivamento dos traçados nos prontuários ou por meio digital por ocupar apenas uma página.

Os manuais dos eletrocardiógrafos trazem diversas informações sobre as características técnicas e operacionais de cada equipamento. Durante a realização do eletrocardiograma alguns cuidados devem ser observados pelo técnico:

- O paciente deve ser mantido em posição supina, sempre que possível.
- O ambiente deve ser confortável, e o paciente mantido calmo para evitar o tremor muscular que com certa frequência causa interferência na linha de base.
- Interferência da rede (50 ou 60 Hz) ou por tremor muscular pode ser reduzida por filtros digitais, que devem ser ligados. A interferência da rede pode ocorrer em virtude da proximidade de outros equipamentos elétricos. As interferências podem gerar artefatos, que podem distorcer o traçado ou ser confundidos com alterações, tais como arritmias.
- Preparo da pele para a manutenção do contato adequado dos eletrodos, através da limpeza da pele com álcool e aplicação de gel eletrolítico.
- Atenção na colocação dos eletrodos nos pontos estabelecidos. Um dos erros mais frequentes é a inversão dos eletrodos entre o braço esquerdo e direito, resultando geralmente em um traçado com ondas P, QRS e T com polaridades negativas em DI e discordante de V6 (Fig. 1-16). Com relação às derivações precordiais, os sítios anatômicos recomendados de cada eletrodo devem ser determinados pela inspeção e palpação no tórax. Outro erro na execução do eletrocardiograma é a colocação alta do eletrodo de V1-V2, no 2º ou 3º espaço intercostal, o que pode resultar na redução ou amputação das ondas R nestas derivações, simulando área eletricamente inativa e também pode produzir o padrão rSR, o que pode simular bloqueio incompleto de ramo direito.

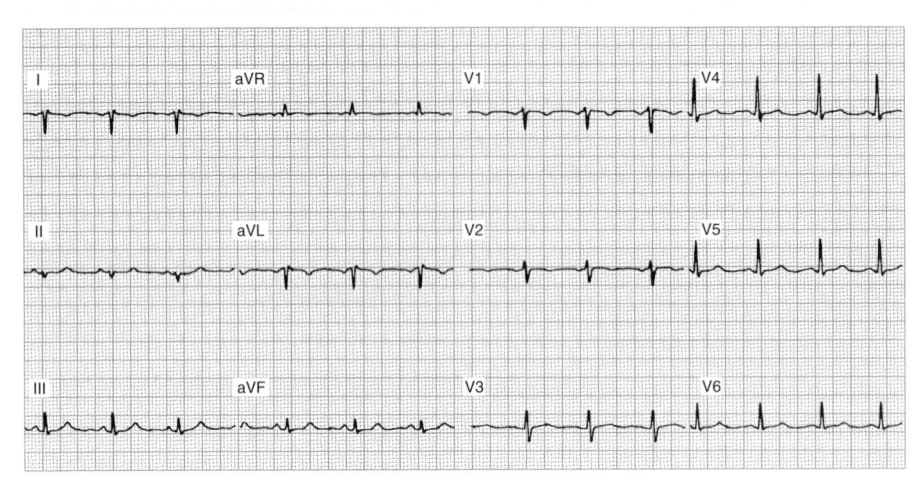

Fig. 1-16. Troca de eletrodos dos membros. A derivação I apresenta complexo QRS e onda P negativos. O QRS em DI é discordante de V6. ECG da mesma paciente da Figura 1-14. Foi invertida a posição dos eletrodos dos braços e das pernas. Calibração 25 mm/s e N.

■ REFERÊNCIAS BIBLIOGRÁFICAS

1. Hurst JW, Conti CR, Fye WB (Eds.). Profiles in cardiology. FAMS 2003, USA.
2. Rubart M, Zipes DP. Genesis of cardiac arrhythmias: electrophysiological considerations. In: Libby P, Bonow RO, Mann DL (Eds.). *Braunwald's heart disease: a textbook of cardiovascular medicine*. 8th ed. Philadelphia: Elsevier, 2008. p. 1141-226.
3. Hoffman BF, Cranefield PF. *Electrophysiology of the heart*. New York: McGraw-Hill, 1960.
4. Cranefield PF. Action potentials, afterpotentials and arrhythmias. *Cir Res* 1977;41:415-23.
5. Hoffman BF, Rosen M. Cellular mechanisms of cardiac arrhythmias. *Cir Res* 1981;49:1-15.
6. Moreira DAR. *Arritmias cardíacas: clínica, diagnóstico e terapêutica*. São Paulo: Artes Médicas, 1995. p. 2-16.
7. Carneiro EF. *O eletrocardiograma: 10 anos depois*. 5 ed. Rio de Janeiro: Guanabara Koogan, 1987. p. 3-65.
8. Wagner GS. *Marriott's practical electrocardiography*. 11th ed. Philadelphia, PA: Lippincott Williams and Wilkins, 2008. p. 2-28.
9. Gorgels APM. Explanation for the electrocardiogram in subendocardial ischemia of the anterior wall of the left ventricle. *Electrocardiol* 2009 May-June;42(3):248-49. Epub 2009 Mar. 5.
10. Antzelevitch C, Sicouri S. Clinical relevance of cardiac arrhythmias generated by afterdepolarizations: the role of M cells in the generation of U waves, triggered activity and torsade de pointes. *J Am Coll Cardiol* 1994;23:259-77.
11. Antzelevitch C, Shimizu W, Yan GX, *et al*. The M cell: its contribution to the ECG and to normal and abnormal electrical function of the heart. *J Cardiovasc Electrophysiol* 1999;10:1124-52.
12. James TN. The connecting pathways between the sinus node and AV node between the right and the left atrium in human heart. *Am Heart J* 1973, *Circ Res* 1973;32:307.
13. Pais de Carvalho A, Almeida DF. Spread of activity through the atrioventricular node. *Circ Res* 1960;8:801-9.

Capítulo 1 ■ Fundamentos da Eletrocardiografia

14. Mazgalev TN. AV nodal physiology. Disponível em: Heart Rhythm Society: http://www.hrsonline.org/Education/SelfStudy/Articles/. Acesso em: Sept. 2009.
15. Wetzel GT, Knecht KR. Right bundle block. www.emedicine.medscape.com (uptodate in August 2008). Acesso em: May 2009.
16. Elizari MV, Acunzo RS, Ferreiro M. Hemiblock revisited. Circulation 2007;115:1154-63.
17. James TN. The coronary circulation and conduction system in acute myocardial infarct. Prog Cardiovasc Dis 1968;10:410-28.
18. Wellens HJJ, Conover M. ECG na tomada de decisão em emergência. 2 ed. Rio de Janeiro: Revinter, 2006.
19. Einthoven W, Fahr G, de Waart A. Über die Richtung und die manifeste Grö sse der Potentialschwankungen im menschlichen Herzen and ü berden Einfluss der Herzlage auf die Form des Electrokardiogramms. Archdes Physiol 1913;150:275-315.
20. Wilson FN, Johnston FD, Macleod AG et al. Electrocardiograms that represent the potential variations of a single electrode. Am Heart J 1934;9:447-71.
21. Goldberger E. A simple electrocardiographic electrode of zero potential and a technic of obtaining augmented unipolar extremity leads. Am Heart J 1942;23:483.
22. Kligfield P, Gettes LS, Bailey JJ et al. AHA/ACCF/HRS recommendations for the standardization and interpretation of the electrocardiogram: part I: The Electrocardiogram and Its Technology. JACC 2007;49(10):1109.
23. Zalenski RJ, Cook D, Rydman R. Assessing the diagnostic value of an ECG containing leads V4R, V8, and V9: The 15-lead ECG. Ann Emerg Med 1993;22:786-93.
24. Wellens HJ. The value of the right precordial leads of the electrocardiogram. N Engl J Med 1999;340(5):381-83.
25. Asirvatham SJ. Electrocardiogram interpretation with biventricular pacig device. In: Hayes DL, Wang PJ, Sackner-Bernstein J et al. Resynchronization and defibrillation for heart failure: a practical approach. Oxford: Blackwell Futura, 2004.
26. Sgarbossa E, Wagner G. Electrocardiography. In: Topol EJ, Calif RM, Prystowsky EN et al. Textbook of cardiovascular medicine. 3rd ed. Philadelphia: Lippincott Williams & Wilkins, 2006. p. 978-1002.
27. Tranchesi J, Adelardi V, de Oliveira JM. Atrial Repolarization – Its importance in clinical electrocardiography. Circulation. 1960;22:635-44.
28. Choi BR, Salama G. Optical mapping of atrioventricular node reveals a conduction barrier between atrial and nodal cells. Am J Physiol 1998;274(3 Pt 2):H829-45.
29. Durrer D, van Dam RT, Freud GE et al. Total excitation of the isolated human heart. Circulation 1970;41:899-912.
30. Hurst JW. Thoughts about the ventricular gradient and its current clinical use (Part II of II). Clin Cardiol 2005:28:175-80.
31. Moffa PJ. Eletrocardiógrafos e vetocardiógrafos. In: Tranchesi. Eletrocardiograma normal e patológico. 7 ed. São Paulo: Roca, 2001. p. 59-72.
32. Garvey JL. ECG techniques and technologies. Emerg Med Clin N Am 2006;24:209-25.

INTERPRETAÇÃO DO ELETROCARDIOGRAMA

2

Nestor Rodrigues de Oliveira Neto

Diversos aspectos devem ser analisados para a interpretação do eletrocardiograma. Seguir uma sequência de análise sistemática permite uma avaliação completa do traçado, o que pode evitar que anormalidades passem despercebidas. Ao interpretar o exame temos que lembrar que há variações consideradas normais e que aspectos como idade, sexo, biótipo e certas medicações influenciam o eletrocardiograma final e sempre devem ser considerados na interpretação. Como todo exame complementar, o eletrocardiograma deve ser interpretado considerando o quadro clínico apresentado pelo paciente, e o significado das alterações depende das condições clínicas de cada paciente e do seu perfil de risco. Por exemplo, uma alteração da repolarização em V1 a V3 (inversão de T) provavelmente é um padrão normal em uma mulher jovem assintomática, mas pode representar isquemia miocárdica em um homem de 60 anos com história de dor torácica e fatores de risco para doença coronariana.

Neste capítulo trataremos da interpretação do eletrocardiograma, destacando aspectos gerais e o eletrocardiograma normal no adulto.

Basicamente a análise é realizada considerando dois aspectos:

- *Análise morfológica:* a análise da morfologia das ondas P, QRS, T, U, considerando os aspectos normais e as características típicas de anormalidades, como os padrões de crescimento de câmaras, isquemia, distúrbios de condução, pré-excitação entre outros.
- *Medidas:* as medidas dos eixos elétricos e dos intervalos devem fazer parte da análise interpretativa, com a frequência cardíaca, a duração da onda P, o intervalo PR, a duração do QRS e o intervalo QTc, bem como a amplitude dos eventos (onda P, QRS e segmento ST) (Fig. 2-1).

As correlações entre as medidas e alterações anatômicas e fisiopatológicas se baseiam em dados empíricos obtidos em indivíduos normais e doentes, geralmente usando como parâmetros dados de necropsia ou obtidos por exames de imagem, como a ecocardiografia.

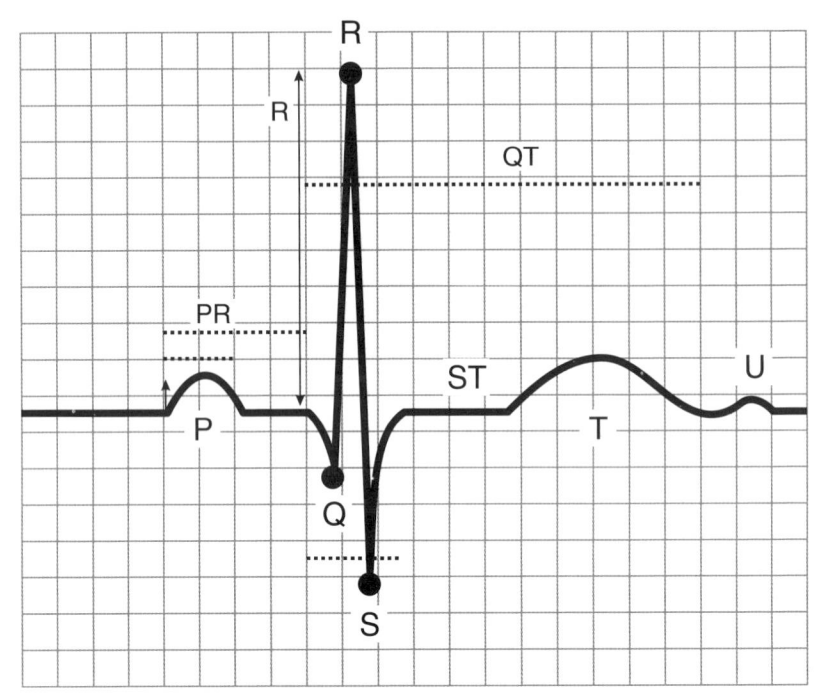

Fig. 2-1. Pontos de início e término de alguns intervalos básicos aferidos no eletrocardiograma: duração de P, intervalo PR, duração do QRS e intervalo QT. O ponto J na junção do final do QRS com o início do segmento ST é o referencial para medir os desníveis do segmento ST. A amplitude da onda P, do complexo QRS e seus componentes (como a onda R) são medidas comumente realizadas. Adaptado de National Heart, Lung and Blood Institute, National Institutes of Health, USA (disponível no *software smartdraw*).

■ CONCEITOS IMPORTANTES PARA AVALIAÇÃO DE UM TESTE DIAGNÓSTICO

Para a avaliação da capacidade diagnóstica de um teste como o eletrocardiograma, os seguintes conceitos são importantes:[1-3]

1. **Sensibilidade:** é definida como a capacidade do teste diagnóstico identificar de forma correta os indivíduos que apresentam a doença, ou seja, a capacidade de o teste detectar a doença quando ela está presente. Quanto maior a sensibilidade, menor a porcentagem de *falsos-negativos*. O falso-negativo refere-se a um resultado negativo de um indivíduo que apresenta a doença. Se a sensibilidade do teste for de 80% significa que este teste apresenta 20% de falsos-negativos. Como exemplo, a sensibilidade do ECG para o diagnóstico de hipertrofia ventricular esquerda é baixa,

usando como referência a informação anatômica fornecida pelo ecocardiograma, o que significa que o ECG apresenta alta porcentagem de falsos-negativos.
2. **Especificidade:** é a capacidade do teste diagnóstico identificar de forma correta os indivíduos que não apresentam a doença, ou seja, a proporção de testes normais (negativos) nos indivíduos sem a doença. Quanto maior a especificidade, menor a taxa de falsos-positivos. O falso-positivo refere-se a um resultado positivo de um indivíduo que não apresenta a doença.
3. **Acurácia:** reflete a capacidade de o teste fazer um diagnóstico correto, seja normal seja patológico. Corresponde à proporção de testes verdadeiros positivos e verdadeiros negativos, com relação à totalidade dos resultados: (verdadeiros positivos + verdadeiros negativos)/número total de testes.
4. **Valor preditivo positivo (VPP):** probabilidade de ter a doença quando o teste apresenta resultado positivo.
5. **Valor preditivo negativo (VPN):** probabilidade de não ter a doença quando o resultado do teste é negativo.

Os valores preditivos (VPP e VPN) dependem da prevalência ou probabilidade pré-teste da doença. Quanto maior a prevalência, maior o VPP. Já a sensibilidade e a especificidade são características inerentes aos testes e não dependem da prevalência. Portanto, o valor preditivo do resultado de um teste depende da sua sensibilidade, especificidade e da prevalência da doença na população estudada. Este conceito é conhecido como *Teorema de Bayes*. No exemplo citado previamente, a probabilidade de doença coronariana é muito maior no homem de 60 anos com perfil de risco elevado (maior prevalência de doença coronariana) do que com relação à mulher jovem, mesmo que ambos apresentem a mesma alteração eletrocardiográfica (inversão de onda T de V1 a V3).

Faz-se necessário distinguir prevalência e incidência. A prevalência refere-se à proporção de indivíduos que têm a doença em um determinado momento (casos existentes). A incidência prediz o risco de que um indivíduo saudável venha a desenvolver a doença em um período de tempo (casos novos).

A medicina baseada em evidências fundamenta-se nestes e em outros conceitos bioestatísticos.

ANÁLISE SISTEMÁTICA DO ELETROCARDIOGRAMA

A análise sistemática dos seguintes parâmetros pode ser recomendada:
1. Ritmo e frequência cardíaca.
2. Onda P: morfologia, amplitude e duração.
3. Intervalo PR.

4. Relação P-QRS.
5. Complexo QRS: duração, eixo elétrico, morfologia e amplitude.
6. Segmento ST: morfologia e desnivelamento.
7. Onda T: polaridade e morfologia.
8. Onda U: amplitude e polaridade.
9. Intervalo QT: medida do QTc e da dispersão do QT.

1. Ritmo e frequência cardíaca[4-5]

O ritmo normal (sinusal) apresenta ondas P positivas em DI, DII e aVF e negativa em aVR. A frequência cardíaca no adulto em vigília é considerada normal quando varia de 60 a 100 bpm e apresenta variações em função da idade, atividade física, e outras condições. A bradicardia sinusal consiste na frequência sinusal menor do que 60 bpm e pode ser causada por várias condições. Na taquicardia sinusal a frequência cardíaca encontra-se acima de 100 bpm, sendo observado em condições fisiológicas ou patológicas. O ritmo cardíaco normal é conhecido como regular, como resultado da manutenção da regularidade entre as ondas P, mas, em virtude da contínua variação do balanço autonômico (simpático e parassimpático), ocorre uma pequena variabilidade entre os intervalos PP e RR.

O ritmo irregular está presente nos distúrbios do ritmo, como na extrassistolia, na fibrilação atrial, na taquicardia atrial e *flutter* atrial com bloqueio AV variável.

Para a determinação da frequência cardíaca no eletrocardiograma podemos empregar os seguintes métodos ou "regras", usando como base a onda mais proeminente, geralmente o pico da onda R, ou o início do QRS:

A) ***"Regra dos 300":*** a partir de uma onda R conta-se o número de quadrados maiores (0,20 s); a frequência é obtida pela relação 300 pelo número de quadrados entre dois R consecutivos (intervalo RR). Pode-se marcar o final de cada quadrado (linha grossa) na seguinte sequência: 300, 150, 100, 75, 60 e 50, obtidos pela divisão de 300 por 1, 2, 3, 4 e 5, respectivamente. Quando o segundo R não coincidir com uma linha escura, faz-se a determinação por aproximação (Fig. 2-2).

B) ***"Regra dos 1.500":*** a frequência cardíaca é obtida pela divisão de 1.500 pelo número de quadrados pequenos (0,04 s) existente entre RR consecutivos (intervalo RR). É um método mais preciso do que o anterior (Fig. 2-2).

C) ***"Regra dos 10 s":*** nos eletrocardiógrafos de 3 canais, o canal de ritmo ("DII longo") apresenta 10 s de duração (50 quadrados de 0,2 s), então a frequência cardíaca média pode ser, aproximadamente, obtida pelo número de intervalos RR em DII multiplicado por 6 (10 s × 6 = 60 s) (Fig. 2-7).

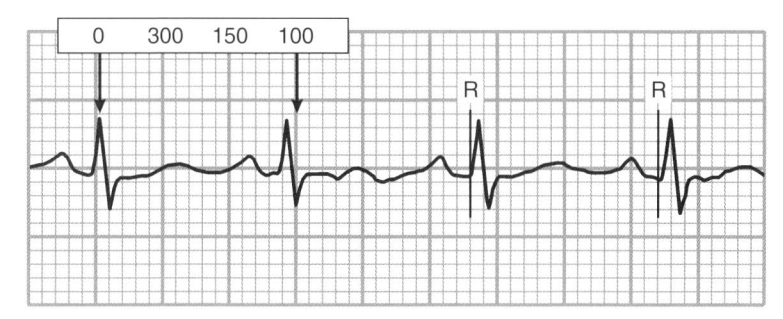

Fig. 2-2. Determinação da frequência cardíaca: um pouco acima de 100 bpm pela "regra dos 300". Pela "regra dos 1.500" (intervalo RR à direita, marcado no início do complexo): 1.500/número de quadrados pequenos = 1.500/24 = 107 bpm.

Quando o ritmo é irregular, a FC média pode ser obtida pela determinação da média do número de quadrados pequenos de vários intervalos RR sequenciais e, então, aplica-se a regra dos 1.500. Ou pode-se usar o método dos 10 s, que determina a frequência média em DII longo.

Pode-se calcular também a frequência de eventos específicos, como a atividade atrial nas taquiarritmias atriais. A frequência sinusal (P) é diferente da frequência ventricular (QRS) em algumas situações, como nos bloqueios AV de 2º e 3º graus, quando a frequência das ondas P (sinusal) é maior do que a ventricular e, em algumas formas de taquiarritmias, a frequência ventricular pode ser maior do que a frequência atrial, como na taquicardia ventricular.

2. Ondas P[4-6]

Em decorrência da orientação do vetor de P, da direita para a esquerda, inferiormente e para trás, com o componente inicial dirigindo-se para frente (átrio direito) e o terminal (átrio esquerdo) posteriormente, a onda P apresenta-se, no adulto normal em ritmo sinusal, positiva em DI, DII, aVF, V4 a V6, negativa em aVR e bifásica em V1, com o componente inicial positivo e o final negativo. O eixo de P no plano frontal está entre 0° e +75°, apresentando um valor médio aproximado de 60°, ou seja, paralelo à DII. A onda P apresenta contorno arredondado, amplitude menor do que 2,5 mm e duração menor do que 0,12 s. O componente negativo de V1 apresenta duração menor do que 0,04 s e amplitude menor do que 1 mm.

3. Intervalo PR[4-5]

O intervalo PR compreende a onda P e o segmento PR, representa o tempo do início da ativação atrial até a ativação ventricular, sendo que o maior retardo é causado pela condução lenta no nó AV. O valor do intervalo PR varia com a faixa etária, sendo maior nos idosos. No adulto, mede de 0,12 s a 0,20 s.

4. Relação P-QRS

No ritmo sinusal normal a relação é 1:1, com cada onda P precedendo o QRS. Nos distúrbios do ritmo, várias possibilidades podem ocorrer. A ausência de relação entre P e QRS ocorre na dissociação AV. No ritmo juncional ou na taquicardia por reentrada nodal a onda P pode ocorrer dentro do complexo QRS (onda P retrógrada), quando pode ser difícil ou impossível de ser vista no ECG de superfície. A identificação das ondas P e a relação entre P e QRS é a chave para o diagnóstico diferencial entre os distúrbios do ritmo.

5. Complexo QRS

A medida do intervalo QRS deve ser realizada do início ao término do complexo, na derivação onde apresenta maior duração. O valor do QRS no adulto normal varia de 0,07 s a 0,11 s.[5-7] Mason et al.[8] avaliaram dados de eletrocardiograma de 79.743 indivíduos de vários continentes, obtendo os valores da frequência cardíaca, intervalo QRS e eixo elétrico em diferentes idades e por sexo. Neste estudo, os valores de referência (percentis 2 e 98%) para o intervalo QRS foram os seguintes:

- *QRS (sexo masculino):* 71-109 ms, média de 94 ms.
- *QRS (sexo feminino):* 68-107 ms, média de 88 ms.

O QRS encontra-se levemente mais prolongado nos homens.[9]

Em determinadas derivações o QRS pode-se apresentar mais estreito em virtude do fato de que os vetores iniciais ou finais podem apresentar projeção perpendicular à derivação e não se manifesta no complexo QRS por ser isoelétrico. O QRS comumente apresenta maior duração em V1 a V3.

O tempo de pico da onda R, medido do início do QRS até o pico (ápice) da onda R, conhecido por *tempo de ativação ventricular* ou *deflexão intrinsecoide*, apresenta um limite superior normal de 0,35 s em V1-V2 e 0,45 s em V5-V6. Aumento na duração do QRS e no tempo de pico de R ocorre nas hipertrofias ventriculares, nos bloqueios de ramo e fasciculares, na pré-excitação ventricular, taquiarritmias com QRS largo e nos ritmos de marca-passo ventricular.

O eixo do QRS no plano frontal varia normalmente de -30° a +90°. O eixo elétrico está anormal quando encontra-se desviado para a esquerda, para a direita ou apresentar desvio extremo.

A amplitude do QRS é muito variável. Define-se baixa voltagem quando nenhum complexo QRS apresenta amplitude maior do que 5 mm nas derivações periféricas e 10 mm nas derivações precordiais. A amplitude deve ser medida pela soma da maior deflexão positiva e negativa em cada complexo QRS.

Capítulo 2 ▪ Interpretação do Eletrocardiograma   33

Ondas q de pequena magnitude, com duração menor do que 0,03 s, podem estar presentes nas derivações: DI, DII, aVL, aVL, V5 e V6, como resultado da ativação septal. Mais comumente estão presentes em DI, aVL, V5 e V6. Em um eletrocardiograma padrão, os complexos QRS nas derivações DI e V6 são similares, porque elas abordam o coração de ângulos semelhantes.

A morfologia normal do QRS pode variar, principalmente, no plano frontal. Quando o eixo elétrico médio se aproxima de +90°, em DII, DIII e aVF, há o registro do padrão qR, e em DI e aVL ocorre RS, condição que tem sido chamada *posição vertical* do coração, mais comum em indivíduos longilíneos. Ao contrário, na *posição horizontal* do coração, típica dos brevilíneos, ocorre quando o eixo médio do QRS se aproxima de 0° e, então, DI e aVL registram o padrão qR, e DII, DIII e aVF registram RS.[4-7]

No plano horizontal, em virtude da sequência de ativação normal, que desloca-se inicialmente anteriormente (vetor septal) e para a direita e depois posteriormente (vetor de paredes livre e basal), V1-V2 exibem o padrão rS, e V5-V6 mostram qR, com a onda R aumentando progressivamente de V1 a V5. Nas derivações precordiais médias (V3-V4) o complexo apresenta-se como rS ou RS. A derivação que exibe o padrão RS é conhecida como zona de transição. Esta pode estar deslocada como uma variante do normal quando o coração apresenta rotações em torno do eixo longitudinal: a zona de transição (RS) desloca-se para V5-V6 *(rotação horária)* ou para V1-V2 *(rotação anti-horária)*.[4-7]

A amplitude das derivações precordiais apresenta mudanças significativas entre exames seriados em virtude das variações nas posições dos eletrodos no tórax. Mesmo um deslocamento de 2 cm na posição de um dado eletrodo precordial pode resultar em alterações expressivas no eletrocardiograma.[10,11]

6. Segmento ST

O segmento ST é mais comumente medido no ponto J, localizado na junção do final do QRS com o início do segmento ST, usando como referência a linha de base (segmento TP e segmento PR) (Fig. 2-1). O ponto J60 ou J80, localizado respectivamente a 60 ms e 80 ms do ponto J, também tem sido empregado principalmente durante o teste ergométrico para a avaliação da isquemia miocárdica induzida pelo esforço. Em ergometria, geralmente, recomenda-se usar a junção PQ como referência para medida dos desníveis do ST.

O ST é, aproximadamente, isoelétrico no indivíduo normal, mas pequeno supradesnível pode ser observado, principalmente, nas derivações V1 a V3, em maior grau nos homens jovens, quando pode atingir até + 3 mm (ponto J). Nas mulheres, o limite superior normal do segmento ST no ponto J é de 1,5 mm.[12] As alterações do ST são típicas da isquemia miocárdica, mas podem ocorrer em diversas condições. Além da medida do ST, o aspecto morfológico do segmento é importante. No supradesnível associado ao infarto agudo do miocárdio o ST tende a ser horizontalizado, enquanto o supradesnível no indivíduo normal é ascendente. A depressão do ST de etiologia isquêmica tende a exibir morfologia horizontal (retificado) ou descendente e magnitude ≥ a 0,5 mm.[13] A alteração da repolarização relacionada com a hipertrofia miocárdica *(strain)* apresenta padrão característico.

7. Onda T

O vetor de T normalmente aponta para a esquerda, para baixo e para frente. No plano frontal, o eixo elétrico de T encontra-se no adulto entre -10° e +90°, geralmente próximo ao eixo do QRS. A T normal é assimétrica, com o ramo ascendente apresentando inscrição mais lenta. Geralmente apresenta a mesma polaridade média do QRS, sendo positiva em DI, DII, aVF e V4 a V6, negativa em aVR com polaridade variável em aVL, DIII e V1-V2. Em V1-V2 pode ser bifásica com o componente inicial positivo.[4,5] Uma variante do normal é a *persistência do padrão juvenil*, quando as ondas T encontram-se negativas e assimétricas em V1 a V3, como na infância.[14] Este padrão é mais comum em mulheres jovens.[5,15]

Com base em sua morfologia a onda T pode ser descrita como achatada, invertida, assimétrica ou simétrica, apiculada, bifásica, profunda (negativa e com amplitude de 5 a 10 mm) e gigante (amplitude maior que 10 mm).[12] A onda T negativa (invertida) nas derivações I, II, aVL, V4 a V6 é anormal. A onda T invertida e simétrica é denominada *T isquêmica*, por ser tipicamente relacionada com a isquemia miocárdica, sobretudo quando tem amplitude > 3 mm.[16]

As alterações do segmento ST e onda T são frequentemente referidas conjuntamente como alteração do ST-T ou da repolarização ventricular. As alterações da repolarização ventricular são divididas em *primárias*, *secundárias* e *mistas*. A alteração *primária* ocorre na ausência de alterações na despolarização ventricular e resultam de modificação na forma e duração da fase de repolarização do potencial de ação. São exemplos: isquemia, efeitos de drogas, miocardite, distúrbios eletrolíticos etc. As alterações *secundárias* da repolarização ocorrem como consequência de uma despolarização ventricular alterada, que traduz-se por alteração na morfologia e/ou duração do QRS, mas sem haver modificações na forma ou duração na fase de repolarização do potencial transmembrana. Exemplos de condições que cursam com alteração secundária da repolarização: bloqueio de ramo, hipertrofia ventricular, pré-excitação ventricular, estimulação ventricular por marca-passo e batimentos ventriculares ectópicos. A alteração mista da repolarização refere-se à alteração que ocorre quando se superpõem alterações primária e secundária. Exemplo: isquemia na vigência de bloqueio de ramo.[12]

Capítulo 2 ▪ Interpretação do Eletrocardiograma

8. Onda U

É uma onda de pequena amplitude que surge após a onda T e pode ser visível ou não. A sua origem é incerta, mas os seguintes mecanismos explicativos são citados como possíveis: repolarização das fibras de Purkinje, ativação das células M ou pós-potenciais produzidos por forças mecânicas que agem na parede ventricular.[5,17]

Apresenta a mesma polaridade da onda T, são melhor visíveis em V2 a V3 e quando há bradicardia. A onda U negativa em V2 a V5 representa anormalidade[18] e, geralmente, aparece conjuntamente com outras alterações eletrocardiográficas, na presença de isquemia, hipertrofia ventricular e distúrbios eletrolíticos (hipocalemia).[12,17] A onda U pode ter grande amplitude, às vezes maior do que a onda T, como na hipocalemia.

9. Intervalo QTc: medida do QTc e da dispersão do QT

O intervalo QT é medido do início do QRS ao final da onda T, englobando a despolarização e a repolarização ventriculares. Deve-se considerar a derivação onde o QT apresenta o maior valor, comumente V2-V3. O QT deve ser corrigido pela frequência cardíaca (QT corrigido ou QTc), já que a sístole elétrica aumenta com a diminuição da frequência cardíaca. A fórmula de Bazett,[19] embora sujeita a críticas, é a mais empregada com esta finalidade:

$$QTc = QT \text{ medido}/\sqrt{RR}, \text{ ou pela fórmula derivada:}$$
$$QTc = QT \times FC/60 \text{ (FC – frequência cardíaca)}.$$

O intervalo QT e o RR devem ser medidos em segundos (s). O valor normal do QTc normal é menor do que 0,45s nos homens e menor do que 0,46s nas mulheres.[12]

O QT longo está associado a *torsades de pointes* e morte súbita. A síndrome do QT longo pode ser congênita, quando é uma canalopatia geneticamente determinada, que pode ser ou não associada à surdez. QT longo adquirido pode ser causado por drogas. A relação de drogas que pode causar QT longo é grande, como antiarrítmicos (quinidina, sotalol, amiodarona), antidepressivos tricíclicos, antipsicóticos, anti-histamínicos, antibióticos (eritromicina, claritromicina) entre outras.[20] Outras causas de QT longo adquirido são distúrbios eletrolíticos, lesões cerebrais e doença coronariana.[21,22]

A dispersão do QT resulta da heterogeneidade na despolarização, o que predispõe ao surgimento de arritmias malignas e morte súbita. Entretanto, a medida da dispersão do QT apresenta vários problemas metodológicos e não é recomendada como parâmetro a ser medido rotineiramente. É obtido pela diferença entre o maior e o menor valor do QT nas 12 derivações do eletrocardiograma.[12]

ELETROCARDIOGRAMA NORMAL

Com base no exposto, podemos, de modo genérico, considerar como referência para o eletrocardiograma normal no adulto (Figs. 2-3 a 2-6):

- Ritmo: sinusal, com relação P-QRS de 1:1; onda P positiva em DI, DII, aVF, V4 a V6, com amplitude normal e duração de até 0,12 s, sem anormalidade em V1.
- Intervalo PR com duração entre 0,12 s a 0,20 s.
- Intervalo QRS com duração de até 0,11 s.
- Eixo elétrico no plano frontal: QRS (áreas) predominantemente positivo em DI e DII (-30 a + 90 graus).
- Ondas Q: pequenas ondas q em DI, AVL, V5, V6 ou em derivações inferiores, com até 0,03 s de duração, exceto AVR e DIII, que podem apresentar Q de maior magnitude.
- R cresce de V1 a V6: rS em V1-V2; geralmente RS em V3 ou V4 (zona de transição), predomínio de R em V5-V6 (qR ou qRs).
- Análise do segmento ST: isoelétrico ou com pequeno supradesnível, com morfologia normal.
- Ondas T positivas e assimétricas em DI, DII, V5 e V6.
- Intervalo QTc normal: menor do que 0,45s nos homens e 0,46s nas mulheres.

AUXÍLIO DO COMPUTADOR[6,13,23]

O computador forneceu um auxílio importante à eletrocardiografia, como no processamento do sinal, o que permite a digitalização e arquivamento dos traçados e também a realização automática de medidas, e mesmo na interpretação do eletrocardiograma. A realização automática das medidas pode ser útil e poupar tempo, como a determinação da frequência cardíaca, intervalo PR, duração do QRS e dos eixos elétricos, mas os valores devem ser verificados pela possibilidade de erros. O cálculo por computador utiliza dados das 12 derivações para obter a duração do QRS. Na determinação dos eixos elétricos, os programas avaliam as áreas ocupadas pelos complexos, apresentando maior precisão do que o método manual. A medida da frequência cardíaca média é, geralmente, exibida (Fig. 2-7).

A interpretação do eletrocardiograma (laudo) por computador está sujeita a erros, pode produzir laudos equivocados e deve ser considerada com cautela. Outro problema é a variabilidade dos softwares com respeito à acurácia. Assim, o computador deve ser considerado como um adjunto à interpretação do eletrocardiograma e não como substituto à análise minuciosa do traçado pelo médico.

Capítulo 2 ■ Interpretação do Eletrocardiograma 37

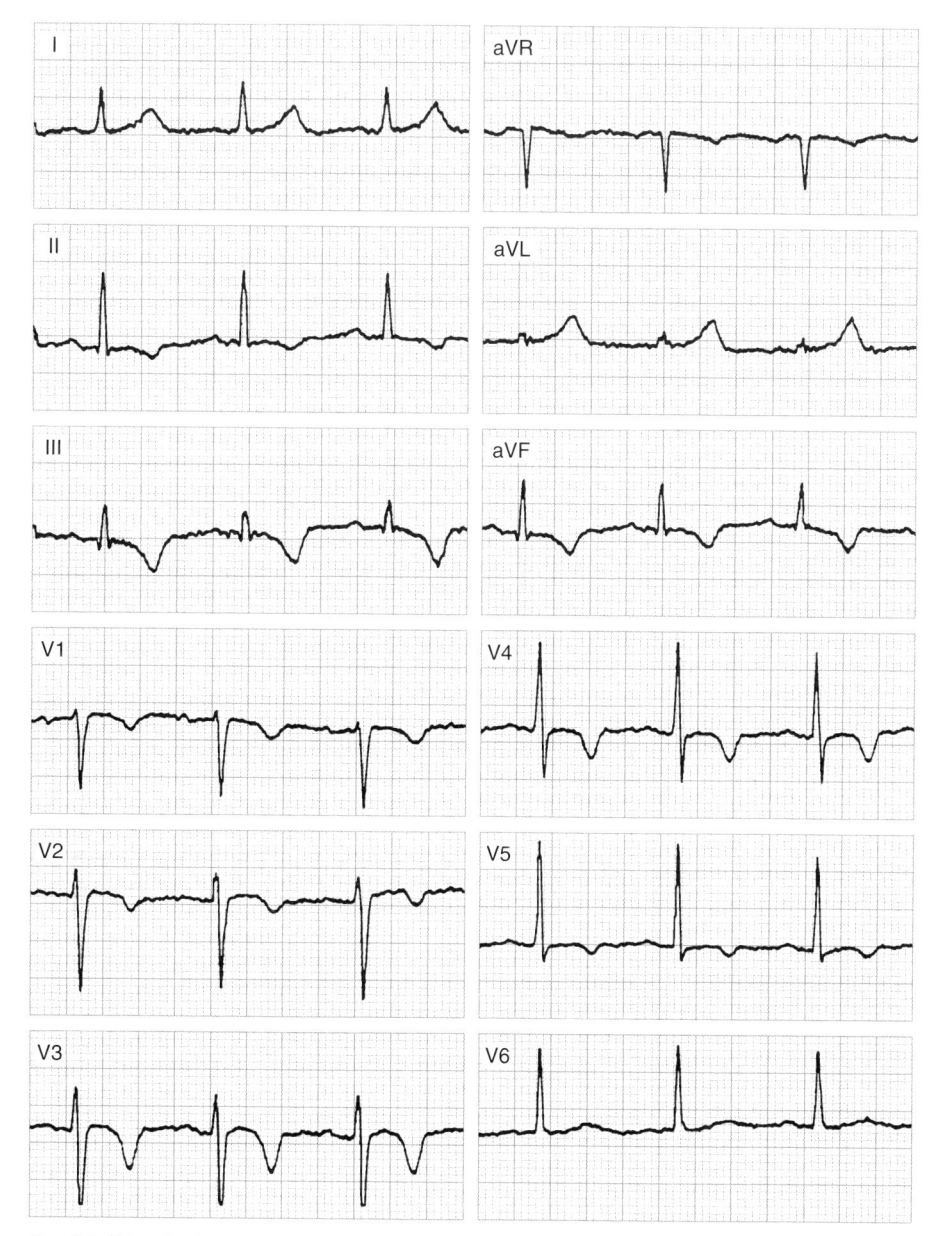

Fig. 2-3. T isquêmica em DII, DIII, aVF e V1 a V5: invertida, simétrica e com amplitude > 3 mm de amplitude em algumas derivações.

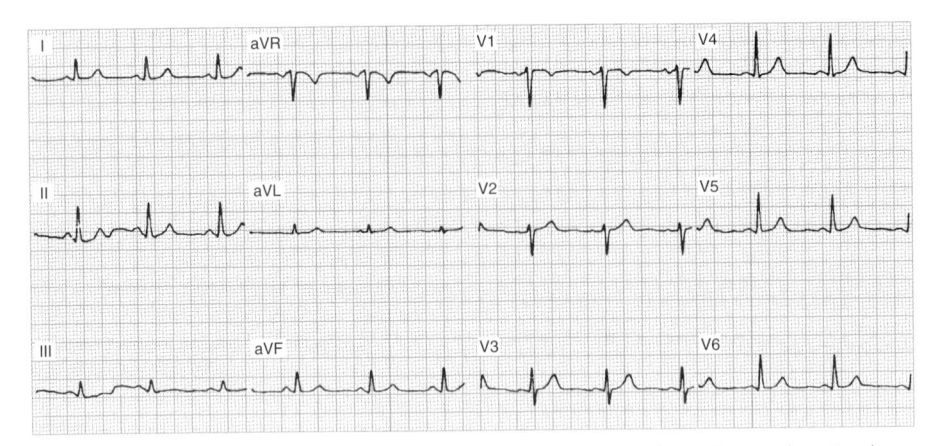

Fig. 2-4. ECG normal, mulher de 46 anos. Ritmo sinusal, FC = 71 bpm, P com duração de 0,10 s (DII) e positiva em DI, DII, V5 e V6, intervalo PR = 0,14 s, QRS com duração de 0,09 s, AQRS = 50°, pequeno q (< 0,03 s), em DI, DII, V5 e V6. Complexo rS em V1, transição em V3 e progressão normal de R em precordiais, com predomínio de R em V5-V6. Ondas T positivas e assimétricas em DI, DII, V5 e V6. QT corrigido de 0,41 (Bazett): QT medido/vRR = $0,38/\sqrt{(21\times 0,04)}$ = 0,38/0,92 = 0,41.

Atualmente tem ocorrido a transmissão via internet ou por telefone de exames realizados em outros locais, geralmente nas pequenas cidades e áreas remotas, com a interpretação e laudos realizados a distância nas centrais de telemedicina e enviados às unidades de origem.

Capítulo 2 ■ Interpretação do Eletrocardiograma

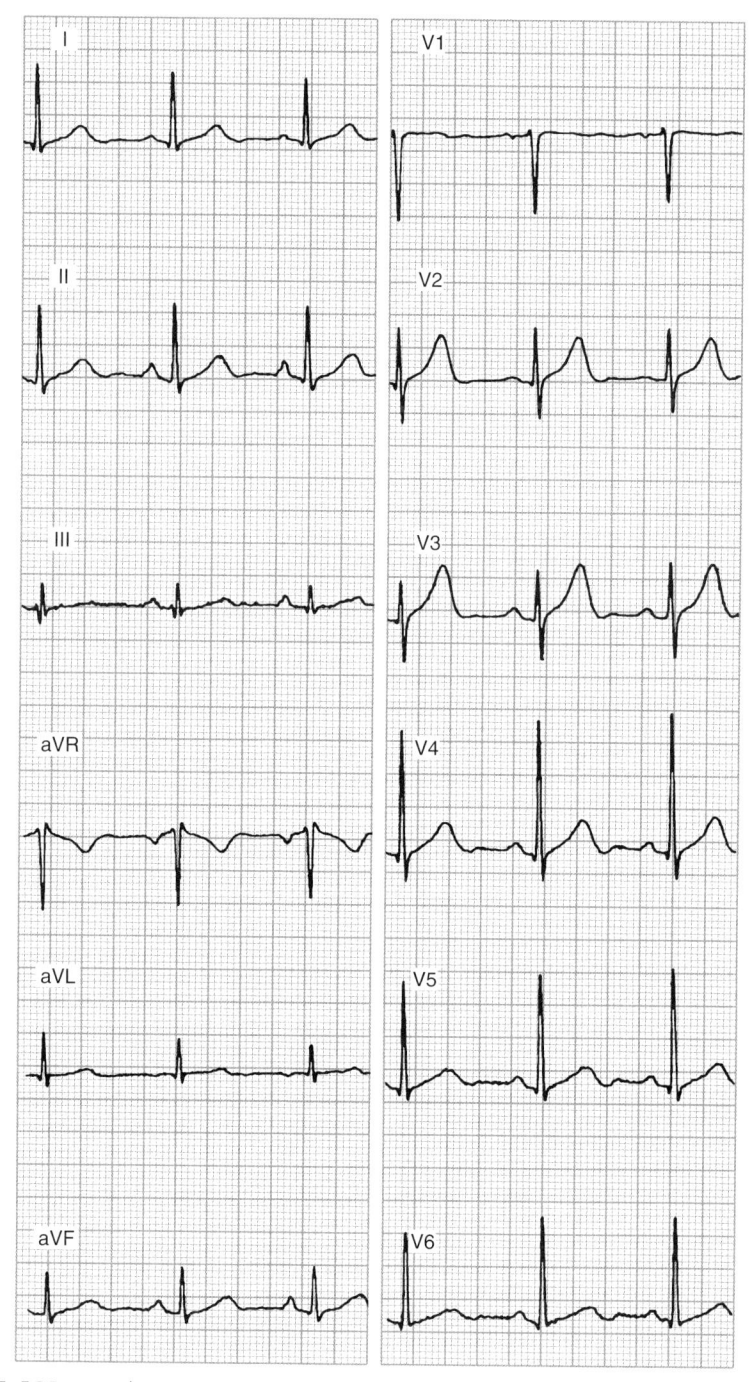

Fig. 2-5. ECG normal. Homem de 51 anos.

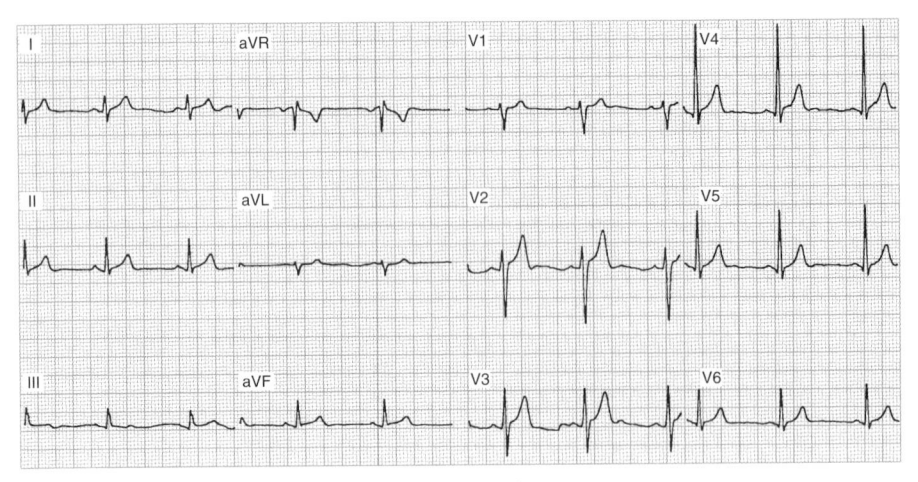

Fig. 2-6. ECG normal, indivíduo do sexo masculino de 21 anos.

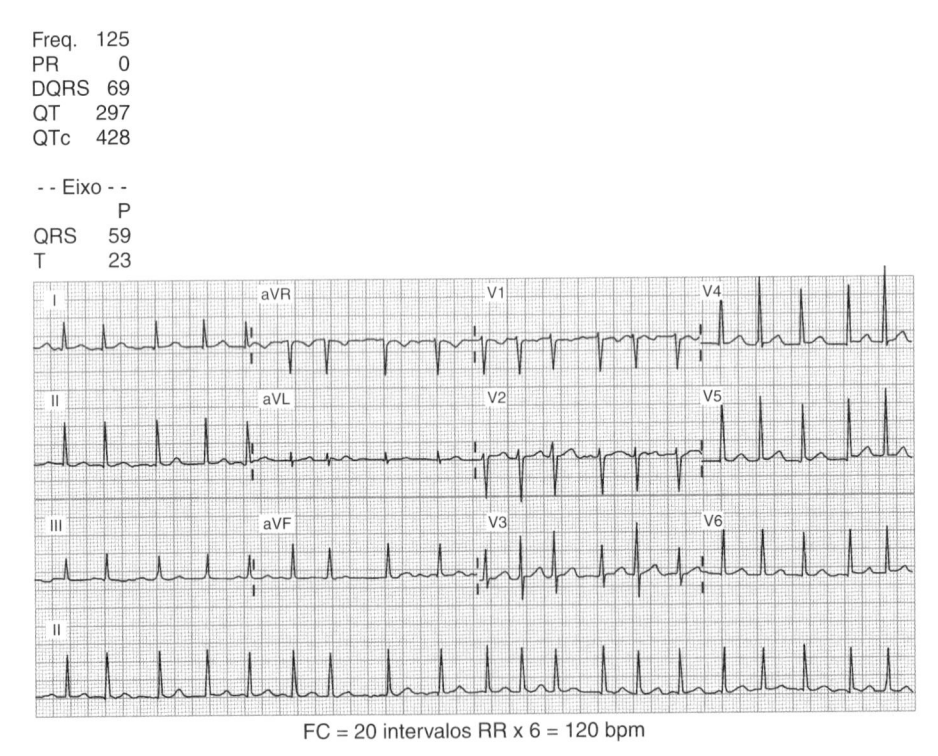

Freq.   125
PR   0
DQRS   69
QT   297
QTc   428

- - Eixo - -
           P
QRS   59
T   23

FC = 20 intervalos RR x 6 = 120 bpm

Fig. 2-7. Eletrocardiograma com medidas realizadas por software. No detalhe, as medidas da frequência cardíaca média, do intervalo PR (neste caso, igual a 0 porque o ritmo é de fibrilação atrial), da duração do QRS (DQRS), dos eixos elétricos no plano frontal e do intervalo QT e QTc. No DII longo a determinação da frequência cardíaca (FC) pela regra dos 10 s. Medidas dos intervalos em milissegundos. A medida automática destes parâmetros é uma ferramenta útil.

Capítulo 2 ▪ Interpretação do Eletrocardiograma

▪ REFERÊNCIAS BIBLIOGRÁFICAS

1. Rouquayrol MZ. *Epidemiologia e saúde*. Rio de Janeiro: Medsi, 2005.
2. Griner PF, Mayeski RJ, Mushlin AI *et al.* Selection and interpretation of diagnostic tests and procedures: principles and applications. *Ann Intern Med*. 1981;94(2):557-600.
3. Andrade PJN. Atualização: sistemas especialistas de apoio ao diagnóstico em medicina. Relações com o teorema de Bayes e com a lógica do raciocínio diagnóstico. *Arq Bras Cardiol* 1999;73(6):537-43.
4. Mirvis DM, Goldberger AL. Electrocardiogram. In: Libby P, Bonow RO, Mann DL *et al. Braunwald's heart disease: a textbook of cardiovascular medicine*. 8th ed. Philadelphia: Elsevier, 2008. p. 1141-226.
5. Wagner GS. *Marriott's practical electrocardiography*. 11th ed. Philadelphia: Lippincott Williams and Wilkins, 2008. p. 49-70
6. Sgarbossa E, Wagner G. Electrocardiography. In: Topol EJ, Calif RM, Prystowsky EN, *et al. Textbook of cardiovascular medicine*. 3rd ed. Philadelphia: Lippincott Williams & Wilkins, 2006. p. 978-1002.
7. Goldman MJ. *Princípios de eletrocardiografia clínica* (cap. 3). 8 ed. Guanabara Koogan. Rio de Janeiro-RJ, 1976.
8. Mason JW, Ramseth DJ, Chanter DO *et al.* Electrocardiographic reference ranges derived from 79,743 ambulatory subjects. *J Electrocardiol* 2007;40:228-34.
9. Macfarlane PW, McLaughlin SC, Devine B, Yang TF. Effects of age, sex, and race on ECG interval measurements. *J Electrocardiol* 1994;27(Suppl):14-19.
10. Surawicz B, Childers R, Deal BJ *et al.* AHA/ACCF/HRS recommendations for the standardization and interpretation of the electrocardiogram: part III: intraventricular conduction disturbances. *J Am Coll Cardiol* 2009 17;53(11):976-81.
11. Herman MV, Ingram DA, Levy JA *et al.* Variability of electrocardiographic precordial lead placement: a method to improve accuracy and reliability. *Clin Cardiol* 1991;14:469-76.
12. Rautaharju PM, Surawicz B, Gettes LS *et al.* AHA/ACCF/HRS recommendations for the standardization and interpretation of the electrocardiogram: part IV: the ST segment, T and U waves, and the QT interval. *J Am Coll Cardiol* 2009 Mar. 17;53(11):982-91.
13. Cannon CP, McCabe CH, Stone PH *et al.* The electrocardiogram predicts one-year outcome of patients with unstable angina and non-Q wave myocardial infarction: Results of the TIMI III Registry ECG Ancillary Study. *J Am Coll Cardiol* 1997;30:133-40.
14. Chung EK, Valen FJ. The juvenile T-wave pattern. *W V Med J* 1970 June;66(6):193-94.
15. Kaid KA, Maqsood A, Cohen M *et al.* Further characterization of the "persistent juvenile T-wave pattern" in adults. *J Electrocardiol* 2008;41(6):451-746.
16. Cannon CP, Braunwald E. Unstable angina and non-ST elevation myocardial infarction. In: Libby P, Bonow RO, Mann DL *et al. Braunwald's heart disease: a textbook of cardiovascular medicine*. 8th ed. 2008. p. 1319-52.
17. van Ech HJR, Kors JA, van Herpen G. The U wave in the electrocardiogram: a solution for a 100-year-old riddle. *Cardiovasc Res* 2005;67:256-62.
18. Holzmann M, Zwukzoglu W. Die klinische bedeutung der negativen und diphasischen U-wellen in menschlichen EKG. *Cardiologia* 1955;27:202-10.
19. Bazett HC. An analysis of the time relations of electrocardiograms. *Heart* 1920;7:353-70.
20. Roden DM. Drug-induced prolongation of the QT interval. *N Engl J Med* 2004;350:1013-22.
21. Mahaffey KW, Laskowitz D. Cardiac manifestations of selected neurologic disorders. In: Topol EJ, Calif RM, Prystowsky EN *et al. Textbook of cardiovascular medicine*. 3rd ed. Philadelphia: Lippincott Williams & Wilkins, 2006. p. 978-1002.
22. Martinelli Filho M, Russo M, Sosa EA. QT longo: a importância da investigação clínica criteriosa. *Rev Bras Marcapasso e Arritmia* 1994;7(1):17-22.
23. Hongo RH, Goldschlager N. Status of computerized electrocardiography. *Cardiol Clin* 2006;24:491-504.

ELETROCARDIOGRAMA NA CRIANÇA   3

Nestor Rodrigues de Oliveira Neto
Fernando da Costa Carriço Neto

A abordagem básica e os princípios da interpretação do eletrocardiograma na criança são semelhantes aos empregados no adulto. Algumas alterações e padrões específicos são observados na infância, como maior frequência cardíaca, redução na duração dos intervalos e modificações resultantes da maior influência do ventrículo direito.[1]

Após o nascimento ocorrem várias modificações na anatomia e na fisiologia no recém-nascido (RN) e na criança. No recém-nascido há um predomínio anatômico e fisiológico do ventrículo direito, o qual vai diminuindo com o crescimento até o padrão encontrado no adulto. De modo geral, o eletrocardiograma normal da criança exibe alterações produzidas pelas forças elétricas do ventrículo direito, com variações conforme a faixa etária. A amplitude das deflexões, a duração dos intervalos e o eixo elétrico variam com a idade.

No recém-nascido, há onda R proeminente em precordiais direitas, sendo observado em geral R ≥ S em V1 até os 3 anos de idade[2] (Fig. 3-1). Até os 2 dias de vida a onda T é normalmente positiva em V1, após a primeira semana de vida torna-se negativa e assim pode permanecer até 8 anos ou podem persistir ondas T negativas em precordiais direitas até a adolescência (padrão juvenil) (Figs. 3-2 a 3-5). A presença de onda T positiva após a primeira semana até os 8 anos constitui anormalidade, geralmente hipertrofia ventricular direita.[3] O eixo elétrico ao nascimento encontra-se entre 30° e 190° no plano frontal e com o crescimento vai deslocando-se para a esquerda e para trás até o padrão encontrado no adulto.[4]

Nem sempre se consegue obter um eletrocardiograma com boa qualidade técnica na criança, sendo comuns as oscilações na linha de base, provocadas pela respiração e artefatos gerados pela movimentação dos membros, sobretudo nos neonatos e nas crianças menores.[5]

Davignon *et al.*[6] analisaram os eletrocardiogramas de 2.141 crianças brancas, em Quebec, Canadá, com idades entre 0 e 16 anos e divididos em 12 grupos etários, estabelecendo os percentis 2 e 98% (limites normais inferior e superior, respectivamente) para vários parâmetros eletrocardiográficos. Este tra-

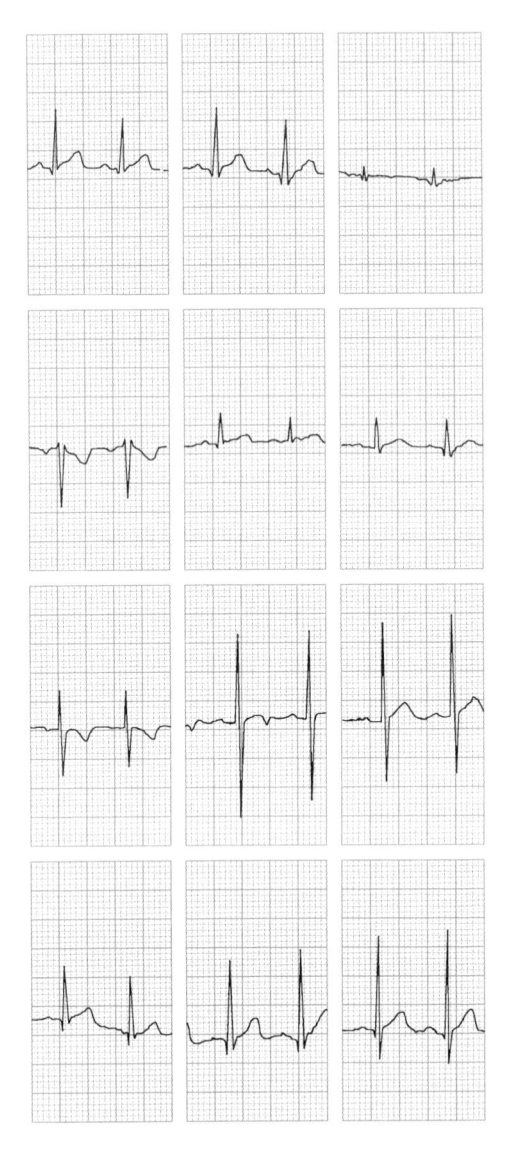

Fig. 3-1. ECG de criança normal de 2 anos de idade. Observar o R em precordiais direitas com amplitude aproximadamente igual ao S e a onda T negativa em V1. O QRS tem duração de 0,08 s.

balho, publicado em 1979, forneceu um banco que permite comparar o ECG individual de uma criança com as medidas obtidas em cada grupo etário.

Com base neste trabalho de Davignon, os valores normais (percentis 2 e 98%) dos parâmetros eletrocardiográficos são apresentados em quadros, tais como frequência cardíaca, duração do QRS, eixo do QRS no plano frontal, amplitude da onda P, intervalo PR, ondas R e S em V1 e V6, relação R/S em V1 e V6 e outros parâmetros, nas várias faixas etárias.[6-8]

Capítulo 3 ■ Eletrocardiograma na Criança

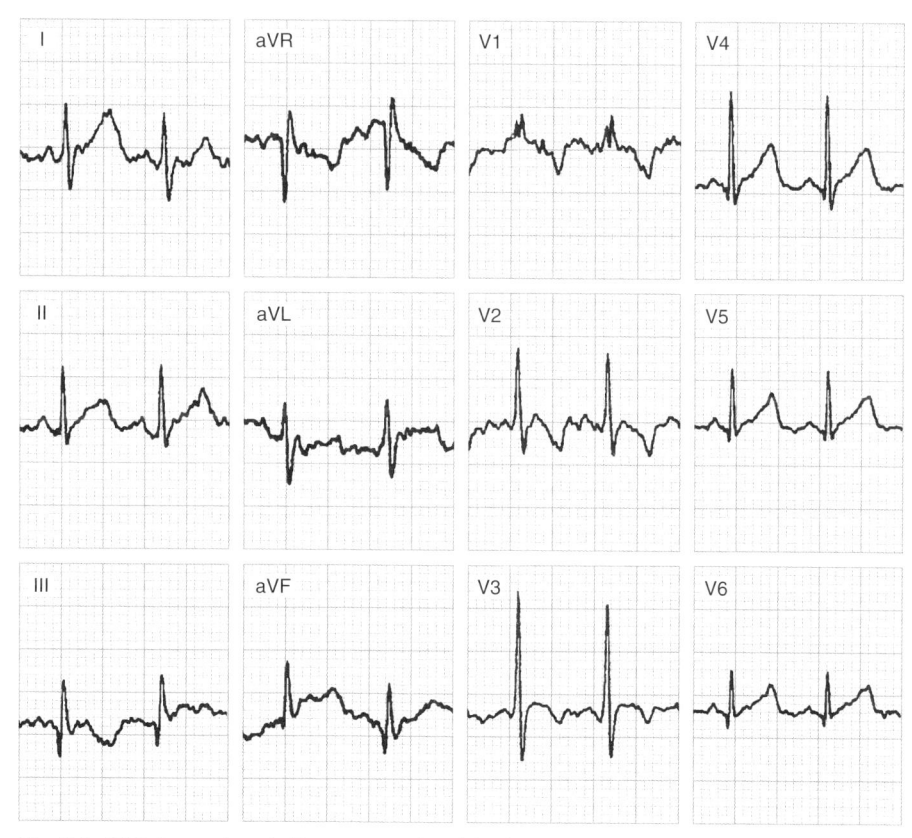

Fig. 3-2. ECG de menino de 7 meses. Predomínio de R em precordiais direitas. T negativa em V1 a V3. Presença de r' em V1 como um achado normal. Criança sem cardiopatia.

Em 2001, Rijbeek *et al.*[2] estudaram na Holanda 1.912 crianças, separadas por sexo e faixas etárias, apresentando os valores normais dos intervalos eletrocardiográficos, com diferenças significativas com relação ao trabalho de Davignon. Assim, alguns autores têm sugerido que os valores normais do eletrocardiograma na criança sejam revistos.[2,9]

A frequência cardíaca é maior no primeiro mês de vida, com média de 140 bpm ao nascer, 120 bpm na idade de 1 ano e 100 bpm aos 5 anos.[10] Há amplas variações e a frequência cardíaca nos primeiros meses de vida na criança normal. Agitação, choro e desconforto durante a realização do ECG podem provocar elevação fisiológica da frequência cardíaca.

Freq. 101
PR 117
DQRS 75
QT 328
QTc 425

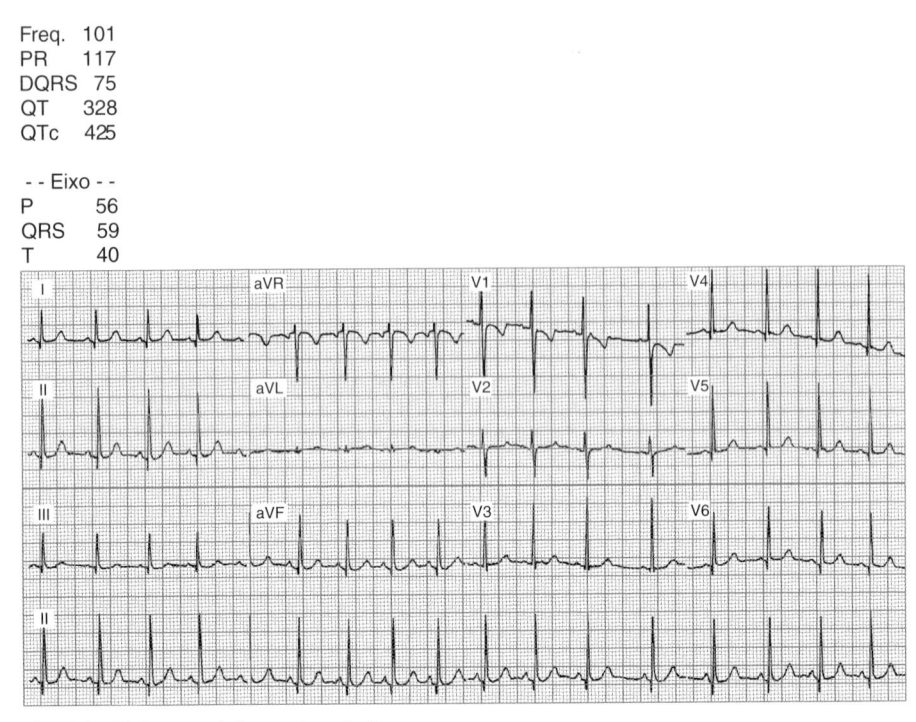

- - Eixo - -
P 56
QRS 59
T 40

Fig. 3-3. ECG normal de menino de 9 anos.

As recomendações da AHA/ACCF/HRS[4] estabelecem como regra considerar o QRS prolongado quando maior do que 90 ms em crianças com idade inferior a 4 anos e 100 ms nas crianças de 4 a 16 anos. Estes valores são próximos aos relatados por estudos mais recentes,[2,11] obtidos com base em medidas computadorizadas em que se considera a derivação, onde o QRS apresenta maior duração. Este limite de duração do QRS na criança é maior do que os relatados previamente.[6] Molina et al.[5] observam que pode ser registrado em crianças sem cardiopatia QRS com duração de até 20 ms superior aos valores referidos por Davignon.

Conforme o estudo de Rijbeek et al.,[2] o intervalo PR normal geralmente apresenta limite superior de 130 ms até os 6 meses de idade, de 150 ms dos 6 meses aos 5 anos, de 170 ms dos 5 aos 12 anos e apresenta valor menor do que 180 ms nos adolescentes.

A amplitude da onda P é menor do que 2,5 mm, sofrendo poucas alterações com o crescimento.[9] O eixo de P está normalmente no primeiro quadrante, assim a onda P é positiva em DI, DII e aVF (ritmo sinusal).

Podemos descrever os padrões normais do eletrocardiograma na faixa pediátrica de acordo com a idade (Quadro 3-1) (Figs. 3-2 a 3-5). Há variações nas

Capítulo 3 ■ Eletrocardiograma na Criança 47

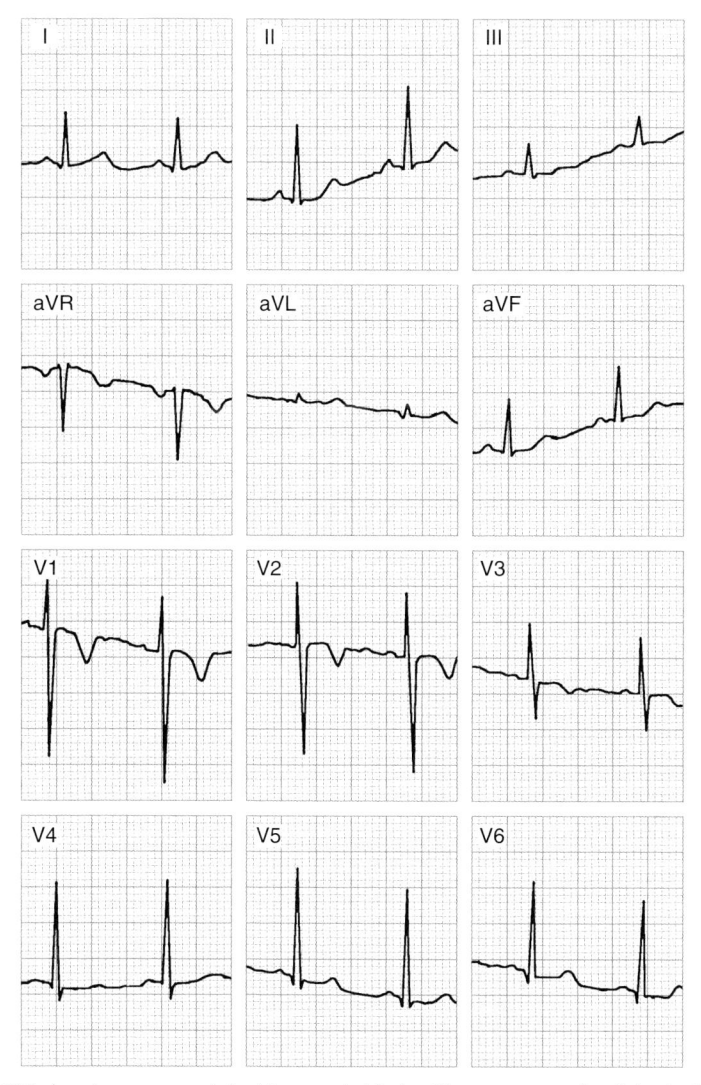

Fig. 3-4. ECG de criança normal de 10 anos de idade. Observar o predomínio de S em precordiais direitas (R < S). A onda T pode persistir invertida em precordiais direitas até a adolescência.

medidas consideradas normais entre os diferentes autores, o que pode refletir diferenças na metodologia empregada na realização das medidas ou na origem da população estudada. Nestes estudos as medidas são geralmente realizadas com o auxílio de programas de computador.[2,6]

ELETROCARDIOGRMA ANORMAL NA CRIANÇA

Várias anormalidades podem ser registradas no eletrocardiograma na criança, como os distúrbios do ritmo, padrões de hipertrofia de câmeras, distúrbios de condução, QT longo e alterações relacionadas com as cardiopatias congênitas.

Transtornos do ritmo

A bradicardia e a taquicardia sinusais, geralmente, estão relacionadas com condições sistêmicas como no adulto.

Uma arritmia comum na criança é a arritmia sinusal, na qual geralmente a variação do ciclo cardíaco está relacionada com a respiração. É uma condição benigna (Fig. 3-5).

Extrassistolia atrial é frequente na criança, sendo comumente não associada à cardiopatia.

A taquicardia com QRS estreito na criança comumente resulta de taquicardia por reentrada atrioventricular. A taquicardia por reentrada nodal é rara em lactentes e na primeira infância.[10] A taquicardia ventricular é incomum na criança.

Dentre os distúrbios de condução intraventricular, o BRD é o mais comum na criança. Está relacionado com CIA, CIV, defeito do septo AV, embora nestas condições o padrão de BRD traduza mais comumente a sobrecarga e a dilatação de ventrículo direito do que propriamente um retardo de condução. No defeito do septo interatrial a condução no ramo direito é normal; o retardo ocorre distalmente por estiramento na via de saída do ventrículo direito.[12,13] Após correção de tetralogia de Fallot, o BRD é comum.[14] Na criança o BRD é completo quando o QRS apresenta duração maior do que 90 ms nos menores de 4 anos e

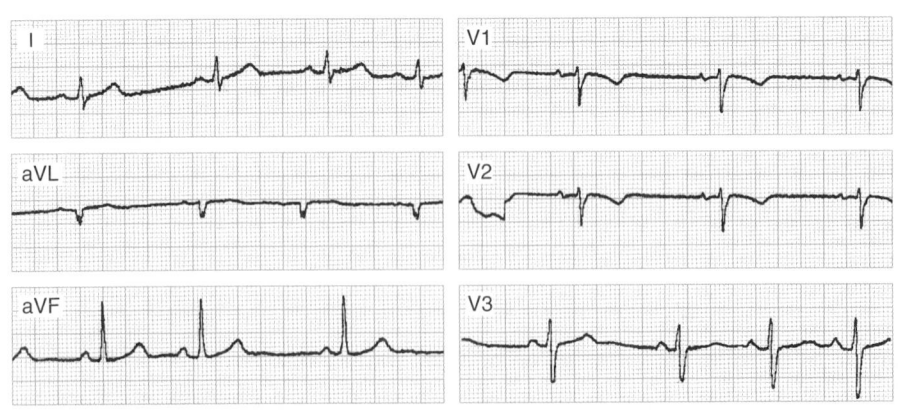

Fig. 3-5. ECG de uma adolescente normal de 14 anos. Arritmia sinusal. Derivações I, aVL, aVF, V1, V2 e V3.

Capítulo 3 ▪ Eletrocardiograma na Criança

Quadro 3-1. Características eletrocardiográficas conforme a faixa etária*

Neonato

Eixo elétrico no PF de 30° a 190°
R dominante em precordiais direitas (R > S em V1)
S profunda em V6
Onda T positiva em V1 até 48 h de vida
No RN prematuro: taquicardia sinusal, mas com FC < 200 bpm
Menor predominância do VD (R menor em V1 e maior em V6) e
Eixo elétrico orientado mais à esquerda, com relação ao RN a termo
Pode haver R < S em V1

Uma semana a 1 mês

Onda T negativa em V1
Manutenção do predomínio do VD: eixo entre 30° a 190° e R em V1

Um mês a 1 ano

Eixo elétrico no PF de 10° a 120°
Predomínio de R em V1 associado à T negativa
R dominante em V6

Crianças de 1 a 8 anos

Eixo elétrico no PF de 5° a 100° de 1 a 5 anos, de 0° a 140° de 5 a 8 anos
Presença de ondas Q em precordiais esquerdas (< 5 mm)
Ondas T negativas em V1
Redução na amplitude de R em precordiais em V1-V2 e aumento em V5-V6
Predomínio de S em V1 nas crianças maiores

Crianças de 8 a 16 anos

Eixo elétrico semelhante ao adulto
Progressão do QRS como no adulto
Onda T variável em V1. Pode ser negativa em V1 a V4 (padrão juvenil)
Pode haver complexos de alta voltagem em precordiais

*Com base em Tipple M. *Images Paediatr Cardiol* 1999;1:3-13.[3] Os valores do eixo elétrico estão de acordo com as recomendações da AHA/ACCF/HRS.[4]

maior do que 100 ms nas crianças de 4 a 16 anos. No BRD incompleto, o QRS apresenta duração menor do que os valores citados, e o retardo final tem duração entre 20 ms e 40 ms. O padrão rsr' na vigência de QRS com duração normal pode ser considerado uma variante do normal em crianças.[4] O bloqueio fascicular anterior esquerdo também pode ser observado em certas cardiopatias congênitas, como no defeito do canal atrioventricular. O BRE é raro.

Os bloqueios AV podem ser observados na faixa pediátrica. O BAV total congênito pode ocorrer de forma isolada ou na criança com cardiopatia estrutural. Na forma isolada está relacionado com a passagem pela placenta de anticorpos autoimunes maternos (anti-Ro e anti-La). Neste caso a mãe pode ser portadora de colagenose, como lúpus eritematoso sistêmico ou síndrome de Sjögren. O BAV total pode estar associado a condições adquiridas, como cardite reumática, miocardite, miocardiopatia, ou cardiopatias congênitas (defeito do canal AV, transposição dos grandes vasos).[15]

O diagnóstico de Wolff-Parkinson-White (WPW) pode oferecer dificuldade na criança, principalmente nas formas frustras, quando a onda delta é pouco evidente. Um intervalo PR < 100 ms, desvio do eixo do QRS para a esquerda (acima de 0°) e ausência de onda Q em precordiais esquerdas foram alterações associadas de forma significativa com WPW em crianças. A ocorrência de duas das alterações citadas foi comum nas crianças com WPW e rara no grupo controle (sem WPW). Nos menores de 1 ano, um intervalo PR < 100 ms foi comum nas crianças sem WPW.[16]

Hipertrofia ou dilatação das câmaras cardíacas

O diagnóstico de hipertrofia ventricular direita ou esquerda é problemático na criança. Os critérios de HVE apresentam sensibilidade muito baixa, conforme alguns estudos.[17-19] A acurácia dos critérios eletrocardiográficos provavelmente é melhor nos casos de hipertrofia ventricular esquerda que resulta de cardiopatia congênita ou doença reumática.[17,20,21] Os seguintes critérios podem ser utilizados: alteração da repolarização típica em V5-V6 (depressão de ST e inversão de T) e aumento da amplitude do QRS em derivações esquerdas DI, aVL, V5 e V6. O ECG da criança normal pode mostrar ondas R amplas nas precordiais esquerdas.[2,3] Os critérios eletrocardiográficos para o diagnóstico da hipertrofia ventricular direita parecem mais bem estabelecidos, entre os quais podemos citar:[22] presença do padrão qR em V1 (sobrecarga pressórica), rSR' em V1 (sobrecarga de volume, como no defeito do septo interatrial), desvio do eixo para a direita (além dos limites para a idade), onda T positiva em V1 após a primeira semana até 8 anos de idade[3] e onda R ampla em V1, maior do que o previsto para a idade, e onda S em V6 maior do que o previsto para a idade.[23]

Cardiopatias congênitas

O eletrocardiograma não é um exame para estabelecer um diagnóstico definitivo de uma determinada cardiopatia congênita, entretanto alguns padrões eletrocardiográficos estão associados a condições específicas.

A onda P auxilia na determinação do *situs*, ou seja, a posição do coração com relação aos demais órgãos no tórax e abdome. No *situs solitus* (posição

Capítulo 3 ▪ Eletrocardiograma na Criança

habitual) o estímulo tem origem em um nó sinusal posicionado à direita, e a onda P é positiva em DI e aVL e negativa em aVR. Já no *situs inversus,* condição onde o átrio morfologicamente direito situa-se do lado esquerdo, o eixo de P encontra-se desviado para a direita, e a onda P apresenta-se negativa em DI e aVL e positiva em aVR no ritmo sinusal. O ritmo ectópico atrial também pode resultar em ondas P com polaridade alterada, por exemplo, o ritmo ectópico originado no átrio esquerdo.[24]

A alteração eletrocardiográfica mais comumente observada nas cardiopatias congênitas é a hipertrofia ventricular direita (HVD), que resulta da hipertensão arterial pulmonar, como visto na comunicação interatrial (CIA), tetralogia de Fallot, transposição dos grandes vasos e dupla via de saída do ventrículo direito.[14] O bloqueio de ramo direito pode ser registrado também nestas condições. A hipertrofia ventricular esquerda pode ser observada em condições que cursam com sobrecarga pressórica ou de volume do ventrículo esquerdo. Padrões de HVE podem também ser observados em defeitos congênitos quando existe hipoplasia do ventrículo direito, por predomínio das forças elétricas do ventrículo esquerdo. Como exemplos de condições em que registramos HVE: estenose aórtica congênita, coarctação aórtica, comunicação interventricular, defeito do canal AV, persistência do canal arterial e atresia tricúspide.[14]

Padrões de sobrecarga atrial direita ou esquerda estão associados a certas cardiopatias congênitas, bem como o desvio do eixo no plano frontal para a direita ou esquerda.

Portanto, alterações eletrocardiográficas, como hipertrofia ou crescimento de câmaras, distúrbios de condução e desvios do eixo, estão presentes nos defeitos congênitos específicos conforme exposto a seguir:

1. **Estenose pulmonar:** quando a estenose pulmonar é leve, o ECG é normal. Na estenose moderada a grave há HVD com desvio do eixo para a direita e relação R/S aumentada em V1. Quando a estenose é grave há o padrão de *strain* em precordiais direitas[23] (Fig. 3-6).
2. **Comunicação interatrial (CIA):** as alterações típicas são desvio do eixo para a direita e o padrão rSR' ou rsR' em V1(o segundo R tem maior amplitude e duração), o qual reflete a dilatação e sobrecarga do ventrículo direito (Fig. 3-7). Há variações no padrão polifásico do QRS em V1. Quando há hipertensão pulmonar importante podem ser registrados qR, R ou Rs em V1.[25,26] Pode ser registrado, também, crescimento atrial direito. O ECG pode ser normal em 18% dos pacientes. Nos defeitos do tipo *ostium primum* é frequente o encontro de desvio acentuado do eixo para a esquerda (bloqueio fascicular anterior esquerdo) e pode haver ondas P negativas em derivações DII, DIII e aVF em virtude do ritmo atrial baixo.[27]

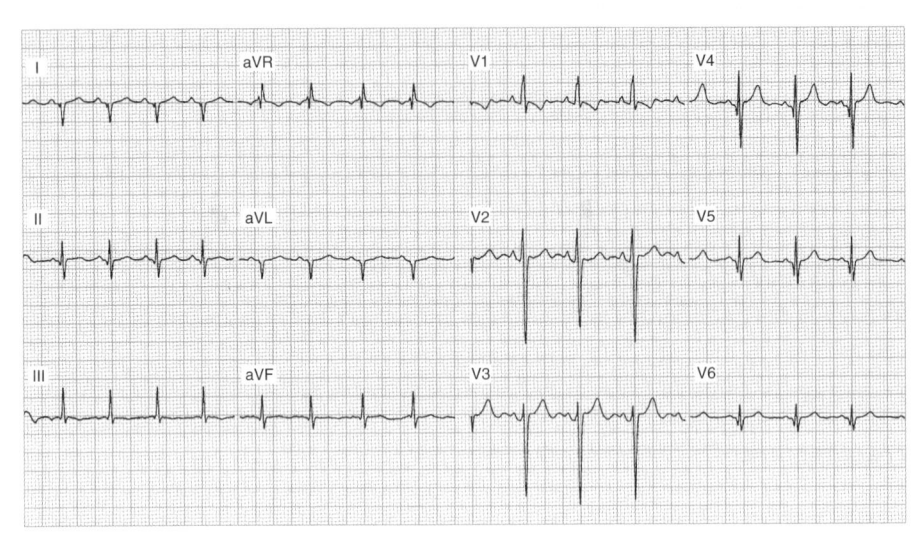

Fig. 3-6. ECG de criança de 10 anos com estenose pulmonar. Critérios para HVD: desvio do eixo para a direita (em torno de + 120°) e R > S em V1.

3. **Comunicação interventricular (CIV):** o ECG é frequentemente normal quando a CIV é pequena. As alterações eletrocardiográficas traduzem o tipo de alteração hemodinâmica encontrada: sobrecarga do átrio esquerdo e ventrículo esquerdo, causada pelo hiperfluxo pulmonar, do ventrículo direito pela hipertensão pulmonar ou de ambos (biventricular). O eletrocardiograma pode exibir sinais de crescimento atrial esquerdo, com aumento na duração e entalhe na onda P. Alterações características de HVE na CIV são: ondas Q profundas e R amplas em derivações esquerdas, associadas a T amplas e positivas (sobrecarga diastólica). O padrão de hipertrofia biventricular, com presença de critérios para HVE e HVD e de complexos de alta voltagem, bifásicos, em derivações precordiais médias (sinal de Katz-Watchell), é característico de CIV com hipertensão pulmonar[28,29] (Fig. 3-8).
4. **Defeito do canal AV:** as seguintes alterações eletrocardiográficas são com frequência observadas no defeito do septo AV: desvio do eixo para a esquerda (bloqueio fascicular anterior esquerdo), prolongamento do intervalo PR, crescimento atrial e hipertrofia ventricular, comumente biventricular.[7,23]
5. **Tetralogia de Fallot:** cardiopatia congênita cianótica mais frequente, que consiste na associação das alterações: obstrução da via de saída do ventrículo direito, cavalgamento da aorta no septo, comunicação interventricu-

Capítulo 3 ■ Eletrocardiograma na Criança

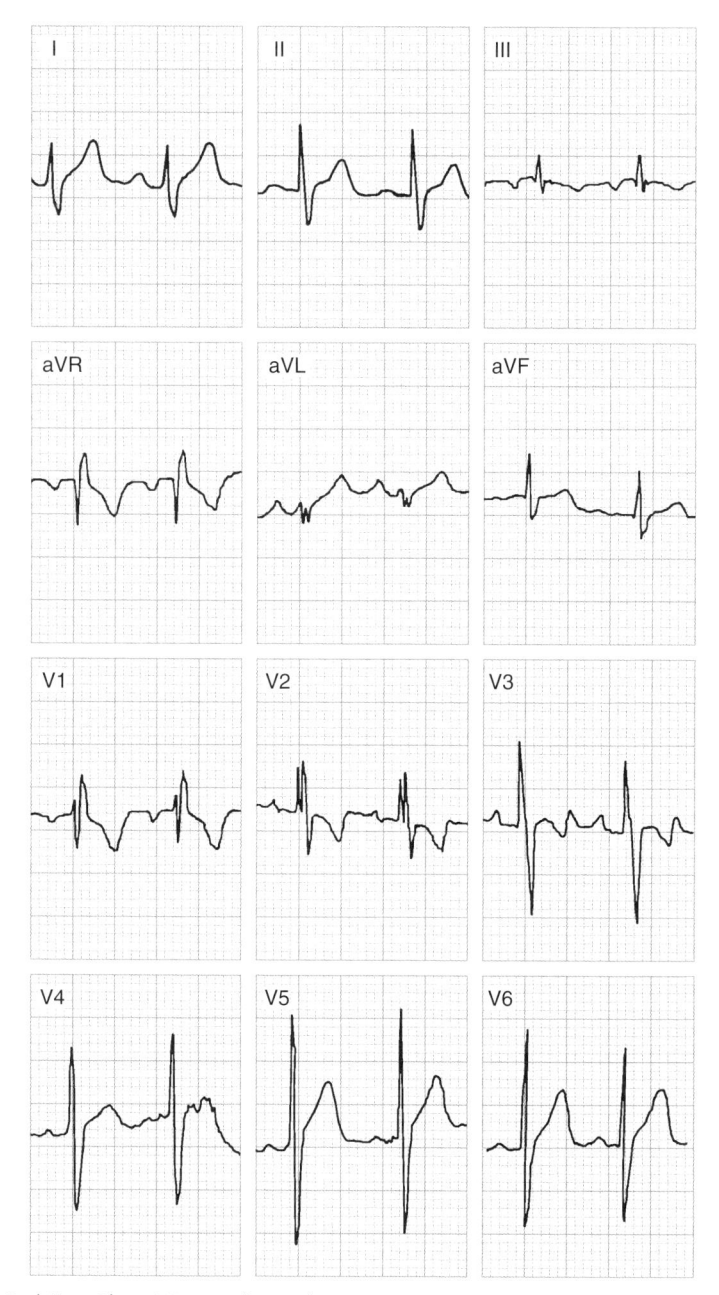

Fig. 3-7. Padrão rsR' em V1 em criança de 4 anos com CIA.

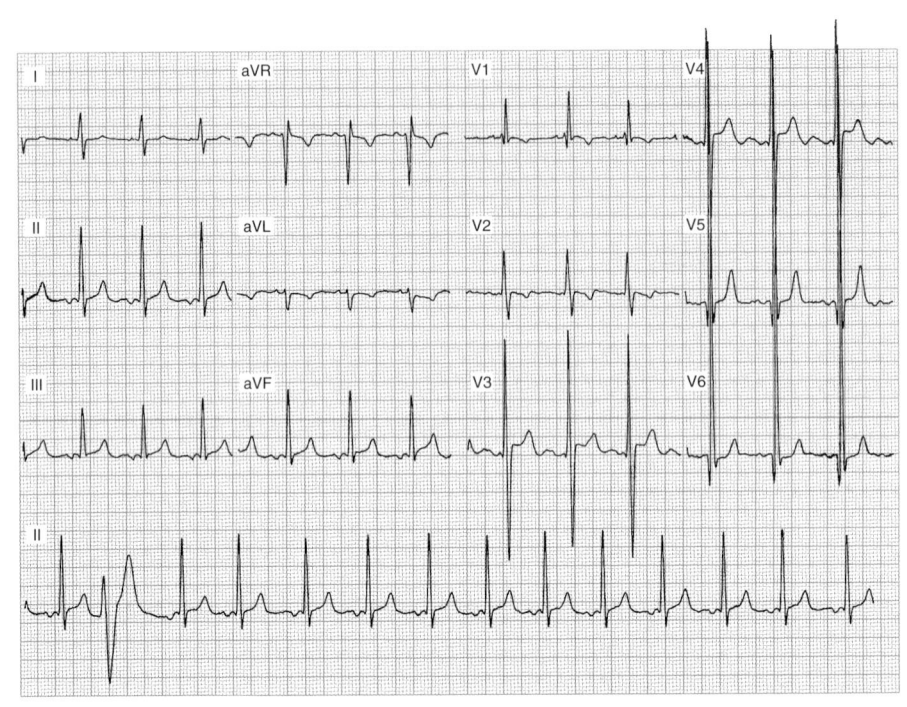

Fig. 3-8. Hipertrofia biventricular: presença de R amplas em precordiais direitas e esquerdas. Sinal de Katz-Watchel (grandes complexos RS em precordiais médias). Paciente do sexo feminino de 17 anos com grande comunicação interventricular.

lar e hipertrofia ventricular direita. As seguintes alterações eletrocardiográficas são comuns: desvio do eixo para a direita e padrão de hipertrofia ventricular direita. Após a correção da tetralogia de Fallot, o BRD é frequentemente encontrado[30] (Fig. 3-9).

6. **Transposição dos grandes vasos:** nesta cardiopatia cianótica ocorre discordância ventriculoarterial, com a aorta emergindo do ventrículo direito, e a artéria pulmonar emergindo do ventrículo esquerdo. Na transposição corrigida há também discordância atrioventricular, e a posição dos ventrículos é revertida, isto é, o átrio direito está conectado à valva mitral e ao ventrículo esquerdo (que é posicionado do lado direito), enquanto o átrio esquerdo conecta-se à valva tricúspide e ao ventrículo direito, que está posicionado no lado esquerdo. Defeitos associados são comuns. O eletrocardiograma na transposição corrigida exibe alterações que são sugestivas desta condição: presença de ondas Q em derivações precordiais direitas e ausência de Q em precordiais esquerdas, em virtude da inversão da despo-

Capítulo 3 ■ Eletrocardiograma na Criança

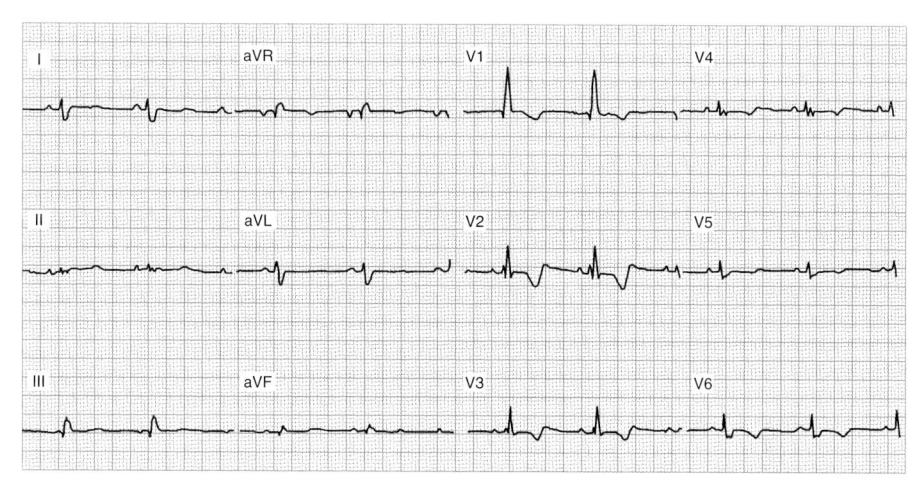

Fig. 3-9. BRD em paciente submetida à correção cirúrgica de tetralogia de Fallot.

larização do septo, que passa a ocorrer da esquerda para a direita. Também pode ser observado bloqueio AV, seja o BAV de 1º grau e BAV total.[30,31]

7. **Atresia tricúspide:** cardiopatia congênita cianótica, em que a valva tricúspide encontra-se ausente. A presença de comunicação interatrial é essencial para a sobrevivência.

   Alterações sugestivas desta condição: desvio do eixo para a esquerda e padrão de HVE. A atresia tricúspide deve ser lembrada como primeira hipótese quando existe cianose associada à hipertrofia ventricular esquerda. Onda P apiculada, em função da dilatação atrial direita, e intervalo PR curto são comuns.[23,32]

8. **Anomalia de Ebstein:** cardiopatia congênita caracterizada pelo deslocamento apical dos folhetos da valva tricúspide, ou seja, implantação baixa da tricúspide, ocorrendo "atrialização" da via de entrada do ventrículo direito, e, como resultado, o átrio direito torna-se bastante dilatado, enquanto o ventrículo direito apresenta pequeno tamanho. Outros defeitos estão frequentemente associados, como *shunt* da direita para a esquerda por forame oval patente ou defeito no septo interatrial, obstrução da via de saída do ventrículo direito, CIV entre outros. Um quarto dos pacientes apresenta vias acessórias (feixe de Kent).[30]

   As alterações geralmente presentes na anomalia de Ebstein são onda P > 2,5 mm (dilatação atrial direita), bloqueio de ramo direito e alterações do intervalo PR. O intervalo PR com maior frequência está prolongado, mas pode estar encurtado quando há pré-excitação ventricular (Wolff-Parkinson-White). Muitos pacientes exibem baixa voltagem do QRS. A baixa voltagem do QRS em precordiais direitas contrasta com as ondas P amplas e apiculadas. O BRD é comum, muitas vezes exibindo complexos QRS com aspecto bizarro.[33] Arritmias, como taquiarritmias atriais ou taquicardia paroxística supraventricular, podem ser registradas.[34]

REFERÊNCIAS BIBLIOGRÁFICAS

1. Mowery B, Suddaby EC. ECG interpretation: what is different in children? *Pediatr Nurs* 2001;27(3):224, 227-31.
2. Rijnbeek PR, Witsenburg M, Schrama E *et al.* New normal limits for the paediatric electrocardiogram. *European Heart Journal* 2001;22:702-11.
3. Tipple M. Interpretation of electrocardiograms in infants and children. *Images Paediatr Cardiol* 1999;1:3-13.
4. Surawicz B, Childers R, Deal BJ *et al.* AHA/ACCF/HRS recommendations for the standardization and interpretation of the electrocardiogram: part III: intraventricular conduction disturbances. *J Am Coll Cardiol* 2009 Mar. 17;53(11):976-81.
5. Molina MS, Pastore CA. Padrão eletrocardiográfico das crianças. In: Pastore CA, Grupi CS, Moffa PJ. *Eletrocardiografia atual.* 2 ed. São Paulo: Atheneu, 2008. p. 23-39.
6. Davignon A, Rautaharju P, Boisselle E *et al.* Normal ECG standards for infants and children. *Pediatr Cardiol* 1979/80;1:123-31.
7. Park MK, Guntheroth WG. *How to read pediatric ECGs.* 4 ed. Philadelphia, PA: Mosby, 2006. p. 45-61.
8. Pastore CA, Pinho C, Germiniani H *et al.* Sociedade Brasileira de Cardiologia. Diretrizes da Sociedade Brasileira de Cardiologia sobre análise e emissão de laudos eletrocardiográficos. *Arq Bras Cardiol* 2009;93(3 Supl 2):1-19.
9. Dickinson D. The normal ECG in childhood and adolescence. *Heart* 2005;91:1626-30.
10. Goodacre S, McLeod K. Clinical review: ABC of clinical electrocardiography. Paediatric electrocardiography. *BMJ* 2002;324:1382-85.
11. MacFarlane PW, McLaughlin SC, Devine B *et al.* Effects of age, sex and race on ECG interval measurements. *J Electrocardiol* 1994;27:14-19.
12. Moore EN, Hoffman BF, Patterson DF *et al.* Electrocardiographic changes due to delayed activation of the wall of the right ventricle. *Am Heart J.* 1964;68:347-61.
13. Sung RJ, Tamer DM, Agha AS *et al.* Etiology of the electrocardiographic pattern of incomplete right bundle branch block in atrial septal defect: an electrophysiologic study. *J Pediatr* 1975;87:1182-86.
14. Chan TC, Sharieff GQ, Brady WJ. Electrocardiographic manifestations: pediatric ECG. *J Emerg Med* 2008;35(4):421-30.
15. Gupta M, Hamilton RM. Congenital third degree atrioventricular block. In: emedicine.medscape.com, Updated Feb. 2, 2009.
16. Perry JC, Giuffre RM, Garson A. Clues to the electrocardiographic diagnosis of subtle Wolff-Parkinson-White syndrome in children. *J Pediatrics* 1990;117:871-75.
17. Rivenes SM, Colan SD, Easley KA *et al.* Usefulness of the pediatric electrocardiogram in detecting left ventricular hypertrophy: results from the prospective pediatric pulmonary and cardiovascular complications of vertically transmitted HIV infection (P2C2 HIV) multicenter study. *American Heart Journal* 2003;145(4):716-23.
18. Khan MN, Colan SD, Gamble W *et al.* Diagnostic performance of electrocardiographic criteria for left ventricular hypertrophy in pediatric patients [abstract]. *Circulation* 1998;98:I-835.

Capítulo 3 ■ Eletrocardiograma na Criança

19. Rijnbeek PR, Herpen GV, Kapusta L et al. Electrocardiographic criteria for left ventricular hypertrophy in children. *Pediatr Cardiol* 2008;29:923-28.
20. Fogel MA, Lieb DR, Seliem MA. Validity of electrocardiographic criteria for left ventricular hypertrophy in children with pressure- or volume-loaded ventricles: comparison with echocardiographic left ventricular muscle mass. *Pediatr Cardiol* 1995;16:261-69.
21. Sastroasmoro S, Madiyono B, Oesman IN. Sensitivity and specificity of electrocardiographic criteria for left ventricular hypertrophy in children with rheumatic heart disease. *Paediatr Indonesia* 1991;31:233-44.
22. Fretz EB, Rosenberg HC. Diagnostic value of ECG patterns of right ventricular hypertrophy in children. *Can J Cardiol* 1993;9(9):829-32.
23. Johnson Jr WH, Moller JH. *Core handbooks in pediatric cardiology.* Philadelphia: Lippincott Williams and Wilkins, 2001.
24. Perloff JK. *Clinical recognition of congenital heart disese.* 5 ed. Philadelphia: WB Saunders Co, 2003.
25. Lee YC, Scherlis L. Atrial septal defect: electrocardiographic, vectocardiographic and catheterization data. *Circulation* 1962;25:1024-41.
26. Brickner ME. Congenital heart disease. In: Topol EJ, Calif RM, Prystowsky EN et al. *Textbook of cardiovascular medicine.* 3 ed. Philadelphia: Lippincott Williams & Wilkins, 2006. p. 978-1002.
27. Christensen DD, Vincent RN, Campbell RM. Presentation of atrial septal defect in the pediatric population. *Pediatr Cardiol* 2005;26(6):812-14.
28. Beregovich J, Bleifer S, Donoso E et al. The vectocardiogram and electrocardiogram in ventricular septal defect. *Br Heart J* 1960;22:205-19.
29. Carneiro EF. *O eletrocardiograma: 10 anos depois.* 5 ed. Rio de Janeiro: Enéas Ferreira Carneiro, 1987. p. 164.
30. Webb GD, Smallhorn JF, Therrien J et al. Congenital heart disease. In: Libby P, Bonow RO, Mann DL et al. *Braunwald's heart disease: a textbook of cardiovascular medicine.* 8th ed. 2008. p. 1561-624.
31. Charpie JR, Mather KO. Transposition of the great arteries. Disponível em: http://emedicine.medscape.com/ (uptodate in June 2009). Acesso em: July 2009.
32. Rao PS. Tricuspid atresia. Disponível em: http://emedicine.medscape.com/ (uptodate in Feb. 2009). Acesso em: July 2009.
33. Lowe KG, Emslie-Smith D, Robertson PG et al. Scalar, vector, and intracardiac electrocardiograms in Ebstein's anomaly. *Br Heart J* 1968;30(5):617-29.
34. Khositseth A, Danielson GK, Dearani JA et al. Supraventricular tachyarrhythmias in Ebstein anomaly: management and outcome. *J Thorac Cardiovasc Surg* 2004;128:826-33.

SOBRECARGAS ATRIAIS   4

Nestor Rodrigues de Oliveira Neto

Alterações eletrocardiográficas têm sido empregadas desde os primórdios da eletrocardiografia para o diagnóstico dos crescimentos atriais. Como a onda P representa a ativação atrial, os critérios estabelecidos, em geral, têm base em alterações na morfologia e/ou duração da onda P. As modificações de P surgem como resultado da dilatação ou hipertrofia da câmara atrial, do aumento da pressão atrial secundário à disfunção ventricular ou distúrbio da condução interatrial. Estes fatores frequentemente agem em combinação. Assim, tem sido recomendado empregar *anormalidade atrial* [1,2] para englobar as condições envolvidas na etiopatogenia das alterações da morfologia, amplitude e duração da onda P. No nosso meio o termo *sobrecarga atrial* é o de uso mais difundido.

Conforme foi visto no Capítulo 1, a ativação atrial é formada pela soma dos vetores gerados pela ativação inicial do átrio direito seguido pela ativação do átrio esquerdo. Há uma fase intermediária onde as ativações das duas câmaras atriais se superpõem. A ativação atrial direita é responsável por um vetor que se dirige para baixo e para frente, enquanto o vetor do átrio esquerdo é dirigido para a esquerda, para baixo e para trás. Como consequência, comumente a onda P apresenta em V1 dois componentes: um inicial positivo seguido pelo componente terminal negativo. O vetor resultante, que representa a ativação atrial, é dirigido para baixo, para a esquerda e para trás. A presença de alteração na magnitude e direção do vetor do átrio direito ou esquerdo causa alterações características na onda P, conforme a câmara atrial envolvida. O retardo na condução intra-atrial ou interatrial causa modificações na morfologia e duração da onda P.

■ SOBRECARGA ATRIAL DIREITA

O crescimento ou a sobrecarga atrial direita modifica os vetores iniciais responsáveis pela onda P (fase inicial da despolarização atrial), que sofrem aumento em amplitude e desvio para a direita. Isto é responsável por uma onda P apiculada e com amplitude aumentada, mas sem haver habitualmente aumento na duração de P ou no componente negativo terminal de V1.[2-3]

Classicamente, a onda P na doença pulmonar apresenta maior amplitude em DII e DIII do que em DI em decorrência do desvio do eixo P para a direita, sendo denominada *P pulmonale* (Fig. 4-1). Nas cardiopatias congênitas, o eixo P apresenta-se desviado mais para a esquerda, com amplitude em DI maior do que em DIII *(P congenitale)*.[3-5]

Entre as causas de anormalidade atrial direita podemos enumerar: pneumopatias (doença pulmonar obstrutiva crônica, *cor pulmonale*, enfisema, sequela de tuberculose, fibrose pulmonar, estado de mal asmático etc.), tromboembolismo pulmonar, hipertensão pulmonar primária, cardiopatias congênitas (estenose pulmonar, atresia tricúspide, tetralogia de Fallot), estenose e insuficiência tricúspide.[2,3,6,7]

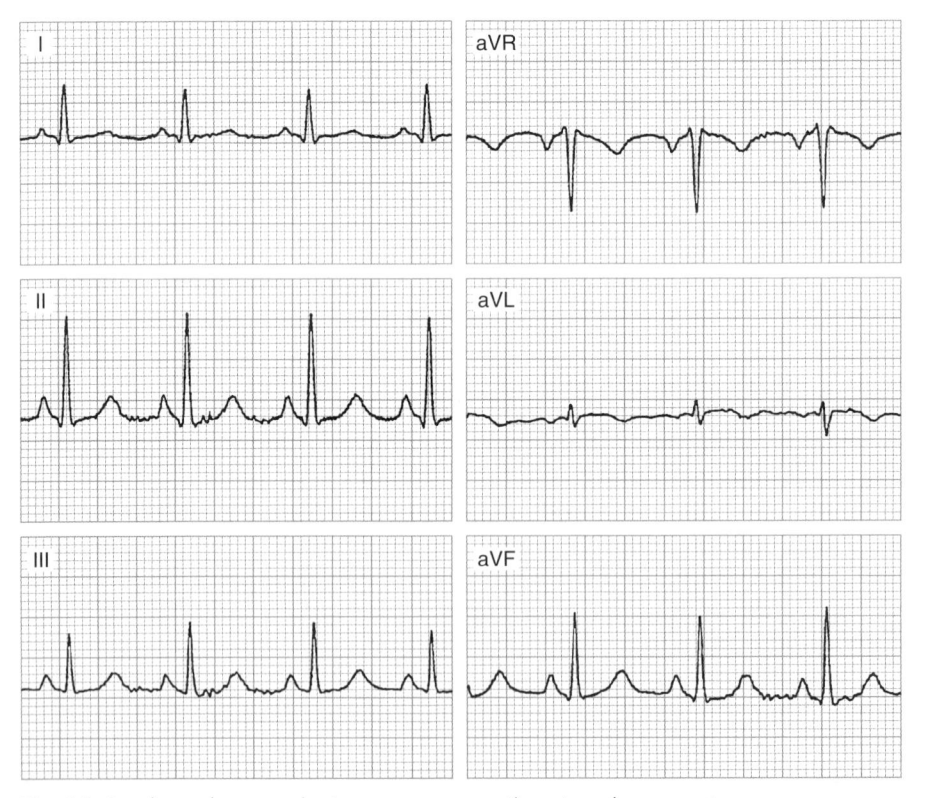

Fig. 4-1. P *pulmonale* em paciente com comprometimento pulmonar extenso por tuberculose. P apiculada e ampla em DII e P maior em DIII do que em DI.

Capítulo 4 ▪ Sobrecargas Atriais

Os seguintes critérios são empregados para diagnosticar sobrecarga atrial direita:[1,2]

- Aumento da amplitude de P, com onda P em DII > 2,5 mm.
- Aumento da amplitude da fase inicial da onda P (maior ou igual a 1,5 mm em V1 ou V2).
- Onda P pontiaguda e apiculada na ausência de taquicardia sinusal.
- Eixo elétrico de P no plano frontal além de 75°.

Ocasionalmente pode ser registrada onda P apiculada e com amplitude aumentada em DII em condições onde há envolvimento das câmaras esquerdas, o que tem sido denominado *pseudo P pulmonale*. Neste caso, a alteração da onda P representaria dilatação atrial esquerda.[8]

A presença de onda *P pulmonale* suporta ao diagnóstico de hipertrofia ventricular direita, quando associada a outros critérios[1](Fig. 4-2).

Dois sinais de crescimento atrial direito se expressam por alterações do complexo QRS: o *sinal de Peñaloza-Tranchesi* e o *padrão qR em V1*.[4] O sinal de Peñaloza-Tranchesi consiste na mudança brusca na amplitude do QRS de V1 para V2, com complexo de baixa voltagem em V1 que aumenta de amplitude em V2. O padrão qR em V1 é também um sinal de crescimento atrial direito e hipertrofia ventricular direita. Estes sinais podem ser úteis quando há fibrilação atrial, situação em que os critérios baseados na onda P não podem ser empregados.[3,4]

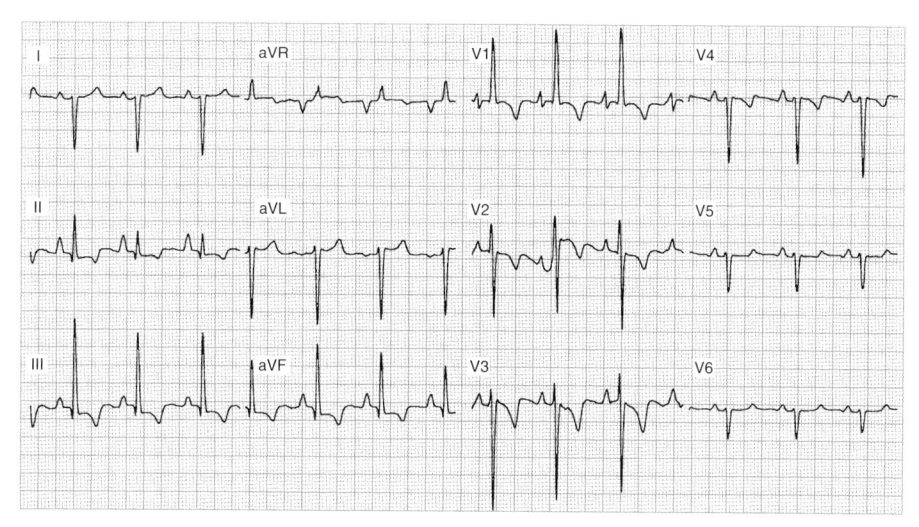

Fig. 4-2. Onda P apiculada a ampla (4 mm em DII e 2,5 mm em V1-V2) associada a critérios para hipertrofia ventricular direita: desvio do eixo para a direita, R puro em V1, *strain* de ventrículo direito. Paciente com hipertensão pulmonar primária.

■ SOBRECARGA ATRIAL ESQUERDA

Como a ativação atrial esquerda é responsável pela porção terminal da onda P, os distúrbios funcionais ou anatômicos que afetam o átrio esquerdo cursam com aumento na duração da onda P e aumento na amplitude e duração do componente negativo terminal de V1. Os critérios empregados para caracterizar a sobrecarga atrial esquerda são:[1-3]

- Onda P com duração de 0,12 segundo ou mais em DII.
- Onda P com entalhe, bimodal, comumente melhor visível em DII *(P mitrale)*, em que os dois picos estão separados por mais de 0,04 s.
- Componente terminal de P em V1 com duração maior do que 0,04 s e amplitude maior do que 1 mm, ou seja, área da fase negativa terminal da P em V1, igual ou maior do que 0,04 mm.s (ou 1 mm^2). Este critério é conhecido por *índice de Morris*[9] (Fig. 4-3).
- Eixo elétrico de P acima de 30°.
- Relação entre a duração da onda P e do segmento PR (P/PRs) em DII maior do que 1,6, conhecido como *índice de Macruz*.[10]

Descrito em 1958,[10] o índice de Macruz baseia-se na premissa de que o aumento observado na duração da onda P na dilatação atrial esquerda não é acompanhado por aumento do intervalo PR (PRi); assim, há encurtamento do segmento PR (PRs) e aumento na relação P/PRs. A relação P/PRs varia entre 1,0 e 1,6 em pessoas normais.

Conforme referido por Morris, a onda P anormal mais frequentemente apresenta em V1 a típica fase final negativa proeminente, mas pode ser registrada onda P em V1 com o componente terminal positivo, ou seja, a onda P exibin-

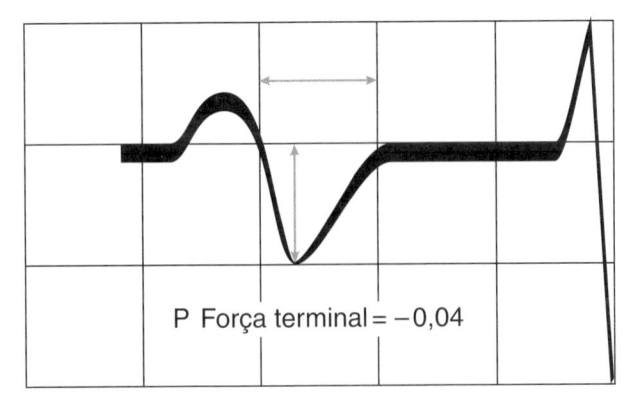

P Força terminal = −0,04

Fig. 4-3. Características da onda P em V1 na anormalidade atrial esquerda. Fase negativa terminal ≥ 0,04 mm.s (índice de Morris). Conforme Morris JJ *et al. Circulation* 1964; 29:242. Com permissão de Wolters Kluwer Health.

Capítulo 4 ▪ Sobrecargas Atriais

do dois componentes positivos em V1.[9,11] O índice de Morris e a duração prolongada da onda P constituem os critérios mais importantes. A onda P bimodal, com os entalhes separados por mais de 40 ms, geralmente está presente quando a onda P tem duração aumentada ($\geq 0,12$ s).

Significado clínico

Na doença pulmonar, a alteração da onda P tem pouca correlação com a sobrecarga atrial direita (aumento do volume ou de pressão), mas a verticalização do coração e do átrio direito que resulta da hiperinsuflação dos pulmões e depressão do diafragma parece ser o fator primordial para a origem da *P pulmonale*.[12]

A anormalidade atrial esquerda reflete a alteração da condução atrial, a qual pode ser produzida por vários fatores e pode ocorrer até na ausência de evidências de dilatação ou aumento na pressão atrial esquerda.[13]

De modo geral, aceitam-se os critérios eletrocardiográficos que apresentam baixa sensibilidade e moderada à alta especificidade para dilatação atrial avaliada pela ecocardiografia, mas há discrepâncias entre os vários trabalhos.[14,15] Um estudo recente empregando como parâmetro a medida do volume atrial por ressonância magnética concluiu que nenhum dos critérios eletrocardiográficos apresenta alta acurácia para detectar crescimento atrial direito ou esquerdo.[16]

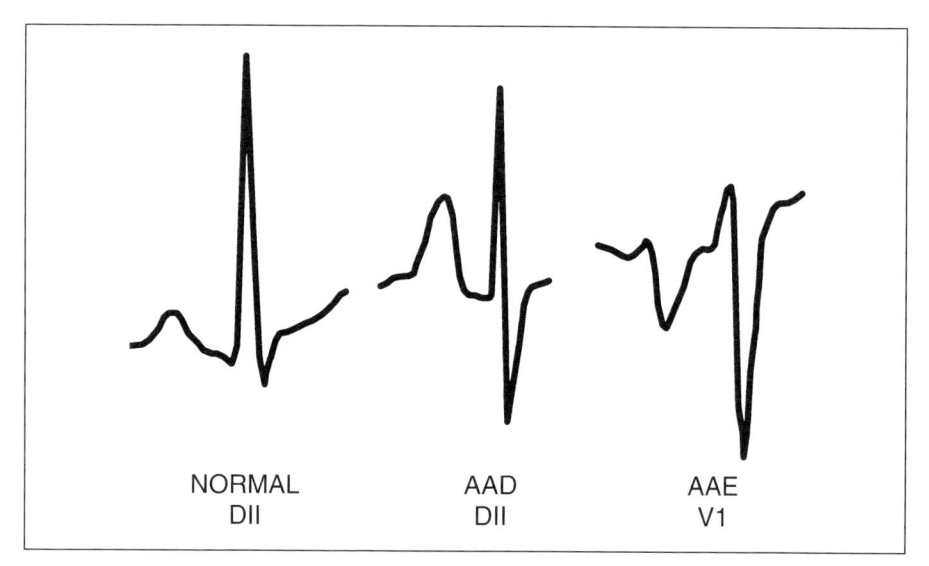

Fig. 4-4. Desenho esquemático das alterações da onda P na anormalidade atrial direita (AAD) e esquerda (AAE) (índice de Morris) comparado com a onda P normal.

Padrão de sobrecarga atrial esquerda pode ser observado em várias condições que comprometem as câmaras esquerdas, como valvulopatia mitral (estenose e insuficiência), cardiopatia hipertensiva, insuficiência coronariana, miocardiopatia e valvopatia aórtica. É um achado frequente na disfunção ventricular, seja como resultado do aumento da pressão atrial esquerda e/ou de distúrbio da condução interatrial. A sua presença em pacientes com insuficiência cardíaca está correlacionada com a disfunção ventricular sistólica e diastólica de maior gravidade.[17]

A existência de sobrecarga atrial esquerda é um critério válido para diagnosticar hipertrofia ventricular esquerda em um traçado com BRE ou BRD completo (Fig. 4-6).

Sobrecarga biatrial

Combinação de critérios de anormalidade atrial direita e esquerda: onda P com aumento de amplitude e duração e com fase proeminente em V1. A estenose mitral com hipertensão pulmonar e insuficiência tricúspide pode cursar com anormalidade biatrial (Figs. 4-4 e 4-5).

Bloqueio interatrial (Figs. 4-6 e 4-7)

O *bloqueio interatrial* caracteriza-se pela presença de onda P prolongada (≥ 110 ms), comumente entalhada, tornando possível a visualização no ECG do componente atrial direito e esquerdo. Tem como causa a condução lenta, principalmente através do feixe de Bachmann, retardando a ativação do átrio esquerdo. Embora geralmente associado à dilatação do átrio esquerdo, pode também ocorrer quando o átrio esquerdo apresenta tamanho normal. O bloqueio interatrial tem alta prevalência, está relacionado com a disfunção eletromecânica do átrio esquerdo, com um risco aumentado de taquiarritmias atriais, tromboembolismo sistêmico (AVC embólico) e insuficiência cardíaca.[18-22]

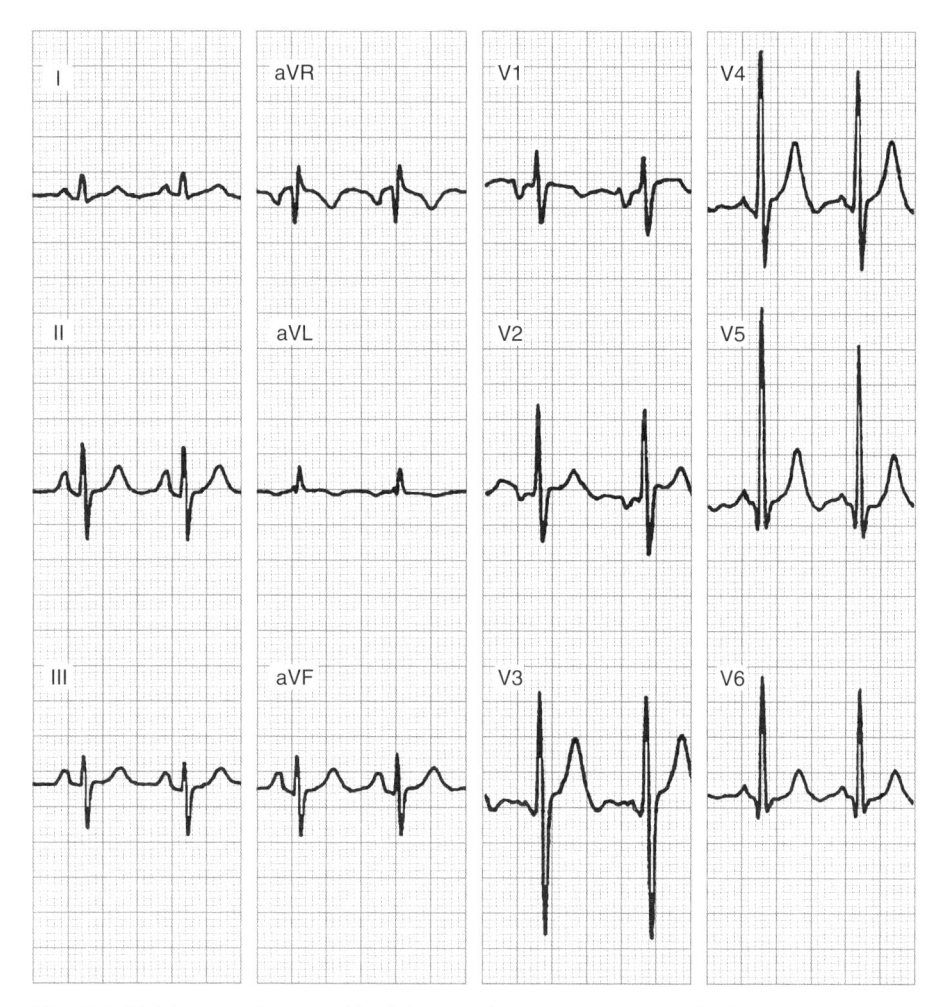

Fig. 4-5. Critérios de sobrecarga biatrial em paciente com estenose mitral. Onda P apiculada e com amplitude aumentada (2,8 mm) em DII (SAD) e índice de Morris (SAE).

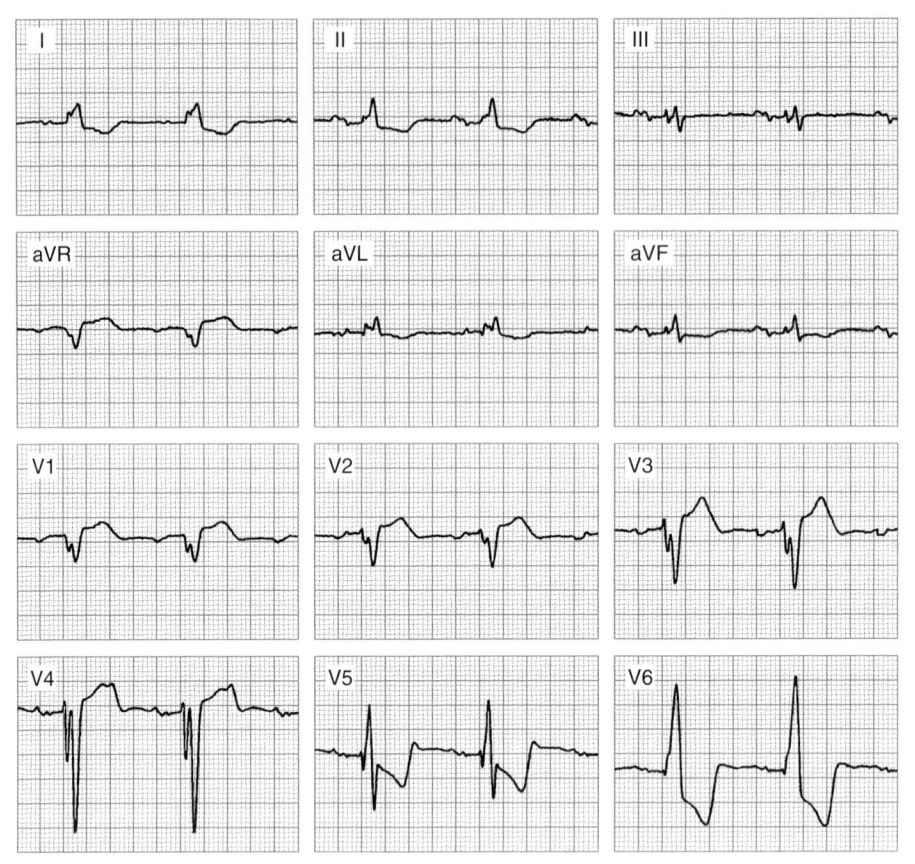

Fig. 4-6. Bloqueio da condução interatrial: onda P com duração prolongada, com visualização de dois componentes. Padrão de BRE. Paciente com miocardiopatia dilatada.

Capítulo 4 ▪ Sobrecargas Atriais 67

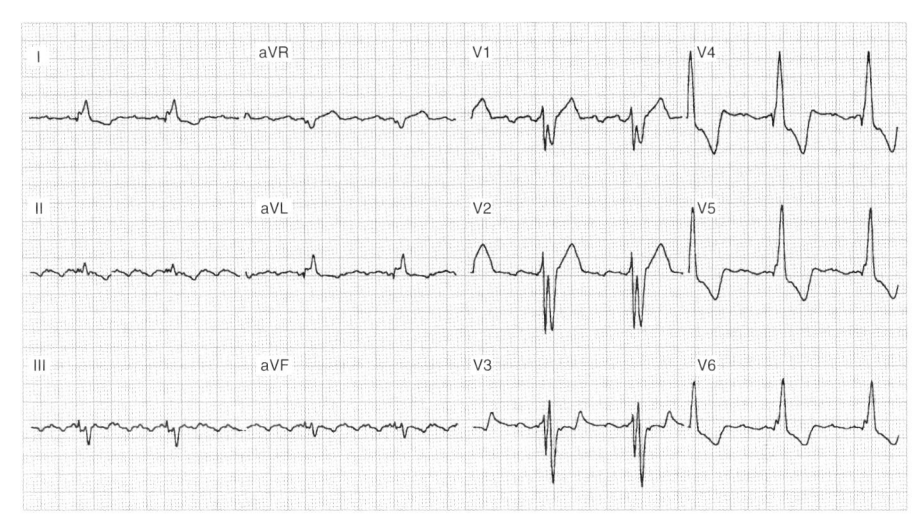

Fig. 4-7. ECG do mesmo paciente semanas depois, mostrando o surgimento de *flutter* atrial.

▪ REFERÊNCIAS BIBLIOGRÁFICAS

1. Hancock EW, Deal BJ, Mirvis DM *et al.* AHA/ACCF/HRS recommendations for the standardization and interpretation of the electrocardiogram. Part V: electrocardiogram changes associated with cardiac chamber hypertrophya scientific statement from the American heart association electrocardiography and arrhythmias. *JACC* 2009;53(11):992-1002.
2. Mirvis DM, Goldberger AL. Electrocardiogram. In: Libby P, Bonow RO, Mann DL *et al. Braunwald's heart disease: a textbook of cardiovascular medicine.* 8th ed. 2008. p. 1233-99.
3. Carneiro EF. *O eletrocardiograma: 10 anos depois.* 5 ed. Rio de Janeiro: Enéas Ferreira Carneiro, 1987.
4. Tranchesi J. *O eletrocardiograma normal e patológico. Noções de vectocardiografia.* 6 ed. São Paulo: Atheneu, 1983.
5. Reeves WC. ECG criteria for right atrial enlargement. *J Am Coll Cardiol* 1987;9(2):469-70.
6. MacKenzie R. Right atrial abnormality. *J Insur Med* 2005;37(4):310-14.
7. Gelb AF, Lyons HA, Fairshter RD *et al.* P pulmonale in status asthmaticus. *J Allergy Clin Immunol* 1979;64(1):18-22.
8. Chou T-C, Helm RA. The pseudo P pulmonale. *Circulation* 1965;32:96-105.
9. Morris JJ, Estes EH, Whalen RE *et al.* P wave analysis in valvular heart disease. *Circulation* 1964;29:242.
10. Macruz R, Perloff JK, Case RB. A method for the electrocardiographic recognition of atrial enlargement. *Circulation* 1958;17:882.
11. Romhilt DW, Estes EH. A point-score system for the ECG diagnosis of left ventricular hypertrophy. *Am Heart J* 1968;75:752-59.
12. Maeda S, Katsura H, Chida K *et al.* Lack of correlation between P pulmonale and right atrial overload in chronic obstructive airways disease. *Br Heart J* 1991;65:132-36.

13. Josephson ME, Kastor JA, Morganroth J. Electrocardiographic left atrial enlargement. Electrophysiologic, echocardiographic and hemodynamic correlates. *Am J Cardiol* 1977;39(7):967-71.
14. Hazen MS, Marwick TH, Underwood DA. Diagnostic accuracy of the resting electrocardiogram in detection and estimation of left atrial enlargement: an echocardiographic correlation in 551 patients. *Am Heart J* 1991;122(3 Pt 1):823-28.
15. Lee KS, Appleton CP, Lester SJ *et al.* Relation of electrocardiographic criteria for left atrial enlargement to two-dimensional echocardiographic left atrial volume measurements. *Am J Cardiol* 2007;99(1):113-18.
16. Tsao CW, Josephson ME, Hauser TH *et al.* Accuracy of electrocardiographic criteria for atrial enlargement: validation with cardiovascular magnetic resonance. *J Cardiovasc Magn Reson* 2008;10(1):7.
17. Kim DH, Kim GC, Kim SH *et al.* The relationship between the left atrial volume and the maximum P-wave and P-wave dispersion in patients with congestive heart failure. *Yonsei Med J* 2007;31;48(5):810-17.
18. Ariyarajah V, Asad N, Tandar A *et al.* Interatrial block: pandemic prevalence, significance, and diagnosis. *Chest* 2005 Aug.;128(2):970-75.
19. Goyal SB, Spodick DH. Electromechanical dysfunction of the left atrium associated with interatrial block. *Am Heart J* 2001;142(5):823-27.
20. Agarwal YK, Aronow WS, Levy JA *et al.* Association of interatrial block with the development of atrial fibrillation. *Am J Cardiol* 2003;91:882.
21. Ariyarajah V, Puri P, Apiyasawat S *et al.* Interatrial block: a novel risk factor for embolic stroke? *An Noninvasive Electrocardiol* 2007;12(1):15-20.
22. Ariyarajah V, Spodick DH. Advanced interatrial block: a classic electrocardiogram. *Cardiology* 2005;104(1):33-34.

HIPERTROFIA VENTRICULAR 5

Nestor Rodrigues de Oliveira Neto

A hipertrofia miocárdica refere-se ao aumento da espessura da parede miocárdica e/ou da cavidade ventricular, com aumento da massa do ventrículo esquerdo ou direito. A hipertrofia ventricular esquerda (HVE) é geralmente ocasionada por sobrecarga pressórica ou de volume, e a hipertrofia ventricular direita (HVD) é comumente associada à hipertensão arterial pulmonar.

O eletrocardiograma apresenta sensibilidade limitada para o diagnóstico da hipertrofia ventricular. Apesar disso, é um método importante para o diagnóstico da HVE ou HVD em virtude do baixo custo, da ampla e rápida disponibilidade, por apresentar critérios que geralmente têm boa especificidade e por ter valor prognóstico.

■ HIPERTROFIA VENTRICULAR ESQUERDA

A hipertrofia miocárdica na sobrecarga pressórica é uma resposta ao aumento do estresse sistólico parietal secundário a uma maior pós-carga do ventrículo esquerdo, que se verifica em certas condições, por exemplo, hipertensão arterial e estenose aórtica. Como resposta ao aumento do estresse sistólico, ocorre aumento dos sarcômeros em paralelo e aumento da espessura da parede miocárdica, a chamada *hipertrofia concêntrica*, conforme pode ser avaliado pela ecocardiografia. Quando a sobrecarga é predominantemente de volume, tal como visto na insuficiência mitral, verifica-se aumento dos sarcômeros em série, com dilatação da cavidade do ventrículo esquerdo, sem aumento na espessura miocárdica, sendo denominada *hipertrofia excêntrica*. A hipertrofia miocárdica provoca alteração no padrão de ativação gênica, com maior expressão dos genes fetais, o que contribui para a disfunção ventricular, a qual, em geral, está associada à dilatação da cavidade. Portanto, com o tempo a hipertrofia concêntrica pode evoluir para a dilatação ventricular, coexistindo as duas condições: aumento da espessura e dilatação da cavidade ventricular esquerda. Portanto, a HVE pode ser caracterizada pelo aumento da espessura (hipertrofia concêntrica), do volume da câmara ventricular (hipertrofia excêntrica), ou pela associação de aumento da espessura e do volume cavitário. O aumento da massa do ventrículo esquerdo constitui o achado comum.[1-3]

Em geral o eletrocardiograma não permite distinguir entre hipertrofia ou dilatação do ventrículo esquerdo, e as mesmas alterações eletrocardiográficas podem estar presentes quando há um ou o outro padrão.

A HVE cursa com efeitos deletérios na função cardíaca, associa-se ao desenvolvimento de disfunção sistólica e diastólica, arritmias cardíacas e aumento na mortalidade. Os pacientes hipertensos com HVE apresentam risco aumentado para acidente vascular cerebral, doença coronariana, insuficiência cardíaca e morte súbita[4]

O eletrocardiograma apresenta uma acurácia limitada para o diagnóstico de HVE quando comparado com os métodos de imagem, como a ecocardiografia ou a ressonância magnética. Em uma população de pacientes com hipertensão arterial, a HVE foi identificado pelo eletrocardiograma em 5 a 10% dos pacientes, enquanto o ecocardiograma diagnosticou HVE em cerca de 30% dos pacientes.[5]

A hipertrofia ou a dilatação da câmara ventricular esquerda manifesta-se por alterações no complexo QRS e na repolarização ventricular (segmento ST e onda T), mais especificamente por aumento da voltagem e na duração do QRS e alteração da repolarização ventricular, o chamado padrão de *strain* (do inglês: sobrecarga).[6]

Alterações eletrocardiográficas

Na HVE o processo de ativação não se altera significativamente com relação ao normal, mas há aumento na magnitude dos vetores que representam a ativação do ventrículo esquerdo, sobretudo o vetor que representa a parede livre do ventrículo esquerdo.

O aumento da voltagem traduz-se, principalmente, pela presença de ondas R amplas em derivações esquerdas (I, AVL, V5 e V6) e ondas S profundas em precordiais, de V1 a V3.

A alteração do ST-T característica da HVE, conhecida como padrão de *strain*, é descrita como a depressão do segmento ST, o qual se torna discretamente convexo, associado a ondas T invertidas e assimétricas em precordiais esquerdas (V5 e V6)[6-8] (Fig. 5-1).

Muitas vezes não se registra este padrão típico, mas alterações, como o achatamento ou inversão das ondas T e retificação do segmento ST.

Conforme Ochi *et al.*[8] podemos classificar as alterações do ST-T *(strain)* que ocorre na HVE em dois tipos:

Capítulo 5 ▪ Hipertrofia Ventricular 71

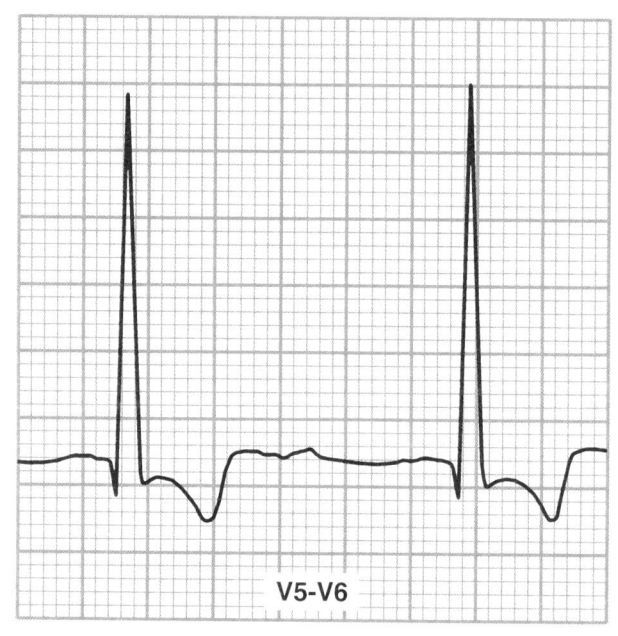

Fig. 5-1. Padrão de *strain* típico: alteração da repolarização ventricular em V5-V6.

1. **Strain inicial:** presença de mínima depressão do segmento ST, menor do que 0,5 mm, ondas T achatadas ou difásicas em V5 e V6.
2. **Strain típico:** depressão do segmento ST no ponto J maior do que 0,5 mm com inversão assimétrica de T em V5 e V6 (Fig. 5-1).

As "recomendações da *AHA/ACCF/HRS*"[9] atuais têm desencorajado o emprego do termo *strain* e *strain típico* em virtude da possibilidade de alteração de ST-T típica de HVE ocorrer em condições que não impõem aumento do trabalho hemodinâmico (sobrecarga), por exemplo, na miocardiopatia hipertrófica. Foi recomendado empregar como substituto: "alteração secundária do ST-T" ou "alteração de ST-T característica de HVE". O termo *strain* é amplamente usado desde a década de 1940.[10,11]

A alteração de ST-T na HVE (*strain* do ventrículo esquerdo) resulta comumente de sobrecarga pressórica, como na hipertensão arterial e na estenose aórtica. A sobrecarga diastólica, que resulta de sobrecarga de volume (por exemplo, insuficiência aórtica ou mitral, comunicação interventricular, persistência do canal arterial), é caracterizada pela presença de ondas T altas, pontiagudas, com tendência à simetria, às vezes com aspecto similar à onda T em tenda observada na hipercalemia. Pode haver ondas Q profundas e estreitas em DI, aVL, V5, V6 e proeminentes ondas R em V1 e V2 (aumento do vetor septal) na presença de alta voltagem do QRS. Mas este conceito tem limitada acurácia, e na verdade os dois padrões de sobrecarga podem representar gradações do mesmo processo fisiopatológico[6,7,12] (Fig. 5-2).

O aumento da duração do QRS, excluindo conhecidas causas de alargamento do QRS, tais como distúrbio de condução e Wolff-Parkinson-White, pode ser um critério de HVE. Com frequência há o padrão de bloqueio de ramo esquerdo incompleto, com ausência de ondas q em DI, aVL, V5 e V6. O aumento na duração do QRS ocorre em virtude da presença de distúrbio de condução associado e/ou como consequência do aumento do tempo de ativação ventricular pela massa miocárdica hipertrofiada. Considerando a velocidade de condução de 30 a 40 cm/s no miocárdio, o incremento de 3 a 4 mm na espessura miocárdica prolonga o tempo de ativação ventricular em cerca de 10 ms,[13,14] o que se reflete no aumento na duração do QRS e no tempo do início do QRS ao pico da onda R (tempo de ativação ventricular ou deflexão intrinsecoide) em precordiais esquerdas. Outras alterações encontradas com certa frequência na HVE são: aumento do intervalo QT e entalhes no QRS.[6,9]

A anormalidade atrial esquerda, caracterizada por aumento na duração da onda P ou aumento na amplitude e duração da fase negativa de V1, é um sinal indireto de HVE, traduzindo provavelmente a disfunção diastólica consequente à hipertrofia ventricular esquerda.[15,16] Deve ser considerada como uma alteração que suporta o diagnóstico conjuntamente com outros critérios.[9]

Desvio do eixo para a esquerda no plano frontal (> -30°) também pode estar presente na HVE. O desvio do eixo para a esquerda no BRE tem sido atri-

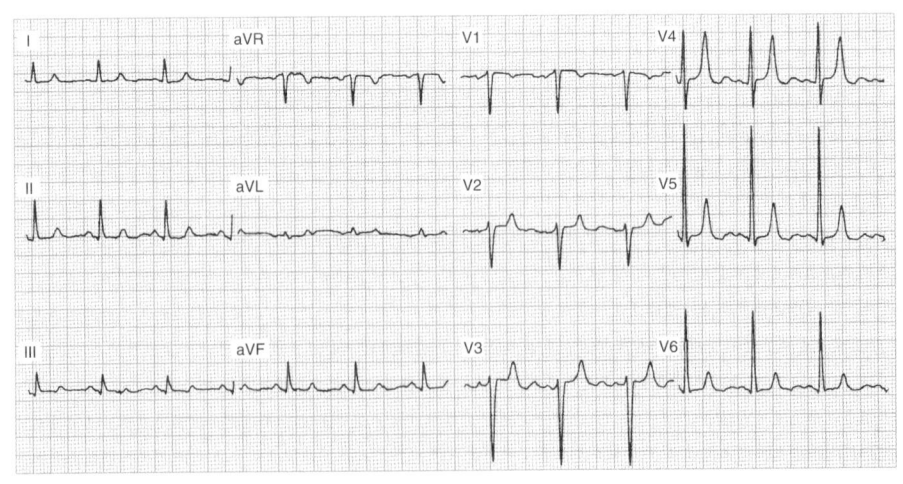

Fig. 5-2. HVE característico da chamada "sobrecarga diastólica": aumento da amplitude do QRS (critério de voltagem) associado à onda T ampla e pontiaguda. Paciente com hipertensão arterial e dupla lesão aórtica moderada.

Capítulo 5 ▪ Hipertrofia Ventricular

buído à presença de bloqueio divisional anterossuperior esquerdo associado.[17] Entretanto, o desvio do eixo para a esquerda entre -30 e -45° não é critério para BDASE e poderia ser causado por HVE em si.[6]

Mecanismos das alterações

As alterações do QRS na HVE resultam da interação entre o fator anatômico e alterações nas propriedades eletrofisiológicas do ventrículo esquerdo.[18]

O aumento da massa do ventrículo esquerdo, que resulta do maior número e tamanho das fibras miocárdicas, aumenta a extensão a ser percorrida pela onda de ativação, sendo, provavelmente, o fator mais importante para a alta voltagem do QRS. Outros fatores contribuintes são a maior proximidade da parede lateral do coração à parede torácica e o aumento do volume sanguíneo intracavitário, resultando em incremento nos potenciais, fenômeno conhecido como "efeito Brody".[19]

Ultimamente as modificações nas propriedades eletrofisiológicas do ventrículo esquerdo têm sido valorizadas como importantes para explicar o aumento da amplitude e a duração do QRS, o aumento da deflexão intrinsecoide e o desvio do eixo para a esquerda. Este componente eletrofisiológico relacionado com a HVE tem expressão apenas no eletrocardiograma e tem sido considerado uma forma de "remodelamento elétrico" associado a certas condições patológicas.[18,20]

Já a alteração da repolarização tem sido atribuída à isquemia miocárdica relativa em virtude do maior consumo miocárdico, causado pelas fibras hipertrofiadas e pelo aumento do estresse parietal, mesmo na ausência de coronariopatia obstrutiva.[6]

Critérios

Diversos critérios eletrocardiográficos têm sido descritos para o diagnóstico da HVE, comumente baseados na voltagem do QRS associado ou não a outros parâmetros, como alteração da repolarização ventricular. De modo geral estes critérios apresentam sensibilidade baixa e moderada a alta especificidade. A voltagem do QRS é influenciada por vários fatores, além da massa miocárdica, como idade, sexo, peso, raça, conformidade torácica e condições patológicas associadas (hipotireoidismo, enfisema pulmonar, edema etc.).

Descrito em 1949, o índice de Sokolow-Lyon[21] é um dos critérios de voltagem mais empregado na prática clínica. Consiste na soma do S de V1 com o R de V5 ou V6. Na presença de HVE a soma é maior do que 35 mm. O índice de Cornell[22] consiste na soma da onda R de aVL com a onda S de V3. HVE está presente quando a soma for > 20 mm para mulheres e 28 mm para homens. Outros critérios de voltagem para HVE descritos há décadas são: R de aVL >

11 mm, R + S > 35 mm em qualquer derivação precordial e o índice de Gubner (soma do R de DI com o S de DIII ≥ 20 mm).[9,23] Podem ser registradas R amplas em crianças e adolescentes saudáveis e nos atletas, principalmente do sexo masculino, na ausência de HVE.[24]

A correlação entre estes critérios de voltagem e a espessura da parede ou massa do ventrículo esquerda é fraca porque a voltagem do QRS sofre influência de outros fatores.

Alguns índices associam a voltagem do QRS à duração do QRS, como o índice de Cornell – duração: R de aVL + SV3 multiplicado pela duração do QRS; para mulheres, adicionar 8 mm. HVE está presente quando a soma for ≥ 2.440 mm.ms. Há melhora na acurácia quando se associam a duração e a voltagem do QRS, como no índice Cornell – duração.[25,26]

Recentemente, entre nós, Mazzaro et al.[27] descreveram um novo índice, combinando voltagem e duração: a soma do maior S com o maior R no plano horizontal multiplicado pela duração do QRS. Usando 2,8 mm.s como ponto de corte, este novo índice apresentou melhor correlação com a massa do VE ao ecocardiograma e maior acurácia (sensibilidade de 35,2% e especificidade de 88,7%), com relação aos critérios clássicos, em um estudo de 1.204 pacientes hipertensos.

O escore de pontos de Romhilt-Estes[15] combina critérios de voltagem, padrão de *strain*, crescimento do átrio esquerdo e outras alterações em um sistema de pontuação (Fig. 5-3):

A) Onda R ou S periféricos > 20 mm, ou onda S de V1 ou V2 > 30 mm, ou onda R de V5 ou V6 > 30 mm – 3 pontos.

B) Alterações da repolarização ventricular *(strain):* sem digital – 3 pontos; com digital – 1 ponto.

C) Anormalidade atrial esquerda pelo índice de Morris (componente final negativo em V1 com duração > 0,04 s e amplitude > 1 mm) – 3 pontos.

D) Desvio do eixo elétrico do QRS ≥ – 30 graus no plano frontal – 2 pontos.

E) Tempo de ativação ventricular em V5-V6 ≥ 0,05s – 1 ponto.

F) Duração do QRS ≥ 0,09 s – 1 ponto.

HVE está presente quando o somatório for de 5 pontos ou mais; HVE é provável quando o escore for de 4 pontos.

O escore de Romhilt foi validado em uma população que realizou necropsia, obtendo sensibilidade de 62,2% e especificidade de 96,7% para aumento da massa do ventrículo esquerdo.[15]

Capítulo 5 ▪ Hipertrofia Ventricular

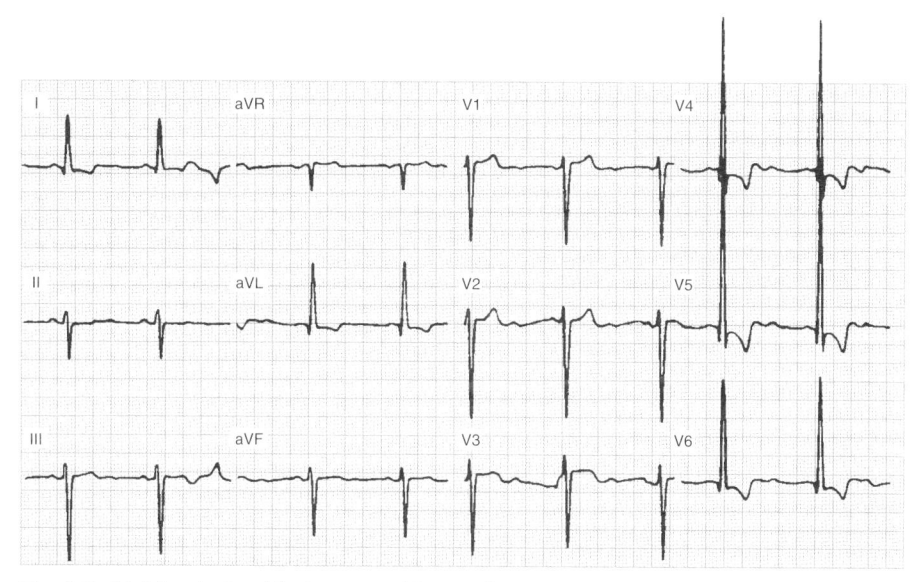

Fig. 5-3. Critérios de Romhilt-Estes para hipertrofia ventricular esquerda, total de 10 pontos: voltagem, com R > 30 mm em precordial (3 pontos), *strain* (3 pontos), desvio do eixo ≥ -30° no plano frontal (2 pontos), tempo de ativação ventricular em V6 de 0,05 s (1 ponto) e duração do QRS de 0,11 s (1 ponto). A presença dos dois primeiros (voltagem e *strain* sem uso de digital: 6 pontos) já estabelece o diagnóstico eletrocardiográfico de HVE.

Diagnóstico de HVE na presença de distúrbio de condução intraventricular

A hipertrofia ventricular esquerda e a dilatação ventricular frequentemente ocorrem em combinação com distúrbio de condução. Como HVE ocorre na maioria dos pacientes com BRE, alguns autores sugerem a não aplicação de critérios para HVE na presença de BRE.[12,28] A presença de distúrbio de condução pode diminuir a acurácia dos critérios para HVE, que deve ser feito com cautela no traçado com BRE.[9]

Conforme análise feita por Strauss *et al.*,[14] baseando-se em estudos de ativação endocárdica e modelos de computador, o tempo de ativação endocárdica no BRE clássico é de cerca de 140 a 150 ms, que resulta da soma da ativação septal (40 ms), mais 50 ms para propagar-se e ativar as paredes anterossuperior e inferior e outros 50 ms para ativar a parede posterolateral do VE. A associação de HVE adicionalmente aumenta a duração do QRS porque o incremento na espessura da parede prolonga o tempo de ativação pela maior distância a ser percorrida pelo estímulo.[13,14] Alguns estudos mostram que a duração do QRS > 155 ms prediz HVE.[29,30] A presença de anormalidade atrial esquerda apresenta alta especificidade e moderada sensibilidade para HVE na presença de BRE.[30,31] Os critérios de voltagem, em geral, não são bons parâmetros para diagnosticar HVE no traçado com BRE.

O BRD também diminui a sensibilidade dos critérios eletrocardiográficos para HVE. A presença de anormalidade atrial esquerda e o índice de Sokolow ($\geq$ 35 mm) são critérios úteis.[30,32]

No bloqueio fascicular anterior esquerdo, um índice é obtido pela soma do S de DIII com o máximo complexo R + S em derivação precordial, o qual é maior ou igual a 30 mm na vigência de HVE[30,33] (Fig. 5-4).

Significado clínico

A hipertrofia do ventrículo esquerdo (HVE), em geral, resulta de diversas condições, como hipertensão arterial sistêmica, doença coronariana, miocardiopatia e valvopatias.

A presença de HVE no ECG identifica pacientes com risco aumentado para eventos cardiovasculares conforme vários estudos. Sundstrom *et al.*[34] mostram que o diagnóstico de HVE dado pelo ecocardiograma ou pelo eletrocardiograma prediz a mortalidade em homens idosos, cada um de forma independente. Neste estudo o diagnóstico de HVE pelo critério de Sokolow-Lyon, Cornell ou Cornell–duração foram significativos preditores de mortalidade cardiovascular e total (com HR para mortalidade total =2,0; 2,89 e 3,82, respectivamente, para cada critério), mesmo após o ajuste para várias variáveis.[34]

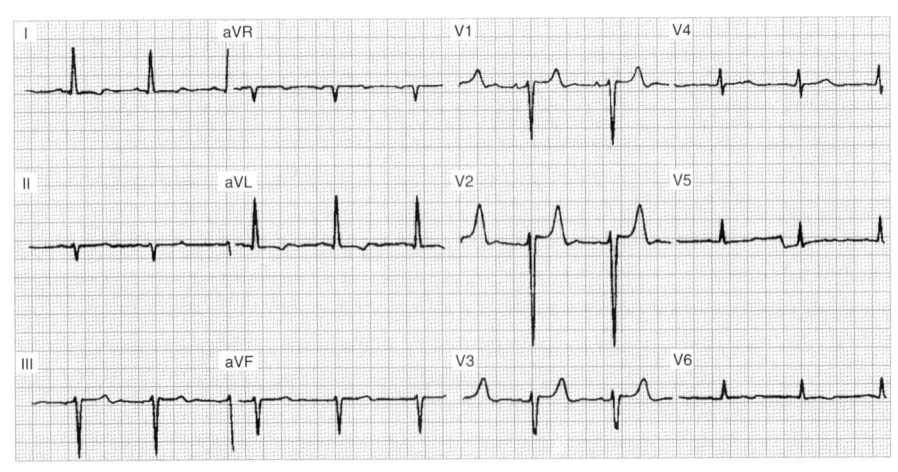

Fig. 5-4. Critério para HVE na presença de BDASE: soma do S de DIII (15 mm) e o maior RS em precordial (no caso, V2 = 28 mm) igual a 43 mm. HVE quando $\geq$ 30 mm.

Empregando o escore de Romhilt-Estes houve significativa associação entre HVE e o início de novos casos de insuficiência cardíaca.[35]

Um estudo derivado do LIFE[36] mostrou que alteração de ST-T *(strain)* em pacientes hipertensos sob terapia anti-hipertensiva, que apresentam critérios de voltagem para HVE (Cornell–produto e/ou Sokolow-Lyon), identifica um subgrupo com risco aumentado para o desenvolvimento de insuficiência cardíaca e maior mortalidade, como consequência da insuficiência cardíaca (Figs. 5-5 e 5-6).

Portanto, a presença de alteração de ST-T *(strain)* fornece informação prognóstica adicional além dos critérios de voltagem, podendo ser usado como critério para identificar pacientes com hipertensão arterial sistêmica que requerem terapia anti-hipertensiva de forma mais agressiva visando à redução do risco cardiovascular. Os inibidores de ECA e bloqueadores do receptor da angiotensina (BRA) são superiores a outras classes de agentes na regressão da HVE e redução da mortalidade e devem sempre ser usados, salvo contraindicações, associados ou não a outros agentes.[37,38]

A regressão da HVE pelos critérios de Cornell–produto e/ou Sokolow durante o tratamento anti-hipertensivo está associada à diminuição no risco de eventos cardiovasculares e na mortalidade. Os dados de um estudo,[39] recentemente publicado, sugerem que a terapia anti-hipertensiva visando à prevenção

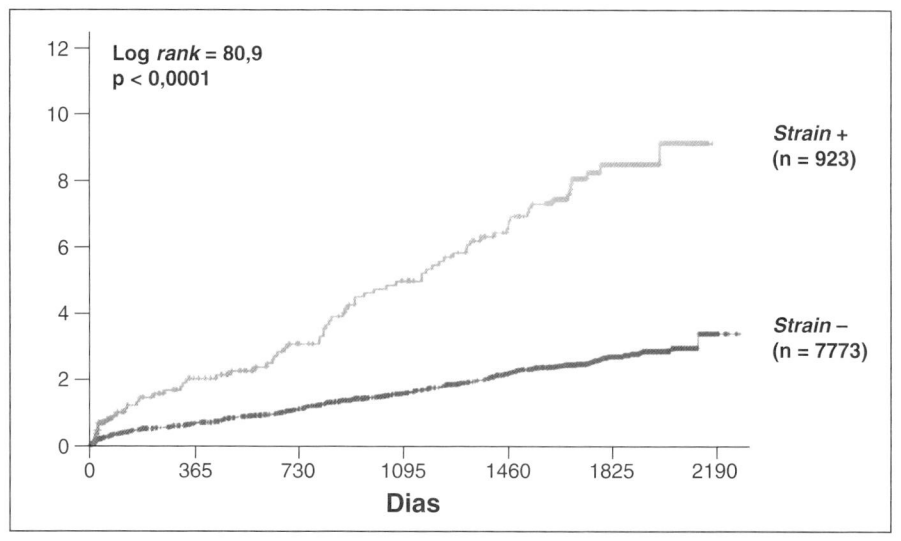

Fig. 5-5. Curvas de Kaplan-Meier comparando taxas de desenvolvimento de insuficiência cardíaca (IC) em pacientes com e sem *strain* no ECG basal. Fonte: Okin PM *et al. Circulation* 2006;113:67-73.

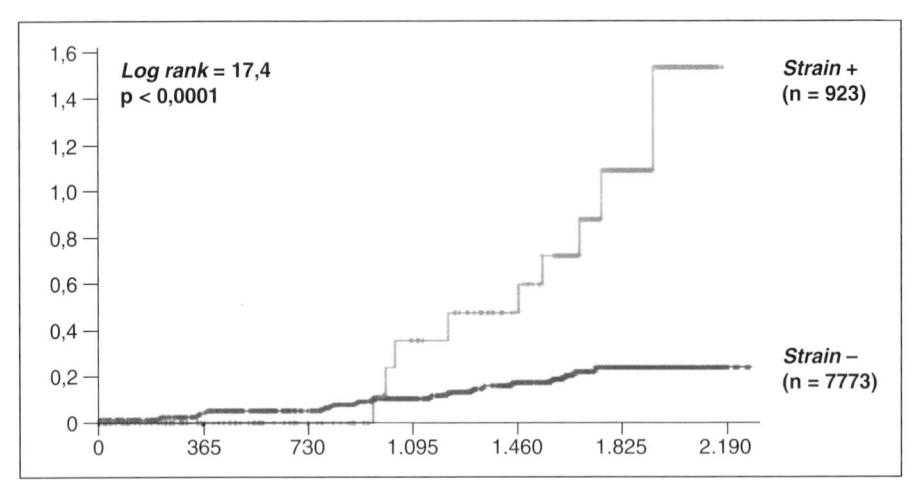

Fig. 5-6. Curvas de Kaplan-Meier mostrando maior mortalidade como consequência da insuficiência cardíaca nos pacientes com *strain* no ECG basal. Fonte: Okin PM *et al. Circulation* 2006;113:67-73.

ou regressão da HVE monitorizada pelo ECG poderia melhorar o prognóstico dos pacientes hipertensos. O acompanhamento seriado dos critérios eletrocardiográficos de HVE durante o tratamento da hipertensão arterial deve ser realizado.[39]

O conceito atual para interpretar as alterações eletrocardiográficas na HVE considera que as alterações anatômicas e elétricas causadas pelos vários processos patológicos irão produzir os padrões anormais com alta voltagem e aumento na duração do QRS. O eletrocardiograma reflete melhor as propriedades elétricas do músculo cardíaco do que os métodos de imagem.[18,20] Reforça este conceito a evidência de que o diagnóstico eletrocardiográfico de HVE tem significado prognóstico independente do diagnóstico anatômico de HVE pelo ecocardiograma, com os dois métodos fornecendo informações complementares.[34] Não há uma boa correlação entre os critérios eletrocardiográficos com os parâmetros anatômicos como espessura da parede ou massa do ventrículo esquerdo.

A presença da alteração do ST-T tipo *strain* frequentemente está associada à hipertrofia excêntrica (dilatação ventricular), à disfunção sistólica do ventrículo esquerdo e insuficiência cardíaca estabelecida. É comum também na miocardiopatia hipertrófica (Fig. 5-7).

Um estudo japonês mostrou que o critério de voltagem do QRS combinado com alteração do ST-T apresenta maior acurácia do que o critério de voltagem isolado para diagnosticar hipertrofia miocárdica em homens, mas não nas mu-

Capítulo 5 ▪ Hipertrofia Ventricular 79

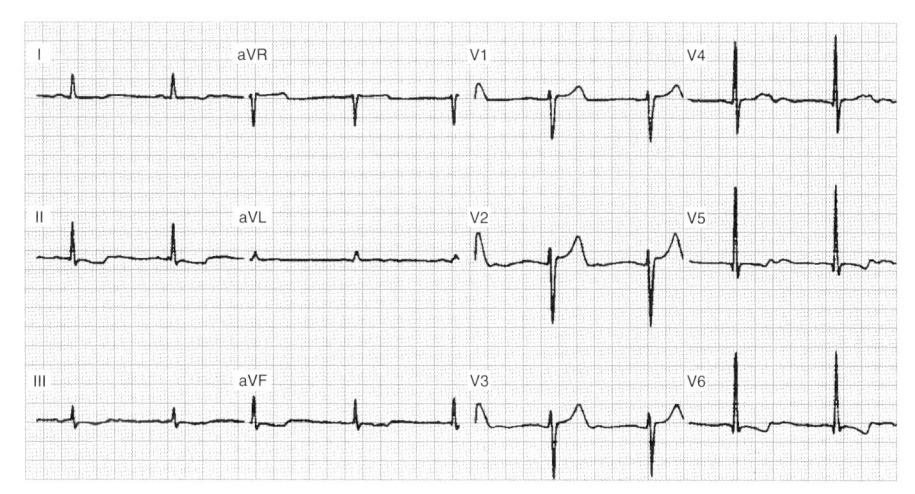

Fig. 5-7. Critérios de HVE em paciente com miocardiopatia hipertrófica: voltagem (Sokolow), alteração de ST-T e anormalide atrial esquerda em V1.

lheres. Nos pacientes com *strain*, houve menor prevalência de HVE ao ecocardiograma nas mulheres em relação aos homens.[8] Porém, a presença de *strain* é um marcador de risco para eventos cardíacos tanto em homens quanto em mulheres, conforme já demonstrado por outros estudos.[37,40]

A seguir apresentamos de forma resumida os critérios citados usados para caracterização da HVE.[9]

1. Presença de critérios de voltagem para HVE conforme os índices de Sokolow-Lyon e de Cornell (qualquer um dos dois) ou outro critério de voltagem.
2. Alteração de repolarização ventricular nas derivações precordiais esquerdas (V5 e V6).
3. Presença de anormalidade atrial esquerda, isto é, onda P com duração de 0,12 s ou mais, onda P com entalhes separados por 0,04 s ou mais, ou índice de Morris.
4. Aumento do tempo do início do QRS para o pico da onda em V5 ou V6 (tempo de ativação ventricular) ≥ 0,05 s.

Alteração da repolarização tipo onda T achatada em derivações esquerdas ocorre na HVE, mas é um achado inespecífico, que pode ser registrado também na insuficiência coronariana, nos distúrbios eletrolíticos, ação de drogas etc. A alteração de ST-T mais comumente ocorre associado à voltagem aumentada, com ondas R amplas em derivações esquerdas, mas também ocorre de forma isolada sem a presença de critérios de voltagem (Fig. 5-8). Entretanto, é incerto

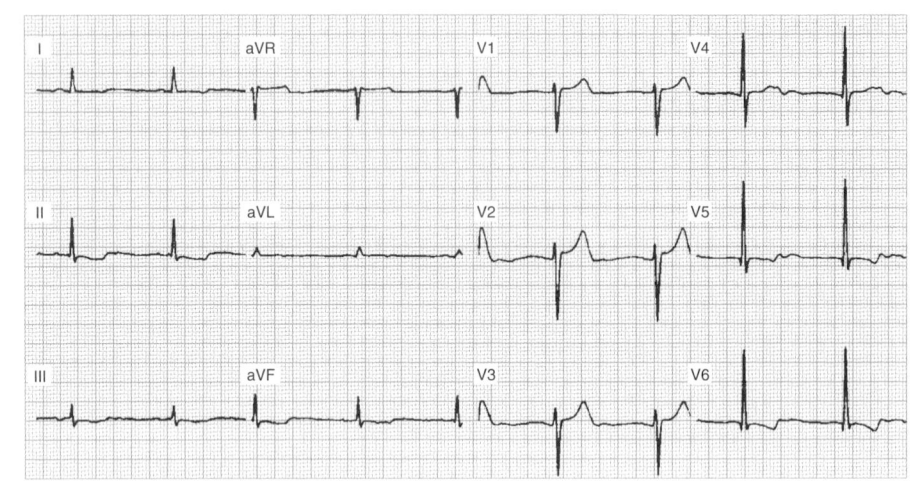

Fig. 5-8. Presença de padrão de alteração do ST-T característica de HVE na ausência de critério de voltagem. Homem de 52 anos com cardiopatia hipertensiva e hipertrofia ventricular concêntrica moderada ao ecocardiograma.

no momento o uso da alteração da repolarização ventricular como critério isolado para diagnosticar HVE, isto é, na ausência de critério de voltagem.[9]

■ HIPERTROFIA DO VENTRÍCULO DIREITO

Normalmente em virtude da maior massa do ventrículo esquerdo, cerca de 3 vezes a do ventrículo direito, os vetores resultantes da ativação deste último têm pouca expressão no eletrocardiograma, ocorrendo um absoluto predomínio das forças vetoriais geradas pela ativação do ventrículo esquerdo. As alterações eletrocardiográficas na hipertrofia do ventrículo direito lembram o padrão presente no recém-nascido, como consequência do predomínio anatômico e fisiológico do ventrículo direito nesta fase da vida.

Em geral é necessário haver significativa hipertrofia ou dilatação do ventrículo direito para ocorrer alterações no eletrocardiograma, o que faz com que os critérios para HVD apresentem caracteristicamente baixa sensibilidade.

A sobrecarga do ventrículo direto surge como consequência de várias condições que afetam diretamente as câmaras direitas ou resultantes de problemas pulmonares, que têm em comum a presença de hipertensão arterial pulmonar. As cardiopatias congênitas com certa frequência cursam com sobrecarga e dilatação das câmaras direitas, exibindo padrão de HVD. No tromboembolismo pulmonar e na doença pulmonar obstrutiva crônica (DPOC), o eletrocardiograma exibe várias alterações, as quais serão estudadas aqui.

Capítulo 5 ▪ Hipertrofia Ventricular   81

Alterações eletrocardiográficas

A derivação precordial V1 mostra bem as alterações do ventrículo direito em decorrência de sua posição no lado direito do tórax, sendo mais próxima da câmara ventricular direita, que tem posição anteriorizada com relação ao ventrículo esquerdo.

Como consequência do aumento da magnitude das forças geradas pela ativação do ventrículo direito hipertrofiado e/ou dilatado, há desvio do eixo elétrico para a direita e anteriormente, e verticalização do coração. As principais alterações encontradas na HVD são (Fig. 5-9):[6,9,41,42]

- Ondas R amplas em V1: R/S > 1 (R maior do que o S), R em V1 > 6 mm, com Rs, R puro ou qR. S em V1 ≤ 2 mm.
- Onda R em DI ≤ 2 mm.
- S profundas nas derivações V5 e V6, com complexos tipo RS ou rS, com R < S.
- Desvio do eixo para a direita (≥ 110°).
- Onda P em DII > 2,5 mm.
- Aumento do tempo do pico da onda R em precordiais direitas (V1 e V2) ≥ 0,04 s.
- Alteração da repolarização ventricular em precordiais direitas (*strain* de ventrículo direito).

O padrão qR é muito específico de HVD, embora pouco sensível tal como os outros critérios quando tomados de forma isolada. O padrão qR é atribuído à despolarização anômala do septo interventricular em virtude do predomínio da massa septal direita, o que produz um vetor da direita para a esquerda, que se

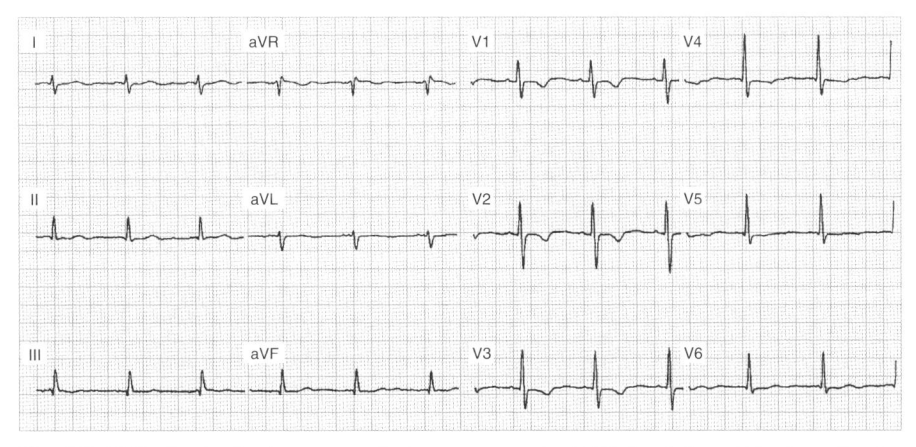

Fig. 5-9. HVD: desvio do eixo para a direita em torno de -100°, R > S 1 em V1, alteração da repolarização em precordiais direitas.

expressa por onda q em V1.[12,43] Este padrão encontra-se presente na HVD importante, como na hipertensão pulmonar primária, na estenose pulmonar grave ou na síndrome de Eisenmenger (Fig. 5-10).

O padrão rsR' (bloqueio incompleto de ramo direito) em V1, visto na comunicação interatrial, ocorre provavelmente como resultado da sobrecarga de volume imposta ao ventrículo direito, com dilatação da cavidade.[44,45]

Pode ser registrado o padrão de bloqueio de ramo direito completo associado à hipertrofia ou dilatação do ventrículo direito. Neste caso, em geral podemos observar desvio de eixo elétrico para a direita acima de 130 graus ou desvio extremo do eixo e amplas ondas R em precordiais direitas com R' > 15 mm em V1.[46] Entretanto, o R amplo em V1 parece ser pouco específico na vigência de BRD.[47]

O padrão S1S2S3 pode estar presente na HVD, mas pode ocorrer também em pessoas normais.

Alterações eletrocardiográficas no tromboembolismo pulmonar agudo (TEP) e na DPOC

As alterações eletrocardiográficas no TEP e DPOC são decorrentes da sobrecarga ventricular direita, das modificações na posição do coração na caixa torácica e da insuflação pulmonar.[6] Em geral não existe R amplo em V1 (R/S > 1) a não ser na presença de BRD ou quando há o padrão qR (ver a seguir). No tromboembolismo pulmonar agudo (TEP) podem ser registrados taquicardia sinu-

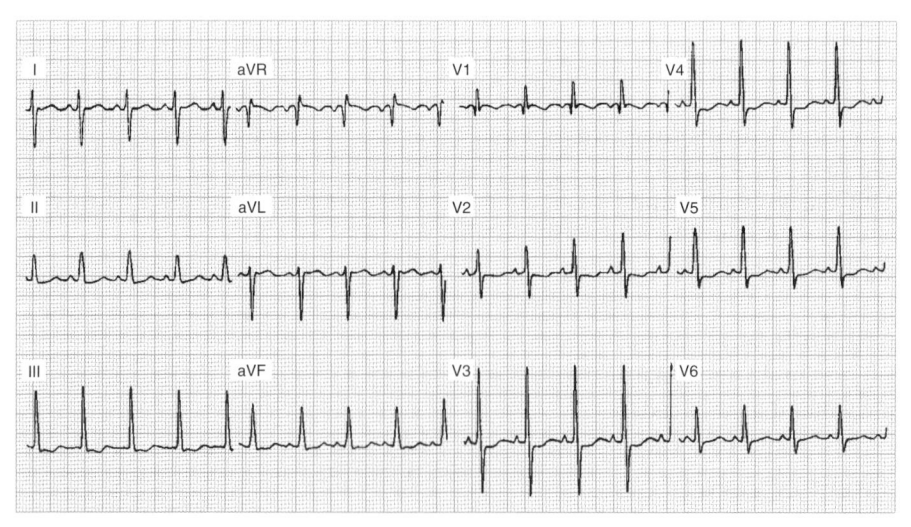

Fig. 5-10. Hipertrofia ventricular direita: presença de desvio do eixo para a direita (AQRS = 130°), predomínio de R em precordiais direitas, com padrão qR em V1. Mulher jovem com comunicação interatrial e síndrome de Eisenmenger.

Capítulo 5 ▪ Hipertrofia Ventricular

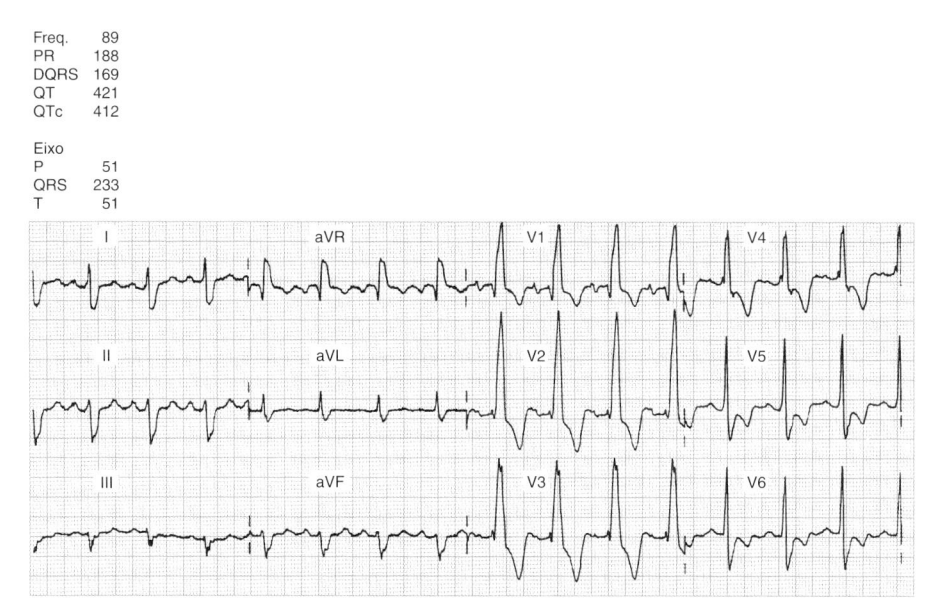

Freq. 89
PR 188
DQRS 169
QT 421
QTc 412

Eixo
P 51
QRS 233
T 51

Fig. 5-11. Presença de hipertrofia do ventrículo direito associado a bloqueio de ramo direito: desvio extremo do eixo no plano frontal (AQRS = 230°), QRS largo com duração de 0,17 s, ondas R amplas e alargadas em precordiais direitas com qR em V1. Paciente com acentuada dilatação do ventrículo direito, insuficiência tricúspide e hipertensão arterial pulmonar moderada.

sal, alterações da repolarização ventricular, baixa voltagem nas derivações periféricas, bloqueio de ramo direito, onda P *pulmonale* e o padrão S1Q3T3 (S em DI, Q em DIII, com amplitude > 1,5 mm e inversão de T em DIII), que apresenta baixa sensibilidade.[48,49] Às vezes, as alterações eletrocardiográficas podem simular infarto do miocárdio em virtude da ocorrência de Q ou pobre progressão de R combinado a alterações da repolarização. A morfologia qR em VI pode ser vista no tromboembolismo pulmonar agudo, correlaciona-se com a disfunção do ventrículo direito e é um preditor independente de pior evolução clínica.[50] A alteração da repolarização mais frequentemente encontrada no TEP é a inversão de T em precordiais de V1 a V4, e constitui um sinal de gravidade[49] (Fig. 5-12). As alterações no ECG traduzem a sobrecarga do ventrículo direito e a hipertensão pulmonar secundária ao TEP. Um escore eletrocardiográfico para pacientes diagnosticados com TEP foi descrito,[51] incluindo como critérios alterações, como taquicardia sinusal (> 100 bpm), inversão de T em precordiais, bloqueio de ramo direito, presença de Q e T negativa em D3 e S1Q3T3, totalizando 21 pontos. Este escore foi um preditor da porcentagem de defeito de perfusão na cintilografia e de disfunção ventricular direita no TEP agudo[52,53] (ver Apêndice).

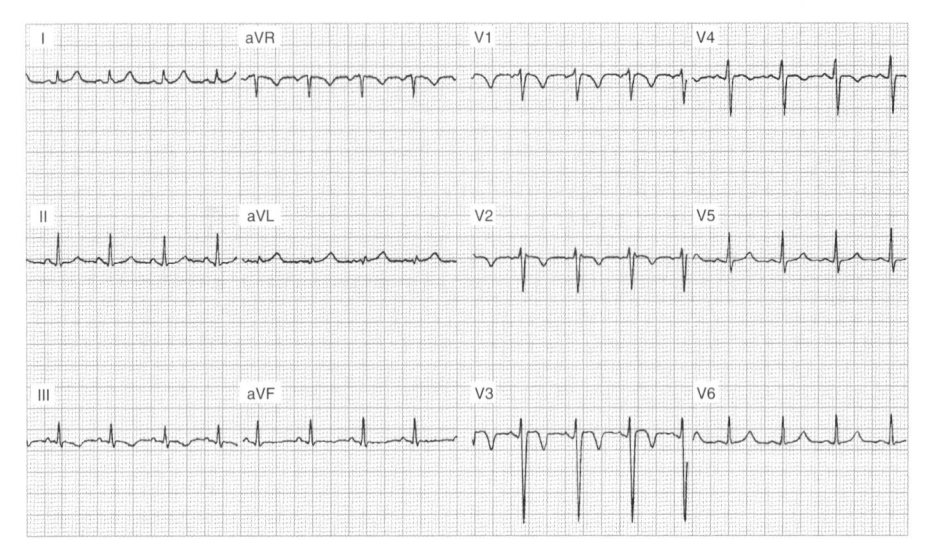

Fig. 5-12. Alteração da repolarização ventricular (inversão de T de V1 a V3) em paciente com TEP grave confirmado por angiotomografia. Escore de 14 pontos (ver Cap. 17).

Na DPOC também pode ser observado desvio do eixo para a direita, complexos QRS reduzidos em várias derivações, bloqueio de ramo direito, pobre progressão das ondas R nas precordiais e ondas Q em precordiais direitas (V1 a V3).[6,54] No enfisema pulmonar além destas alterações, DI pode exibir baixa voltagem de P, do QRS e de T ("sinal do DI isoelétrico")[55] (Fig. 5-13).

Acurácia diagnóstica dos critérios para HVD

A HVD pode resultar de diversas condições, como hipertensão pulmonar primária, doenças pulmonares (doença pulmonar obstrutiva crônica, fibrose pulmonar), embolia pulmonar e cardiopatias congênitas (estenose pulmonar, comunicação interatrial, tetralogia de Fallot, síndrome de Eisenmenger) e estenose mitral. Como citado, os critérios citados apresentam baixa sensibilidade e alta especificidade. A sensibilidade pode ser melhorada quando se considera a presença de qualquer um dos critérios, mantendo alta especificidade. A acurácia é maior na HVD secundária à cardiopatia congênita, intermediária na hipertensão pulmonar e menor nas doenças pulmonares.[1]

Um estudo recente com 282 pacientes com hipertensão pulmonar, a maioria, secundária à doença pulmonar, mostra que os seguintes critérios apresentam valor preditivo positivo superior (> 80%): R em I ≤ 2 mm, e S em V1 ≤ 2 mm, R/S em V1≥1, R/S V6 ≤ 1, AQRS ≥110° e o padrão qR em V1. O desvio do eixo para a direita (≥110°) apresentou o maior valor preditivo positivo no subgrupo com hipertensão pulmonar grave.[56]

Capítulo 5 ▪ Hipertrofia Ventricular 85

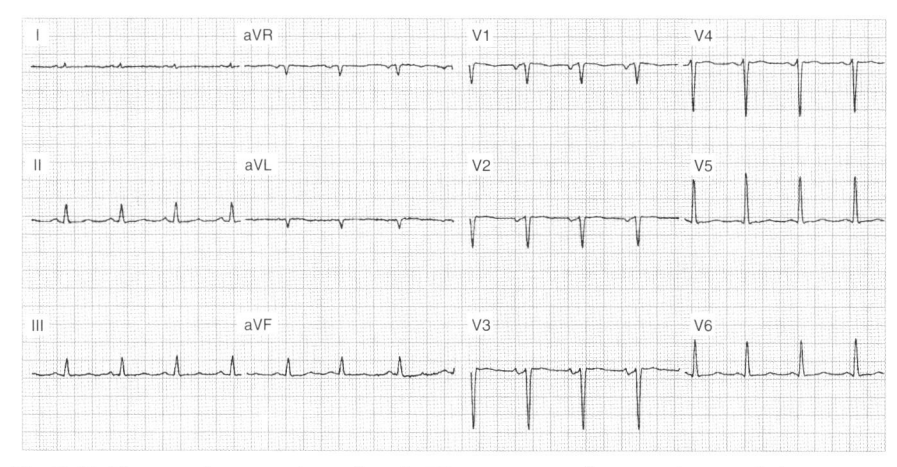

Fig. 5-13. Eletrocardiograma de mulher de 57 anos com enfisema pulmonar: baixa voltagem no plano frontal, pobre progressão de R em precordiais e "DI isoelétrico".

Em geral o valor preditivo negativo destes critérios é baixo, e a ausência de HVD no eletrocardiograma não exclui a presença de hipertensão arterial pulmonar ou aumento volumétrico do ventrículo direito. A adição das informações clínicas conjuntamente com a análise do eletrocardiograma melhora a sensibilidade para o diagnóstico da hipertensão pulmonar isolada, conforme demonstrado.[57]

Na síndrome de Eisenmenger, a presença de HVD no eletrocardiograma é um forte preditor de mortalidade, assim como sinais e sintomas de insuficiência cardíaca e disfunção ventricular esquerda no ecocardiograma.[58]

■ HIPERTROFIA BIVENTRICULAR[6,9]

A hipertrofia ou dilatação de ambos os ventrículos exibe vários padrões dependendo do predomínio de um ou outro ventrículo. O cancelamento entre forças simultâneas e opostas dos dois ventrículos pode dificultar o diagnóstico. Em geral predominam as manifestações da HVE. Os seguintes critérios podem ser usados para diagnosticar hipertrofia ou dilatação biventricular (ver Cap. 3):

- Presença de critérios para HVE e HVD.
- Desvio do eixo para a direita na presença de critérios para HVE.
- Presença de ondas R amplas em precordiais direitas e esquerdas.
- Complexos RS de alta voltagem em várias derivações. Sinal de Katz-Watchel: grandes complexos QRS bifásicos tipo R/S nas precordiais de V2 a V4.
- Onda P > 2,5 mm (sobrecarga atrial direita), o que sugere HVD, na presença de critérios para HVE.

REFERÊNCIAS BIBLIOGRÁFICAS

1. Kaplan NM. Systemic hypertension: mechanisms and diagnosis. In: Zipes DP et al. *Braunwald's heart disease: a textbook of cardiovascular medicine*. 7th ed. 2005. p. 959-88.
2. Opie LH, Commerford PJ, Gersh BJ et al. Controversies in ventricular remodelling. *Lancet* 2006;367:356-67.
3. Hunter JJ, Chen KR. Signaling pathways for cardiac hypertrophy and failure. *N Engl J Med* 1999;341:1276.
4. Krauser DG, Devereux RB. Ventricular hypertrophy and hypertension: prognostic elements and implications for management. *Hertz* 2006;31(4):305-16.
5. Schmieder RE, Messerli FP. Hypertension and the heart. *J Hum Hypertens* 2000;14:597.
6. Mirvis DM, Goldberger AL. Electrocardiogram. In: Zipes DP et al. *Braunwald's heart disease: a textbook of cardiovascular medicine*. 7th ed. 2005. p. 105-51.
7. Cabrera E, Gaxiola A. A critical reevaliation of systolic and diastolic overloading pattern. *Prog Cardiovasc Dis* 1959;2:219.
8. Ochi H, Noda A, Miyata S et al. Sex differences in the relationships between electrocardiographic abnormalities and the extent of left ventricular hypertrophy by echocardiography. *ANE* 2006;11(3):222-29.
9. Hancock EW, Deal BJ, Mirvis DM et al. AHA/ACCF/HRS Recommendations for the standardization and interpretation of the electrocardiogram. Part V: electrocardiogram changes associated with cardiac chamber hypertrophy: a scientific statement from the AHA Electrocardiography and Arrhythmias Committee. *JACC* 2009;53(11):992-1002.
10. Kaplan LG, Katz LN. The characteristic electrocardiograms in left ventricular strain with and without axis deviation. *Am J Med Sci* 1941;201:676-93.
11. Katz LN. *Electrocardiography*. 2nd ed. Philadelphia, PA: Lea and Febiger, 1946. p. 178-92.
12. Carneiro EF. *O eletrocardiograma: 10 anos depois*. 5 ed. Rio de Janeiro: Enéas Ferreira Carneiro, 1987. p. 119-39.
13. Selvester RHS, Solomon JC. Computer simulation of ventricular depolarization, QRS duration and quantification of wall thickness. In: Willems JL, Van Bemmel JH, Zywitz C (Eds.). *Computer ECG analysis: toward standardization*. Amsterdam: North Holland, 1986. p. 221.
14. Strauss DG, Selvester RH. The QRS complex – A biomarker that "images" the heart: QRS scores to quantify myocardial scar in the presence of normal and abnormal ventricular conduction. *J of Electrocardiol* 2009;42:85-96.
15. Romhilt DW, Estes EH. A point-score system for the ECG diagnosis of left ventricular hypertrophy. *Am Heart J* 1968;75:752-59.
16. Estes Jr EH, Jackson KP. The electrocardiogram in left ventricular hypertrophy: past and future. *J Electrocardiol* 2009;42:589-92.
17. Grant RP. Left axis deviation. An electrocardiographic pathological correlation study. *Circulation* 1956;14:233.
18. Bacharova L. Editorial: what is recommended and what remains open in the American Heart Association recommendations for the standardization and interpretation of he electrocardiogram. Part V: electrocardiogram changes associated with cardiac chamber hypertrophy. *Journal of Electrocardiology* 2009;42:388-91.
19. Brody AD. A theoretical analysis of intracavitary blood mass influence on the Heart-Lead. *Circ Res* 1956;4:731-38.
20. Bacharova L. Electrocardiography-left ventricular mass discrepancies in left ventricular hypertrophy: electrocardiography imperfection or beyond perfection? *J Electrocardiol* 2009;42:593-96.
21. Sokolow M, Lyon TP. The ventricular complex in left ventricular hypertrophy as obtained by unipolar precordial and limb leads. *Am Heart J* 1949;37:161-86.

22. Casale PN, Devereux RB et al. Electrocardiographic detection of left ventricular hypertrophy: development and prospective validation of improved criteria. *J Am Coll Cardiol* 1985;6:572-80.
23. Gübner R, Ungerleider H. Electrocardiographic criteria of left ventricular hypertrophy. *Arch Intern Med* 1943:831-36.
24. Sharma S, Whyte G, Elliott P et al. Electrocardiographic changes in 1000 highly trained junior elite athletes. *Br J Sports Med* 1999;33(5):319-24.
25. Okin PM, Roman MJ, Devereux RB et al. Time-voltage QRS area of the 12-lead electrocardiogram: detection of left ventricular hypertrophy. *Hypertension* 1998;31:937.
26. Okin PM, Roman MJ, Devereux RB et al. Electrocardiographic identification of increased left ventricular mass by simple voltage-duration products. *J Am Coll Cardiol* 1995;25(2):417-23.
27. Mazzaro CL, Costa FA, Bombig MTN et al. Ventricular mass and electrocardiographic criteria of hypertrophy: evaluation of new score. *Arq Bras Cardiol* 2008;90(4):249-53.
28. Flowers NC. Left bundle branch block: a continuously evolving concept. *J Am Coll Cardiol* 1987 Mar.;9(3):684-97.
29. Haskell RJ, Ginzton LE, Laks MM. Electrocardiographic diagnosis of left ventricular hypertrophy in the presence of left bundle branch block. *J Electrocardiol* 1987 July;20(3):227-32.
30. Oreto G, Saporito F, Messina F et al. Electrocardiographic diagnosis of left ventricular hypertrophy in the presence of intraventricular conduction disturbances. *G Ital Cardiol (Rome)* 2007 Mar.;8(3):161-67.
31. Mehta A, Jain AC, Mehta MC et al. Usefulness of left atrial abnormality for predicting left ventricular hypertrophy in the presence of left bundle branch block. *Am J Cardiol* 2000 Feb. 1;85(3):354-59.
32. Vandenberger B, Sagar K, Paulsen W et al. Electrocardiography criteria for diagnosis of the left ventricular hypertrophy in the presence of complete right bundle branch block. *Am J cardiol* 1989;63:10080-84.
33. Gertsch M, Theier A, Foglia E. Electrocardiographic detection of the left ventricular hypertrophy in the presence of left anterior fascicular block. *Am J Cardiol* 1988;61:1098.
34. Sundström J, Lind L, Ärnlöv J et al. Echocardiographic and electrocardiographic diagnoses of left ventricular hypertrophy predict mortality independently of each other in a population of elderly men. *Circulation* 2001;103:2346-51.
35. Aronow WS, Ahn C. Association of electrocardiographic left ventricular hypertrophy with the incidence of new congestive heart failure. *J Am Geriatrics Soc* 1998;46:1280-81.
36. Okin PM, Devereux RB, Nieminen MS et al. Electrocardiographic strain pattern and prediction of new-onset congestive heart failure in hypertensive patient: The losartan intervention for endpoint reduction in hypertension (LIFE) study. *Circulation* 2006;113:67-73.
37. Dahlof B, Devereux RB, Kjeldsen SE et al. Cardiovascular morbidity and mortality in the Losartan intervention for endpoint reduction in hypertension study (LIFE): a randomised trial against atenolol. *Lancet* 2002;359:995-1003.
38. Ruilope LM, Schmieder RE. Left ventricular hypertrophy and clinical outcomes in hypertensive patients. *Am J Hypertens* 2008;21(5):500.
39. Okim PM. Serial evaluation of electrocardiographic left ventricular hypertrophy for prediction of risk in hypertensive patients. *J Electrocardiol* 2009;42:584-88.
40. Larsen CT, Dahlin J, Blackburn H et al. Prevalence and prognosis of electrocardiographic left ventricular hypertrophy, ST segment depression and negative T-wave. The Copenhagen City Heart Study. *Eur Heart J* 2002;23:315-24.
41. Murphy ML, Thenabadu PN, Soyza N et al. Reevaluation of electrocardiographic criteria for left, right and combined cardiac ventricular hypertrophy. *Am J Cardiol* 1984 Apr. 1;53(8):1140-47.

42. Pastore CA, Pinho C, Germiniani H *et al.* Sociedade Brasileira de Cardiologia. Diretrizes da Sociedade Brasileira de Cardiologia sobre análise e emissão de laudos eletrocardiográficos. *Arq Bras Cardiol* 2009;93(3 Supl 2):1-19.
43. Sodi Palhares D, Bisteni A, Hermann GR. Some views on the significance of qR and QR type complexes in right precordial leads in the absence of myocardial infarction. *Am Heart J* 1952;43:716.
44. Cabrera E, Monroy JR. Systolic and diastolic loading of the heart. II. Electrocardiographic date. *Am HT J* 1952;43:669.
45. Sung RJ, Tamer DM, Agha AS *et al.* Etiology of the electrocardiographic pattern of "incomplete right bundle branch block" in atrial septal defect: an electrophysiologic study. *J Pediatr* 1975;87(6 PT 2):1182-86.
46. Dodge H, Grant RP. Mechanisms of QRS complex prolongation in man. Right ventricular conduction defects. *Am J Med* 1956;21:534.
47. Fisch C. Electrocardiography and vectocardiography. In: Braunwald E. *Heart disease, textbook of cardiovascular medicine.* 5th ed. Philadelphia: WB Saunders Company, 1977. p. 192-253.
48. Sreeram N, Cheriex E, Smeets JLR *et al.* Value of the 12-lead electrocardiogram at hospital admission in the diagnosis of pulmonary embolism. *Am J Cardiol* 1994;73:298-303.
49. Ferrari E, Imbert A, Chevalier T *et al.* The ECG in pulmonary embolism: predictive value of negative T waves in precordial leads; 80 case reports. *Chest* 1997;111:537-43.
50. Kucher N, Walpoth N, Wustmann K *et al.* QR in V1–an ECG sign associated with right ventricular strain and adverse clinical outcome in pulmonary embolism. *Eur Heart J* 2003;24(12):1113-19.
51. Daniel KR, Courtney DM, Kline JA. Assessment of cardiac stress from massive pulmonary embolism with 12-lead ECG. *Chest* 2001;120:474-81.
52. Iles S, Le Heron CJ, Davies G *et al.* ECG score predicts those with the greatest percentage of perfusion defects due to acute pulmonary thromboembolic disease. *Chest* 2000;125(5):1651-56.
53. Toosi MS, Merlino JD, Leeper KV. Electrocardiographic score and short-term outcomes of acute pulmonary embolism. *Am J Cardiol* 2007;100(7):1172-76.
54. Rodman DM, Lowenstein SR, Rodman T. The electrocardiogram in chronic obstructive pulmonary disease. *J Emerg Med* 1990;8(5):607-15.
55. MacKenzie R. Low amplitude P, QRS and T wave pattern in lead I-the "isoelectric lead I sign". *J Insur Med* 2007;39(4):287-92.
56. Al-Naamani K, Hijal T, Nguyen V *et al.* Predictive values of the electrocardiogram in diagnosing pulmonary hypertension. *Int J Cardiol* 2008;127(2):214-18.
57. Bossone E, Butera G, Bodini BD *et al.* The interpretation of the ECG in patients with pulmonary hypertension: the need for clinical correlation. *Ital Heart J* 2003;4:850-54.
58. Salehian O, Schwerzmann M, Rambihar S *et al.* Left ventricular dysfunction and mortality in adult patients with Eisenmenger syndrome. *Congenit Heart Dis* 2007;2(3):156-56.

DISTÚRBIOS DA CONDUÇÃO INTRAVENTRICULAR   6

Nestor Rodrigues de Oliveira Neto

Conforme descrito, o feixe de His bifurca-se em dois ramos: direito e esquerdo. O ramo direito desce na região subendocárdica do lado direito do septo interventricular, depois divide-se em fibras para o septo e para a parede livre do ventrículo direito.[1-4]

O ramo esquerdo logo no início forma um leque de fibras, as quais dividem-se, na maioria das vezes, em 3 divisões ou fascículos: o *anterossuperior*, o *anteromedial (septal)* e o *posteroinferior*. Este sistema apresenta muitas variações anatômicas, e as fibras dos fascículos intercomunicam-se. As fibras dos ramos continuam na rede subendocárdica de fibras de Purkinje.[3,4]

O termo bloqueio ficou consagrado pelo uso, mas sabe-se que na realidade não há interrupção na passagem do estímulo, mas sim um atraso ou retardo na sua condução.[5,6]

O diagnóstico de bloqueio de ramo ou de bloqueio divisional deve ser feito somente na presença de ritmo supraventricular, seja sinusal, ectópico atrial, seja de fibrilação ou *flutter* atrial. Um ritmo ventricular, por exemplo, como o ritmo idioventricular acelerado, pode apresentar padrão de ramo direito, porém não há bloqueio de ramo direito neste caso. O mesmo raciocínio aplica-se na presença de estimulação ventricular (marca-passo) convencional, que, em geral, exibe o padrão de bloqueio de ramo esquerdo.

Enquanto os bloqueios de ramo foram descritos nas primeiras décadas do século passado, os bloqueios fasciculares, inicialmente denominados hemibloqueios, foram descritos por Rosembaum *et al.*[3,4] na década de 1960. Estes autores argentinos descreveram o processo de ativação e os critérios eletrocardiográficos do bloqueio fascicular anterior esquerdo e fascicular posterior esquerdo, estabelecendo o conceito de sistema de condução trifascicular.

De modo geral, o diagnóstico de infarto e hipertrofia miocárdica torna-se mais difícil ou mesmo impossível na presença de bloqueio de ramo ou distúrbios de condução divisionais. Por exemplo, o diagnóstico eletrocardiográfico de infarto na presença de bloqueio de ramo esquerdo, de infarto inferior associado a bloqueio divisional anterossuperior e de hipertrofia ventricular na presença de bloqueios do ramo direito.[7,8]

Os distúrbios de condução intraventricular podem ocorrer de forma isolada no indivíduo normal ou associado a vários processos patológicos, como esclerose do sistema de condução, isquemia, hipertensão arterial, doenças miocárdicas entre outras.

Utilizaremos a seguinte classificação dos distúrbios da condução intraventricular, tomando como base a nomenclatura que tem sido empregada pelos autores de língua inglesa e que tem sido adotada nos livros-textos internacionais de Cardiologia e de Eletrocardiografia[8-12] (Quadro 6-1).

■ BLOQUEIO DE RAMO ESQUERDO

O BRE é resultado da dificuldade na condução do estímulo, em geral como consequência de lesões de natureza isquêmica, calcificação, fibrose ou como decorrência da dilatação ventricular, as quais podem acometer o sistema de His-Purkinje ou o miocárdio ventricular.[13]

Quadro 6-1. Classificação dos distúrbios de condução intraventricular

1. **Bloqueio de ramo esquerdo (BRE)**
   1.1. BRE completo
   1.2. BRE incompleto

2. **Bloqueio de ramo direito (BRD)**
   2.1. BRD completo
   2.2. BRD incompleto

3. **Bloqueios fasciculares ou divisionais**
   3.1. Bloqueio fascicular anterior esquerdo (BFAE)
   3.2. Bloqueio fascicular posterior esquerdo (BFPE)
   3.3. Bloqueio fascicular septal ou divisional anteromedial

4. **Bloqueios multifasciculares**
   4.1. Bloqueios bifasciculares
   4.3. Bloqueio de ramo alternante
   4.4. Bloqueio trifascicular
   4.4. Distúrbio de condução intraventricular inespecífico

Capítulo 6 ▪ Distúrbios da Condução Intraventricular 91

Processo de ativação no bloqueio de ramo esquerdo

O processo de ativação no bloqueio de ramo esquerdo (BRE) típico segue um padrão diferente do normal, seguindo uma sequência de ativação própria. Apesar de ser um processo contínuo, a despolarização ventricular no BRE pode ser representada por vetores, conforme classicamente descrita.[14] O atraso na condução pelo ramo esquerdo resulta na ativação precoce do lado direito do septo interventricular, ápice e parede livre do ventrículo direito, resultando no *vetor 1*, de pequena expressão no ECG por causa do cancelamento entre as forças elétricas. O vetor 1 dirige-se para a esquerda, para frente e para baixo, ocasionando a ausência de onda Q em DI, V5 e V6. A seguir a ativação septal progride através do septo da direita para a esquerda *(vetor 2)*, sendo responsável pela ativação transeptal e transmiocárdica, seguida pela despolarização lenta, de maneira anômala *(vetor 3)*, o que produz espessamentos e entalhes no QRS (meseta). Esta ativação transeptal lenta é considerada o maior responsável pelo aumento da duração do QRS no BRE clássico. Finalmente são ativadas as paredes lateral e basal do VE *(vetor 4 ou 2_E)*[8,10,14] (Fig. 6-1).

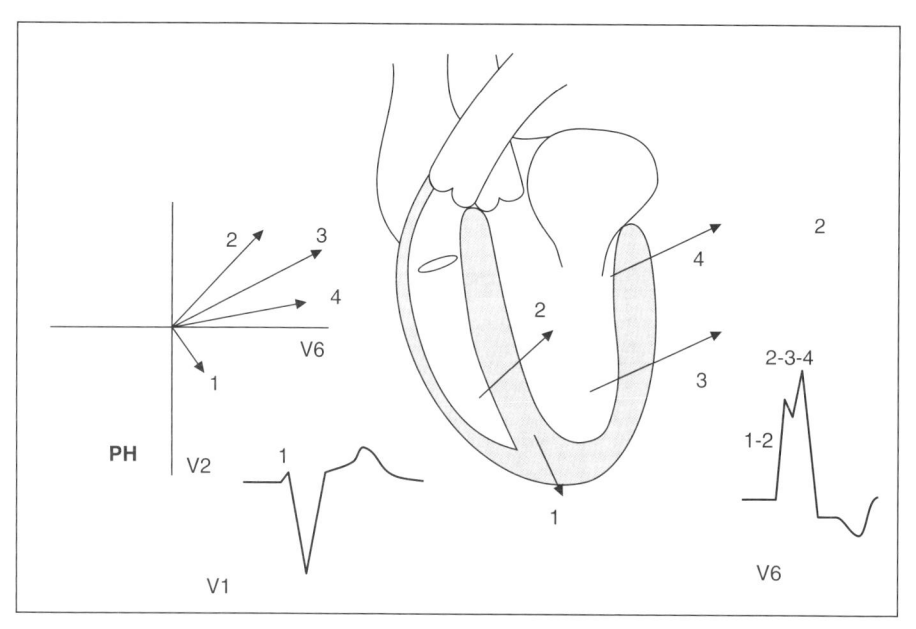

Fig. 6-1. Representação do processo de ativação ventricular no bloqueio de ramo esquerdo, mostrando a sequência dos vetores: vetor 1 (septal), resultante da ativação do septo da direita para a esquerda e da parede livre do ventrículo direito; vetores 2 e 3, resultantes da ativação transeptal e transmiocárdica lenta, e o vetor 4, que resulta da ativação das paredes lateral e basal do ventrículo esquerdo (vetor 2_E da parede livre). O QRS apresenta o padrão rS em V1 e R com entalhe em V6 (vetores 2 e 3).

Assim, no BRE a região inicialmente ativada é a parede livre do ventrículo direito e a porção ventricular direita do septo, ao contrário do normal onde as regiões mais precocemente ativadas são o endocárdio ventricular esquerdo e direito. A ativação se processa de forma lenta no BRE com as paredes lateral e basal do ventrículo esquerdo sendo ativada tardiamente[15] (Fig. 6-2).

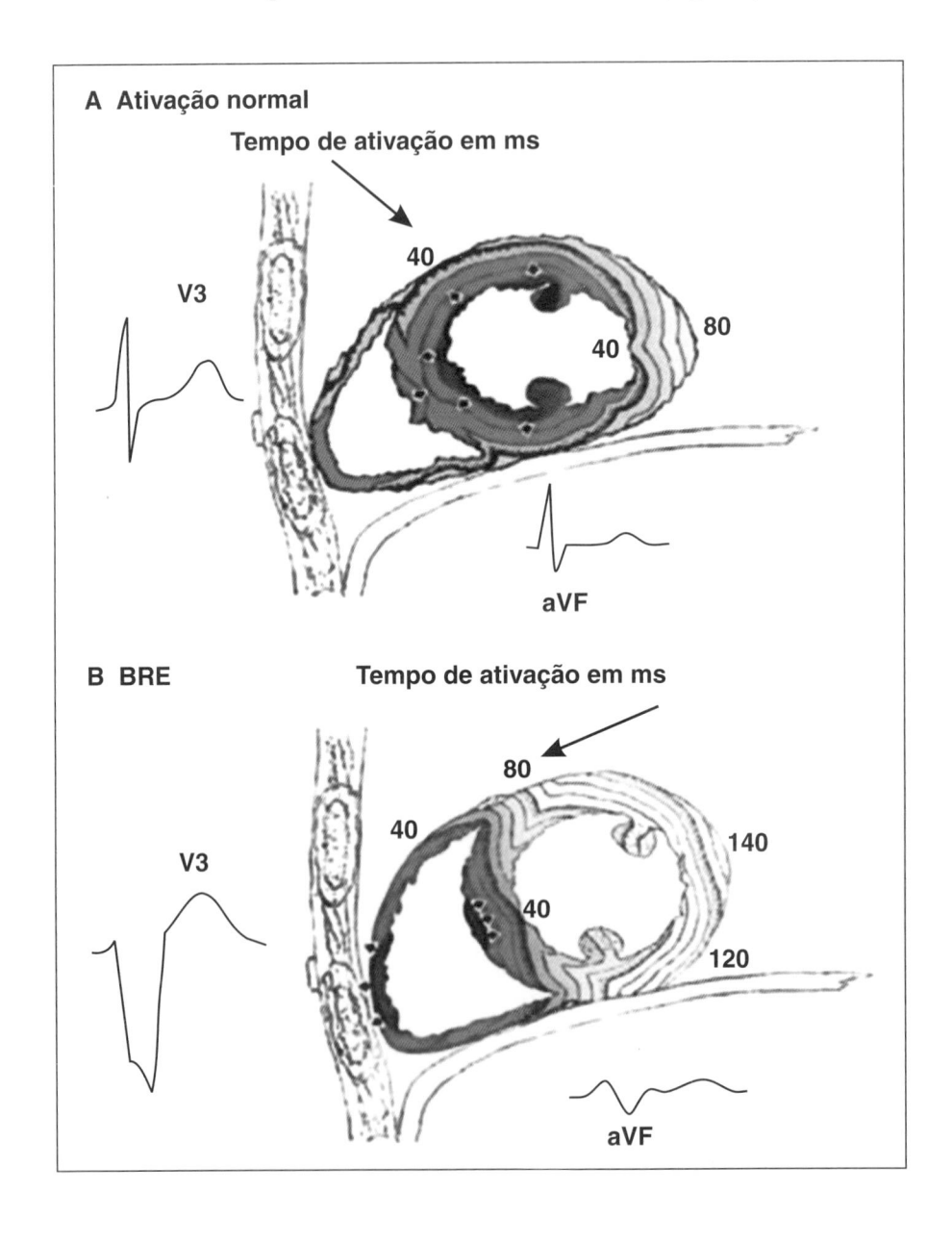

O tempo de ativação endocárdica no BRE típico é de cerca de 140 ms, resultando da soma da ativação septal (40 ms), mais 50 ms para propagar-se e ativar as paredes anterossuperior e inferior e outros 50 ms para ativar a parede posterolateral do VE.[16,17]

A repolarização ventricular se processa também de forma anômala, causando alterações do segmento ST e da onda T, que apresentam desníveis opostos à maior deflexão do complexo QRS.

O processo de ativação no BRE vem sendo exaustivamente estudado nos últimos anos em virtude da associação entre BRE, insuficiência cardíaca e dissincronia cardíaca, e ao surgimento da terapia de ressincronização ventricular.

Observações interessantes têm emergido dos estudos com a técnica do mapeamento por cateter, como a evidência de que a sequência de ativação no BRE não é uniforme. Vassalo *et al.*,[18] já na década de 1980, descreveram a sequência de ativação em pacientes com BRE pela técnica de mapeamento invasivo por cateter relatando que a ativação ventricular direita ocorre antes da ativação do ventrículo esquerdo, o qual é ativado provavelmente como consequência da propagação transeptal da direita para a esquerda como já descrito; no entanto, a ativação endocárdica do ventrículo esquerdo é heterogênia no BRE. Auricchio *et al.*[19] mostraram que cerca de 1/3 dos pacientes com BRE apresentam tempo de ativação transeptal normal e ativação endocárdica pouco aumentada, com o retardo ocorrendo, sobretudo, na parede miocárdica (intramural). Furg *et al.*,[20] usando técnica similar, definiram dois padrões de ativação elétrica ventricular no BRE: *tipo I*, com propagação homogênea, em que não há linhas de bloqueios no processo de ativação, e o *tipo II*, com padrão de bloqueio de condução, apresentando alterações na propagação do processo de ativação (linhas de bloqueios), com características típicas nos eletrogramas intracavitários.

Fig. 6-2. Tempos da ativação elétrica quando a condução é normal (**A**) e na presença de bloqueio de ramo esquerdo (**B**). No normal a ativação tem início do endocárdio dos ventrículos, o septo é ativado da direita para a esquerda. A ativação ventricular esquerda se processa de forma rápida, com tempo de ativação de 80 ms. No bloqueio de ramo esquerdo a ativação do septo ocorre em sentido contrário e há aumento do tempo de ativação, o que produz alargamento do QRS. Cada faixa representa 10 ms de ativação. Visão sagital. Adaptado de Strauss, DG *et al.* Circ Arrhythmia Electrophysiol 2008;1:327-336.[15] (Ver *Prancha* em *Cores*.)

Critérios eletrocardiográficos

Como consequência das modificações no processo de ativação, conforme descrito, as seguintes alterações eletrocardiográficas são observadas no BRE completo (Fig. 6-3):[6,9,13,21]

- Alargamento do QRS, com duração de 0,12 s ou mais.
- Presença de ondas R alargadas, geralmente com entalhes e empastamentos, em derivações esquerdas (V5, V6, DI e aVL). Pode existir o padrão RS em V5 e V6 em decorrência do deslocamento da zona de transição.
- Ausência de q em DI, V5 e V6.

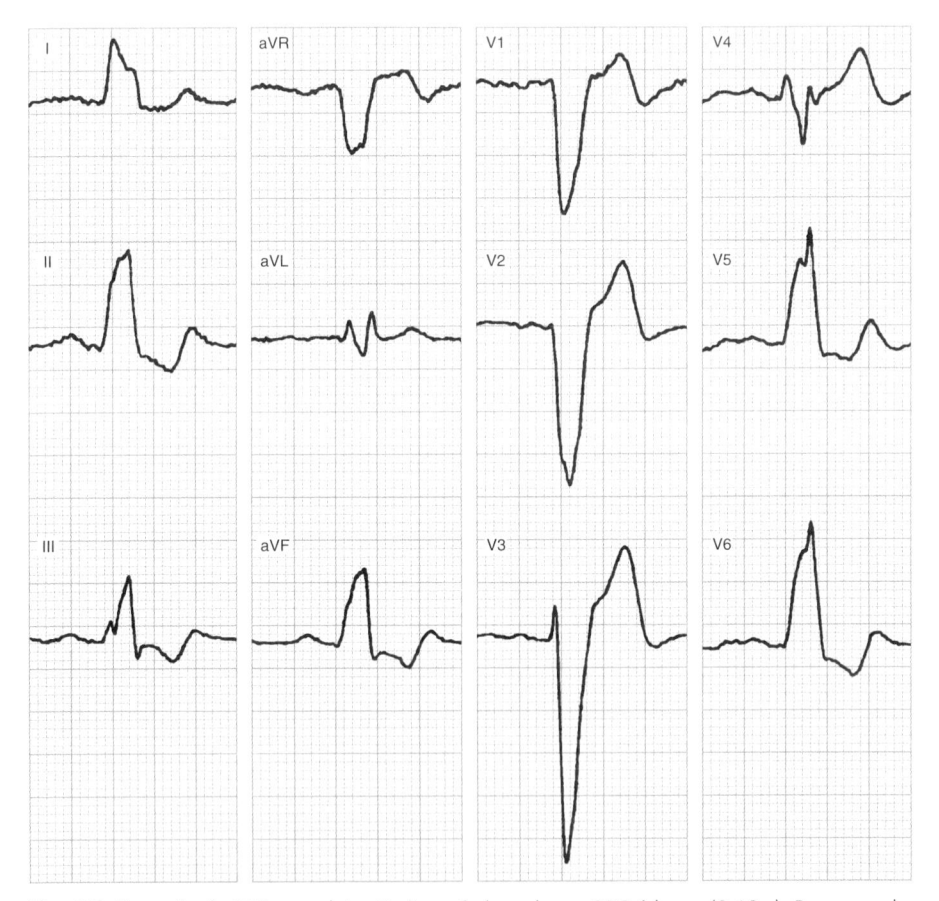

Fig. 6-3. Exemplo de BRE completo. O ritmo é sinusal, e o QRS é largo (0,19 s). Presença de ondas R alargadas, com entalhes e empastamentos, em derivações esquerdas (DI, aVL e V6) associado a complexos negativos (QS) em V1. Alteração secundária da repolarização ventricular. Mulher com miocardiopatia dilatada.

Capítulo 6 ▪ Distúrbios da Condução Intraventricular 95

- Aumento do tempo do pico da onda R (tempo de ativação ventricular) em V5 e V6 > 0,06 s.
- Ondas r pequenas ou ausentes em precordiais direitas, seguidas por ondas S profundas. Pode haver pobre progressão de R em precordiais e padrão QS em V1 e V2.
- Anormalidade da repolarização ventricular: ST/T oposto ao QRS.

A ocorrência de ondas Q de pequena magnitude em DI, V5 e V6 pode ser registrada, quando o bloqueio ocorre distalmente, estando preservada a ativação septal inicial, ou seja, o septo é ativado de forma normal pelo sistema de condução preservado[22,23] (Fig. 6-4). Já ondas Q anormais (patológicas) nestas derivações são sugestivas de infarto septal e de parede livre associado ao BRE.[9]

De forma resumida, na presença de ritmo supraventricular e de QRS largo (≥ 0,12 s), o BRE completo pode ser diagnosticado pela presença de complexo QRS negativo (rS ou QS) em V1-V2 e R alargadas e/ou com entalhes nas derivações esquerdas (Fig. 6-5).

BRE incompleto[9,11,13]

Resulta de um retardo menor na condução pelo ramo esquerdo. Em geral ocorre na presença de critérios eletrocardiográficos para HVE. Os critérios são: QRS com duração entre 0,11 e 0,12 s; presença de padrão de HVE; ausência de q em DI, V5 e V6 e ondas R que podem ser empastadas ou com entalhes nestas derivações (Fig. 6-6).

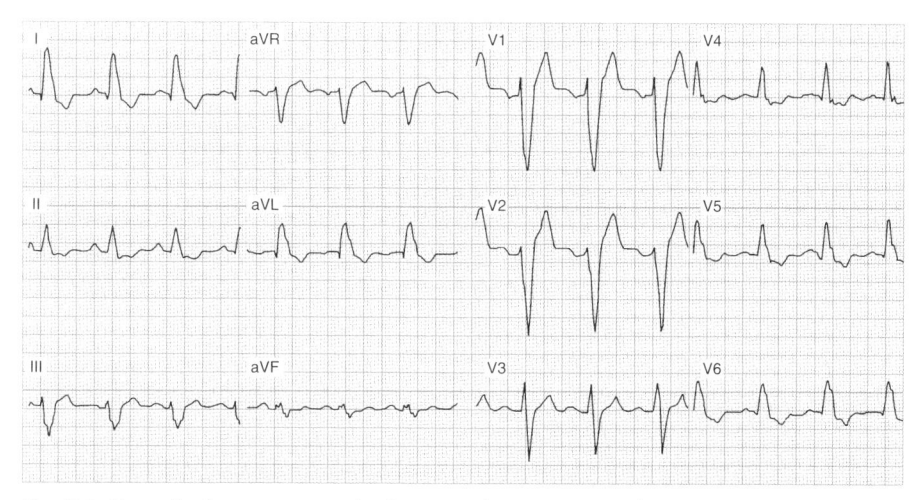

Fig. 6-4. Bloqueio de ramo esquerdo. Presença de pequenas ondas q em DI, aVL e V6 bem como r em V1 em paciente com miocardiopatia dilatada idiopática. Ver texto para detalhes.

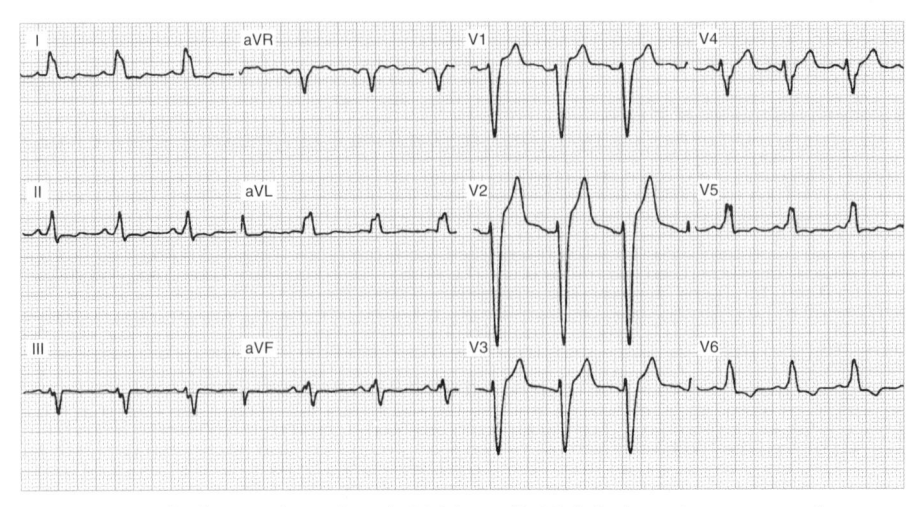

Fig. 6-5. Exemplo de BRE: ritmo sinusal, QRS largo (0,16 s), R alargado e com entalhes em derivações esquerdas (DI, aVL, V5) e rS em V1 e V2.

Significado clínico

O BRE está comumente associado à doença estrutural cardíaca, sendo raro em indivíduos normais. Entre as causas principais de BRE temos a cardiopatia isquêmica, a hipertensão arterial sistêmica, as miocardiopatias e a valvopatia aórtica. Dados do estudo de Framingham[24] mostram associação evidente entre BRE e o prognóstico a longo prazo, com sobrevida em 10 anos de 50%, em uma população geral. No portador de hipertensão arterial sistêmica, o BRE está frequentemente associado à hipertrofia ou dilatação ventricular, ou coronariopatia. Pode ocorrer, também, por alterações degenerativas (fibrose) do sistema de condução.

O BRE está frequentemente associado à insuficiência cardíaca, sendo um marcador de disfunção sistólica e diastólica, sobretudo quando o QRS é muito largo.[25] Das et al.[26] mostraram que a duração do QRS no BRE tem uma relação inversa com a fração de ejeção, sendo o QRS ≥ 170 ms um marcador de disfunção ventricular (Fig. 6-6).

Na miocardiopatia dilatada idiopática o BRE ocorre em cerca de 20% dos pacientes, sendo proporcionalmente mais frequente do que na cardiopatia isquêmica.[7] Nesta última, o BRE correlaciona com doença mais extensa e maior grau de disfunção miocárdica.[9]

O prognóstico do BRE depende mais das condições associadas do que do bloqueio de ramo em si. Entretanto mesmo o BRE isolado, sem cardiopatia evidente, pode estar associado à maior mortalidade com relação ao normal.[27]

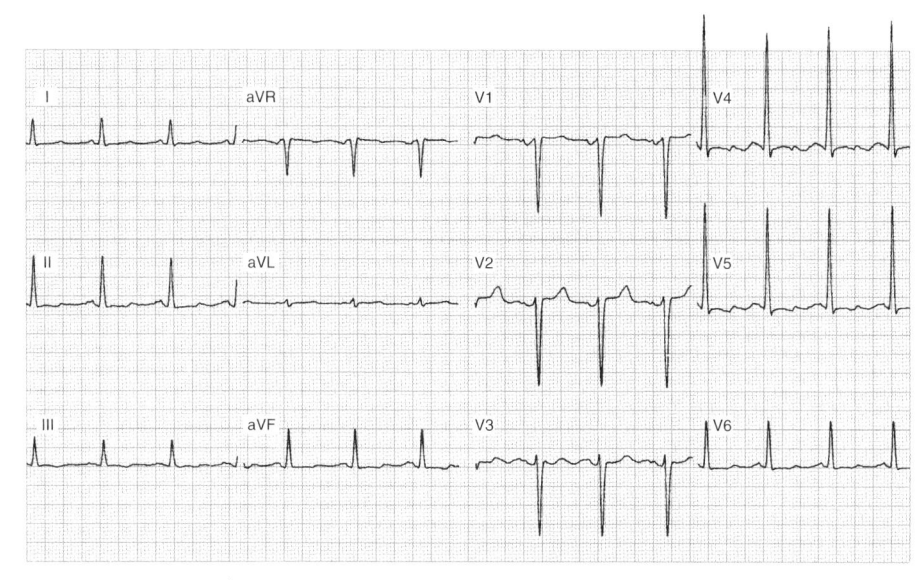

Capítulo 6 ▪ Distúrbios da Condução Intraventricular 97

Fig. 6-6. BRE incompleto. QRS de 0,115 s, ausência de q em DI, V5 e V6. Presença de HVE: critério de voltagem e alteração secundária de repolarização ventricular.

O padrão de ativação anômala no BRE gera prejuízo hemodinâmico, com redução da função sistólica e diastólica, regurgitação mitral funcional e diminuição da contratilidade e do débito cardíaco. Isto se deve à dissincronia interventricular e intraventricular, caracterizada pela descoordenação na contração do ventrículo direito e o esquerdo (dissincronia interventricular) e entre o septo e a parede posterolateral do ventrículo esquerdo (dissincronia intraventricular).[28,29] A presença de dissincronia tem sido correlacionada à dilatação ventricular e ao grau de disfunção sistólica.[30]

Dados do Italian Network on Congestive Heart Failure Registry,[31] que incluiu uma população de 5.517 pacientes com insuficiência cardíaca, mostram que o BRE está associado à maior mortalidade total e súbita em 1 ano, independentemente da idade, da etiologia, da gravidade da insuficiência cardíaca e do regime terapêutico usado pelos pacientes (Fig 6-7).

Previamente, Gottipaty et al.[32] avaliaram o ECG basal de 3.654 pacientes com miocardiopatia dilatada e insuficiência cardíaca, observando uma forte correlação entre a duração do QRS e a mortalidade total (Fig. 6-8).

Na avaliação do paciente com BRE no ECG basal, exames adicionais devem ser realizados, tais como ecocardiograma e teste de imagem para avaliar perfusão miocárdica. Se este for anormal, considerar encaminhar para cineangiocoronariografia, a qual deve ser geralmente realizada na presença de teste de

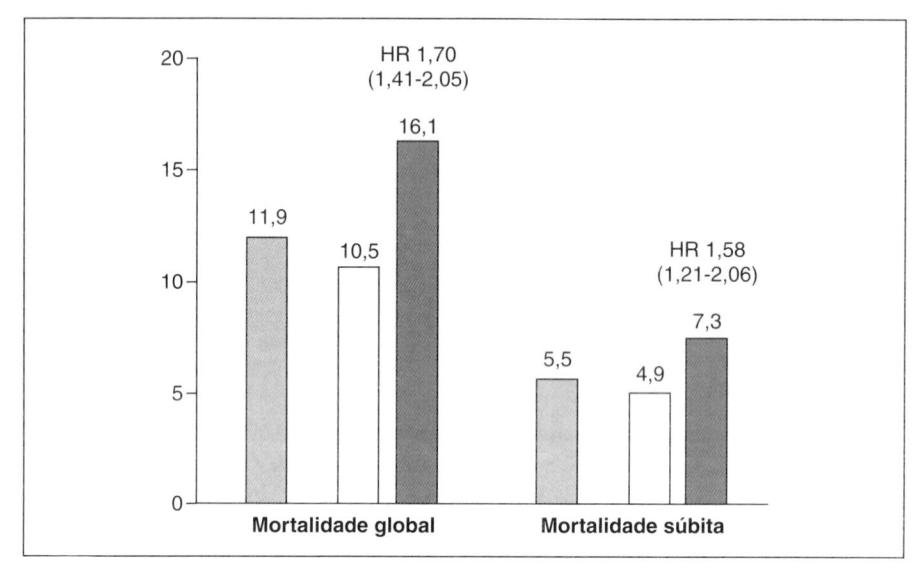

Fig. 6-7. Mortalidade total e súbita em ano nos pacientes com insuficiência cardíaca (global: barra cinza) e nos subgrupos com BRE (barra negra) e sem BRE (barra branca). Fonte: Baldasseroni S et al. *Am Heart J* 2002;143(3):398-405.

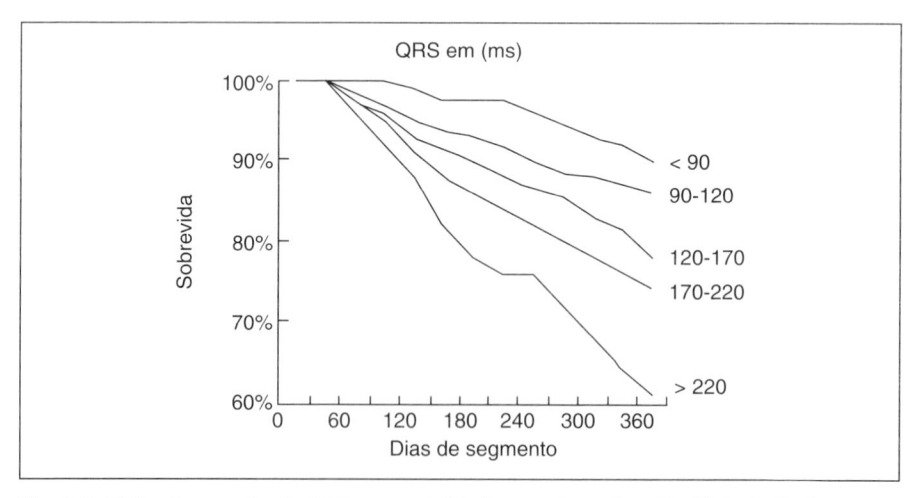

Fig. 6-8. Efeito da duração do QRS na mortalidade na miocardiopatia dilatada. Pacientes com QRS > 200 ms têm 5 vezes maior mortalidade do que aqueles com QRS estreito (< 90 ms). Fonte: Gottipaty VK et al. *J AM Coll Cardiol* 1999;(Suppl):145A.

imagem isquêmico. Mesmo o indivíduo aparentemente saudável com achado de BRE deve realizar investigação complementar.[33] Pacientes com síncope devem realizar estudo eletrofisiológico. O bloqueio AV paroxístico é causa mais comum de síncope cardíaca no paciente com bloqueio de ramo no ECG basal.[34]

O BRE mais comumente é uma anormalidade crônica associada à cardiopatia hipertensiva, miocardiopatia ou doença coronariana crônica, em geral com disfunção ventricular, mas pode surgir no curso do infarto agudo do miocárdio.

BRE com desvio do eixo para a esquerda

O desvio do eixo elétrico no plano frontal (AQRS entre -30° e -90°) na presença de BRE tem sido atribuído a um retardo no tronco do feixe de His, associado a um maior atraso no fascículo anterossuperior. Está relacionado com um comprometimento mais difuso do sistema de condução. Mais frequentemente está associado à doença estrutural cardíaca quando comparado com o BRE com eixo normal.[35] BRE com desvio do eixo para esquerda foi observado em metade dos pacientes com miocardiopatia dilatada idiopática[36] (Fig. 6-9).

BRE com desvio do eixo para a direita

Caracterizado pela presença de ÂQRS orientado além de + 90°. Pode haver a presença de complexos QRS amplos em derivações inferiores, com padrão qR ou R, pela associação ao bloqueio divisional posteroinferior esquerdo. O BRE com desvio do eixo para a direita é uma ocorrência rara e está associado à miocardiopatia dilatada com envolvimento biventricular na maioria dos casos[37] (Fig. 6-10).

■ BLOQUEIO DE RAMO DIREITO

O bloqueio de ramo direito resulta do retardo na condução no feixe de His, no ramo direito propriamente, ou mais distalmente no sistema de condução. É um distúrbio muito comum em virtude da maior fragilidade do sistema de condução do lado direito, ocorrendo com certa frequência na ausência de cardiopatia ou como consequência de várias condições cardíacas e pulmonares.

Processo de ativação no BRD[6-8,14]

No BRD não ocorre alteração na porção inicial do QRS porque a ativação do septo ocorre de forma normal, da esquerda para a direita *(vetor 1)*, produzindo da onda r inicial em V1 e V2. A seguir ocorre a ativação da parede livre do ventrículo esquerdo *(vetor 2)*, que produz a onda S em V1 e R em V6. A ativação transeptal ocorre da esquerda para a direita *(vetor 3)* e, por último, a ativação

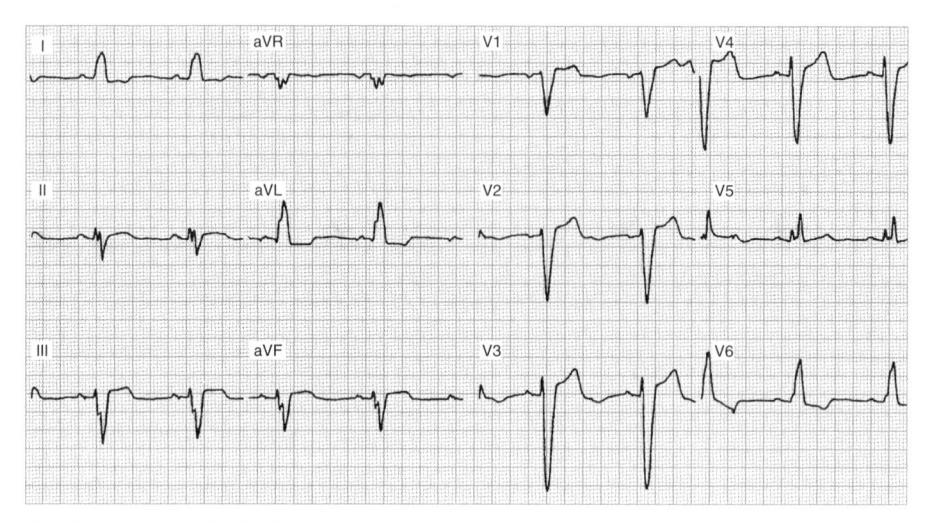

Fig. 6-9. BRE com desvio do eixo para a esquerda. O ritmo é sinusal, o QRS é largo (0,16 s), o eixo encontra-se desviado para a esquerda no plano frontal (-45°). Há ondas R alargadas e com entalhes em derivações esquerdas e QS em V1. Paciente com miocardiopatia dilatada.

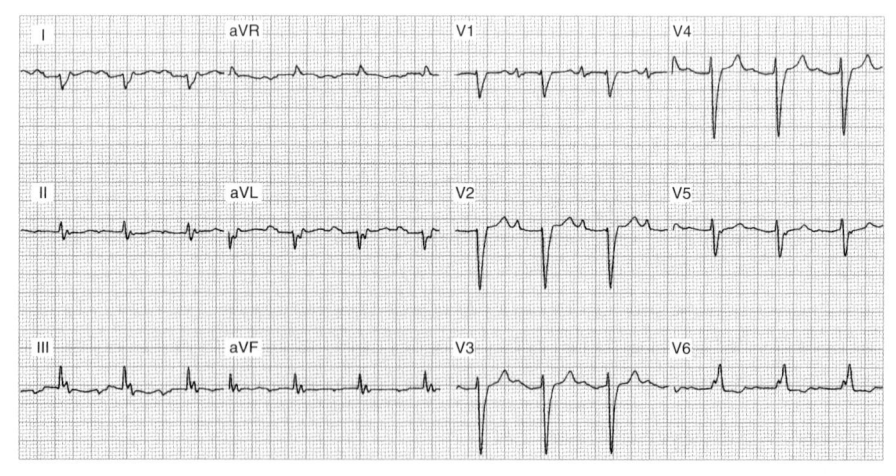

Fig. 6-10. BRE com desvio do eixo para a direita. Ritmo sinusal com BAV de 1º grau e QRS com duração de 0,14 s. Eixo elétrico desviado para a direita no plano frontal (+ 130°). O QRS é negativo em D1. Paciente com miocardiopatia dilatada com grave comprometimento biventricular.

Capítulo 6 ▪ Distúrbios da Condução Intraventricular

anômala e lenta para a parede livre e basal do ventrículo direito *(vetor 4)*, que se dirige para frente e altera a porção final do QRS, sendo responsável pela onda R' alargada em V1 e pela onda S em D1, aVL, V5 e V6) (Fig. 6-11).

Critérios eletrocardiográficos[9-13,21]

Como resultado das alterações no processo de ativação, as seguintes alterações eletrocardiográficas são observadas no BRD (Figs. 6-10 e 6-11):

- Alargamento do QRS, com duração de 0,12 s ou mais.
- Complexo QRS com onda R alargada e entalhada em V1 e V2 (R'), com o padrão rsr', rsR' ou rSR'), com o aspecto em "orelhas de coelho".
- Ondas S alargadas e profundas nas derivações esquerdas DI, V5 e V6 (no final do QRS).
- Aumento do tempo de ativação ventricular (deflexão intrinsecoide) em V1 (> 50 ms).
- Alterações secundárias da repolarização ventricular, com onda T oposta ao retardo final do QRS.

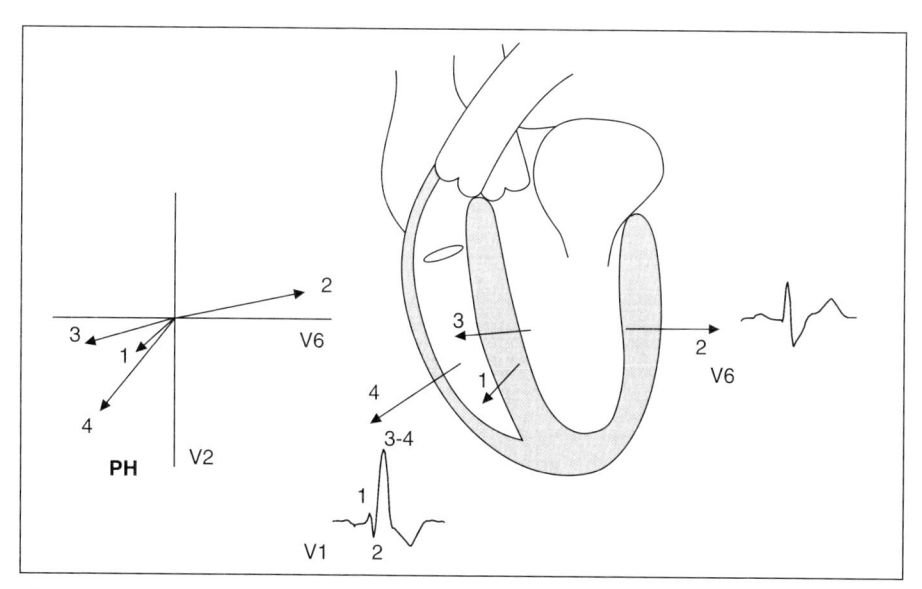

Fig. 6-11. Representação do processo de ativação ventricular no bloqueio de ramo direito, mostrando a sequência dos vetores: vetor 1 (septal), resultante da ativação normal do septo, produzindo o r inicial em V1; vetor 2, resultante da ativação da parede livre do ventrículo esquerdo (s de V1); vetor 3, ativação transeptal da esquerda para a direita e vetor 4, que representa a ativação lenta e retardada da parede livre do ventrículo direito, sendo responsável pela onda R' alargada em V1 e pela onda S em V6.

Em certos casos há somente uma onda R alargada ou com entalhe em V1 e/ou V2[12] e que apresenta o tempo do pico da onda R em V1 > 50 ms.[13]

O QRS no plano frontal é variável, com tendência a ser desviado para a direita.

De forma resumida, na presença de ritmo supraventricular e de QRS largo (≥ 0,12 s), o BRD completo pode ser diagnosticado pela presença de complexo QRS com aspecto de M (rSR' ou rsR') em V1-V2 e S alargado em DI e V6 (Figs. 6-12 e 6-13).

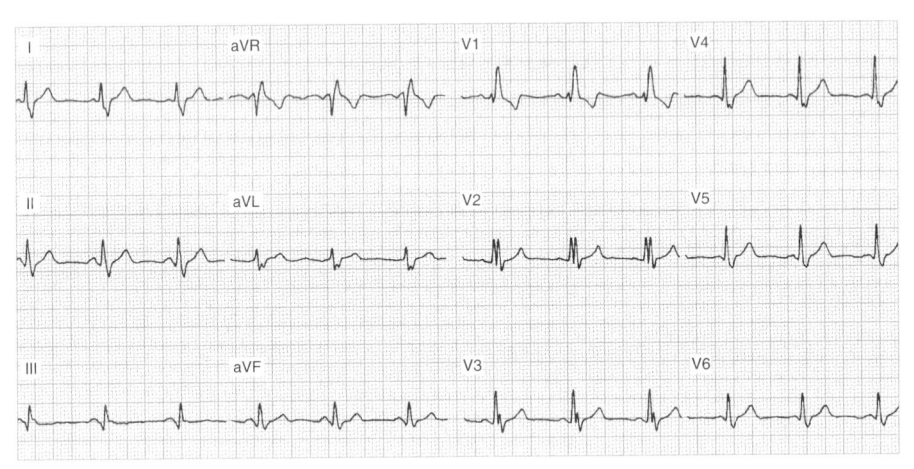

Fig. 6-12. Bloqueio de ramo direito: ritmo sinusal, QRS de 0,14 s, presença de rsR' em V1 e ondas S alargadas no final do QRS.

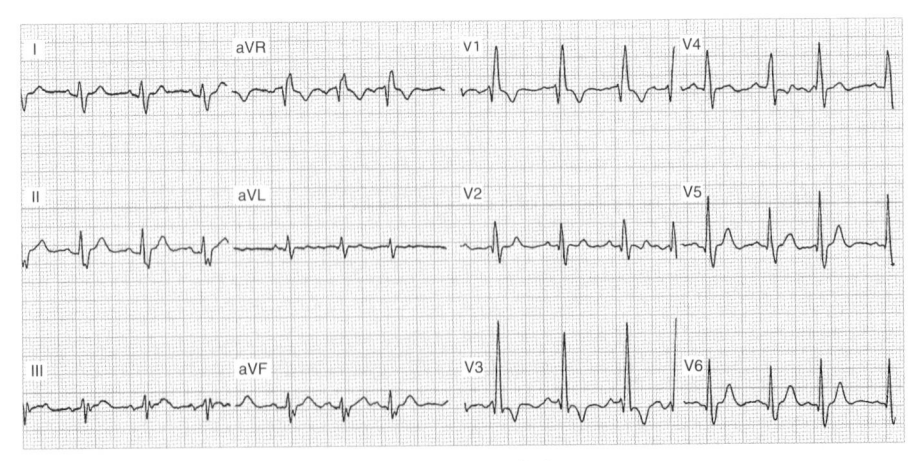

Fig. 6-13. Exemplo de bloqueio completo de ramo direito.

Capítulo 6 ▪ Distúrbios da Condução Intraventricular

Bloqueio incompleto de ramo direito[9,13]

Ocorre como consequência de um menor retardo na condução, apresenta os seguintes critérios: duração do QRS entre 0,10 e 0,12 s; padrão rsr', rSr' ou rsR' em V1 e onda T geralmente oposta ao retardo final do QRS (Fig. 6-14).

Os bloqueios incompletos de ramo direito são também conhecidos em nosso meio como *distúrbio de condução pelo ramo direito* (Figs. 6-14 e 6-15). Pode ser considerada uma variante da normalidade nas formas discretas, sendo frequentemente observada nos jovens.

O padrão de ramo direito incompleto pode ser registrado em pessoas normais quando V1 é posicionado acima, no 2º ou 3º espaço intercostal, ou à direita da posição normal.

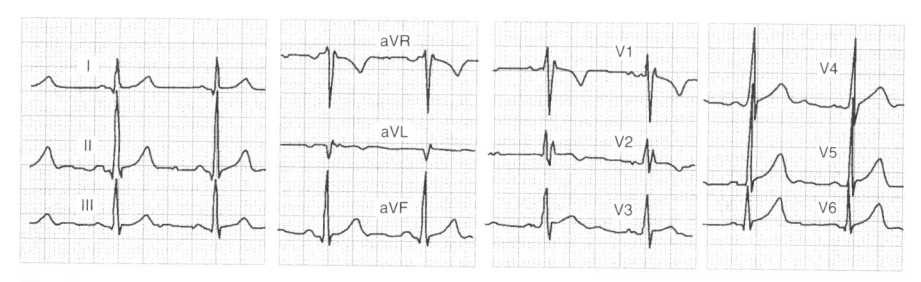

Fig. 6-14. BRD incompleto. Padrão rSr' em V1. Indivíduo normal.

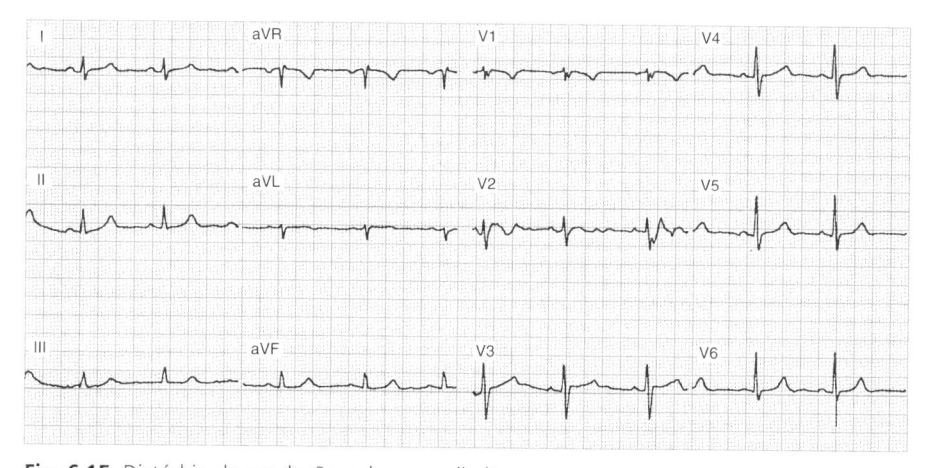

Fig. 6-15. Distúrbio de condução pelo ramo direito.

Significado clínico

O BRD é um achado frequente na prática clínica, podendo estar associado ou não à doença. A presença de BRD na ausência de cardiopatia não tem importância prognóstica.

O distúrbio de condução pelo ramo direito (padrão rsr' em V1, com r' < r) é frequente em indivíduos normais, sendo atribuído ao retardo na condução na via de saída do ventrículo direito.[7]

Em pacientes com conhecida cardiopatia isquêmica, a presença de BRD sugere doença avançada e maior mortalidade. Na fase aguda do infarto do miocárdio, o BRD é um forte marcador prognóstico, está associado a grandes infartos de parede anterior, com mais frequente evolução com insuficiência cardíaca ou necessidade de marca-passo.[38] Go et al.[39] mostraram que os pacientes acometidos por bloqueio de ramo têm mais comorbidades e menor probabilidade de receberem terapia adequada, como trombolítico, e maior mortalidade hospitalar. Neste estudo, o BRD foi um marcador independente de mortalidade mais importante do que o BRE.

No IAM o bloqueio de ramo pode ser novo, ou seja, surgir na evolução do infarto, ou ser antigo, ou seja, preexistente ao evento isquêmico.

O BRD pode ocorrer em pacientes em condições que impõem sobrecarga ou compromete as câmaras direitas, como cardiopatias congênitas, *cor pulmonale* e embolia pulmonar. BRD intermitente pode surgir durante cateterismo cardíaco direito em função do trauma induzido pela ponta do cateter.[10] BRD incompleto com padrão rsR em V1 é comum na comunicação interatrial. Em pacientes com tetralogia de Fallot submetidos à correção cirúrgica total, o bloqueio de ramo direito com QRS com duração de 0,15 s ou mais, ou desvio extremo do eixo no plano frontal prediz evolução com importante dilatação ventricular direita.[40] No BRD a presença de QRS muito largo e desvio extremo do eixo pode ser um marcador de dilatação e insuficiência ventricular direita.[23]

O BRD associado ou não ao bloqueio fascicular anterior esquerdo é comum na cardiopatia chagásica crônica. A presença destes distúrbios de condução em pacientes com sorologia positiva para *T. cruzi* traduz a existência de lesão miocárdica, de variável grau.[41] A associação BRD + BFASE é frequente na miocardiopatia chagásica, em decorrência do comprometimento da metade direita do feixe de His e da zona de "bifurcação" do ramo direito com o fascículo anterior do ramo esquerdo, que são envolvidos pelo processo inflamatório e/ou fibrótico.[42]

Capítulo 6 ▪ Distúrbios da Condução Intraventricular

▪ BLOQUEIO FASCICULAR ANTERIOR ESQUERDO (BLOQUEIO DIVISIONAL ANTEROSSUPERIOR ESQUERDO)

O bloqueio fascicular anterior esquerdo (BFASE), também conhecido por bloqueio divisional anterossuperior esquerdo (BDASE), deve-se a um retardo na condução do estímulo no fascículo anterior esquerdo. É um distúrbio relativamente comum na prática clínica, constituído no mais frequente dos transtornos de condução no adulto, talvez porque o fascículo anterior esquerdo localiza-se na via de saída do ventrículo esquerdo, próximo ao anel aórtico, e mais facilmente envolvido por processos patológicos que cursam com aumento da pressão intraventricular, ou com comprometimento da parede anterosseptal ou da valva aórtica.[4,43]

Processo de ativação no BFAE[6,8,43]

O retardo na condução pelo fascículo anterior esquerdo faz com que a ativação do ventrículo esquerdo se inicie pela região posteroinferior, resultando em forças dirigidas para baixo e para a direita. Isto se manifesta no eletrocardiograma por ondas r de pequena amplitude nas derivações inferiores (DII, DIII e aVF) e por qR em DI e aVL, com o q um pouco maior do que o normal. Em seguida ocorre a ativação das áreas inferior e apical, produzindo um vetor que se dirige para baixo e para a esquerda. Depois ocorre a ativação retardada das regiões anterossuperiores do ventrículo esquerdo (paredes anterolateral e basal), o que produz um vetor dirigido para cima, para trás e para a esquerda, de grande magnitude porque as forças elétricas não são atenuadas pela ativação simultânea de áreas opostas. Isto é responsável por ondas S profundas em DII, DIII e aVF e também pelas ondas R em DI e aVL. O vetor resultante orienta-se aproximadamente paralelo a DIII (próximo -60) no plano frontal, o que explica o S de DIII ser maior do que o de DII.

De modo geral, nos bloqueios ou distúrbios de condução, as áreas que são ativas por último, como consequência do retardo, produzem vetores com maior magnitude porque são ativadas de forma isolada sem sofrer o cancelamento das forças das áreas opostas.[12,43]

O complexo QRS no BFAE apresenta, em geral, um pequeno aumento na sua duração, não atingindo 0,12 s.

Critérios eletrocardiográficos

As seguintes alterações são características do BFAE:[9,12,13]

- QRS duração menor que 0,12 s.
- Eixo elétrico do QRS entre -45° a -90° no plano frontal.
- Padrão rS em DII, DIII e aVF, com S de DIII maior do que o de DII (S3 > S2), como consequência do desvio do eixo elétrico acima de -45°.

- Presença de R dominante em DI e aVL, em geral com o padrão qR.
- Tempo do pico da onda R em prolongado em aVL (≥ 0,045 s).

A diminuição da onda r em precordiais direitas, ou até mesmo o surgimento de onda Q em V1 e V2, pode simular necrose septal.[44] A zona de transição pode estar deslocada para a esquerda.

No BFAE o pico da onda R em aVL está prolongado, mas é mais precoce do que o pico da onda R em aVR, o que somente é possível de se verificar quando o registro destas derivações é simultâneo.[13,45]

Não está bem definido ainda se o desvio para a esquerda menos acentuado, entre -30° e -45°, ocorre como consequência de comprometimento do fascículo anterossuperior ou inerente a certos processos patológicos, como a HVE.[46] Conforme Mirvis *et al.*,[9] o eixo elétrico no plano frontal entre -30° e -45° deve ser referido como desvio do eixo para a esquerda, e não constitui BFAE. São condições associadas a desvio do eixo entre -30° e -45°: HVE (mais comum) e infarto inferior.

De forma resumida, na presença de ritmo supraventricular, BFAE pode ser diagnosticado pela presença de desvio acentuado do eixo para a esquerda (critério principal) e do padrão rS em DII e DIII com S3 > S2 e R grande em aVL (Fig. 6-16).

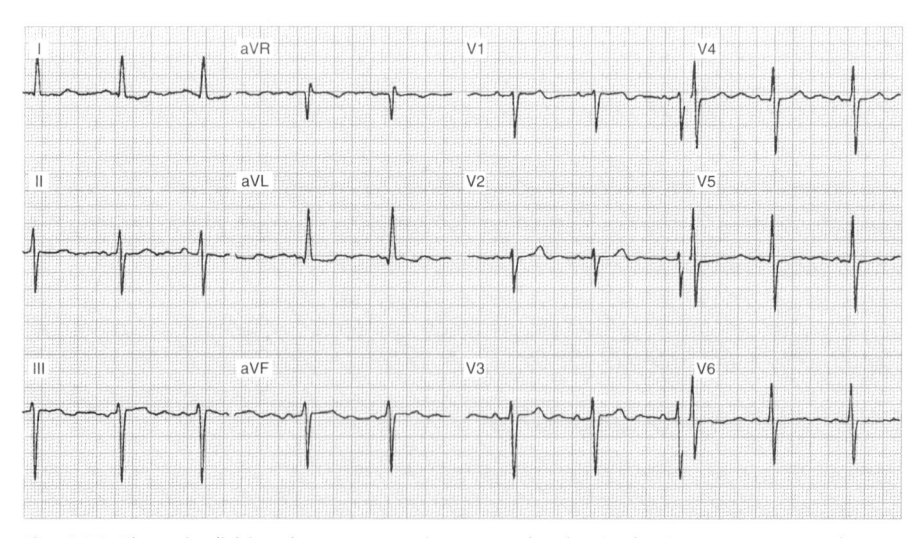

Fig. 6-16. Bloqueio divisional anterossuperior esquerdo: desvio do eixo para a esquerda no plano frontal (ÂQRS a -60°), padrão rS em DII, DIII e aVF com S em DIII maior do que em DII. O complexo QRS apresenta amplitude em DIII > em aVL porque está acima de -45°. Paciente de 73 anos com cardiopatia hipertensiva.

Significado clínico[9,43]

Em geral o BFAE é adquirido e está associado à cardiopatia, mas também pode ocorrer em pessoas sem evidências de doença. Apresenta como causas: hipertensão arterial sistêmica, doença coronariana, cardiopatia chagásica, miocardiopatia dilatada, esclerose do sistema de condução (doença de Leve e Lenegre), valvopatia aórtica e cardiopatias congênitas. Na cardiopatia isquêmica pode estar associado ou não a infarto do miocárdio. É mais comum a associação a infarto anterior (ou enterosseptal), em geral por lesão proximal da artéria descendente anterior. O BDASE ocorre na cardiopatia chagásica crônica, em geral, associada ao BRD. As cardiopatias congênitas que estão mais comumente associadas ao BDASE são o defeito do canal atrioventricular, e a atresia tricúspide e, em menor frequência, a comunicação interventricular.

■ BLOQUEIO FASCICULAR POSTERIOR ESQUERDO (BLOQUEIO DIVISIONAL POSTEROINFERIOR ESQUERDO)

O retardo de condução no fascículo posterior esquerdo, conhecido por bloqueio fascicular posterior esquerdo (BFPE) ou bloqueio divisional posteroinferior esquerdo, é raro, o que tem sido explicado pelo fato de este fascículo ser mais espesso, receber irrigação da descendente anterior e da descendente posterior, sendo menos vulnerável à isquemia. Além disso, e o seu trajeto em direção da via de entrada do ventrículo esquerdo e afastando-se do septo e do aparelho valvar aórtico torna-o mais protegido.[43]

Processo de ativação no BFPE

O retardo no fascículo posterior faz com que a região inferoposterior do ventrículo esquerdo seja ativada tardiamente com relação à anterolateral, isto é, de forma contrária ao observado no bloqueio fascicular anterior esquerdo. O processo de ativação tem início pelas áreas mediosseptal e septal, o que resulta no vetor dirigido para a esquerda, para frente e para cima, sendo responsável pela onda r de DI e q de DII e DIII. Em seguida ocorre a ativação da região anterossuperior (parede livre do ventrículo esquerdo), produzindo um vetor dirigido para a esquerda e para frente. A ativação final ocorre nas paredes inferior e posterior, resultando no vetor orientado para baixo e para a direita. Estas forças finais predominam (ativação retardada), resultando no S de DI e no R amplo de DII, DIII e aVF e no eixo desviado para a direita (em torno de $+120°$)[8,9](Fig. 6-17).

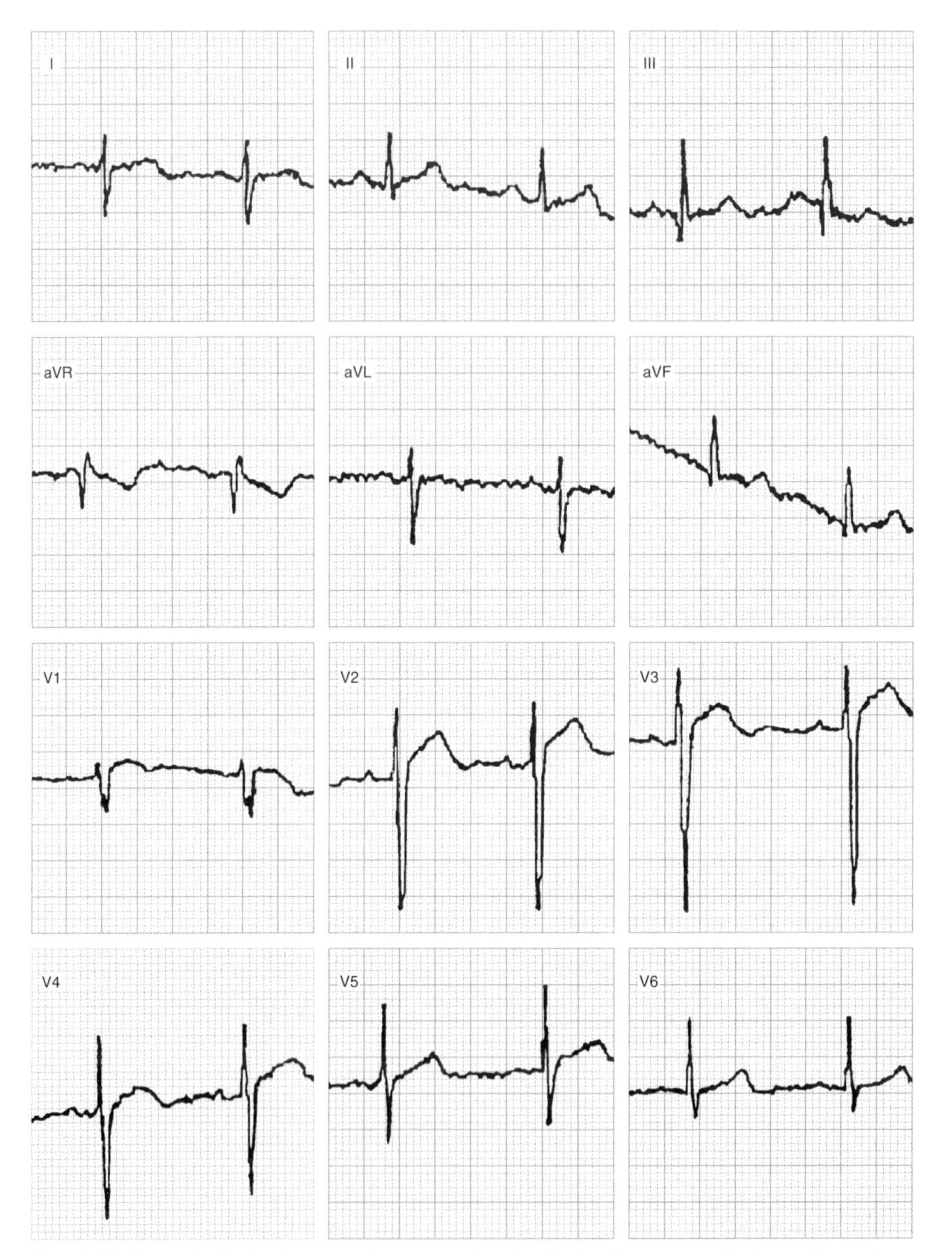

Fig. 6-17. Bloqueio fascicular posterior esquerdo: desvio do eixo para a direita no frontal (AQRS aproximado de 110°), rS em DI e aVL e qR em DIII e aVF, R3 > R2.

Capítulo 6 ▪ Distúrbios da Condução Intraventricular

Critérios eletrocardiográficos[9,12,13,21,42]

- QRS com duração menor do que 0,12 s.
- Eixo elétrico do QRS desviado para a direita no plano frontal, em torno de +120°, mas pode variar entre 90° e 180°.
- Padrão rS em DI e aVL.
- Padrão qR nas derivações inferiores DII, DIII e aVF, com o R de DIII maior do que o DII (R3 > R2).
- Ausência de outras causas para o desvio do eixo para a direita.

Outras causas de desvio do eixo para a direita devem ser excluídas, tais como: HVD, infarto lateral e coração verticalizado.

Quando associado ao BRD deve ser diferenciado do BRD com desvio do eixo para a direita. No caso de existir BFPE, além do desvio do eixo para a direita, há o registro do padrão qR em DIII, que não ocorre no BRD isolado.

Significado clínico

O BFPE é raro, porque o fascículo posterior esquerdo é o menos vulnerável a processos patológicos por ser curto e largo, está localizado na via de entrada do ventrículo esquerdo (região menos turbulenta) e é suprido por irrigação proveniente de dois vasos (descendente anterior e da descendente posterior), com menor probabilidade de sofrer isquemia.[4,43] Ocorre quando há maior dano miocárdico.[47]

Quando existe, normalmente é em associação ao BRD e nestes casos é comum a evolução para bloqueio AV no seguimento. Principais causas: cardiopatia chagásica, doença coronariana e esclerose do sistema de condução.[6,43]

▪ BLOQUEIO FASCICULAR SEPTAL OU BLOQUEIO DIVISIONAL ANTEROMEDIAL

O bloqueio fascicular septal (BFS) ou bloqueio divisional anteromedial (BDAM) tem sido atribuído ao retardo na divisão septal ou anteromedial do ramo esquerdo. Enquanto a existência do fascículo septal ou anteromedial, em geral, é aceita, os critérios eletrocardiográficos do bloqueio divisional anteromedial não apresentam unanimidade na literatura médica, com opiniões divergentes entre as escolas.[43,48,49] Os trabalhos do grupo do Incor-SP, inicialmente Tranchesi *et al.*[50] e posteriormente Moffa *et al.*[51] e Sanches *et al.*,[52] têm mostrado a existência deste bloqueio, descrevendo alterações típicas no eletrocardiograma, vetocardiograma e no mapa de ativação endocárdica.

O processo de ativação no bloqueio divisional anteromedial (BDAM) exibe predomínio das forcas intermediárias e finais para frente, determinando deslocamento anterior da alça vetocardiográfica no plano horizontal.

Os critérios do BDAM são os seguintes, conforme têm sido propostos:[48,53,54]

- QRS com duração menor do que 0,12 s, em geral em torno de 0,10 s.
- Presença de onda R ampla em V2 e V3. Em V1 R/S > 1. O R de V2 maior ou igual a 15 mm. Pode haver q inicial (qR) em V2 e V3.
- Pode haver perda de q em derivações esquerdas. A onda T, em geral, é negativa em precordiais direitas.

Devem-se excluir outras causas responsáveis por ondas R amplas em V1-V3 como HVD, BRD, infarto dorsal e rotação anti-horária do coração.[53]

Em geral o BDAM está associado à cardiopatia chagásica e à cardiopatia isquêmica, comumente combinado com outros distúrbios de condução, como o BRD e BFAE (Fig. 6-18).

De modo simplificado, os bloqueios divisionais podem ser reconhecidos pela presença de R amplo, em geral com q *(padrão qR),* o qual pode estar presente em derivações laterais do ventrículo esquerdo (I, aVL ou V5 e V6), nas derivações inferiores (II, III e aVF) ou nas derivações anteriores (V1 a V3), dependendo do tipo de distúrbio de condução apresentado (Quadro 6-2).

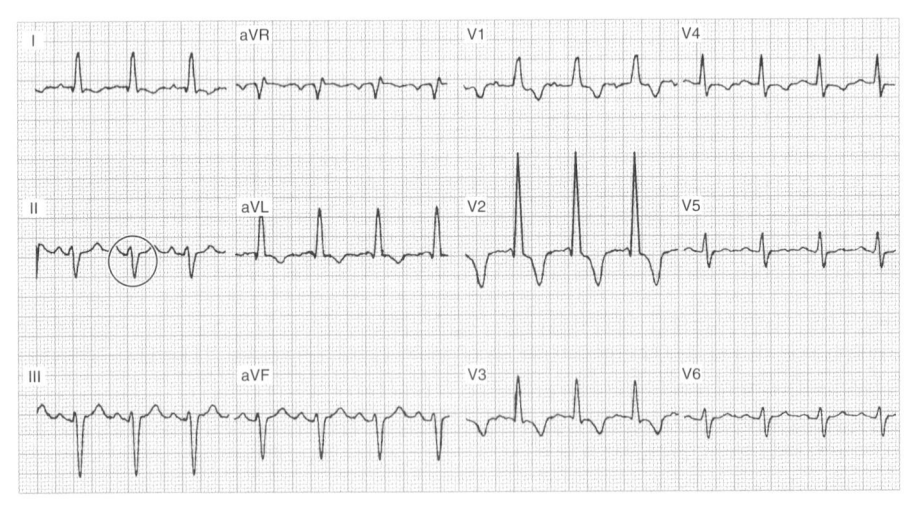

Fig. 6-18. Bloqueio anteromedial associado a bloqueio divisional anterossuperior esquerdo. Critérios para BDAM: onda R ampla e pontiaguda em precordiais direitas com R de V2 > 15 mm e padrão qR. Onda T negativa em precordiais direitas. ÂQRS próximo a -60° e rS em parede inferior (BDASE). O QRS tem duração de 0,13 s. Paciente com 89 anos com hipertensão arterial e doença coronariana.

Capítulo 6 ▪ Distúrbios da Condução Intraventricular

Quadro 6-2. Bloqueios fasciculares: eixo elétrico no plano frontal, última região ativada e padrões eletrocardiográficos

Distúrbio de condução	AQRS	Última região ativada	Padrão qR	Padrão rS
BFAE	-30 a -90	Anterolateral	DI, aVL	DII, DIII, aVF
BFPE	+80 a 110	Posteroinferior	DII, DIII, aVF	DI, aVL
BDAM	Normal	Anterior	V2 e V3	Ausente

BFAE = bloqueio fascicular anterior esquerdo; BFPE = bloqueio fascicular posterior esquerdo; BDAM = bloqueio divisional anteromedial. AQRS = eixo elétrico do QRS no plano frontal.

O vetor inicial da despolarização (0,02 s) afasta-se do fascículo que apresenta retardo, enquanto os vetores médios e terminal dirigem-se para este último, o que causa o desvio do eixo para o sítio do bloqueio fascicular.[10]

▪ **BLOQUEIOS DE RAMO INTERMITENTE**

O bloqueio de ramos direito e esquerdo pode se manifestar de forma transitória, às vezes sendo observada a intermitência no mesmo traçado (Fig. 6-19). Em geral tem significado clínico semelhante aos bloqueios permanentes. Podem estar relacionados com alterações na frequência cardíaca (bloqueio frequência-dependente ou aberrância), por exemplo, BRE induzido por esforço físico durante teste ergométrico com a elevação da frequência (bloqueio fase 3), ou que se desenvolve nas frequências cardíacas baixas (bloqueio fase 4, ou por despolarização espontânea anormal).[9]

▪ **BLOQUEIOS MULTIFASCICULARES**

Refere-se à presença de retardo na condução em mais de um componente do sistema de condução, considerando os ramos direito e esquerdo e os fascículos anterossuperior e posteroinferior. Pode acometer dois componentes, o denominado bloqueio bifascicular, ou três componentes do sistema de condução, quando é chamado de bloqueio trifascicular.[9]

A forma mais comum de bloqueio multifascicular é a associação bloqueio de ramo direito com bloqueio fascicular anterior esquerdo (BRD + BFAE), que se manifesta pelo padrão de BRD com desvio do eixo para a esquerda (Fig. 6-20). Característico da cardiopatia chagásica, mas também pode ser causado por esclerose do sistema de condução e outras condições orgânicas (fase aguda do infarto do miocárdio, valvopatia aórtica, cardiopatias congênitas etc.).[54] A

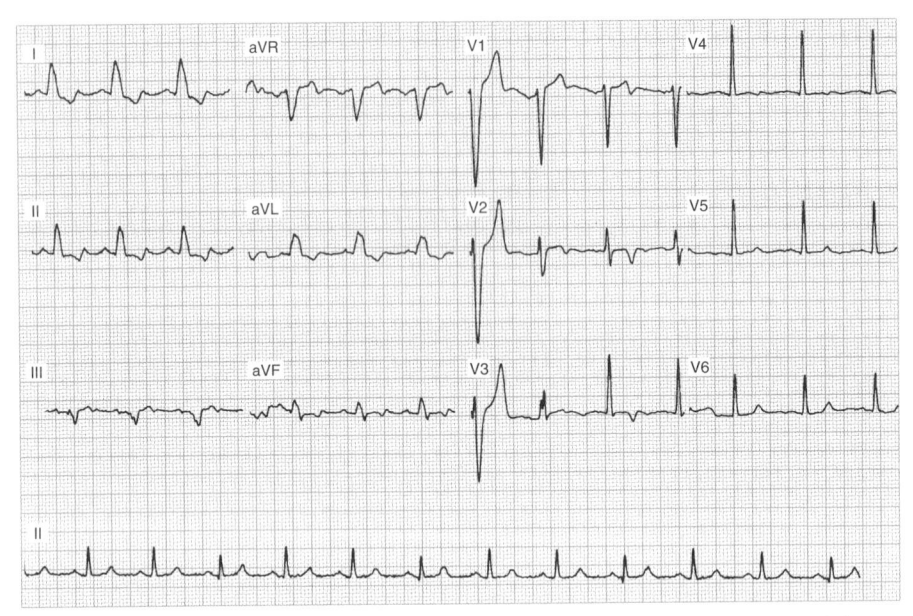

Fig. 6-19. BRE intermitente: este traçado exibe o padrão de BRE nas derivações periféricas. Nas derivações precordiais ocorre o desaparecimento do BRE: o primeiro batimento com QRS largo visto em V1 a V3 é compatível com BRE, apresentando o padrão similar ao de outros traçados prévios do mesmo paciente. O segundo batimento nas mesmas derivações mostra pequeno alargamento do QRS (distúrbio de condução pelo ramo esquerdo). Depois há reversão do BRE, com estreitamento do QRS e mudança na polaridade das ondas T (V4 a V6 e DII longo). Paciente com miocardiopatia não isquêmica. A inversão de T em V1 a V4 deve-se provavelmente ao fenômeno de memória cardíaca.

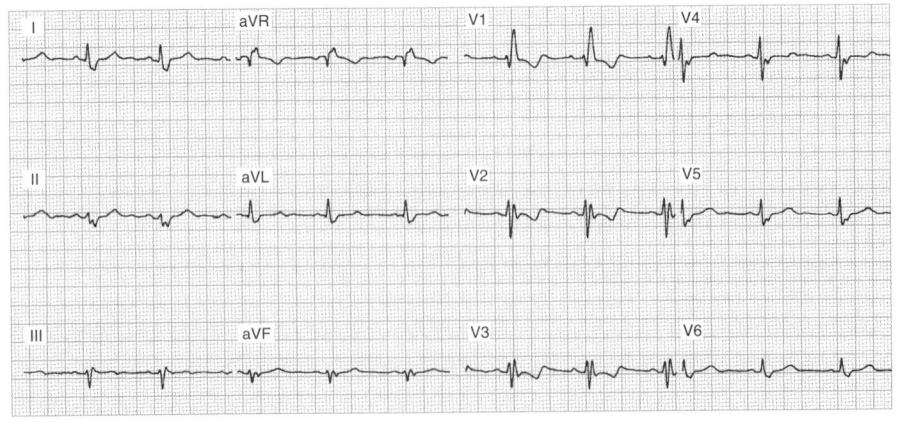

Fig. 6-20. Bloqueio de ramo direito associado a bloqueio divisional anterossuperior esquerdo (BRD + BDASE) em paciente com cardiopatia chagásica crônica.

incidência de progressão do bloqueio bifascicular para BAV total é baixa,[55] a não ser quando surge no curso do infarto agudo do miocárdio anterosseptal (Cap. 7).

A associação bloqueio de ramo direito e bloqueio divisional posteroinferior (BRD + BDPI) é incomum, sendo a cardiopatia chagásica e a doença coronariana as causas principais.[43,54]

O termo bloqueio trifascicular é usado quando há retardo no ramo direito associado a retardo proximal no ramo esquerdo ou nos fascículos, resultando no aumento do tempo de condução His-ventricular. Manifesta-se no ECG por bloqueio bifascicular mais intervalo PR prolongado, embora o aumento do intervalo PR possa ocorrer no nó AV, sem caracterizar o bloqueio trifascicular verdadeiro.[9,56]

O bloqueio de ramo alternante ocorre quando há alternância entre BRD e BRE no mesmo traçado ou em exames sucessivos, ou então BRD associado a BFAE em um traçado, alternando com BRD, associado a BDPI em outro. Geralmente está indicado o implante de marca-passo definitivo no bloqueio de ramo alternante, o qual pode evoluir com BAV de 3º grau e síncope.[56]

Um traçado que exibe QRS largo com desvio acentuado do eixo para a esquerda no plano frontal (-60°), ausência ou mínimo S em DI e aVL e padrão de BRD no plano transverso, com QRS positivo em V1 tem sido conhecido como *bloqueio bifascicular mascarado* ou *bloqueio de ramo mascarado*. Apresenta frequente evolução para bloqueio AV avançado.[57]

■ DISTÚRBIO DE CONDUÇÃO INTRAVENTRICULAR INESPECÍFICO[8,13]

Este termo tem sido empregado para descrever o distúrbio de condução que não preenche critérios para BRE ou BRD, na presença de QRS prolongado, com duração maior do que 0,10 s. Por exemplo, um traçado que exibe padrão de BRE no plano frontal e padrão de BRD no plano horizontal ou o contrário.

■ REFERÊNCIAS BIBLIOGRÁFICAS

1. Tawara S. *Das reizleitungssystem des saugetierherzens*. Jena: Gustav Fischer, 1906.
2. Spalteholtz W. *Handatlas der anatomie des menschen. Mit unterstutzung von Wilhelm His*. 5th ed. Leipzig: Hirzel, 1907.
3. Rosembaum MB, Elizari MV, Lazzari JO. *Los hemibloqueos*. Buenos Aires: Paidos, 1967.
4. Rosenbaum MB. Types of left bundle branch block and their clinical significance. *J Electrocardiol* 1969;2:197.
5. Kulbertus HE, Demoulin JC. Pathological bases of the concept of the left hemiblock. In: Wellens HJC, Lie KI, Janse MJ (Eds.). *The conduction system of the heart*. Philadelphia: Lea and Febiger, 1976.

6. Carneiro EF. *O eletrocardiograma: 10 anos depois*. 5 ed. Rio de Janeiro: Enéas Ferreira Carneiro, 1987. p. 165-98.
7. Sanches PC, Moffa PJ. Distúrbios da condução intraventricular. In: *Tranchesi-eletrocardiograma normal e patológico*. 7 ed. São Paulo: Roca, 2001. p. 381-412.
8. Fisch C. Electrocardiography and vectocardiography. In: Braunwald E. *Heart disease, textbook of cardiovascular medicine*. 2nd ed. Philadelphia: WB Saunders Company, 1984. p. 193-253.
9. Mirvis DM, Goldberger AL. Electrocardiogram. In: Zipes DP *et al. Braunwald's heart disease: a textbook of cardiovascular medicine*. 7th ed. 2005. p. 105-51. Philadelphia, PA, Saunders Elsevier.
10. Wagner GS. *Marriott's practical electrocardiography*. 11th ed. Philadelphia, PA: Lippincott Williams and Wilkins, 2008. p. 119-24.
11. Castellanos A, Interian Jr A, Myerburg RJ. The resting electrocardiogram. In: Fuster V, Alexander RW, O'Rourke RA, (Eds.). *Hurst's the heart*. 11th ed. New York: McGraw-Hill Professional, 2004.
12. Sgarbossa E, Wagner G. Electrocardiography. In: Topol EJ, Calif RM, Prystowsky EN *et al. Textbook of cardiovascular medicine*. 3rd ed..Philadelphia: Lippincott Williams & Wilkins. 2006. p. 978-02.
13. Surawicz B, Childers R, Deal BJ, *et al.* AHA/ACCF/HRS recommendations for the standardization and interpretation of the electrocardiogram: part III: intraventricular conduction disturbances. *J Am Coll Cardiol* 2009 Mar. 17;53(11):976-81.
14. Sodi-Pallares D, Besteni A, Medrano GA. *Electrocardiografia y vectocardiografia deductivas*. Bases electrofisiológicas. Hipertrofias y bloqueos. La prensa Medica Mexicana, 1964.
15. Strauss DG, Selvester RH, Lima JAC, *et al.* ECG quantification of myocardial scar in cardiomyopathy patients with or without conduction defect: correlation with cardiac magnetic resonance and arrhythmogenesis. *Circ Arrhythmia Electrophysiol* 2008;1:327-36.
16. Selvester RHS, Solomon JC. Computer simulation of ventricular depolarization, QRS duration and quantification of wall thickness. In: Willems JL, Van Bemmel JH, Zywitz C (Eds.). *Computer ECG analysis: toward standardization*. Amsterdam: North Holland, 1986. p. 221.
17. Strauss DG, Selvester RH. The QRS complex – A biomarker that "images" the heart: QRS scores to quantify myocardial scar in the presence of normal and abnormal ventricular conduction. *Journal of Electrocardiology* 2009;42:85-96.
18. Vassallo JA, Cassidy DM, Marchlinski FE *et al.* Endocardial activation of left bundle branch block. *Circulation* 1984;69:914-23.
19. Auricchio A, Fantoni C, Regoli F *et al.* Characterization of left ventricular activation in patients with heart failure and left bundle-branch block. *Circulation* 2004 Mar. 9;109(9):1133-39.
20. Fung JWH, Yu CM, Yip G *et al.* Variable left ventricular activation pattern in patients with heart failure and left bundle branch block. *Heart* 2004;90:17-19.
21. Pastore CA, Pinho JA, Bacellar MSC *et al.* Diretriz de interpretação de eletrocardiograma de repouso. *Arq Bras Cardiol* 2003;80(Supl II).
22. Hurst JW. *Interpreting electrocardiograms using basic principles and vector concepts*. New York: Dekker, 2001. p. 205-46.
23. Hurst JW. A new terminology for describing left and right ventricular conduction abnormalities. *Clin Cardiol* 2003;26:540-45.
24. Schneider JF, Thomas Jr HE, Sorlie P *et al.* Comparative features of newly acquired left and right bundle branch block in the general population: the Framingham study. *Am J Cardiol* 1981;47:931-40.
25. Murkohsky RL, Dangas G, Diamond JA *et al.* A prolonged QRS duration on surface electrocardiogram is a specific indicator of left ventricular dysfunction. *J Am Coll Cardiol* 1998;32:476-82.

26. Das MK, Cheriparambil K, Bedi A et al. Prolonged QRS duration (QRS >/=170 ms) and left axis deviation in the presence of left bundle branch block: a marker of poor left ventricular systolic function? *Am Heart J* 2001 Nov.;142(5):756-59.
27. Miller WL, Ballman KV, Hodge DO et al. Risk factor implications of incidentally discovered uncomplicated bundle branch block. *Mayo Clinic Proc* 2005;80(12):1585-90.
28. Grines CL, Bashore TM, Boudoulas H et al. Functional abnormalities in isolated left bundle branch block. The effect of interventricular assynchrony. *Circulation* 1989;79:845-53.
29. Auricchio A, Spinelli J. Cardiac resynchronization for heart failure: present status. *Congest Heart Fail* 2000;6:325-29.
30. Caso P, D'Andrea A, Martiniello AR et al. Myocardial systolic activation delay in patients with left bundle branch block and either normal or impaired left ventricular function. *Echocardiography* 2006;23(1):14-23.
31. Baldasseroni S, Opasich C, Gorini M et al. Left bundle-branch block (LBBB) is associated with increased 1-year sudden and total mortality rate in 5517 outpatients with congestive heart failure: a report from the Italian Network on Congestive Heart Failure. *Am Heart J* 2002;143(3):398-405.
32. Gottipaty VK, Krelis SP, Lu F et al. for the VEST investigators. The resting electrocardiogram provides a sensitive and inexpensive marker of prognosis in patients with chronic congestive heart failure. *J Am Coll Cardiol* 1999;(Suppl A):145A.
33. Francia P, Balla C, Paneni F et al. Left bundle-branch block. Pathophysiology, prognosis, and clinical management. *Clin Cardiol* 2007;30:110-15.
34. Donateo P, Brignole M, Alboni P et al. A standardized conventional evaluation of the mechanism of syncope in patients with bundle branch block. *Europace* 2002;4(4):357-60.
35. Paharidis G, Nouskas J, Efthimiadis G et al. Complete left bundle branch block with left QRS axis deviation: defining its clinical importance. *Acta Cardiol* 1997;52(3):295-303.
36. Fauchier L, Marie O, Casset-Senon D et al. Reliability of QRS duration and morphology on surface electrocardiogram to identify ventricular dyssynchrony in patients with idiopathic dilated cardiomyopathy. *Am J Cardiol* 2003;92:341-44.
37. Childers R, Lupovich S, Sochanski M et al. Left bundle branch block and right axis deviation: a report of 36 cases. *J Electrocardiol* 2000;33(Suppl):93-102.
38. Melgarejo-Moreno A, Galcerá-Tomás J, Garcia-Alberola A et al. Prognostic significance of the bundle branch block in acute myocardial infarction the importance of location and time of appearence. *Clin Cardiol* 2001;24:371-76.
39. Go AS, Barron HV, Rundle AC et al. Bundle-branch block and in-hospital mortality in acute myocardial infarction. National Registry of Myocardial Infarction 2 Investigators. *Ann Intern Med* 1998 Nov. 1;129(9):690-97.
40. Book WM, Parks WJ, Hopkins KL et al. Electrocardiographic predictors of right ventricular volume measured by magnetic resonance imaging late after total repair of tetralogy of Fallot. *Clin Cardiol* 1999;22:740-46.
41. Marin-Neto JA, Simões MV, Sarabanda AVL. Forma crônica cardíaca. In: Brener Z, Andrade ZA, Barral-Netto M. *Trypanosoma cruzi e doença de Chagas.* 2 ed. Rio de Janeiro: Guanabara Koogan, 2000.
42. Andrade ZA. *Patologia do sistema excitocondutor do coroão na miocardiopatia chagásica.* Tese Professor Titular. Salvador, BA: Fac Med UFBA, 1973.
43. Elizari MV, Acunzo RS, Ferreiro M. Hemiblock revisited. *Circulation* 2007;115:1154-63.
44. Shettigar UR, Pannuri A, Barbier GH et al. Significance of anterior Q waves in left anterior fascicular block – A clinical and noninvasive assessment. *Clin Cardiol* 2002;(25)19-22.
45. Warner RA, Hill NE, Mookherjee S et al. Improved electrocardiographic criteria for the diagnosis of the left anterior hemiblock. *Am J Cardiol* 1983;51:718-22.

46. Hancock EW, Deal BJ, Mirvis DM et al. AHA/ACCF/HRS recommendations for the standardization and interpretation of the electrocardiogram: part V: electrocardiogram changes associated with cardiac chamber hypertrophy: a scientific statement from the AHA/ACCF/HRS. *J Am Coll Cardiol* 2009;53(11):992-1002.
47. Rizzon P, Rossi L, Baissus C et al. Left posterior hemiblock in acute myocardial infarction. *Br Heart J* 1975;37:711-20.
48. MacAlpin RN. Left septal fascicular block: myth or reality? *Indian Pacing and Electrophysiology J* 2003;3(3):157-77.
49. MacAlpin R. In search of the left septal fascicular block. *Am Heart J* 2002;144:948-56.
50. Tranchesi J, Moffa PJ, Pastore CA et al. Block of the antero-medial division of the left bundle branch of His in coronary diseases. Vectorcardiographic characterization. *Arq Bras Card* 1979;3:355-60.
51. Moffa PJ, Del Nero E, Tobias NM et al.The left anterior septal block in Chagas disease. *Jap Heart J* 1982;23:163-65.
52. Sanches PCR, Moffa PJ, Sosa E et al. Electrical endocardial mapping of five patients with typical ECG of left-middle (septal) fascicular block. In: Pastore CA (Ed.). *Proceedings of the XXVIII International Congress on Electrocardiology Guaruja SP Brazil*. Sao Paulo, Brazil: Heart Institute of the University of São Paulo School of Medicine, 2001. p. 89-95.
53. Mori H, Kobayashi S, Mohri S. Electrocardiographic criteria for the diagnosis of the left septal fascicular block and its frequency among primarily elderly hospitalized patients. *Nippon Ronen Igakkai Zasshi* 1992;29(4):293-97.
54. Moffa PJ, Sanches PCR. O eletrocardiograma e o vetocardiograma nos bloqueios das divisões do ramo esquerdo e o feixe de His. In: *Tranchesi- eletrocardiograma normal e patológico*. 7 ed. São Paulo: Roca, 2001. p. 413-61.
55. Fisch GR, Zipes DP, Fisch C. Bundle branch block and sudden death. *Prog Cardiovasc Dis* 1980;23:187-224.
56. Epstein AE, DiMarco JP, Ellenbogen KA et al. ACC/AHA/HRS 2008 Guidelines for device-based therapy of cardiac rhythm abnormalities. *JACC* 2008;51(21):2085-2105.
57. Bayes de Luna P, Torner P, Obter R et al. Study of the evolution of masked bifascicular block. *Pacing Clin Electrophisiol* 1988;11:1517-21.

INFARTO AGUDO DO MIOCÁRDIO   7

Nestor Rodrigues de Oliveira Neto

O infarto agudo do miocárdio (IAM) consiste na morte celular provocada pela isquemia prolongada, geralmente causada pela aterosclerose coronária com trombose associada.

O eletrocardiograma é o método de maior utilidade na avaliação inicial do paciente com suspeita de evento isquêmico agudo, sendo importante para o diagnóstico e o planejamento terapêutico, na seleção dos pacientes para terapia de reperfusão (trombólise farmacológica ou por angioplastia). No IAM fornece informações adicionais importantes, como a localização e o tamanho da área em risco, bem como para a detecção de bradi ou taquiarritmias e distúrbios de condução, que são vistos com certa frequência no IAM. Vários parâmetros acessíveis no eletrocardiograma do paciente com IAM são de valor prognóstico.

O IAM pode ser classificado como transmural, caracterizado pela presença de ondas Q, ou não transmural ou subendocárdico, sem ondas Q. Entretanto, com certa frequência o infarto transmural pode ocorrer sem ondas Q, e pode haver ondas Q no infarto subendocárdico.[1] Estudos de ressonância magnética cardíaca mostram que o infarto com onda Q pode ser transmural ou não, mas é geralmente maior do que o infarto não Q.[2] Atualmente tem-se preferido classificar o IAM com base na ocorrência ou não de elevação do segmento ST: *IAM com supradesnivelamento de ST* e *IAM sem supradesnivelamento de ST*. Pacientes com dor típica, cujo eletrocardiograma mostra alterações inespecíficas, depressão do ST e/ou inversão de T, ou mesmo ausência de alterações eletrocardiográficas, são diagnosticados com IAM sem supradesnivelamento de ST ou angina instável.[3,4]

O diagnóstico de IAM pode ser feito com base nos seguintes critérios: aumento característico e diminuição gradual de marcador de necrose, preferencialmente troponina associado a pelo menos um dos seguintes: a) sintomas isquêmicos; b) desenvolvimento de ondas Q patológicas no eletrocardiograma ou c) alterações eletrocardiográficas novas, indicativas de isquemia: elevação ou depressão do segmento ST ou bloqueio de ramo esquerdo novo; d) alterações novas nos exames de imagem: perda de miocárdio viável ou anormalidade da movimentação parietal.[5]

Neste capítulo apresentaremos o eletrocardiograma no infarto do miocárdio com supradesnivelamento do segmento ST (IAM com supra de ST).

ALTERAÇÕES ELETROCARDIOGRÁFICAS

Em 1920, Pardee registrou o eletrocardiograma de um paciente com infarto agudo do miocárdio e oclusão coronariana, descrevendo a alteração da onda T e a corrente de lesão característica (sinal de Pardee).[6]

As alterações eletrocardiográficas mais características do IAM são a onda Q patológica e o supradesnivelamento do segmento ST. Inicialmente predominam as alterações do ST e T. O supradesnivelamento do ST no paciente com sintomas isquêmicos surge com consequência da oclusão por trombo de uma artéria coronariana epicárdica[3] (Fig. 7-1). A eletrogênese da corrente de lesão no IAM se dá em virtude da existência de gradientes de voltagem durante o potencial de repouso *(corrente diastólica)* e potencial de ação *(corrente sistólica)*. A corrente diastólica produz no eletrocardiograma um infradesnível do segmento TQ, o qual em função da atuação de mecanismos eletrônicos de compensação dos eletrocardiógrafos "corrige" automaticamente os desvios do segmento TQ: a depressão apresenta-se no ECG de superfície como supradesnível de ST (transforma o infradesnível do TQ em supradesnível do ST). Surge um gradiente elétrico entre as células lesadas (exterior menos positivas) e sadias (positivas), o que produz um vetor que se afasta da zona de lesão na diástole. Então, registra-se um infradesnível do segmento TQ, que após a correção do sinal, traduz-se em supradesnível do segmento ST, captado pelas derivações voltadas para a área de infarto.[1,7]

Admite-se que a diminuição em duração e a amplitude do potencial de ação na fase de platô e da fase 3 contribuem também para explicar as alterações da repolarização no IAM, respectivamente: a corrente de lesão (supra de ST) e alterações da onda T (T hiperaguda). O potencial de ação da área lesada apresenta diminuição da ascensão da fase 0, menor duração e amplitude com relação às células não comprometidas, o que cria um gradiente entre a região normal e a lesada (corrente sistólica de lesão), com o vetor orientado para a área lesada (positiva), sendo responsável por supradesnível de ST.[1,7,8]

O vetor ST é orientado do endocárdio para o epicárdio na isquemia transmural.

Com o maior comprometimento, ocorre uma maior perda do potássio intracelular e alteração mais acentuada do potencial de ação, com diminuição significativa de sua amplitude e duração, o que torna o tecido comprometido inexcitável (necrose). O tecido se transforma num meio condutor, não contribuindo para o processo de ativação, o que gera alterações no complexo QRS: ondas Q

Capítulo 7 ▪ Infarto Agudo do Miocárdio

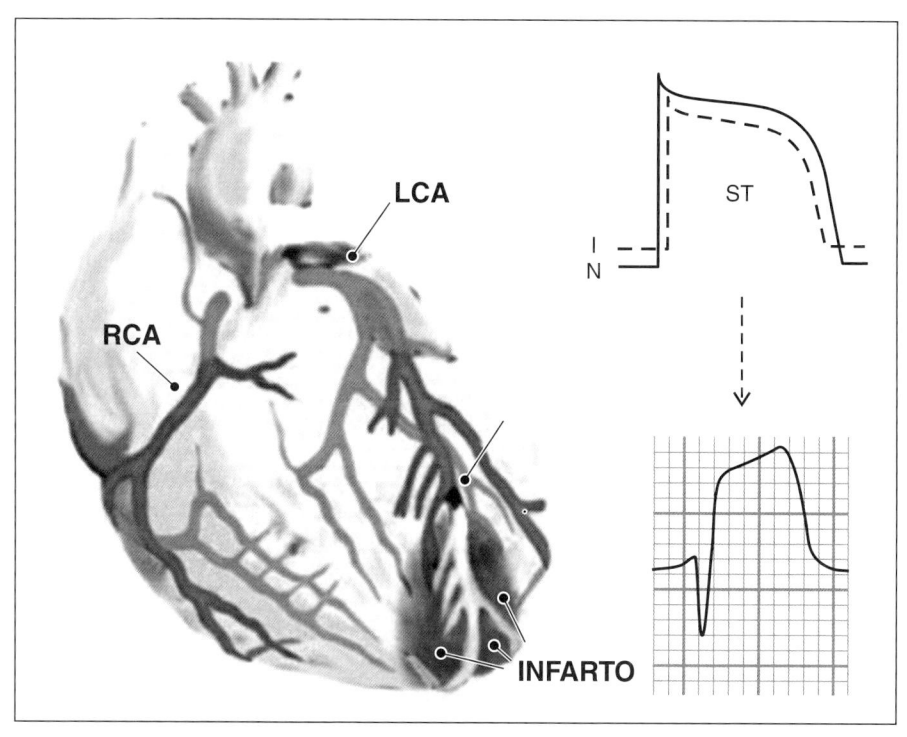

Fig. 7-1. Representação de infarto (anteroapical do ventrículo esquerdo). A área isquêmica sofre alterações no potencial de ação (curva interrompida, I) em relação ao tecido normal (N). Gradientes de voltagem entre as células isquêmicas e normais na fase de repouso (diástole) e no potencial de ação (sístole) produzem as alterações no eletrocardiograma (ECG) (Conforme referência 1). Figura do "coração" da *Wikimedia Foundation,* by J. Heuser. RCA = artéria coronária direita; LCA = artéria coronária esquerda. (Ver *Prancha* em *Cores.*)

e/ou diminuição das ondas R. A necrose elétrica não significa morte celular, já que o tecido pode recuperar a viabilidade após reperfusão. O vetor resultante se afasta da zona de necrose.[9]

Na *fase hiperaguda* do infarto, o eletrocardiograma registra supradesnivelamento com concavidade para cima do ST e ondas T positivas e pontiagudas. Às vezes, como manifestação precoce antes da instalação do supradesnivelamento do segmento ST ou com este ainda discreto, podem-se observar ondas T amplas e positivas compatíveis com isquemia subendocárdica. No infarto em evolução *(fase aguda)* ocorre inversão da onda T, o segmento ST se torna convexo para cima, e há o aparecimento das ondas Q patológicas. Nesta fase, as alterações do ST-T são dinâmicas, sofrendo modificações em horas ou de um dia para o outro. Estas alterações ocorrem, em geral, nas primeiras 2 semanas do início do quadro. Após cerca de uma ou mais semanas, ocorre normalização do segmento ST, persistindo as ondas Q e a inversão das ondas T. Meses após o infarto persistem somente as ondas Q e/ou a redução das ondas R.[9-11] Entretanto, as ondas Q podem não se desenvolver como consequência da terapia instituída ou desaparecer com o tempo.[12] Aceleração das fases no infarto, como o surgimento precoce das ondas Q, ocorre após a terapia de reperfusão[13] (Fig. 7-2).

As alterações na fase aguda do evento isquêmico têm sido classificadas em 3 graus, com gravidade crescente de isquemia, conforme Sclarovsky e Birnbaum[14,15] (Fig. 7-3):

- *Grau I:* ondas T amplas, positivas, sem supradesnível do segmento ST.
- *Grau II:* supradesnível do segmento ST, sem distorção da parte final do QRS.
- *Grau III:* supradesnível do ST com distorção da sua parte final do QRS, com elevação do ponto J (relação ponto J/onda R > 0,5) nas derivações com QR; ausência de onda S em V1 a V3. Corresponde ao bloqueio de lesão.

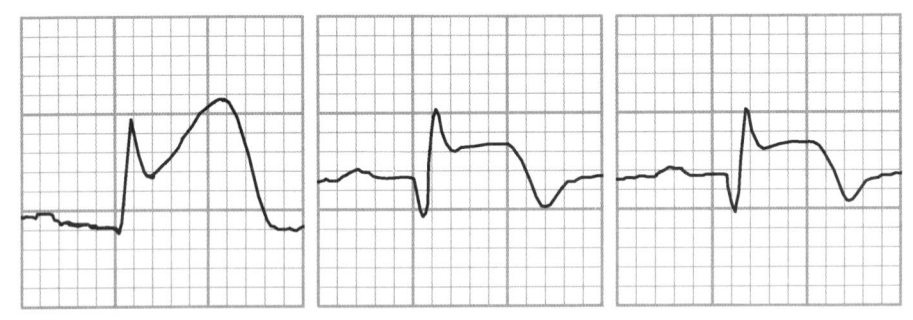

Fig. 7-2. Fase hiperaguda e aguda (em evolução) do infarto do miocárdio: 1, primeiras horas do início do infarto; 2 e 3, Infarto em evolução, respectivamente no 3º e 5º dias do início, mostrando a onda Q e inversão da onda T. Paciente não submetido à terapia de reperfusão.

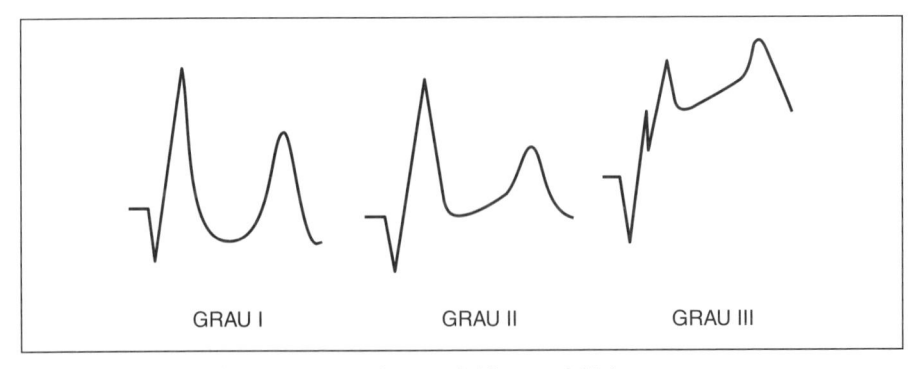

Fig. 7-3. Os 3 graus de isquemia, conforme critérios morfológicos.

A isquemia grau III de Sclarovsky-Birnbaum está relacionada com a isquemia grave e prolongada, que afeta até as fibras de Purkinje (mais resistentes à isquemia), o que explica as alterações no final do QRS. Apresenta pior prognóstico.[16,17]

No pós-infarto, a normalização das ondas T sugere recuperação da disfunção regional, enquanto a persistência das ondas T negativas ou o surgimento de novas ondas T prediz remodelamento, com deterioração progressiva da função ventricular (Fig. 7-4).[12]

A persistência do supradesnivelamento do segmento ST sugere infartos com área de cicatriz extensa, com anormalidade da movimentação parietal, podendo haver ou não aneurisma do ventrículo esquerdo.[18]

■ CRITÉRIOS DIAGNÓSTICOS

No paciente com dor torácica na unidade de emergência o eletrocardiograma deve ser obtido em até 10 minutos, sendo muito importante para o planejamento terapêutico.

O eletrocardiograma inicial pode apresentar alterações sutis ou apresentar-se mesmo normal na fase precoce, para depois apresentar o padrão típico com supradesnivelamento do ST e Q patológico. Assim, nesta fase é importante a realização de exames seriados, em curtos intervalos quando o ECG inicial é inconclusivo, e o paciente permanece sintomático. A realização de ECGs seriados aumenta a sensibilidade para o diagnóstico do IAM. Os critérios eletrocardiográficos para o diag-

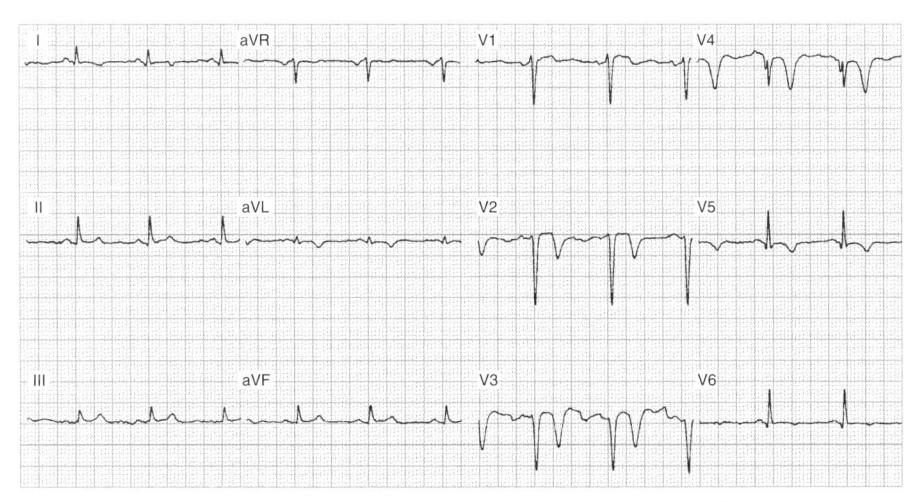

Fig. 7-4. ECG de um homem com infarto há cerca de 1 ano, que apresenta disfunção sistólica importante. Observam-se área inativa de V2 a V4 e ondas T invertidas e profundas de V2 a V4.

nóstico de IAM, baseando-se nas recomendações do *Joint ESC/ACCF/AHA/WHF Task Force for the Redefinition of Myocardial Infarction,*[5] são:

- Supradesnivelamento do segmento ST ≥ 2 mm no ponto J em V1-V3 ou ST ≥ 1 mm nas outras derivações (em duas ou mais derivações contíguas).
- Presença de ondas Q patológicas: qualquer onda Q ≥ 0,02 s em V1-V3, e Q ≥ 0,03 s e profundidade ≥ 1 mm nas outras derivações.
- Alterações recíprocas em derivações que representam a parede contralateral.
- Onda R ampla em V1-V2, com relação R/S ≥ 1, associada à onda T positiva, na ausência de outras causas de R predominante em precordiais direitas, como distúrbio de condução e hipertrofia ventricular direita.

Do ponto de vista prático, podem-se considerar como patológico qualquer Q presente de V1 a V3[19-22] e ondas Q com duração ≥ 0,03 s e profundidade ≥ 1 mm nas outras derivações, exceto em DIII e aVR.

As alterações do segmento ST no IAM ocorrem, em geral, na forma de supradesnível em algumas derivações associadas à depressão em outras, as chamadas alterações recíprocas. Por exemplo: depressão de ST em derivações anteriores V1-V2 e DI-aVL na presença de infarto de parede inferior e depressão em DII, DIII e aVF na presença de infarto de localização anterior.

Tal como outros eventos eletrocardiográficos (P, QRS e T), a corrente de lesão que causa alteração do ST pode ser considerada um evento vetorial (vetor do ST)[20] que apresenta magnitude e direção, e pode aproximar-se (supradesnível) ou afastar-se (depressão) do eletrodo explorador, dependendo da derivação. Assim, a alteração recíproca, em geral depressão do ST, ocorre em derivações cujos polos positivos estão opostos à orientação do vetor ST.

O supradesnivelamento de ST ocorre na fase aguda, já as ondas Q patológicas são observadas no infarto atual em evolução ou prévio (infarto antigo).

Podem-se observar, no infarto antigo, como sinal da necrose, além da persistência das ondas Q patológicas, a perda de potenciais de R com diminuição da amplitude das ondas R e a presença de entalhes nas ondas R ou S. Algumas vezes persiste um r pequeno, sem haver Q, por exemplo, nas derivações inferiores ou precordiais.

Na unidade de emergência, a avaliação das alterações eletrocardiográficas é crucial para a seleção dos pacientes para terapia de reperfusão, seja por meio da aplicação do trombolítico seja por angioplastia primária. Recomenda-se realizar a terapia de reperfusão tão rápido quanto possível para o paciente com dor isquêmica com menos de 12 h do início dos sintomas e o supradesnivelamento persistente do segmento ST ou um novo (ou supostamente novo) bloqueio de ramo esquerdo. A angioplastia primária é o método preferencial de reperfusão quando puder ser realizada até 90 minutos após o diagnóstico de infarto ou na vigência de choque cardiogênico.[23]

Capítulo 7 ▪ Infarto Agudo do Miocárdio

■ DIAGNÓSTICO TOPOGRÁFICO

A localização do infarto através do eletrocardiograma é realizada com base nas alterações do segmento ST e pela localização das ondas Q patológicas.

A classificação clássica, introduzida há mais de 50 anos por Myers *et al.*,[24-26] com base em estudos de necropsia, estabeleceu a seguinte correlação entre a localização do infarto (parede) e as alterações eletrocardiográficas:

- *Parede septal:* ondas Q em V1 e V2.
- *Parede anterior:* ondas Q em V3 e V4.
- *Parede lateral:* ondas Q em DI, aVL, V5 e V6.
- *Parede inferior ou diafragmática:* ondas Q em DII, DIII e aVF (Fig. 7-5).
- *Parede posterior:* ondas R amplas em V1 e V2, como imagem em espelho (alteração recíproca). Presença de infradesnivelamento do segmento ST em V1 e V2 na fase aguda. Presença de padrão típico com ondas Q em V7 e V8. O uso do termo infarto posterior foi recomendado por Perloff em 1964.[27]

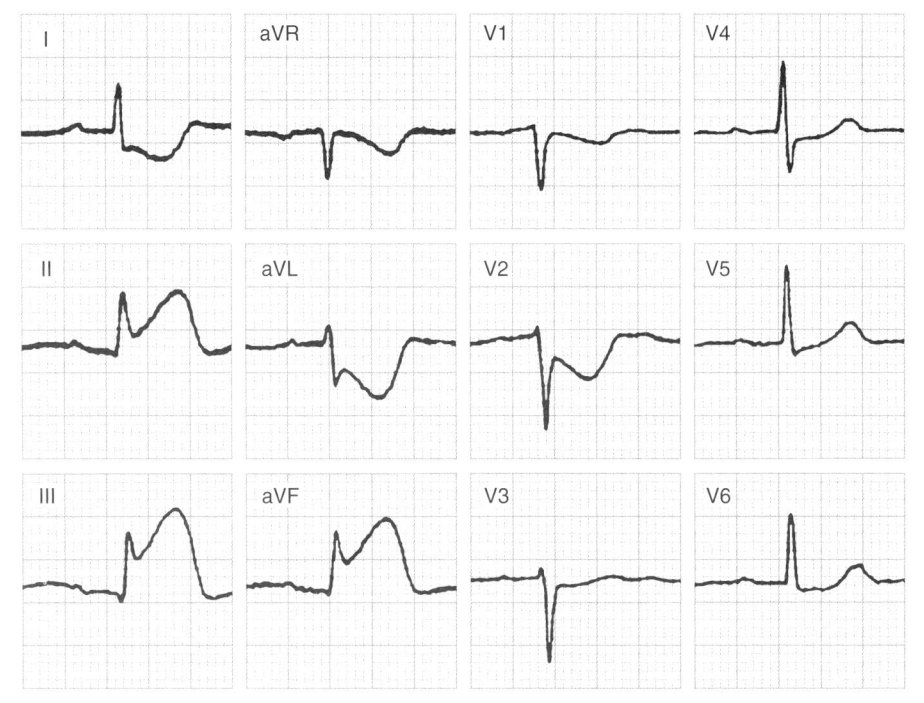

Fig. 7-5. IAM inferior. Lesão culpada na artéria coronária direita (proximal): elevação do ST maior em DIII do que em DII, e depressão de ST em DI, aVL e V1-V2. Ver texto seguinte.

O infarto anterior extenso refere-se à presença de alterações típicas nas derivações precordiais de V1 a V6 e em DI e aVL (Figs 7-6 e 7-7).

Deste então, esta classificação tem sido adotada. Entretanto, nos últimos anos este modelo tem sido questionado e modificado, e baseando-se na correspondência com a localização da necrose pela ressonância magnética cardíaca com realce tardio com gadolínio, uma nova classificação foi proposta, que apresentaria melhor correlação com a artéria culpada e com a área (quadrante) comprometida no ventrículo esquerdo.

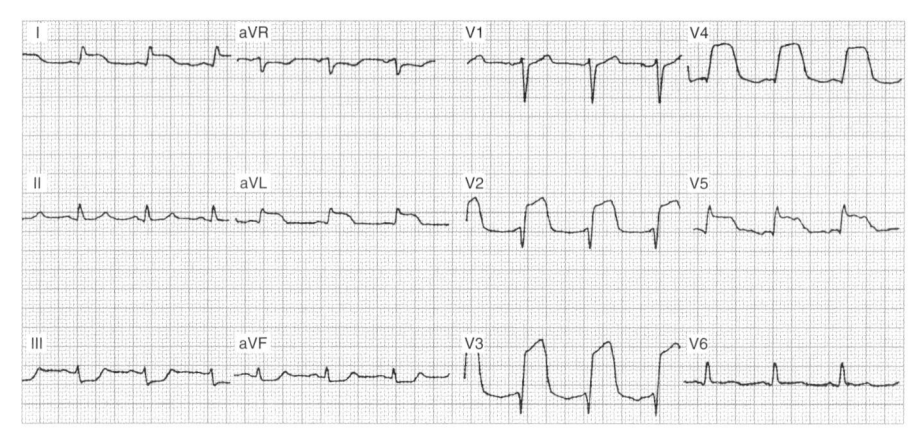

Fig. 7-6. IAM anterior extenso em evolução. Isquemia grau III (elevação do ponto J, com relação ponto J/onda R > 0,5 em V2-V5 e DI, aVL). Cortesia do Dr. Antônio Fernando Coelho Júnior.

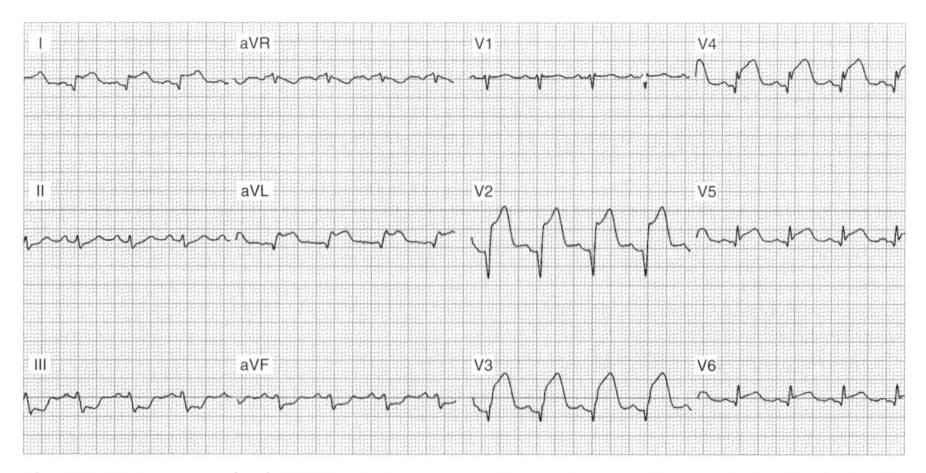

Fig. 7-7. Outro exemplo de IAM anterior extenso. Isquemia grau III, com distorção do final do QRS em V4 (bloqueio de lesão). Lesão proximal da descendente anterior.

Capítulo 7 ▪ Infarto Agudo do Miocárdio

A ressonância magnética cardíaca com a técnica de realce tardio tem-se destacado como o padrão-ouro para a localização e quantificação da área infartada. Bayes de Luna *et al.*[28,29] mostraram que a onda R proeminente em V1 corresponde na realidade ao infarto que acomete a parede lateral e não a parede posterior. Tem-se preconizado o abandono do termo *parede posterior*.

A porção basal da parede inferior (antiga parede posterior) é ativada após 40 ms e, portanto, não poderia originar alterações na parte inicial do QRS e o padrão RS em V1.[30]

Bayes de Luna *et al.*[29] descrevem 7 padrões eletrocardiográficos correspondentes a 7 áreas de necrose na ressonância, as quais podem ser divididas em duas zonas: anterosseptal, que inclui 4 padrões (septal, anterosseptal, anterior extenso e anterolateral) e inferolateral, com 3 padrões (lateral, inferior e inferolateral).

O Quadro 7-1 exibe a correlação entre a localização (parede) e as correspondentes derivações que exibem as alterações do ST (elevação ou depressão) e do QRS (ondas Q patológicas ou ondas R amplas em V1 e V2).

Quadro 7-1. Terminologia usada para a localização do infarto conforme as derivações com alterações*

- **Anterosseptal**

Elevação do ST e ondas Q de V1 a V3

- **Anterolateral**

Elevação do ST e ondas Q de V4 a V6, e em DI e aVL

- **Lateral**

Depressão do ST e ondas R amplas em V1 e V2

- **Anterior extenso**

Elevação do ST e ondas Q de V1 a V6, e em DI e aVL

- **Anterior médio**

Elevação em DI, aVL e depressão em DII, DIII e aVF. Ondas Q em DI e aVL

- **Inferior**

Elevação do ST e Q em DII, DIII e aVF

- **Inferolateral**

Elevação em DII, DIII e aVF; depressão em V1 e V2. Ondas Q em DII, DIII e aVF e ondas R amplas em V1 e V2

- **Infarto do ventrículo direito**

Elevação do ST e ondas Q em V3R e V4R

*Conforme referências 21, 28, 29, 31 (ver texto).

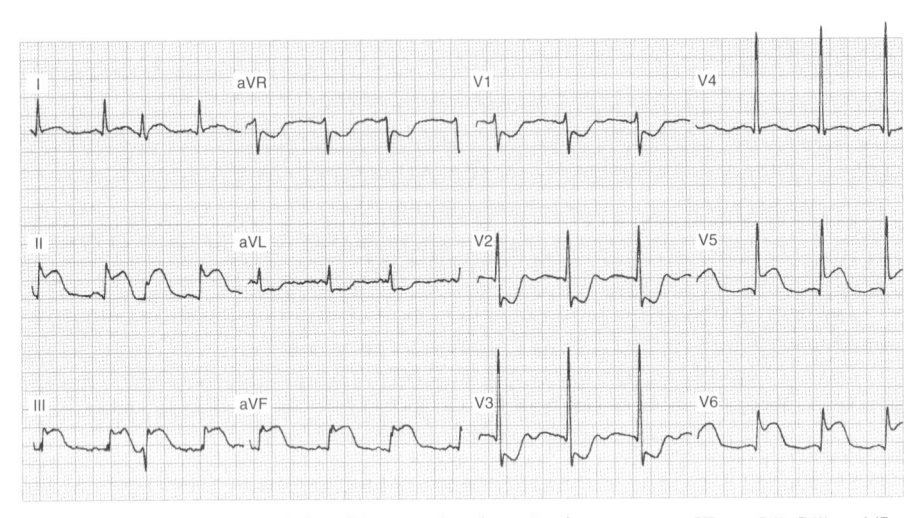

Fig. 7-8. Infarto inferolateral, fase hiperaguda. Elevação do segmento ST em DII, DIII e aVF e depressão em V1-V2. Há um batimento atrial prematuro, visível em DI, DII e DIII.
A presença de supradesnível em DII maior do que em DIII, associado à depressão de ST em V1-V2 e também em aVR, é indicativa de lesão culpada na artéria circunflexa.

O infarto anterior médio corresponde ao denominado anteriormente de infarto lateral alto, que se apresenta com elevação do ST e Q em DI e aVL.

Esta terminologia tem sido adotada atualmente por alguns,[21,31] enquanto outros continuam aceitando o uso do termo isquemia ou infarto posterior.[4]

■ ARTÉRIA CULPADA NO IAM

A artéria culpada refere-se ao vaso coronário, cuja lesão é responsável pelo evento agudo. A determinação da artéria culpada no IAM pode ser inferida com razoável acurácia na maioria dos casos pela análise da localização das alterações do segmento ST nas derivações. No entanto, variações na anatomia coronária e a presença de lesões prévias e múltiplas limitam a determinação da artéria culpada com base no eletrocardiograma.[32] No infarto inferior a artéria culpada pode ser a coronária direita (80% dos casos) ou a artéria circunflexa. Alterações eletrocardiográficas associadas à lesão culpada na coronária direita: supradesnivelamento do ST maior em DIII do que em DII e depressão do ST > 1 mm em DI e aVL.[33,34] Supradesnivelamento do ST em V1 e V4R, ou seja, infarto do ventrículo direito associado sugere lesão proximal da artéria coronária direita.[35] Ao contrário, lesão da artéria circunflexa esquerda produz supradesnivelamento em DII maior ou igual ao visto em DII, ST isoelétrico ou elevado em aVL e depressão do ST com T negativa em V4R.[34,35]

Wellens advoga o uso da derivação V4R como um marcador confiável do sítio da lesão no infarto inferoposterior (Fig. 7-9).[36] Um estudo recente mostrou que o desvio do ST em V4R, ao contrário dos outros critérios (supra em II/III e infra em DI-aVL), foi útil para discriminar entre lesão da coronária direita dominante ou da circunflexa esquerda dominante.[37]

Outros critérios são citados. A presença de depressão do ST em aVR, no infarto inferior, teve boa acurácia para a lesão da artéria circunflexa esquerda.[38] Outro critério é o registro de RS em V1, com R/S > 1, que está associado à lesão da artéria circunflexa esquerda, com sensibilidade de 50% e especificidade de 89%.[39]

O supradesnivelamento maior em DIII do que em DII na lesão da coronária direita ocorre porque o vetor do ST está dirigido para a direita, com maior projeção em DIII, já no infarto causado por comprometimento da artéria circunflexa, o vetor de lesão está dirigido para a esquerda e, portanto, com maior projeção em DII.[33]

No IAM anterior, com supradesnivelamento em V1 a V4, a artéria culpada é a descendente anterior. O vetor do ST dirige-se para a esquerda e lateralmente. Presença de elevação do ST em aVR e depressão em DII/DIII e aVF (> 1 mm), bem como bloqueio de ramo direito novo, com o Q precedendo o R em V1, são indicativos de lesão proximal da descendente anterior.[40]

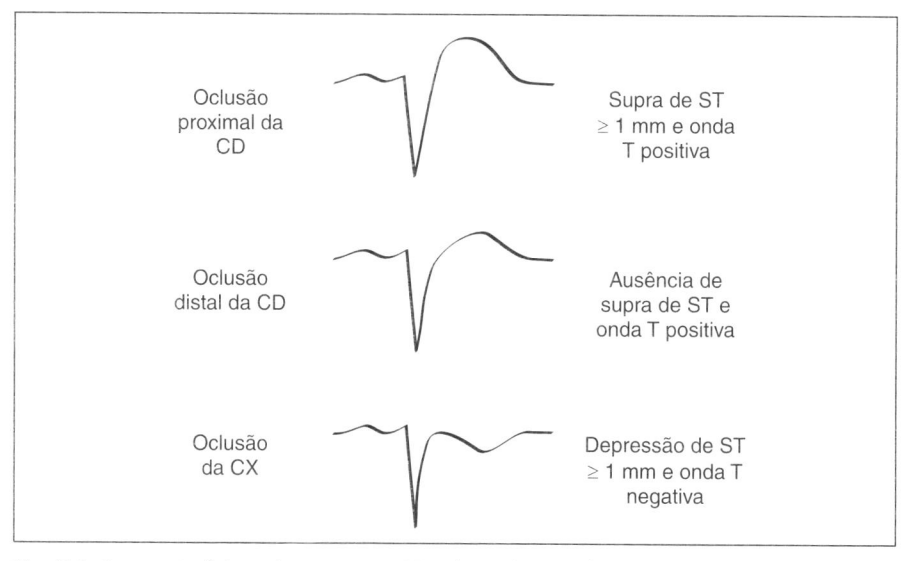

Fig. 7-9. As características do segmento ST e da onda T na derivação V4R permitem identificar a lesão culpada no infarto agudo inferoposterior. A primeira situação (supradesnível de ST em V4R) ocorre quando há infarto do ventrículo direito associado. Adaptado de Wellens HJ. *N Engl J Med* 1999;340(5):381-3. CD = artéria coronária direita; CX = artéria circunflexa esquerda.

Estudos prospectivos recentes[41,42] indicam que o sítio da lesão culpada pode ser predita com alto grau de acurácia com base no eletrocardiograma inicial, em pacientes com sinais e sintomas de insuficiência coronariana aguda.

A determinação da localização da lesão culpada no IAM é importante por chamar a atenção da equipe sobre a gravidade da lesão em certas localizações (p. ex., lesão de tronco e proximal da descendente anterior), e encurtar o tempo para reperfusão,[42] ou direcionar o hemodinamicista para cateterizar inicialmente o provável vaso culpado e auxiliar a definir o sítio da lesão culpada quando existem lesões múltiplas ou quando a artéria culpada encontra-se aberta.

Os critérios eletrocardiográficos para predizer a lesão culpada estão resumidos no Quadro 7-2 (Figs. 7-5, 7-7 e 7-8).

Quadro 7-2. Localização da lesão culpada no IAM com supradesnível de ST conforme as alterações eletrocardiográficas [a,b]

NO INFARTO ANTERIOR (LESÃO DA DESCENDENTE ANTERIOR)
- *Elevação do ST de V1 a V4. Os critérios seguintes são usados para definir o sítio de lesão, se proximal ou não*

Lesão da DA proximal
- *Elevação do ST nas derivações V1 a V4, I, e aVL, e depressão do ST em DII, DIII e aVF.*
- *Bloqueio de ramo direito novo, com o Q precedendo o R em V1*

Lesão da DA média ou distal
- *Elevação do ST nas derivações V3 e V4*
- *Ausência de elevação do ST em aVL e de depressão do ST em DII e DIII*

NO INFARTO INFERIOR (LESÃO DA CD OU CX)
Lesão da CX
- *Elevação do ST maior em DII do que em DIII, com depressão nas derivações V1 e V2*
- *Depressão e onda T negativa em V4R*
- *Presença de RS em V1, com R/S > 1*
- *Depressão do ST em aVR*

Lesão proximal da CD
- *Elevação do ST maior em DIII do que em DII*
- *Supradesnível de ST em V4R*
- *Depressão do ST nas derivações aVL, I, V1 e/ou V2*

Lesão média ou distal da CD
- *Elevação do ST maior em DIII do que em DII, sem depressão do ST em V1 ou V2*
- *Ausência de supradesnível de ST e presença de onda T positiva em V4R (oclusão distal)*

[a]CD = artéria coronária direita; DA = artéria descendente anterior; CX = artéria circunflexa.
[b]Conforme vários estudos: referências 4, 32-42 (ver texto).

Podemos considerar como lesão proximal da DA quando ocorre acima do primeiro ramo diagonal e proximal da CD quando o sítio da lesão ocorre acima do primeiro ramo marginal direito. A lesão pode ser localizada pela divisão do vaso em terços proximal, médio e distal.

Quando a lesão oclusiva ocorre no tronco da artéria coronária esquerda ou nos três vasos (multivascular grave), o vetor do desvio do ST aponta para aVR, ocorrendo depressão do ST em 8 ou mais derivações e elevação do ST em aVR e V1, bem como pode surgir BRD em virtude do comprometimento da irrigação do sistema de condução (Fig. 7-10).[4,41,43,44]

■ INFARTO DO VENTRÍCULO DIREITO

Ocorre em 25% dos casos de infarto inferior, geralmente como resultado de oclusão proximal da artéria coronária direita (antes do ramo ventricular direito). Clinicamente manifesta-se por pressão venosa elevada (turgência jugular), hipotensão arterial, sem sinais de congestão pulmonar. O eletrocardiograma mostra supradesnivelamento ≥ 1 mm do segmento ST em derivações precordiais direitas, V3R a V6R, com maior sensibilidade em V4R.[45,46]

O emprego de V4R no diagnóstico do envolvimento do ventrículo direito foi inicialmente relatado por Erhardt em 1976.[46] Zehender *et al.*[47] observaram que o supradesnivelamento do ST em V4R tem elevada acurácia para o envolvimento do ventrículo direito no infarto inferior, sendo um preditor de complicações e mortalidade hospitalar. As alterações nas precordiais direitas podem ser transitórias e, geralmente, desaparecem precocemente no curso do IAM. Pode também ser registrado supradesnivelamento do ST em V1 a V3, simulando infarto anterosseptal.[48] Raramente, ocorre de forma isolada (infarto isolado do ventrículo direito).[49]

As derivações precordiais direitas V3R e V4R devem ser realizadas rotineiramente no paciente com infarto inferior porque permite o diagnóstico do envolvimento do ventrículo direito e constitui um critério para localizar a lesão culpada, como já foi visto (Figs. 7-11).

O infarto do ventrículo direito tem sido associado à bradicardia, arritmia supraventricular e bloqueio atrioventricular, com alta prevalência de BAV nodal.[50,51]

■ AVALIAÇÃO DA REPERFUSÃO

O eletrocardiograma é ferramenta fundamental na indicação e acompanhamento do paciente para a terapia de reperfusão, que pode ser realizada por meio da administração de trombolítico endovenoso ou pela realização de angioplastia, na sala de hemodinâmica. O rápido diagnóstico do IAM com elevação do segmento ST é primordial, já que os benefícios da reperfusão são maiores quanto

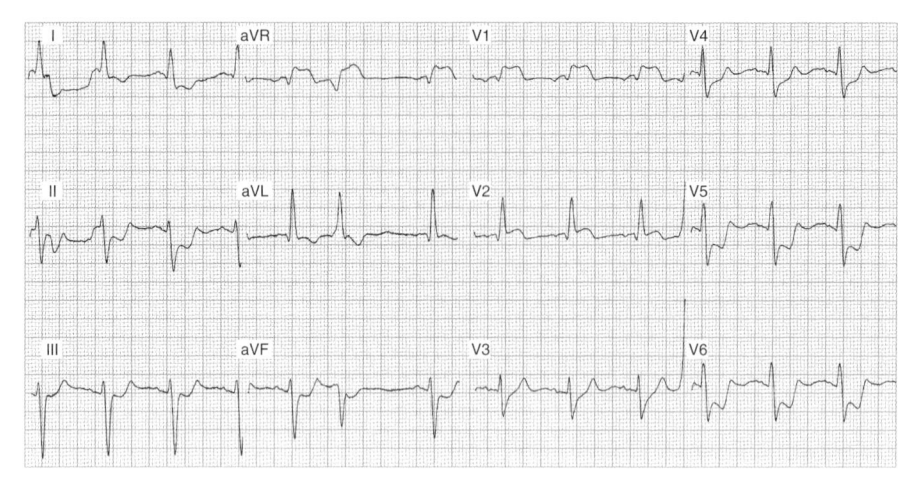

Fig. 7-10. ECG mostrando depressão de ST em 8 derivações (DI, DII, DIII, aVF, V3 a V6) e elevação do ST em aVR e V1. O vetor de ST aponta para a aVR, o que explica o infradesnível nas outras derivações do plano frontal. Paciente com IAM e oclusão total de tronco de coronária esquerda.

mais precocemente é realizada. O restabelecimento do fluxo sanguíneo no vaso com obstrução permite salvar músculo, diminuir o tamanho do infarto e reduzir a mortalidade, constituindo no principal objetivo do tratamento.[52]

Critérios eletrocardiográficos visando à predição do sucesso da reperfusão foram estabelecidos. O principal é a resolução ou queda precoce do supradesnivelamento do segmento ST. Schroder et al.[53] definiram três grupos de resolu-

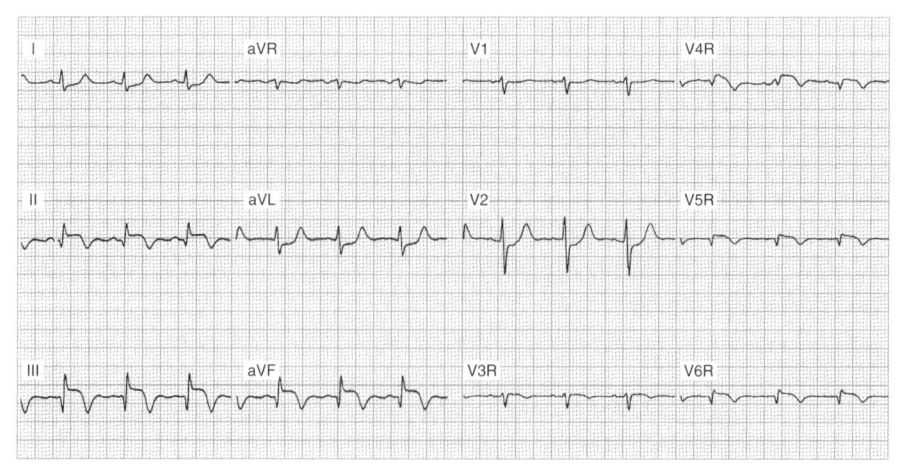

Fig. 7-11. ECG de paciente com infarto inferior associado a infarto do ventrículo direito, que evoluiu com hipotensão persistente, com melhora após infusão de líquidos. Há supradesnível de ST em precordiais direitas (1,5 mm em V4R).

ção do segmento ST: *resolução completa* (queda do ST ≥ 70%), *resolução parcial* (queda do ST ≥ 30% e < 70%) e *sem resolução* (queda de ST < 30%). A resolução completa do supradesnivelamento (≥ 70%) é um indicativo de restauração da perfusão miocárdica, sendo associado à melhor evolução e à função ventricular preservada[54] (Figs. 7-12 e 7-13). Após angioplastia, a persistência do supradesnivelamento do ST está associada a um maior risco de disfunção ventricular e mortalidade, provavelmente por traduzir anormalidade do fluxo na microcirculação e na perfusão tecidual, mesmo com a artéria culpada com bom fluxo, fenômeno conhecido como *no-reflow*.[54,55] A persistência do supradesnivelamento do ST ocorre quando a artéria permanece ocluída ou aberta, mas com falência da perfusão miocárdica.[55] Um estudo mostrou que a resolução do ST após ATC se correlacionou com a mortalidade em um ano: pacientes com resolução completa do ST (> 70%), com mortalidade de 5%; pacientes com resolução parcial (30 a 70%), com mortalidade de 16% e pacientes sem resolução do ST (< 30%), com mortalidade em um ano de 31%.[56] Na maioria dos estudos a avaliação do ST foi realizada após 90 ou 180 minutos da administração do trombolítico e pode ser feita pela soma do supradesnível do ST nas derivações relacionadas com o infarto ou, de forma mais simples, apenas pela medida do supradesnível máximo do ST no ponto J em uma derivação.[57]

Eventos arrítmicos têm sido relacionados com a reperfusão, comumente sem maiores repercussões, tais como extrassistolia ventricular (salva), taquicardia ventricular não sustentada e o ritmo idioventricular acelerado (RIVA), o que tem sido atribuído a alterações iônicas (sobrecarga de cálcio e retirada do

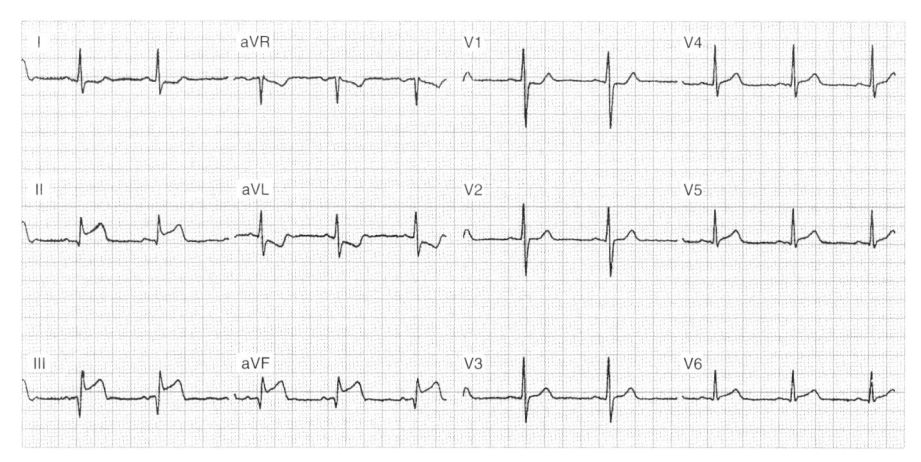

Fig. 7-12. ECG inicial mostrando IAM de parede inferior. O supradesnivelamento do ST maior em DII, associado a infradesnível em aVL, é indicativo de lesão proximal da CD. O valor máximo do ST é + 3 mm em DIII.

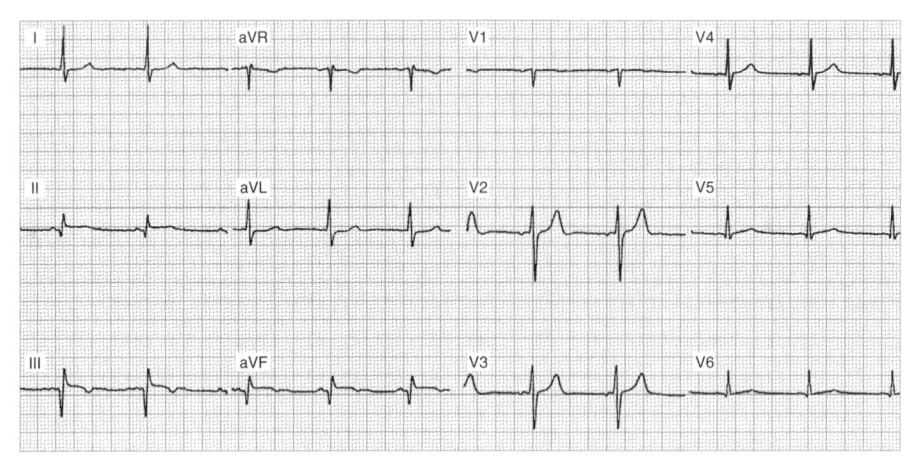

Fig. 7-13. ECG do mesmo paciente mostrado na Figura 7-12, após a infusão da estreptoquinase, evidenciando queda significativa do supradesnivelamento do ST para +1 mm, com resolução do ST de 75% (resolução completa), compatível com reperfusão.

potássio pela reperfusão), acúmulo de metabólitos tóxicos e radicais livres.[58,59] O ritmo idioventricular, que consiste num ritmo ventricular com frequência de 50 a 120 batimentos por minuto, pode ocorrer após a reperfusão, sendo mais frequente após a administração de trombolítico do que após angioplastia primária.[60] Também o surgimento súbito de bradicardia secundária à estimulação vagal (reflexo de Bezold-Jarisch) pode ser registrado após o restabelecimento do fluxo coronário no infarto inferior.[61]

Os critérios de reperfusão após aplicação do trombolítico são: melhora ou desaparecimento da dor, arritmias de reperfusão, pico precoce da CK-MB e critérios eletrocardiográficos (resolução do ST e aparecimento precoce de Q).

■ ARRITMIAS NO INFARTO DO MIOCÁRDIO

Arritmias ventriculares são muito comuns na fase aguda do infarto, ocasionadas pela instabilidade elétrica que ocorre no miocárdio isquêmico. Arritmia ventricular maligna é a principal causa de morte nas primeiras horas, ocorrendo em torno de 7% dos pacientes hospitalizados, com maior incidência dentro das primeiras 48 horas.[62] Houve provavelmente diminuição na incidência da arritmia ventricular maligna nos últimos anos com a terapêutica atual que se baseia na reperfusão.[63,64] A fibrilação ventricular que ocorre no IAM pode ser classificada como *primária*, que ocorre precocemente no IAM (≤ 48 horas do início dos sintomas) e *secundária ou não primária*, que ocorre mais tardiamente quando há isquemia recorrente, insuficiência cardíaca ou choque cardiogênico em virtude de grandes infartos.[3,64] Enquanto as duas formas estão associadas ao aumento da mortalidade precoce (intra-hospitalar), somente a fibrilação ventricular secundária está associada à mortalidade tardia.[63,64]

Os fatores implicados na gênese das arritmias no infarto são a isquemia e a necrose tecidual que causa anormalidades na geração e condução do impulso (reentrada); fatores moduladores, como distúrbios eletrolíticos (hipocalemia e hipomagnesemia) e disfunção do sistema nervoso autônomo; e atividade deflagrada.[65,66]

Do ponto de vista eletrofisiológico, a isquemia aguda causa alterações nos fluxos iônicos no miócito, com redução na amplitude e duração do potencial de ação, e alterações nos períodos refratários das células, ocorrendo aumento do período refratário na área central isquêmica e diminuição nas células normais que circundam a área infartada.[66-68] Isto gera reentrada, que constitui o principal mecanismo para o surgimento das arritmias.

Extrassistolia ventricular é muito frequente no IAM e não tem uma relação clara com o desenvolvimento de arritmias malignas; o mesmo se aplica a episódios de taquicardia ventricular não sustentada.[3] Ao contrário, a taquicardia ventricular monomórfica sustentada tardia (> 48 horas), em geral, ocorre quando há disfunção ventricular, sendo associada à maior mortalidade hospitalar e no acompanhamento. De modo geral a arritmia ventricular complexa que surge tardiamente no infarto está associada à presença de substrato arrítmico, com maior probabilidade de recorrência e morte súbita[3,64] (Fig. 7-14).

Arritmias supraventriculares, como extrassístoles supraventriculares, taquicardia sinusal, taquiarritmias atriais, taquicardias paroxísticas supraventriculares, podem ocorrer no IAM. Em particular, o infarto atrial, que ocorre geralmente associado ao infarto ventricular e manifesta-se por desvios do segmento PR, pode ser causa de arritmias atriais, como a fibrilação atrial.[69]

A fibrilação atrial ocorre em 6% dos pacientes com IAM, sendo um marcador de mau prognóstico por estar associado a infarto extenso e insuficiência cardíaca.[70,71] Pode também resultar do comprometimento isquêmico do átrio e do ventrículo direitos e estar relacionado com maior incidência de acidente vascular encefálico, complicando o IAM.[3,72]

As bradiarritmias podem ocorrer no curso do IAM. A bradicardia sinusal geralmente ocorre no infarto inferior, como resultado do tônus vagal aumentado. Graus variados de bloqueio AV, nos ramos e suas divisões, isoladamente ou associados podem ser observados. O bloqueio AV que surge no IAM pode ser *nodal* ou *infranodal*. O BAV nodal ocorre no infarto inferior por comprometimento da artéria coronária direita em 90% dos casos. Quando há BAV total, este apresenta usualmente QRS estreito (< 0, 12 s), escapes estáveis com baixa incidência de assistolia e reverte em 2-3 dias, raramente sendo necessário marca-passo provisório. O infarto do ventrículo direito associado ao infarto infe-

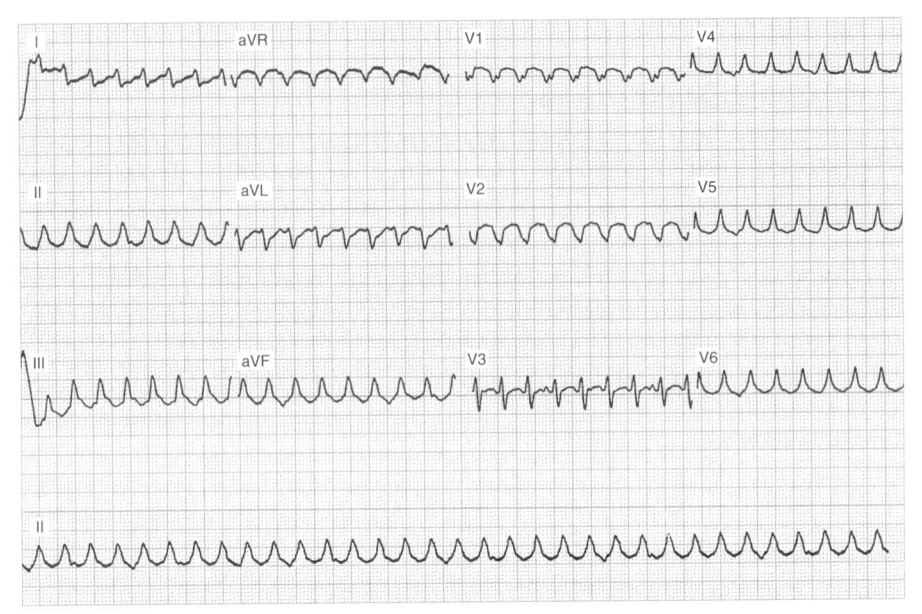

Fig. 7-14. Taquicardia ventricular monomórfica sustentada em mulher portadora de coronariopatia grave (doença triarterial) e infarto do miocárdio de parede inferior há 22 dias. A TV apresenta padrão de BRE e pode ser diagnosticada pela presença de dissociação AV (ondas P dissociadas), mais bem visíveis em V3 (setas). Houve instabilidade hemodinâmica (TV mal tolerada). A TV que surge tardiamente no IAM é um marcador de mau prognóstico.

rior aumenta o risco de BAV nodal. O BAV total pode ser precedido de BAV de 1º grau ou BAV de 2º grau Mobitz I. Por outro lado, o BAV total infranodal instala-se, geralmente, no infarto anterosseptal, como resultado de lesões proximais da artéria descendente anterior com comprometimento dos ramos perfurantes septais, comumente associado à necrose extensa, com desenvolvimento de insuficiência cardíaca, arritmia ventricular e mau prognóstico. O BAV total apresenta QRS largo e tem escape instável. Pode ser precedido por bloqueio de ramo e distúrbios de condução, muitas vezes associados (bloqueio bifascicular), ou por BAV de 2º grau Mobitz II.[3,32] O bloqueio bifascicular que se desenvolve no IAM anterosseptal apresenta um alto risco de evolução para BAV total,[73] sendo, geralmente, indicado o emprego do marca-passo provisório profilático nestes casos, especialmente quando há BAV de 1º grau associado.[74] O bloqueio de ramo ou divisional preexistente apresenta menor probabilidade de evoluir para BAV total, com relação ao distúrbio de condução que surge no IAM.[3]

Capítulo 7 ▪ Infarto Agudo do Miocárdio

▪ REFERÊNCIAS BIBLIOGRÁFICAS

1. Mirvis DM, Goldberger AL. Electrocardiogram. In: Zipes DP *et al. Braunwald's heart disease: a textbook of cardiovascular medicine.* 7th ed. 2005. p. 105-51.
2. Moon JC, De Arenaza DP, Elkington AG *et al.* The pathologic basis of Q-wave and non-Q-wave myocardial infarction: a cardiovascular magnetic resonance study. *J Am Coll of Cardiol* 2004 Aug. 4;44(3):554-60.
3. Antman EM. ST-elevation myocardial infarction: management. In: Libby P, Bonow RO, Mann DL *et al. Braunwald's heart disease: a textbook of cardiovascular medicine.* 8th ed. 2008. p. 1141-226.
4. Wagner GS, MacFarlane P, Wellens H *et al.* AHA/ACCF/HRS recommendations for the standardization and interpretation of the electrocardiogram. Part VI: acute ischemia/infarction. A scientific statement from the AHA electrocardiography and arrhythmias. *JACC* 2009;53(11):1003-11.
5. Thygesen K, Alpert JS, White HD, on behalf of the joint ESC/ACC/AHA/WHF task force for the redefinition of myocardial infarction. Universal definition of myocardial infarction. *Circulation* 2007;116(22):2634-53.
6. Pardee HEB. An electrocardiographic sign of coronary artery obstruction. *Arch Int Med* 1920;26:244-57.
7. Sanson WE, Scher AM. Mechanism of S-T segment alteration during acute myocardial injury. *Circ Res* 1960;8:780-87.
8. Kleber AG. Update review. ST-segment elevation in the electrocardiogram: a sign of myocardial ischemia. *Cardiovascular Research* 2000;45:111-18.
9. Carneiro EF. *O eletrocardiograma: 10 anos depois.* 5 ed. Rio de Janeiro: Enéas Ferreira Carneiro, 1987. p. 245-52.
10. Podrid PJ. *ECG tutorial: myocardial infarction.* Uptodate 2008. Disponível em: www.uptodate.com. Acesso em Nov. 2008.
11. Barold SS, Falkoff MD, Ong LS *et al.* Significance of transient electrocardiographic Q waves in coronary artery disease. *Cardiol Clin* 1987;5(3):367-80.
12. Bosimini E, Giannuzzi P, Temporelli PL *et al.* Electrocardiographic evolutionary changes and left ventricular remodeling after acute myocardial infarction: results of the GISSI-3 Echo substudy. *J Am Coll Cardiol* 2000 Jan.;35(1):127-35.
13. Timmis GC. Electrocardiographic effects of reperfusion. *Cardiol Clin* 1987 Aug.;5(3):427-45.
14. Sclarovsky S, Mager A, Kusniec J *et al.* Electrocardiographic classification of acute myocardial ischemia. *Isr J Med Sci* 1990;26:525-33.
15. Birnbaum Y, Wagner GS. The initial electrocardiographic pattern in acute myocardial infarction: correlation with infarct size. *J Electrocardiol* 1999;32(Suppl):122-28.
16. Birnbaum Y, Sclarovsky S. The grades of ischemia on the presenting electrocardiogram of patients with ST elevation acute myocardial infarction. *J Electrocardiol* 2001;34(Suppl):17-26.
17. Birnbaum Y, Drew BJ. The electrocardiogram in ST elevation acute myocardial infarction: correlation with coronary anatomy and prognosis. *Postgrad Med J* 2003;79:490-504.
18. Shapira OM, Shemin RJ. *Left ventricular aneurysm and pseudoaneurysm following acute myocardial infarction.* Uptodate 2008. Disponível em: www.uptodate.com. Acesso em: Nov. 2008.
19. Wagner GS, Freye CJ, Palmem S *et al.* Evaluation of the QRS scoring system for the estimating myocardial infarct size. I: Specifity and observer agreement. *Circulation* 1982;65:345.
20. Wellens HJJ, Conover M. *ECG na tomada de decisão em emergência.* 2 ed. Rio de Janeiro: Revinter, 2006. p. 1-17.

21. Wagner GS, Lim TH. Myocardial infarction. In: Wagner GS (Ed.). *Marriott's Practical electrocardiography*. 11th ed. 2008. p. 180-207. Lippincott Williams and Wilkins, Philadelphia, PA.
22. Sgarbossa E, Wagner G. Electrocardiography. In: Topol EJ, Calif RM, Prystowsky EN et al. *Textbook of cardiovascular medicine*. 3rd ed. Philadelphia: Lippincott Williams & Wilkins. 2006. p. 978-1002.
23. Piégas LS, Feitosa G, Mattos LA et al. Sociedade Brasileira de Cardiologia. Diretriz da SBC sobre tratamento do infarto agudo do miocárdio com supradesnível do segmento ST. *Arq. Bras. Cardiol.* 2009;93:e179- e264.
24. Myers GB, Howard A, Klein M et al. Correlation of electrocardiographic and pathologic findings in anteroseptal infarction. *Am Heart J* 1948;36:535-75.
25. Myers G, Howard AK, Stofer BE. Correlation of electrocardiographic and pathologic findings in lateral infarction. *Am Heart J* 1948;37:374-417.
26. Myers G, Howard AK, Stofer BE. Correlation of electrocardiographic and pathologic findings in posterior infarction. *Am Heart J* 1948;38:547-82.
27. Perloff JK. The recognition of strictly posterior myocardial infarction by conventional scalar electrocardiography. *Circulation* 1964;30:706-18.
28. de Luna AB, Cino JM, Pujadas S et al. Concordance of electrocardiographic patterns and healed myocardial infarction location detected by cardiovascular magnetic resonance. *Am J Cardiol* 2006;97:443-51.
29. de Luna AB, Cino J, Goldwasser D et al. New electrocardiographic diagnostic criteria for the pathologic R waves in leads V1 and V2 of anatomically lateral myocardial infarction. *J Electrocardiol* 2008 Sept.-Oct.;41(5):413-18.
30. de Luna AB. Auhor' response: Evolution of electrocardiographic terminology for walls of the heart and "Q-wave" myocardial infarction. *J Electrocardiol* 2008 Sept.-Oct.;41(5):432-34.
31. de Luna AB, Wagner G, Birnbaum Y et al. For the International Society for Holter and Noninvasive Electrocardiography. A new terminology for left ventricular walls and location of myocardial infarcts that present Q wave based on the standard of cardiac magnetic resonance imaging. *Circulation* 2006;114:1755-60.
32. Zimetbaum PJ, Josephson ME. Review article: Use of the electrocardiogram in acute myocardial infarction. *N Engl J Med* 2003;348:933-40.
33. Zimetbaum P, Krishnan S, Gold A et al. Usefulness of STsegment elevation in lead III exceeding that of lead II for identifying the location of the totally occluded coronary artery in inferior wall myocardial infarction. *Am J Cardiol* 1998;81:918-19.
34. Herz I, Assali AR, Adler Y et al. New electrocardiographic criteria for predicting either the right or left circumflex artery as the culprit coronary artery in inferior wall acute myocardial infarction. *Am J Cardiol* 1997;80:1343-45.
35. Braat SH, Brugada P, den Dulk K et al. Value of lead V4R for recognition of the infarct coronary artery in acute inferior myocardial infarction. *Am J Cardiol* 1984 June 1;53(11):1538-41.
36. Wellens HJ. The value of the right precordial leads of the electrocardiogram. *N Engl J Med* 1999;340(5):381-83.
37. Zhan ZQ, Wang W, Dang SY et al. Electrocardiographic characteristics in angiographically documented occlusion of the dominant left circumflex artery with acute inferior myocardial infarction: limitations of ST elevation III/II ratio and ST deviation in lateral limb leads. *J Electrocardiol* 2009;42(5):432-39.
38. Sun TW, Wang LX, Zhang YZ. The value of ECG lead aVR in the differential diagnosis of acute inferior wall myocardial infarction. *Intern Med* 2007;46(12):795-99. Epub 2007 June 15.

39. Abo Y, Yokoi H, Fukuta T et al. Electrocardiographic diagnosis of the coronary artery culprit site in ischemic heart disease. Circ J 2003;67(9):775-80.
40. Engelen DJ, Gorgels AP, Cheriex EC et al. Value of the electrocardiogram in localizing the occlusion site in the left anterior descending coronary artery in acute anterior myocardial infarction. J Am Coll Cardiol 1999;34:389-95.
41. Wang SS, Paynter L, Kelly RV et al. Electrocardiographic determination of culprit lesion site in patients with acute coronary events. J of Electrocardiol 2009;42:46-51.
42. Tierala I, Nikus K, Sclarovsky S et al., the HAAMU Study Group. Predicting the culprit artery in acute ST-elevation myocardial infarction and introducing a new algorithm to predict infarct-related artery in inferior ST-elevation myocardial infarction: correlation with coronary anatomy in the HAAMU Trial. J of Electrocardiol 2009;42:120-27.
43. Wellens HJJ, Gorgels APM, Doevendans PA. The ECG in acute myocardial infarction and unstable angina: diagnosis and risk stratification. Boston, MA: Kluwer Academic Publishers, 2004.
44. Nikus KC, Eskola MJ. Electrocardiogram patterns in acute left main coronary artery occlusion. J of Electrocardiol 2008;41:626-29.
45. Levin T. Right ventricular myocardial infarction. Uptodate 2008. Disponível em: www.uptodate.com. Acesso em: Nov. 2008.
46. Erhardt LR, Sjögren A, Wahlberg I. Single right-sided precordial lead in the diagnosis of right ventricular involvement in inferior myocardial infarction. Am Heart J 1976;91:571-76.
47. Zehender M, Kasper W, Kauder E et al. Eligibility for and benefit of thrombolytic therapy in inferior myocardial infarction: focus on the prognostic importance of right ventricular infarction. J Am Coll Cardiol 1994;24:362-69.
48. Hurst JW. Comments about the electrocardiographic signs of right ventricular infarction. Clin Cardiol 1998 Apr.;21(4):289-91.
49. Finn AV, Antman EM. Images in clinical medicine. Isolated right ventricular infarction. N Engl J Med 2003;349(17):1636.
50. Pfisterer P. Right ventricular involvement in myocardial infarction and cardiogenic shock. Lancet 2003;362:392-94.
51. Braat SH, de Zwaan C, Brugada P et al. Right ventricular involvement with acute inferior wall myocardial infarction identifies high risk of developing atrioventricular nodal conduction disturbances. Am Heart J 1984;107:1183-87.
52. Atar S, Barbagelata A, Birnbaum Y. Electrocardiographic markers of reperfusion in ST-elevation myocardial infarction. Cardiol Clin 2006;24:367-76.
53. Schroder R, Dissmann R, Bruggemann T et al. Extent of early ST segment elevation resolution: a simple but strong predictor of outcome in patients with acute myocardial infarction. J Am Coll Cardiol 1994;24:384-91.
54. Matetzky S, Novikov M, Gruberg L et al. The significance of persistent ST elevation versus early resolution of ST segment elevation after primary PTCA. J Am Coll Cardiol 1999;34(7):1932-38.
55. Rekik S, Mnif S, Sahnoun M et al. Total absence of ST-segment resolution after failed thrombolysis is correlated with unfavorable short- and long-term outcomes despite successful rescue angioplasty. J Electrocardiol 2009;42(1):73-78. Epub 2008.
56. de Lemos JA, Braunwald E. ST segment resolution as a tool for assessing the efficacy of reperfusion therapy. J Am Coll Cardiol 2001;38:1283-94.
57. van't Hof A, Liem A, de Boer M et al. Clinical value of 12-lead electrocardiogram after successful reperfusion therapy for acute myocardial infarction. Lancet 1997;350:615-19.

58. Zeymer U, Schroder K, Wegscheider K *et al.* ST resolution in a single electrocardiographic lead: A simple and accurate predictor of cardiac mortality in patients with fibrinolytic therapy for acute ST-elevation myocardial infarction. *Am Heart J* 2005;149:91-97.
59. Hearse DJ, Tosaki A. Free radicals and calcium: simultaneous interacting triggers as determinants of vulnerability to reperfusion-induced arrhythmias in the rat heart. *J Mol Cell Cardio* 1988;120:213-23.
60. Maxwell SR, Lip GYH. Reperfusion injury: a review of the pathophysiology, clinical manifestations and therapeutic options. *Int J Cardiol* 1997;58:95-117.
61. Wehrens XH, Doevendans PA, Ophuis TJ *et al.* A comparison of electrocardiographic changes during reperfusion of the myocardial infarct by thrombolysis or PTCA. *Am Heart J* 2000;139:430-36.
62. Henkel DM, Witt BJ, Gersh BJ *et al.* Ventricular arrhythmias after acute myocardial infarction: a 20-year community study. *Am Heart J* 2006 Apr.;151(4):806-12.
63. Volpi A, Cavalli A, Santoro L *et al.* Incidence and prognosis of early primary ventricular fibrillation in acute myocardial infarction–results of the Gruppo Italiano per lo Studio della Sopravvivenza nell'Infarto Miocardico (GISSI-2) database. *Am J Cardiol* 1998 Aug. 1;82(3):265-71.
64. Podrid PJ, Ganz LI, Arnsdorf MF. *Clinical features and treatment of ventricular arrhythmias during acute myocardial infarction.* Uptodate 2008. Disponível em: www.uptodate.com. Acesso em: Nov. 2008.
65. Ducceschi V, Di Mico G, Sarubbi B *et al.* Ionic mechanisms of ischemia-related ventricular arrhythmias. *Clin Cardiol* 1996 Apr.;19(4):325-31.
66. Podrid PJ, Ganz LI, Arnsdorf MF. *Pathogenesis of ventricular tachycardia and ventricular fibrillation during acute myocardial infarction.* Uptodate 2008. Disponível em: www.uptodate.com. Acesso em: Nov. 2008.
67. Janse MJ, Wit AL. Electrophysiological mechanisms of ventricular arrhythmias resulting from myocardial ischemia and infarction. *Physiol Rev* 1989 Oct.;69(4):1049-169.
68. Carmelliet E. Cardiac ionic currents and acute ischemia: From to channels to arrhytmias. *Physiol Rev* 1999;79:917.
69. Mendes RGG, Evora PR. O infarto atrial é uma entidade clínica distinta nem sempre reconhecida. *Arq Bras Cardiol* 1999;72(3):333-37.
70. Wong CK, White HD, Wilcox RG *et al.* New atrial fibrillation after acute myocardial infarction independently predicts death: the GUSTO-III experience. *Am Heart J* 2000;140:878.
71. Pedersen OD, Bagger H, Kober L *et al.* The occurrence and prognostic significance of atrial fibrillation/flutter following acute myocardial infarction. TRACE Study group. Trandolapril Cardiac Evalutation. *Eur Heart J* 1999;20:748.
72. Sackynski JS, Spencer FA, Gore JM *et al.* Twenty-year trends in the incidence of stroke complicating acute myocardial infarction: Worcester Heart Attack Study. *Arch Intern Med* 2008 Oct. 27;168(19):2104-10.
73. Sgarbossa EB, Pinski SL, Topol EJ *et al.* Acute myocardial infarction and complete bundle branch block at hospital admission: clinical characteristics and outcome in the thrombolytic era. *J Am Coll Cardiol* 1998;31:105-10.
74. Gammage MD. Temporary cardiac pacing. *Heart* 2000;83:715-20.

O ELETROCARDIOGRAMA NO PROGNÓSTICO DA INSUFICIÊNCIA CORONARIANA AGUDA E CRÔNICA

Nestor Rodrigues de Oliveira Neto
Charlene de Oliveira Andrade
Ademar Alexandre de Morais

Neste capítulo trataremos das alterações eletrocardiográficas relacionadas com o prognóstico nas síndromes coronarianas agudas (IAM com supradesnível do ST e na angina instável/IAM sem supradesnível de ST) e na insuficiência coronariana crônica.

A combinação de dados da história clínica, do exame físico e de exames complementares (como o eletrocardiograma), obtida na avaliação inicial, é utilizada na obtenção de escores para predizer a evolução (mortalidade) no IAM. O escore de Killip vem sendo empregado há décadas com esta finalidade. Nos últimos anos o escore TIMI tem-se estabelecido como o padrão para a avaliação e a estratificação de risco na síndrome coronariana aguda (IAM com supradesnível de ST e angina instável/IAM sem supradesnível) (Quadro 8-1). O escore TIMI para angina instável/IAM sem supradesnível tem sido incorporado nos protocolos das unidades de dor torácica, sendo valioso na predição de eventos e seleção da melhor modalidade de tratamento.[1-3]

■ ALTERAÇÕES ELETROCARDIOGRÁFICAS COMO MARCADOR PROGNÓSTICO NO INFARTO AGUDO DO MIOCÁRDIO COM SUPRADESNÍVEL DE ST

Várias alterações eletrocardiográficas estão relacionadas com a pior evolução no IAM com supradesnível do segmento ST, seja a curto ou a longo prazo[4] (Quadro 8-2).

Os desvios do ST (elevação ou depressão) em muitas derivações indicam isquemia mais intensa e difusa e estão relacionados com a mortalidade precoce e tardia no IAM.[5]

Quadro 8-1. Escore TIMI para angina instável/infarto do miocárdio sem supra de ST e para infarto agudo do miocárdio com supra de ST[1-2]

Escore de risco TIMI para angina instável/IAM sem supra de ST		
	Escore	Risco*
Idade ≥ 65 anos	0-1	4,7%
Mais de 3 fatores de risco (história familiar de DAC, HAS, dislipidemia, DM, tabagismo)	2	8,3%
DAC conhecida (estenose coronariana prévia ≥ a 50%)	3	13,2%
Desvios do ST ≥ 0,5 mm no ECG à admissão	4	19,9%
Uso de AAS nos últimos 7 dias	5	26,6%
Angina grave (2 ou mais episódios nas últimas 24 h)	6:7	40,9%
Elevação dos marcadores (enzimas) cardíacos		
Cada critério vale 1 ponto. O escore máximo equivale a 7 pontos		

Escore de risco TIMI para IAM com supra de ST		
	Escore	Mortalidade**
Idade ≥ de 75 anos (3 pontos)	0	0,8%
Idade entre 65 e 74 anos (2 pontos)	1	1,6%
História de DM, HAS ou angina (1 ponto)	2	2,2%
PAS < 100 mmHg (3 pontos)	3	4,4%
FC > 100 bpm (2 pontos)	4	7,3%
Killip III-IV (2 pontos)	5	12%
Peso < 67 kg (1 ponto)	6	16%
IAM de localização anterior ou com bloqueio de ramo esquerdo (1 ponto)	7	23%
Tempo de apresentação > 4 h (1 ponto)	8 > 8	27% 36%
O escore máximo equivale a 16 pontos		

*Risco de eventos combinados em 14 dias (mortalidade, infarto do miocárdio, necessidade de revascularização urgente).
**Mortalidade em 30 dias.
DAC = doença arterial coronariana; PAS = pressão arterial sistólica; HAS = hipertensão arterial sistólica.

Capítulo 8 ▪ O Eletrocardiograma no Prognóstico da Insuficiência... 141

Quadro 8-2. Alterações eletrocardiográficas relacionadas com pior prognóstico no IAM com supradesnível de ST*

Desníveis (elevação ou depressão) de ST em várias derivações
Ausência de resolução do ST (queda no ST > 70% após terapia de reperfusão)
Infarto de localização anterior
Taquicardia sinusal
Isquemia grau III (supradesnível do QRS com distorção da sua parte final)
Bloqueio de ramo direito ou esquerdo
Bloqueio atrioventricular avançado (a curto prazo)
Aumento na duração do QRS ($\geq 0{,}10$ s)
Taquicardia ventricular tardia (> 48 h do início dos sintomas)

*Conforme vários estudos (ver texto).

A medida do supradesnivelamento do segmento ST, obtida pelo somatório do valor absoluto do desvio do ST nas derivações ou pelo número de derivações com elevação do ST no eletrocardiograma à admissão, tem importância prognóstica. Conforme um estudo derivado do GISSI-1,[6] o número de derivações que apresenta supradesnivelamento do ST no eletrocardiograma inicial, definido como ≥ 1 mm em derivações periféricas e ≥ 2 mm em precordiais, tem correlação com o prognóstico a curto (30 dias) e longo prazos (1 e 10 anos). Os pacientes foram classificados em quatro grupos: com pequena lesão, quando há 2 a 3 derivações com supradesnivelamento do ST; com lesão moderada, com 4 a 5 derivações comprometidas; com grande lesão miocárdica, que apresenta 6 a 7 comprometidas e com lesão extensa, quando há 8 ou mais derivações com elevação do ST (Fig. 8-1).

A presença de depressão do ST está associada à maior mortalidade no IAM, seja combinado ou não com a elevação do ST.[4,7,8] Os estudos mostram que a depressão do ST é um marcador prognóstico equivalente ou até mesmo mais forte do que a elevação do ST. Uma análise multivariada dos dados do GUSTO-I mostra que a soma dos desvios do segmento ST (elevação e depressão) ≥ 19 mm, avaliado no eletrocardiograma obtido antes da administração do trombolítico, é um preditor de mortalidade em 30 dias.[7] Outras alterações associadas à maior mortalidade neste estudo foram: evidência de infarto prévio; frequência cardíaca > 84 batimentos/minuto e QRS com duração ≥ 100 ms no infarto anterior.[4,7] No IAM com supra de ST, o infradesnivelamento pode ocorrer em consequência de alteração recíproca, entretanto também pode representar isquemia em outras regiões e está associado a infartos mais extensos e à doença coronária multiarterial.[5,9]

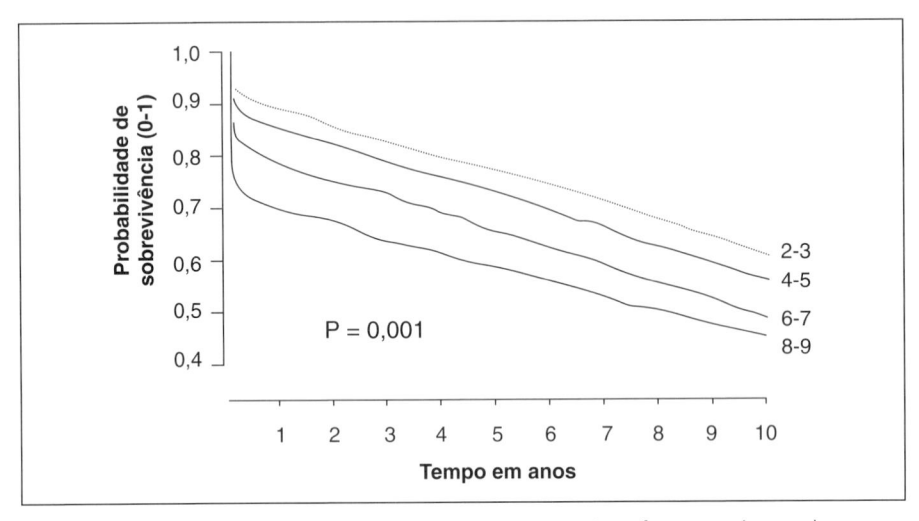

Fig. 8-1. Probabilidade de sobrevivência em 10 anos no IAM conforme o número de derivações com supradesnível do segmento ST (número no final das linhas).

O valor prognóstico da frequência cardíaca (FC) no IAM foi avaliado com base nos dados do GISSI-2, com análise de quase 9.000 pacientes, sendo observado que a taquicardia sinusal prediz de forma independente maior mortalidade durante a fase de internação e após a alta (aos 6 meses). A mortalidade hospitalar foi de 7,1% no grupo com FC < 60 bpm, enquanto foi de 23,4% no grupo com FC inicial > 100 bpm.[10]

O infarto localizado em parede anterior apresenta pior prognóstico do que o de localização inferior, o que pode ser explicado pelo menos em parte em decorrência da maior extensão da área comprometida no infarto anterior, cursando com menor fração de ejeção e maior incidência de insuficiência cardíaca, arritmia ventricular e mortalidade hospitalar.[11,12] A presença de infarto anterior é um dos componentes do escore de risco TIMI.

Alguns pacientes com IAM com supra de ST não evoluem com ondas Q significativas, sobretudo quando submetidos à reperfusão precoce. Pacientes que não desenvolvem novas ondas Q têm infartos menores e apresentam menor mortalidade.[13] Dois estudos recentes relacionam a presença de ondas Q no IAM com o prognóstico: ondas Q no ECG inicial em pacientes submetidos à angioplastia primária estão associadas à pior evolução,[14] e o número de ondas Q presentes (média de 3 neste estudo) após a angioplastia foi associado ao tamanho do infarto e à mortalidade a longo prazo.[15]

Pacientes com infarto agudo que inicialmente apresentam grau III de isquemia (supradesnível do ST com distorção da sua parte final do QRS, com relação ponto J/onda R > 0,5) têm maior mortalidade e maior tamanho final do infarto, bem como progressão mais rápida da necrose do que aqueles com grau II, o que poderia estar relacionado com um miocárdio com menor proteção, por exemplo, por circulação colateral (Cap. 7).[16,17] Também, a isquemia grau III à admissão está associada à falência para atingir a perfusão miocárdica adequada (resolução completa do ST ou TIMI 3) após angioplastia primária.[18]

A resolução completa do supradesnivelamento, definida como a queda do ST ≥ 70% após a terapia de reperfusão, é um indicativo de restauração da perfusão miocárdica e um preditor independente de menor mortalidade tanto precoce quanto tardia.[4,19]

O escore de Selvester[20] apresenta correlação com tamanho do infarto (área de necrose) e com o prognóstico no IAM (ver Apêndice). Um estudo grego realizado em 100 pacientes com IAM mostrou que um escore de Selvester ≥ 3, presente à alta hospitalar, foi associado a uma maior mortalidade e readmissão por insuficiência cardíaca a curto prazo (3 meses).[21]

O bloqueio de ramo na fase aguda do infarto é um conhecido marcador de pior prognóstico, principalmente quando o bloqueio de ramo é novo (causado pelo evento isquêmico atual) e ocorre no infarto de localização anterior (Cap. 9). O BAV total que surge no infarto anterior ocorre comumente em virtude da necrose septal com comprometimento do sistema de condução His-Purkinje e em decorrência de infarto extenso, que cursa com insuficiência cardíaca ou choque e maior mortalidade.[22,23] No infarto inferior, o bloqueio AV resulta do comprometimento da irrigação do nó AV (bloqueio nodal), sendo geralmente transitório. Entretanto, o bloqueio AV, seja no infarto anterior seja no inferior, provavelmente não é por si só um fator independente de maior mortalidade.[23]

A taquicardia ventricular sustentada que ocorre tardiamente (> 48 horas do início dos sintomas) no infarto geralmente ocorre no infarto extenso com substrato arrítmico e é um marcador de mau prognóstico a curto e longo prazos.[22]

■ O ELETROCARDIOGRAMA NO IAM SEM SUPRADESNÍVEL DE ST E NA ANGINA INSTÁVEL

O IAM sem elevação do ST e a angina instável têm como característica a dor torácica associada à depressão do segmento do ST (sem supra de ST associado) e/ou inversão da onda T em duas ou mais derivações, mas podem ser registradas apenas alterações discretas e inespecíficas do ST-T, ou mesmo o ECG normal. A existência de elevação enzimática (como troponina) caracteriza o infarto, diferenciando da angina instável. A depressão de ST é significativa e característica de isquemia subendocárdica, quando é igual ou maior a -0,5 mm em duas ou mais derivações contíguas e apresenta morfologia horizontal ou descendente (Figs. 8-2 a 8-4).[24]

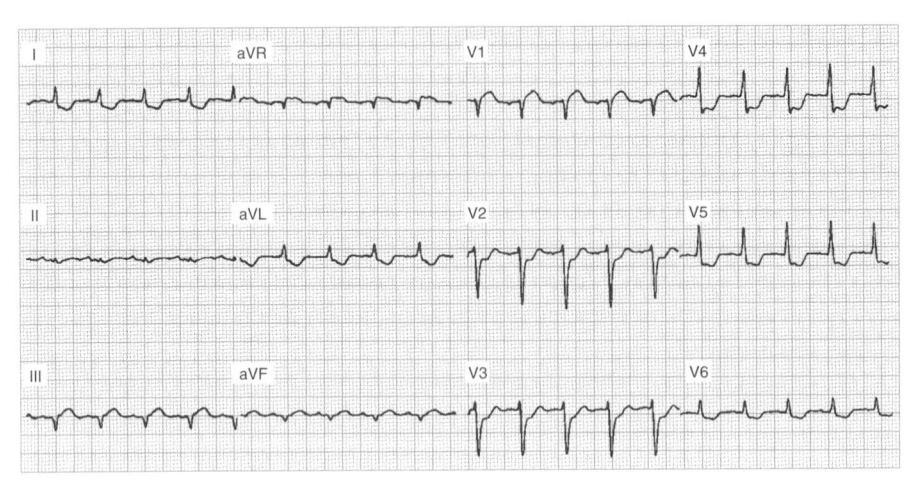

Fig. 8-2. Depressão de ST em várias derivações, mais acentuada em V4-V5. Paciente com angina instável, durante episódio de dor típica. Área inativa em parede inferior.

Muitas vezes as alterações de ST-T nas síndromes coronarianas são transitórias e dinâmicas, sendo importante a realização seriada do ECG para melhorar a sua sensibilidade (Fig. 8-4). Esta medida tem sido incorporada nos protocolos nas unidades de dor torácica, onde se indica a realização do ECG inicial em até 10 minutos após a chegada ao hospital e, geralmente, a cada 3 horas até

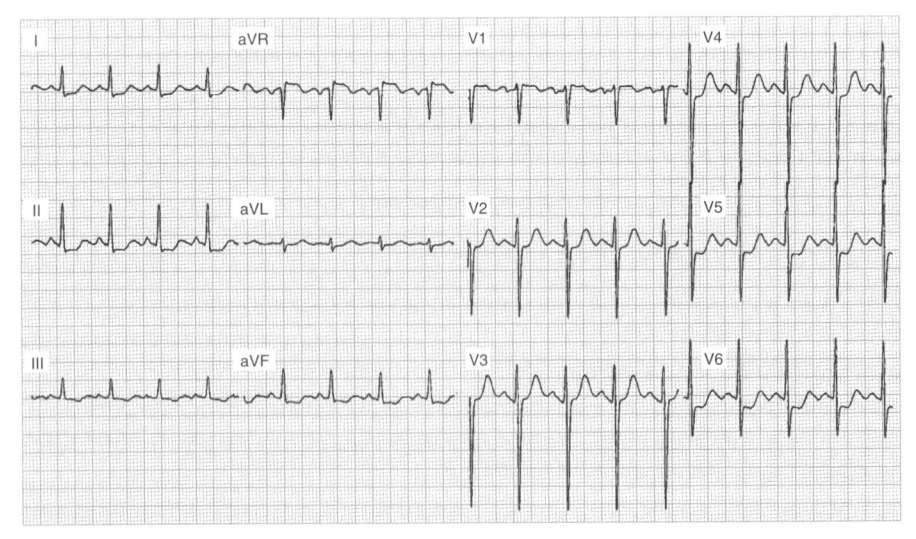

Fig. 8-3. ECG de mulher de 49 anos atendida com dor torácica típica. Depressão de ST com morfologia horizontal em DII, aVF, V5 e V6.

Capítulo 8 ■ O Eletrocardiograma no Prognóstico da Insuficiência... 145

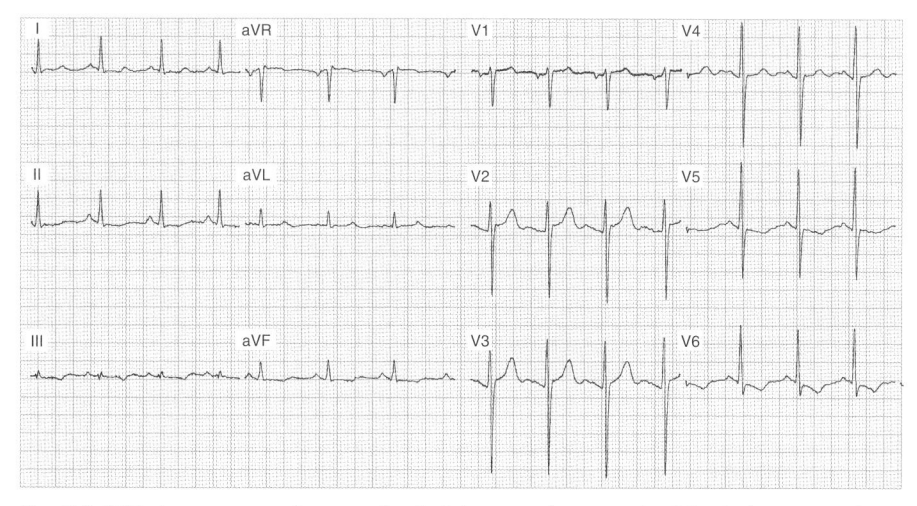

Fig. 8-4. ECG do mesmo paciente realizado 3 horas após o anterior (Fig. 8-3), mostrando inversão de T em DII, aVF, V5 e V6 e redução do infradesnível do ST. ECGs e curva enzimática compatíveis com IAM sem supra de ST.

6 horas, 9 horas ou mais, dependendo do quadro. Na fase inicial o ECG pode ser repetido até cada 15 ou 30 minutos no paciente com dor anginosa com alta suspeita de síndrome coronariana aguda e ECG inicial não diagnóstico.[25]

Quando o paciente dispõe de um traçado eletrocardiográfico prévio, este deve ser comparado com o ECG atual. As alterações novas apresentam maior probabilidade de serem relacionadas com a isquemia miocárdica. As alterações dinâmicas do segmento ST, seja depressão seja supradesnível, bem como a inversão de T que se normaliza após alívio dos sintomas estão comumente associadas à isquemia aguda. De modo geral, as alterações que apresentam maior probabilidade de estar associadas à síndrome coronariana são a depressão do segmento ST ≥ 0,5 mm novo (ou supostamente novo) e a inversão de T com amplitude > 2 mm associada a sintomas.[26]

O ECG normal não exclui a isquemia ou infarto agudo, entretanto é incomum o ECG permanecer normal durante todo o curso do IAM.[27] Um estudo, que utilizou a ressonância magnética cardíaca como padrão para o diagnóstico de infarto, mostrou que a sensibilidade do eletrocardiograma para o diagnóstico de IAM é aumentada quando se considera tanto a elevação quanto a depressão do ST presentes à admissão, com a sensibilidade aumentando de 50% para 84% quando o critério empregado foi a elevação do segmento ST ou os dois critérios, respectivamente, mantendo a especificidade elevada (> 90%).[28]

A inversão de T de modo geral é uma alteração sensível para isquemia aguda, porém é um achado inespecífico, principalmente o achado de ondas T achatadas.

As ondas T que são profundas e simétricas têm maior significado. Um padrão conhecido por *síndrome de Wellens* caracteriza-se por inversão de ondas T em derivações precordiais (V2 a V6 ou em outras precordiais), não associado à elevação de ST ou ondas Q, em pacientes admitidos com dor precordial (angina). Na maioria dos casos as ondas T são profundas e simétricas, mas podem ser bifásicas, com a parte terminal negativa *(T plus-minus)*. Mais comumente as alterações eletrocardiográficas desenvolvem-se após cessar os episódios anginosos. Estes pacientes têm estenose crítica da artéria descendente anterior, geralmente proximal, e risco elevado de infarto em dias (75% dos casos) e morte, e devem ser submetidos à angioplastia ou cirurgia de revascularização miocárdica.[29-31] Estes aspectos eletrocardiográficos não devem ser confundidos com a inversão de T observada na evolução do infarto com supradesnível de ST, que pode exibir T profundas relacionadas com necrose e disfunção contrátil. Nesta situação há ondas Q ou perdas de R nas precordiais, o que afasta a síndrome de Wellens.

Na síndrome coronariana aguda sem supradesnível do segmento ST, conforme um estudo baseado em uma análise do GUSTO IIb, a probabilidade de óbito em 1 ano dependeu do grau da depressão do ST: pacientes com depressão de ST ≥ 2 mm em duas derivações contíguas são de maior risco e, aqueles com depressão em mais de uma área apresentam cerca de 10 vezes maior probabilidade de óbito dentro de 1 ano com relação ao grupo sem depressão do ST.[32] A depressão de ST em mais de uma área em geral está associada à coronariopatia grave (lesão de tronco ou multiarterial). Mesmo a depressão de menor magnitude do ST (≥ 0,5 mm ou 1 mm) é um marcador de maior risco.[33,34] Pacientes com ECG normal à admissão apresentam geralmente bom prognóstico.[35]

■ ALTERAÇÕES ELETROCARDIOGRÁFICAS NO PROGNÓSTICO DA INSUFICIÊNCIA CORONARIANA CRÔNICA

No paciente com angina estável ou que apresenta isquemia silenciosa, o eletrocardiograma pode ser normal ou exibir alterações inespecíficas da repolarização ventricular. O eletrocardiograma é normal em, aproximadamente, metade dos pacientes com angina estável, sendo um marcador de bom prognóstico a longo prazo.

As alterações mais características são a inversão das ondas T associadas à retificação do segmento ST. A onda T é invertida e simétrica *(T isquêmica)*, mais comumente encontrada em V4 a V6, DII e DI e aVL. Pode ser registrado infradesnível do segmento ST, que pode surgir durante situações onde há maior demanda do miocárdio, como durante o teste de esforço, por isquemia subendocárdica.

Em pacientes com infarto antigo, podem persistir as ondas Q patológicas, mas estas podem desaparecer com o tempo. A presença de ondas Q no traçado apresenta alta especificidade e baixa sensibilidade para o diagnóstico de infarto prévio.[36] A ausência de Q patológico é um marcador de viabilidade miocárdica (miocárdio hibernante) no paciente com doença arterial coronariana (DAC) crônica e disfunção ventricular.[37] A presença de Q patológico aponta para a presença de DAC e pior função ventricular, mas não afasta a existência de miocárdio viável.[38] Desse modo, no paciente com DAC crônica com disfunção ventricular, não havendo onda Q no ECG, pode-se considerar que há viabilidade miocárdica. Se houver Q patológico, pode haver miocárdio viável ou não, e um teste de imagem é importante para definir a viabilidade miocárdica antes da resvascularização.

As áreas de necrose podem também se expressar no eletrocardiograma como diminuição na amplitude das ondas R. Em um estudo de 1978,[39] observou-se uma correlação entre a amplitude das ondas R (soma do R em aVL e aVF + R em V1 a V6) e a fração de ejeção, em pacientes com doença coronariana crônica, com o somatório de R < 40 mm, sendo um marcador de disfunção ventricular. O escore de Selvester também tem sido empregado com esta finalidade, embora alguns estudos mostrem que estes critérios têm utilidade clínica limitada para estimar a função ventricular.[40,41] O escore de Selvester fornece informação prognóstica no paciente com doença arterial coronariana e infarto prévio.[42]

■ REFERÊNCIAS BIBLIOGRÁFICAS

1. Antman EM, Cohen M, Bernink PJ et al. The TIMI risk score for unstable angina/non-ST elevation MI: a method for prognostication and therapeutic decision making. *JAMA* 2000;284:835-42.
2. Morrow DA, Antman EM, Charlesworth A et al. TIMI risk score for ST-elevation myocardial infarction: A convenient, bedside, clinical score for risk assessment at presentation: An intravenous nPA for treatment of infarcting myocardium early II trial substudy. *Circulation* 2000;102(17):2031-37.
3. Sabatine MS, McCabe CH, Morrow DA et al. Identification of patients at high risk for death and cardiac ischemic events after hospital discharge. *Am Heart J* 2002;143(6):966-70.
4. Petrina M, Goodman SG, Eagle KA. The 12-lead electrocardiogram as a predictive tool of mortality after acute myocardial infarction: Current status in an era of revascularization and reperfusion. *Am Heart J* 2006;152:1128.
5. Golbberger AL. *Electrocardiogram in the prognosis of myocardial infarction or unstable angina.* Uptodate 2008. Disponível em: www.uptodate.com. Acesso em: Nov. 2008.
6. Mauri M, Franzosi MG, Maggioni AP et al. Clinical value of 12-lead electrocardiography to predict the long-term prognosis of GISSI-1 patients. *J Am Coll Cardiol* 2002;39:1594-600.
7. Hathaway WR, Peterson ED, Wagner GS et al. Prognostic significance of the initial electrocardiogram in patients with acute myocardial infarction. GUSTO-I Investigators. Global utilization of streptokinase and t-PA for occluded coronary arteries. *JAMA* 1998;279:387-91.

8. Savonitto S, Ardissino D, Granger MB et al. Prognostic value of the admission electrocardiogram in acute coronary syndromes. *JAMA* 1999;281:707-13.
9. Birnbaum Y, Wagner GS, Barbash GI et al. Correlation of angiographic findings and right (V1 to V3) versus left (V4 to V6) precordial ST-segment depression in inferior wall acute myocardial infarction. *Am J Cardiol* 1999;83(2):143-48.
10. Zuanetti G, Mantini L, Hernández-Bernal F et al. Relevance of heart rate as a prognostic factor in patients with acute myocardial infarction: insights from the GISSI-2 study. *Eur Heart J* 1998 June;19(Suppl)F:F19-26.
11. Kurum T, Oztekin E, Ocelik F et al. Predictive value of admission electrocardiogram for multivessel disease in acute anterior and anterior-inferior myocardial infarction. *Ann Non Electrocardiol* 2002;7(4):369-73.
12. Stone PH, Raabe DS, Jaffe AS et al. Prognostic significance of location and type of myocardial infarction: independent adverse outcome associated with anterior location. *J Am Coll Cardiol* 1988 Mar.;11(3):453-63.
13. Barbagelata A, Califf RM, Sgarbossa EB et al. Thrombolysis and Q wave versus non-Q wave first acute myocardial infarction: a GUSTO-I substudy. Global utilization of streptokinase and tissue plasminogen activator for occluded arteries investigators. *J Am Coll Cardiol* 1997;29(4):770-77.
14. Armstrong PW, Fu Y, Westerhout CM et al. Baseline Q-wave surpasses time from symptom onset as a prognostic marker in ST-segment elevation myocardial infarction patients treated with primary percutaneous coronary intervention. *J Am Coll Cardiol* 2009 Apr. 28;53(17):1503-9.
15. van der Vleuten PA, Vogelzang M et al. Predictive value of Q waves on the 12-lead electrocardiogram after reperfusion therapy for ST elevation myocardial infarction. *J Electrocardiol* 2009;42(4):310-18.
16. Sclarovsky S, Mager A, Kusniec J et al. Electrocardiographic classification of acute myocardial ischemia. *Isr J Med Sci* 1990;26:525-33.
17. Birnbaum Y, Wagner GS. The initial electrocardiographic pattern in acute myocardial infarction: correlation with infarct size. *J Electrocardiol* 1999;32(Suppl):122-28.
18. Anderson RD, White HD, Ohman EM et al. Predicting outcome after thrombolysis in acute myocardial infarction according to ST-segment resolution at 90 minutes: a substudy of the GUSTO-III trial. Global use of strategies to open occluded coronary arteries. *Am Heart J* 2002;144:81-88.
19. Wolak A, Yaroslavtsev S, Amit G et al. Grade 3 ischemia on the admission electrocardiogram predicts failure of ST resolution and of adequate flow restoration after primary percutaneous coronary intervention for acute myocardial infarction. *Am Heart J* 2007;153(3):410-17.
20. Selvester RH, Wagner GS, Hindman NB. The development and application of the Selvester QRS scoring system for estimating myocardial infarct size. *Arch Intern Med* 1985;145:1877.
21. Kalogeropoulos AP, Chiladakis JA, Sihlimiris I et al. Predischarge QRS score and risk for heart failure after first ST-elevation myocardial infarction. *J Card Fail* 2008;14:225-31.
22. Antman EM. ST-elevation myocardial infarction: management. In: Libby P, Bonow RO, Mann DL et al. *Braunwald's heart disease: a textbook of cardiovascular medicine*. 8th ed. 2008. p. 1233-99 Philadelphia, PA. Saunders Elsevier.
23. Shirafkan A, Mehrad M, Gholamrezanezhad A et al. Conduction disturbances in acute myocardial infarction: a clinical study and brief review of the literature. *Hellenic J Cardiol* 2009;50(3):179-84.
24. Thygesen K, Alpert JS, White HD et al. Universal definition of myocardial infarction. Joint ESC/ACCF/AHA/WHF task force for the redefinition of myocardial infarction. *Eur Heart J* 2007;28(20):2525-38.

25. Anderson JL, Adams CD, Antman EM *et al.* ACC/AHA 2007 guidelines for the management of patients with unstable angina/non-ST-Elevation myocardial infarction: a report of the American College of Cardiology/American Heart Association Task Force on Practice Guidelines. *J Am Coll Cardiol* 2007;50(7):e1-e157.
26. Nicolau JC, Timerman A, Piegas LS *et al.* Guidelines for unstable angina and non-ST-segment elevation myocardial infarction of the Brazilian Society of Cardiology (II Edition, 2007). *Arq Bras Cardiol* 2007;89(4):e89-e131.
27. Goldberger AL. Electrocardiogram in the diagnosis of myocardial ischemia and infarction. Disponível em: www.uptodate.com.br. Acesso em Sept. 2009.
28. Martin TN, Groenning BA, Murray HM *et al.* ST-segment deviation analysis of the admission 12-lead electrocardiogram as an aid to early diagnosis of acute myocardial infarction with a cardiac magnetic resonance imaging gold standard. *JACC* 2007 Sept. 11;50(11):1021-28.
29. de Zwann C, Bar FW, Wellens HJJ. Characteristic electrocardiographic pattern indicating a critical stenosis high in left anterior descending coronary artery in patients admitted because of impending myocardial infarction. *Am Heart J* 1982;103(4):730-36.
30. Haines DE, Raabe DS, Gundel WD *et al.* Anatomic and prognostic significance of new T-wave inversion in unstable angina. *Am J Cardiol* 1983;52(1):14-18.
31. Rhinehardt J, Brady WJ, Perron AD *et al.* Electrocardiographic manifestations of Wellens' syndrome. *Am J Emerg Med* 2002 Nov.;20(7):638-43.
32. Atar S, Fu Y, Wagner GS *et al.* Usefulness of ST depression with T-wave inversion in leads V(4) to V(6) for predicting one-year mortality in non-ST-elevation acute coronary syndrome (from the electrocardiographic analysis of the global use of strategies to open occluded coronary arteries IIB trial). *Am J Cardiol* 2007;99(7):934-38.
33. Cannon CP, McCabe CH, Stone PH *et al.* The electrocardiogram predicts one-year outcome of patients with unstable angina and non-Q wave myocardial infarction: results of the TIMI III Registry ECG Ancillary Study. Thrombolysis in Myocardial Ischemia. *JACC* 1997;30(1):133-40.
34. Hyde TA, French JK, Wong CK *et al.* Associations between ST depression, four year mortality, and in-hospital revascularisation in unselected patients with non-ST elevation acute coronary syndromes. *Heart* 2003;89(5):490-95.
35. Patel DJ, Holdright DR, Knight CJ *et al.* Early continuous ST segment monitoring in unstable angina: prognostic value additional to the clinical characteristics and the admission electrocardiogram. *Heart* 1996;75(3):222-28.
36. Michael MA, El Masry H, Khan BR *et al.* Electrocardiographic signs of remote myocardial infarction. *Prog Cardiovasc Dis* 2007;50(3):198-208.
37. Jeon HK, Shah GA, Diwan A *et al.* Lack of pathologic Q waves: a specific marker of viability in myocardial hibernation. *Clin Cardiol* 2008;31(8):372-77.
38. Ananthasubramaniam K, Chow BJ *et al.* Does electrocardiographic Q wave burden predict the extent of scarring or hibernating myocardium as quantified by positron emission tomography? *Can J Card* 2005;21(1):51-56.
39. Askenazi J, Parisi AF, Cohn PF *et al.* Value of the QRS complex in assessing left ventricular ejection fraction. *Am J Cardiol* 1978;41:494-99.
40. Young SG, Abouantoun S, Savvides M *et al.* Limitations of electrocardiographic scoring systems for estimation of left ventricular function. *J Am Coll Cardiol* 1983;1(6):1479-88.
41. Marcassa C, Galli M, Paino A *et al.* Electrocardiographic evolution after Q-wave anterior myocardial infarction: correlations between QRS score and changes in left ventricular perfusion and function. *J Nucl Cardiol* 2001;8(5):561-67.
42. Bounous Jr EP, Califf RM, Harrell Jr FE *et al.* Prognostic value of the simplified Selvester QRS score in patients with coronary artery disease. *J Am Coll Cardiol* 1988;11(1):35-41.

INFARTO DO MIOCÁRDIO ASSOCIADO A DISTÚRBIOS DE CONDUÇÃO INTRAVENTRICULAR E RITMO DE MARCA-PASSO

9

Nestor Rodrigues de Oliveira Neto

O infarto do miocárdio associado a distúrbios de condução intraventricular (bloqueio de ramo e fasciculares) e ritmo de marca-passo artificial representa um desafio diagnóstico por trazer dificuldades para o reconhecimento do infarto, seja na fase aguda seja na crônica (infarto antigo), sobretudo o bloqueio de ramo esquerdo e o ritmo de marca-passo ventricular. Neste capítulo estudaremos as características eletrocardiográficas do infarto do miocárdio associado a distúrbio de condução intraventricular e ritmo de marca-passo, bem como a importância prognóstica do bloqueio de ramo associado ao infarto.

■ INFARTO ASSOCIADO A BLOQUEIO DE RAMO

A presença de bloqueio de ramo dificulta o diagnóstico de infarto, tornando-o muitas vezes impossível, sendo causa de retardo para a instituição da terapia apropriada, sobretudo no caso do bloqueio de ramo esquerdo.

A maioria dos infartos ocorre no ventrículo esquerdo, geralmente em paredes que são ativadas nos primeiros 40 a 60 ms (septo, parede inferior, anterior e lateral), provocando modificações na porção inicial do QRS (surgimento de ondas Q e alterações da onda R), enquanto no BRD as alterações ocorrem na fase final da ativação ventricular pela ativação retardada do ventrículo direito.[1,2] Desse modo, o BRD geralmente não traz maiores dificuldades para o diagnóstico do IAM, sendo possível reconhecer o BRD e as alterações do infarto no mesmo traçado. O supradesnivelamento do segmento ST característico da corrente de lesão é observado nas derivações habituais. O QRS é largo, e há o R terminal proeminente em V1, bem como o S em V5-V6. No infarto septal ou anterosseptal as perdas dos vetores do septo causam a amputação do r em V1-V2, sendo registrado o padrão qR ou QR nestas derivações (Fig. 9-1).[1-4]

No infarto inferior há o registro da corrente de lesão em DII, DIII e aVF (fase aguda) e da onda Q patológica.

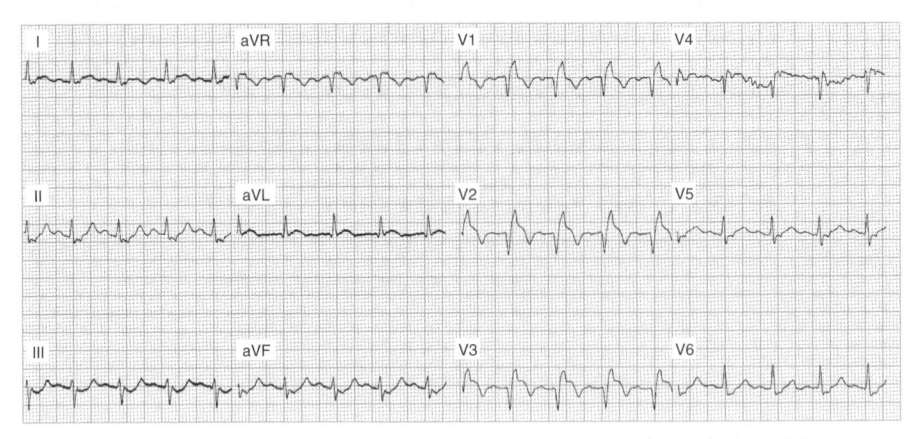

Fig. 9-1. ECG de paciente idoso acometido por IAM anterosseptal associado a BRD, que evoluiu com insuficiência ventricular esquerda e óbito em 48 h de internação. Observar a presença de Q associado ao supradesnível de ST (V1 a V3), bem como as alterações características do BRD (S alargado). O padrão em V1 é qR causado pela necrose septal.

A presença de BRE torna difícil o diagnóstico de infarto, porque o BRE altera tanto a fase inicial quanto a final do QRS e causa acentuada alterações na repolarização ventricular, com desvios do segmento ST opostos à polaridade do QRS. Assim, no BRE são frequentes supradesnivelamento do segmento do ST em derivações com complexo QRS predominantemente negativo (por exemplo: V1 a V3) e infradesnivelamento do ST em derivações com QRS positivo (DI, aVL, V5 e V6). As alterações do ST-T que apresentam mesma polaridade que a porção terminal do QRS (concordantes) são de maior valor para o diagnóstico de infarto agudo, tais como elevação do segmento ST nas derivações com R predominante.[5,6]

O surgimento de bloqueio de ramo esquerdo novo no paciente com dor torácica típica é fortemente sugestivo de IAM.[5] Quando disponíveis, traçados eletrocardiográficos prévios podem ser úteis para comparação, evidenciando alterações novas relacionadas com o evento agudo. Como ocorre quando não há bloqueio de ramo, a realização de eletrocardiogramas seriados pode flagrar modificações temporais do ST-T compatível com isquemia ou infarto em evolução (Figs. 9-2 e 9-3). Alterações seriadas do QRS e ST são um critério de valor para diagnóstico de infarto no BRE, conforme o estudo de Wackers et al.,[7] com sensibilidade de 67%. No infarto de parede anterior ou anterosseptal, o supradesnivelamento do ST próprio do BRE em V1 a V4 pode adquirir agora o aspecto típico de corrente de lesão, com convexidade para cima (abóbada).[8]

Capítulo 9 ■ Infarto do Miocárdio Associado a Distúrbios... 153

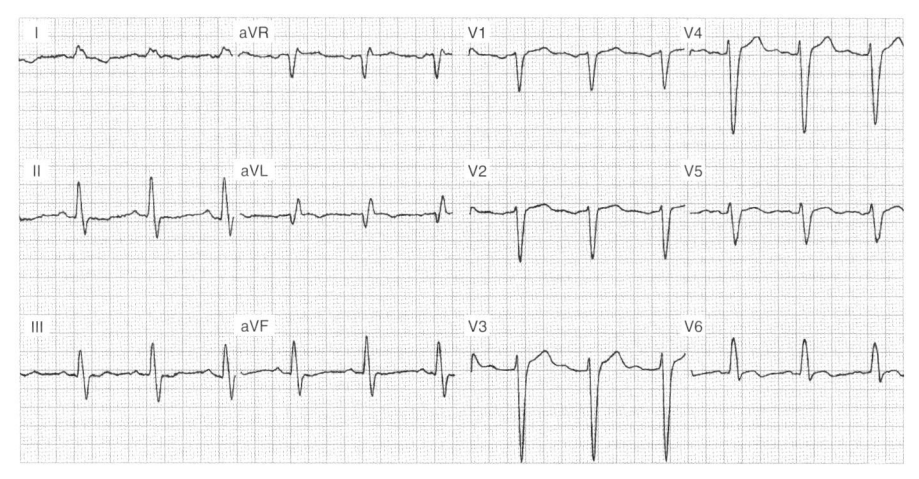

Fig. 9-2. ECG de paciente atendida com dor precordial típica associada à sudorese, evidenciando bloqueio de ramo esquerdo.

Sgarbossa *et al.*[5] encontraram que o desvio do segmento ST, medido no ponto J, foi o único critério eletrocardiográfico de valor para o diagnóstico na fase aguda do infarto do miocárdio associado a BRE. Os três critérios descritos foram avaliados no eletrocardiograma, sendo elaborado um algoritmo, onde os dois primeiros têm maior peso (escore):

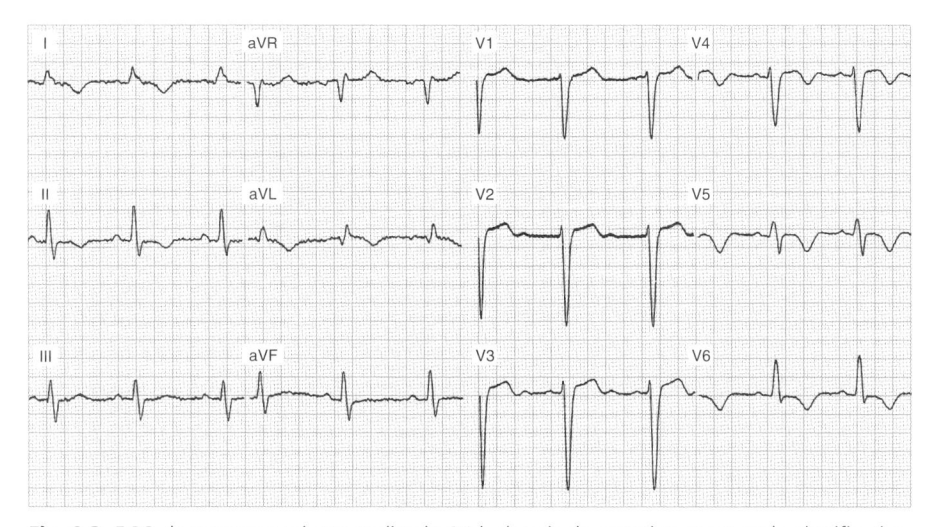

Fig. 9-3. ECG da mesma paciente realizado 24 h depois do anterior, mostrando significativa modificação na morfologia de T em V4-V6 e DI e aVL (T isquêmicas). Curva enzimática compatível com IAM e cateterismo, mostrando lesão com aspecto de reperfusão.

1. Supradesnivelamento do segmento ST ≥ 1 mm em concordância com o QRS: escore 5.
2. Depressão do segmento ST ≥ 1 em V1, V2 ou V3: escore 3.
3. Supradesnivelamento do segmento ST ≥ 5 mm em discordância com o QRS: escore 2.

Um escore mínimo de 3 foi exigido para o diagnóstico de IAM.

Como afirmam os autores deste estudo, as alterações do QRS, que indicam necrose, não foram úteis para o diagnóstico provavelmente porque avaliaram o eletrocardiograma obtido na admissão, quando são mais evidentes as alterações agudas do ST.

Madias[9] relatou que o último critério (supra de ST ≥ 5 mm discordante com o QRS) pode ser registrado no BRE em pacientes estáveis, na ausência de infarto agudo. Um exemplo é o traçado da Figura 9-4.

Estudos subsequentes mostram que os critérios de Sgarbossa apresentam baixa sensibilidade e alta especificidade.[10,11] Uma metanálise recente,[12] incluindo 11 estudos publicados, encontrou uma sensibilidade de somente 20% e especificidade de 98%. Portanto, a ausência dos critérios de Sgarbossa não pode afastar IAM.

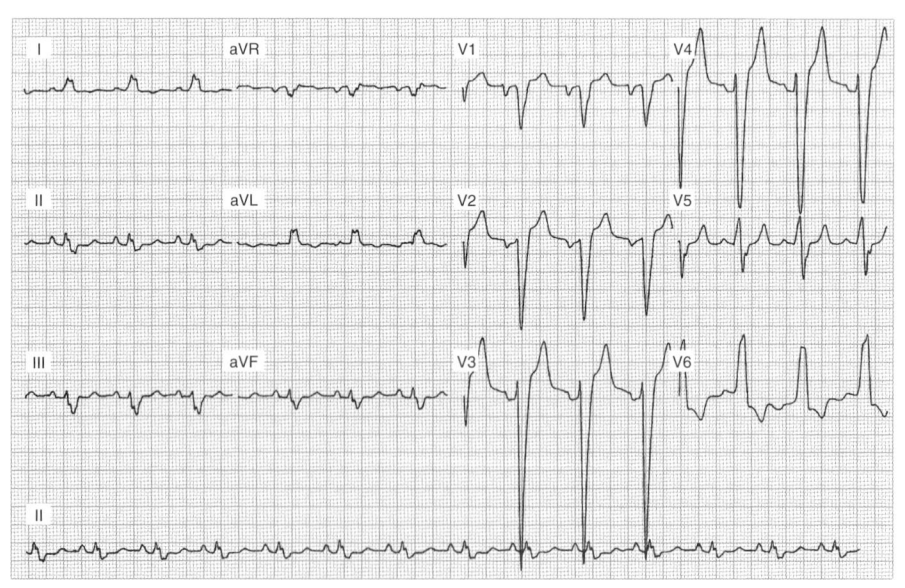

Fig. 9-4. Supradesnível de ST ≥ 5 mm não relacionado com IAM na presença de BRE. Supradesnivelamento discordante do ST de 6,5 mm em V3 e V4 em paciente com insuficiência cardíaca grave de etiologia hipertensiva. Observadas, também, sobrecarga atrial esquerda (V1) e ondas S amplas em precordiais.

Capítulo 9 ▪ Infarto do Miocárdio Associado a Distúrbios... 155

Erros no diagnóstico de IAM associado a BRE nas unidades de emergência são comuns e podem levar a tratamento inadequado do paciente com infarto ou a aplicação de tratamento desnecessário a um paciente sem infarto (p. ex., no paciente cardiopata com BRE antigo e sintomas não relacionados com isquemia).[11,13]

No infarto com bloqueio de ramo esquerdo, as alterações no complexo QRS são ocasionadas pela interação entre as forças elétricas produzidas pela necrose e a despolarização alterada existente no bloqueio de ramo esquerdo. As alterações do QRS podem ser observadas na fase aguda ou crônica do infarto. O infarto septal e o de parede livre podem se manifestar por ondas Q ≥ 0,04 s em DI, aVL, V5 e V6, às vezes em associação a R amplo em V1-V2.[1,3,4] No infarto inferior, o critério com melhor acurácia foi a presença de Q > 0,03 s em aVF e onda T predominantemente negativa nesta derivação.[14] Pequenas ondas q (< 0,04 s) podem ser observadas no bloqueio de ramo esquerdo na ausência de infarto, assim como pobre progressão de R em precordiais e, ocasionalmente, o registro de QS em precordiais direitas.

A presença de área eletricamente inativa ocasionada por infarto prévio é sugerida pela presença das seguintes alterações:[3,6,7,15]

- Complexos QR em I, V5-V6, ou em II, III e aVF.
- Regressão de V1 para V4 ou de V4 para V6, isto é, diminuição na amplitude de R através destas derivações.
- Entalhes no ramo ascendente da onda S em V3 e V4 *(sinal de Cabrera)* ou no ramo ascendente da onda R de V5-V6 *(sinal de Chapman)*.

O sinal de Cabrera é um entalhe bem evidente no ramo ascendente da onda S nas precordiais médias (Fig. 9-5).

Em geral estes critérios apresentam baixa sensibilidade e alta especificidade.[7,15]

▪ IMPORTÂNCIA PROGNÓSTICA DO BLOQUEIO DE RAMO NO INFARTO DO MIOCÁRDIO

Os bloqueios de ramo são marcadores de pior prognóstico quando associados ao infarto do miocárdio e podem ser preexistentes ou surgir como complicação do evento isquêmico. A importância prognóstica do bloqueio de ramo associado ao infarto foi reconhecida no início do século passado por Oppenheimer e Rothschild.[16] Em 1965, Bauer *et al.*[17] relataram a evolução de 13 pacientes com bloqueio de ramo e IAM, com 8 destes apresentando óbito na primeira semana após a admissão.

O bloqueio de ramo novo é 3 vezes mais frequente no infarto de parede anterior, porque a artéria descendente anterior fornece a maior parte do suprimen-

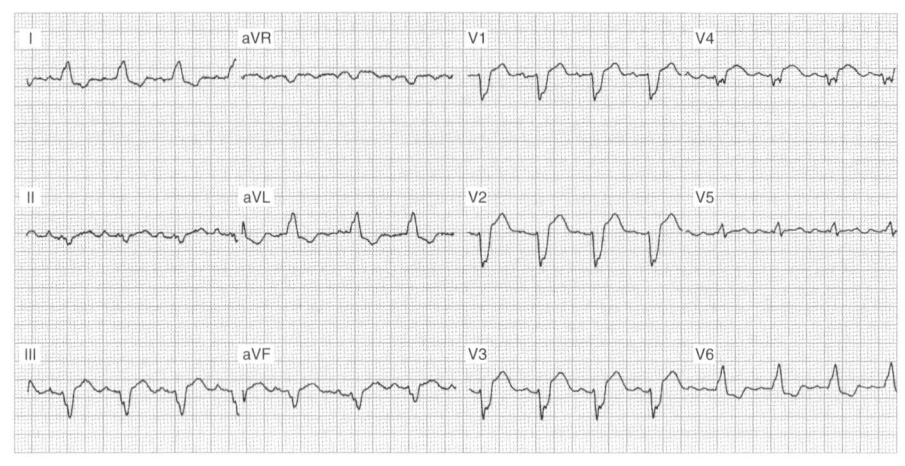

Fig. 9-5. Sinal de Cabrera, melhor observado em V3-V4 como um entalhe bem evidente no ramo ascendente da onda S, em paciente com IAM e BRE.

to sanguíneo do feixe de His e dos ramos.[18] O BRD (novo) no infarto anterior ocorre como consequência de lesão (oclusão) proximal ao primeiro ramo septal, que irriga a porção proximal do ramo direito.[19] Go et al.[20] mostraram que os pacientes acometidos por bloqueio de ramo têm mais comorbidades e menor probabilidade de receberem terapia adequada, como trombolítico, e maior mortalidade hospitalar. Neste estudo, o BRD foi um marcador independente de mortalidade mais importante do que o BRE.

Entretanto, em uma análise mais recente de 3.053 pacientes incluídos em estudos de pacientes submetidos à angioplastia primária, o BRE esteve presente em 1,6% dos casos, e BRD ocorreu em 3,15% dos pacientes, com a maior mortalidade no BRE (BRE = 14,6%, BRD = 7,4%, sem bloqueio de ramo = 2,8%, p < 0,0001).[21] O BRD associado a infarto anterior na apresentação e bloqueio de ramo "novo", que surge precocemente após a terapia trombolítica, são preditores independentes de elevada mortalidade aos 30 dias. Os pacientes com bloqueio de ramo já existente ("antigo") apresentam um perfil clínico mais grave, o que é por si só o fator responsável pelo pior prognóstico.[22] Um estudo espanhol também mostrou que o bloqueio de ramo novo, que surge no curso do infarto, está associado à pior evolução, com maior frequência de complicações (bloqueio AV total e insuficiência cardíaca) e maior mortalidade quando comparado com o bloqueio de ramo preexistente.[23] É frequentemente difícil ou impossível determinar se o bloqueio de ramo é novo ou preexistente no paciente que apresenta quadro de IAM. No infarto agudo, os bloqueios de ramo persistentes resultam geralmente de necrose dos ramos.[24] Entretanto, o bloqueio de ramo pode ser transitório, e neste caso provavelmente não se desenvolve ne-

Capítulo 9 ▪ Infarto do Miocárdio Associado a Distúrbios... 157

crose do sistema de condução, mas alterações inflamatórias que sofrem reversão após melhora da isquemia.[25]

▪ INFARTO DO MIOCÁRDIO E BLOQUEIOS DIVISIONAIS

O bloqueio divisional anterossuperior esquerdo tem maior importância pela maior frequência e traz maior dificuldade para o reconhecimento da necrose antiga, tornando muitas vezes impossível determinar se houve ou não infarto quando há bloqueio fascicular anterior esquerdo. Na fase aguda a corrente de lesão pode ser observada normalmente nas derivações correspondentes.

O bloqueio fascicular anterior esquerdo dificulta o diagnóstico do infarto inferior (necrose), já que ambas as condições cursam com alterações no QRS em DII, DIII e aVF. A necrose inferior associada ao BFAE pode provocar perda do r inicial, resultando no padrão QS em DII, DIII e aVF quando coexistem as duas condições. A presença de ondas R amplas em DI e aVL (qR) favorece o diagnóstico de bloqueio divisional anterossuperior esquerdo associado. Warner et al.[26] propõem os seguintes critérios para o diagnóstico de infarto do miocárdio inferior associado a BFAE:

- As derivações aVR e aVL apresentam R terminal, com o pico de R ocorrendo mais tardiamente em aVR do que em aVL.
- Presença de Q em DII, de qualquer amplitude.

O primeiro critério exige o registro simultâneo de derivações como nos eletrocardiógrafos de 3 canais.

O BFAE pode fazer desaparecerem as alterações das ondas T compatíveis com isquemia miocárdica em parede inferior, sendo documentada a normalização das alterações isquêmicas (normalização da onda T) na presença de bloqueio divisional anterossuperior esquerdo.[27]

O bloqueio fascicular posterior esquerdo raramente surge no infarto e pode obscurecer os sinais de infarto de parede inferior.[27]

▪ INFARTO NA PRESENÇA DE MARCA-PASSO ARTIFICIAL

O diagnóstico de infarto é geralmente difícil ou mesmo impossível no paciente portador de marca-passo quando os complexos QRS resultam da estimulação artificial, ou seja, precedidos por espícula de marca-passo. Na estimulação atrial isolada, seja nos modos AAI seja DDD com condução AV preservada, a estimulação artificial não traz dificuldade para o reconhecimento das alterações evolutivas do infarto. Quando o marca-passo está inibido por ritmo próprio, o fenômeno conhecido como *memória cardíaca* pode ser responsável por ondas T invertidas semelhantes às observadas na isquemia.

O processo de ativação ventricular no ritmo de marca-passo guarda semelhança como o ocorrido no BRE. De modo geral, as mesmas dificuldades encontradas para diagnosticar infarto no BRE são verificadas na vigência de estimulação cardíaca artificial. O eletrocardiograma com frequência é de pouco valor na suspeita de IAM na vigência de marca-passo.

Os critérios eletrocardiográficos para o diagnóstico de infarto nos pacientes com marca-passo são similares aos empregados quando existe bloqueio de ramo esquerdo.[3,28,29] Para o reconhecimento na fase aguda do infarto no paciente sob estimulação ventricular direita os critérios de Sgarbossa são úteis, e diferentemente no caso do IAM com BRE, o critério de maior valor é o supradesnível de ST $\geq$ 5 mm em derivações com QRS negativo.[30] Para o diagnóstico de infarto prévio (antigo) associado à estimulação ventricular, os seguintes critérios são citados: presença de qR ou QR (mas não QS) em DI, aVL e V6 ou em derivações inferiores e os sinais de Cabrera e Chapman, embora estes critérios em geral apresentam baixa sensibilidade e elevada especificidade.[29] Portanto, a ausência deles não permite excluir o infarto do miocárdio. Na estimulação biventricular (ressincronização), complexos tipo qR ou Qr não têm valor como marcador de necrose.[29]

■ REFERÊNCIAS BIBLIOGRÁFICAS

1. Mirvis DM, Goldberger AL. Electrocardiogram. In: Libby P, Bonow RO, Mann DL et al. *Braunwald's heart disease: a textbook of cardiovascular medicine*. 8th ed. Phyladelphia, PA. Saunders Elsevier. 2008. p. 1233-99.
2. Moffa PJ. O eletrocardiograma nas perturbações da irrigação do miocárdio: infarto do miocárdio, de necrose, lesão e isquemia. In: *Tranchesi – eletrocardiograma normal e patológico*. 7 ed. São Paulo: Roca, 2001.
3. Goldberger AL, Arnsdorf MF. *Electrocardiographic diagnosis of myocardial infarction in the presence of bundle branch block or a paced rhythm*. Uptodate 2008. Disponível em: www.uptodate.com. Acesso em: Nov. 2008.
4. Moffa PJ, Sanches PCR. Diagnóstico eletro e vetocardiográfico de infarto do miocárdio na presença de bloqueio de ramo. In: *Tranchesi–eletrocardiograma normal e patológico*. 7ed. São Paulo: Roca 2001.
5. Sgarbossa EB, Pinski SL, Barbagelata A et al. Electrocardiographic diagnosis of evolving acute myocardial infarction in the presence of left bundle-branch block. *N Engl J Med* 1996;334:481-87.
6. Barold SS, Herweg B. Electrocardiographic diagnosis of myocardial infarction during left bundle branch block. *Cardiol Clin* 2006;24:377-85.
7. Wackers FJ. The diagnosis of myocardial infarction in the presence of left bundle branch block. *Cardiol Clin* 1987;5:393-401.
8. Carneiro EF. *O eletrocardiograma: 10 anos depois*. 5ed. Rio de Janeiro: Enéas Ferreira Carneiro, 1987.
9. Madias JE, Sinha A, Ashtiani R et al. A critique of the new ST-segment criteria for the diagnosis of acute myocardial infarction in patients with left bundle-branch block. *Clin Cardiol* 2001;24:652-55.

10. Gunnarsson G, Eriksson P, Dellborg M. ECG criteria in diagnosis of acute myocardial infarction in the presence of left bundle branch block. *Int J Cardiol* 2001 Apr.;78(2):167-74.
11. Kontos MC, McQueen RH, Jesse RL, et al. Can myocardial infarction be rapidly identified in emergency department patients who have left bundle-branch block? *Ann Emerg Med* 2001 May;37(5):431-38.
12. Tabas JA, Rodriguez RM, Seligman H et al. Electrocardiographic criteria for detecting acute myocardial infarction in patients with left bundle branch block: a meta-analysis. *Ann Emerg Med* 2008;52:329-36.
13. Sgarbossa EB. Value of the ECG in suspected acute myocardial infarction with left bundle-branch block. *J Electrocardiol* 2000;33(Suppl):87-92.
14. Laham CL, Hammill SC, Gibbons RJ. New criteria for the diagnosis of healed inferior wall myocardial infarction in patients with left bundle-branch block. *Am J Cardiol* 1997 Jan. 1;79(1):19-22.
15. Hands ME, Cook EF, Stone PH et al. Electrocardiographic diagnosis of myocardial infarction in the presence of complete left bundle-branch block. *Am Heart J* 1988;116:23-32.
16. Oppenheimer BS, Rothschild MA. Electrocardiographic changes associated with myocardial involvement, with special reference to prognosis. *J Amer Med Ass* 1917;69:429.
17. Bauer GE, Julian DJ, Valentine PA. Bundle–branch block in acute myocardial infarction. *Br Heart J* 1965;27(5):724-30.
18. Peters RW, Vijayaraman P, Ellenbogen KA. Indications for permanent and temporary cardiac pacing. In: Kenneth A, Ellenbogen KA, Mark AW. *Cardiac pacing and ICDs*. 5th ed. Oxford: Blackwell Publishing, 2008.
19. Engelen DJ, Gorgels AP, Cheriex EC et al. Value of the electrocardiogram in localizing the occlusion site in the left anterior descending coronary artery in acute anterior myocardial infarction. *J Am Coll Cardiol* 1999;34:389-95.
20. Go AS, Barron HV, Rundle AC et al. Bundle-branch block and inhospital mortality in acute myocardial infarction. National registry of myocardial infarction 2 investigators. *Ann Intern Med* 1998;129(9):690-97.
21. Guerrero M, Harjai K, Stone GW et al. Comparison of the prognostic effect of left versus right versus no bundle-branch block on presenting electrocardiogram in acute myocardial infarction patients treated with primary angioplasty in the primary angioplasty in myocardial infarction trials. *Am J Cardiol* 2005;96(4):482-88.
22. Wong CK, Setwart RA, Gao W et al. Prognostic differences between different types of bundle-branch block during the early phase of acute myocardial infarction: insights from the Hirulog and Early Reperfusion or Occlusion (HERO)-2 trial. *Eur Heart J* 2006 Jan.;27(1):21-28.
23. Melgarejo-Moreno A, Galcerá-Tomás J, Garcia-Alberola A. Prognostic significance of bundle-branch block in acute myocardial infarction: the importance of location and time of appearance. *Clin Cardiol* 2001;24(5):371-76.
24. Okabe M, Fukuda K, Nakashima Y et al. A quantitative histopathological study of right bundle-branch block complicating acute anteroseptal myocardial infarction. *Br Heart J* 1991;65(6):317-21.
25. Beck AE, Lie KI, Anderson RH. Bundle-branch block in the setting of acute anteroseptal myocardial infarction. Clinicopathological correlation. *Br Heart J* 1978 July;40(7):773-82.
26. Warner RA, Hill NE, Mookherjee S et al. Electrocardiographic criteria for the diagnosis of combined inferior myocardial infarction and left anterior hemiblock. *Am J Cardiol* 1983;51(5):718-22.
27. Elizari MV, Acunzo RS, Ferreiro M. Hemiblock revisited. *Circulation* 2007;115:1154-63.

28. Klimczak A, Wranicz JK, Cygankiewicz I et al. Electrocardiographic diagnosis of acute coronary syndromes in patients with left bundle-branch block or paced rhythm. *Cardiol J* 2007;14(2):207-13.
29. Barold SS, Herweg B, Curtis AB. Electrocardiographic diagnosis of myocardial infarction and ischemia during cardiac pacing. *Cardiol Clin* 2006;24:387-99.
30. Sgarbossa EB. Recent advances in the electrocardiographic diagnosis of myocardial infarction: left bundle-branch block and pacing. *PACE* 1996;19:1370-79.

10 ALTERAÇÕES ELETROCARDIOGRÁFICAS NOS DISTÚRBIOS ELETROLÍTICOS, PROVOCADAS POR DROGAS E NA HIPOTERMIA

Nestor Rodrigues de Oliveira Neto
Adriano César D'Oliveira Solino
Elaine Helke Oliveira do Amaral Pascoal

A atividade elétrica cardíaca é mediada por fluxos iônicos. Assim, modificações na concentração dos eletrólitos comumente cursam com alterações eletrocardiográficas. Alguns distúrbios eletrolíticos são capazes de provocar anormalidades cardíacas graves, exigindo do médico uma intervenção rápida, uma vez que existe a possibilidade de desfecho para o óbito decorrente de arritmias. Para o diagnóstico definitivo de uma alteração eletrolítica, bem como de condições associadas, são essenciais as dosagens laboratoriais. O eletrocardiograma é importante para a suspeita diagnóstica e para orientar para a intervenção rápida quando as anormalidades impõem uma conduta imediata. Deve-se considerar que condições associadas, como distúrbio ácido-básico, efeitos de drogas, alterações de outros eletrólitos, presença de insuficiência cardíaca, podem influenciar nas alterações eletrocardiográficas, provocadas por um dado distúrbio eletrolítico, bem como no risco de arritmias graves.[1,2]

Por outro lado, alguns medicamentos causam alterações eletrocardiográficas, que resultam de ações desejáveis e indesejáveis sobre as propriedades eletrofisiológicas da célula cardíaca.

O presente capítulo tem o objetivo de relacionar as principais alterações eletrocardiográficas causadas por distúrbios eletrolíticos, por efeitos de drogas e hipotermia.

■ HIPERCALEMIA

O termo hipercalemia refere-se a uma concentração plasmática de potássio > 5,5 mEq/L. As condições comumente associadas à hipercalemia são: insuficiência renal, hipoaldosteronismos primário e secundário, uso de fármacos (anti-inflamatórios não esteroides, inibidor de ECA, bloqueador do receptor da aldosterona, diurético poupador de potássio, trimetoprim, ciclosporina, suplementos de potássio entre outros).[2-4]

Alterações eletrocardiográficas

De um modo geral, à medida que os níveis de potássio se elevam, alterações progressivas no ECG tendem a surgir alterando a despolarização (complexo QRS) e a repolarização (segmento ST-T). Tal fato ocorre porque os níveis elevados de potássio causam inativação dos canais de sódio, resultando em diminuição na velocidade de condução. As seguintes alterações eletrocardiográficas são observadas, conforme a gravidade da hipercalemia (ordem crescente)[1,3-8] (Fig. 10-1):

- Onda T em tenda. A onda T torna-se estreitada e apiculada, em forma de tenda. É considerada a alteração mais precoce.
- Prolongamento do intervalo PR e surgimento de onda P achatada, podendo desaparecer completamente (ritmo sinoventricular). No ritmo sinoventricular o ritmo é sinusal, mas os átrios tornam-se inexcitáveis (não sofrem despolarização) e não há ondas P.

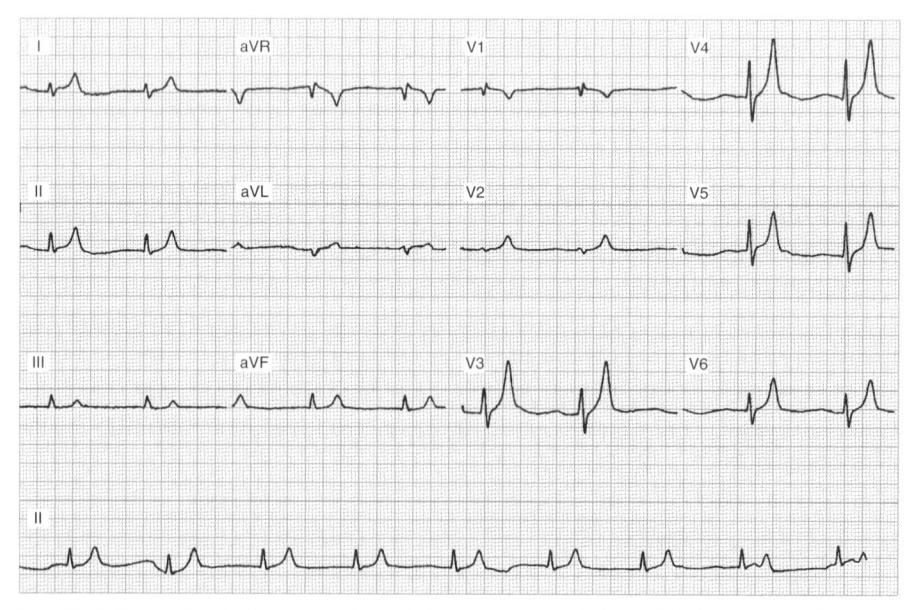

Fig. 10-1. Hipercalemia. Presença de onda T em tenda, mais bem visível em precordiais de V3 a V6 e ondas P de baixa amplitude, quase imperceptíveis.

Capítulo 10 ▪ Alterações Eletrocardiográficas nos Distúrbios... 163

- Alargamento do QRS, distúrbios de condução intraventricular e atrioventricular (bloqueio AV de 2º ou 3º grau).
- Ritmo senoide e parada cardíaca por fibrilação ventricular ou assistolia (Fig. 10-2).

A correlação entre os níveis de potássio e cada alteração no eletrocardiograma é uma aproximação e depende de condições associadas.[1]

Em alguns casos pode ocorrer supradesnível do segmento ST, o que pode fazer confusão diagnóstica com o infarto agudo do miocárdio.[9]

No ritmo sinoventricular o ritmo é sinusal, mas os átrios tornam-se inexcitáveis (não sofrem despolarização) e não há ondas P. Assim, neste caso o estímulo tem origem normalmente no nó sinusal e atinge o nó AV, porem não há despolarização da musculatura atrial.[4,6] O ritmo de escape juncional, que produz um padrão similar, também pode ocorrer na hipercalemia.[4]

O ritmo senoide refere-se à onda sinusoidal resultante da fusão do QRS com a onda T, que surge na hipercalemia extrema.

▪ HIPOCALEMIA

A hipocalemia caracteriza-se pelos níveis plasmáticos de $K^+ < 3,5$ mEq/L.[5] Pode apresentar inúmeras etiologias: ingestão inadequada, alcalose metabólica, perda gastrointestinal (vômitos e/ou diarreia), drogas (diuréticos, anfotericina B), estados anabólicos e hipomagnesemia.[3]

Alterações eletrocardiográficas

Na hipocalemia ocorre hiperpolarização da membrana celular do miocárdio e aumento da duração do potencial de ação. A presença de fatores concomitantes, como hipomagnesemia, drogas e isquemia miocárdica, influencia nas alterações eletrocardiográficas provocadas pela hipocalemia.[1,4,8]

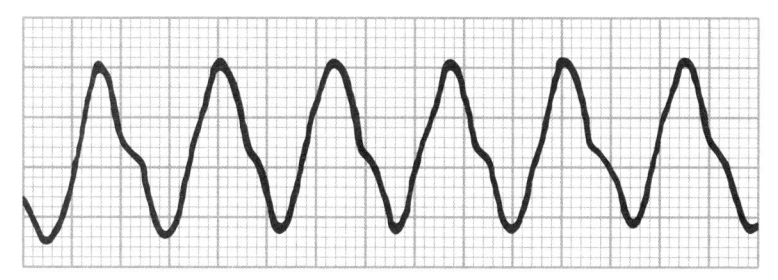

Fig. 10-2. Ritmo senoide.

As alterações eletrocardiográficas relacionadas com hipocalemia incluem:[1,4,8]

- Ondas T achatadas ou invertidas.
- Onda U proeminente.
- Prolongamento do intervalo QTU.
- Pequena depressão do segmento ST.
- Prolongamento do intervalo PR e aumento da onda P.
- Arritmias: extrassístoles ventriculares e atriais, taquicardia ventricular, *torsades de pointes*, fibrilação atrial, bradicardia sinusal, bloqueios atrioventriculares e outras.

As ondas U e T fundem-se, e a onda U, principalmente em precordiais, pode exceder a onda T em alguns casos (ondas U "gigantes"), o que pode ser diagnosticada erroneamente como um prolongamento do intervalo QT[1,4] (Fig. 10-3).

■ HIPOCALCEMIA

A principal alteração eletrocardiográfica na hipocalcemia é o prolongamento do intervalo do QTc, mas sem aumento na duração da onda T. Este ocorre porque a hipocalcemia causa aumento na duração da fase 2 do potencial de ação. O prolongamento do intervalo QT está associado ao desencadeamento de bloqueio de ramo e arritmias ventriculares (*torsades de pointes*, por exemplo), embora sejam mais comuns apenas as alterações na condução. O diagnóstico diferencial no ele-

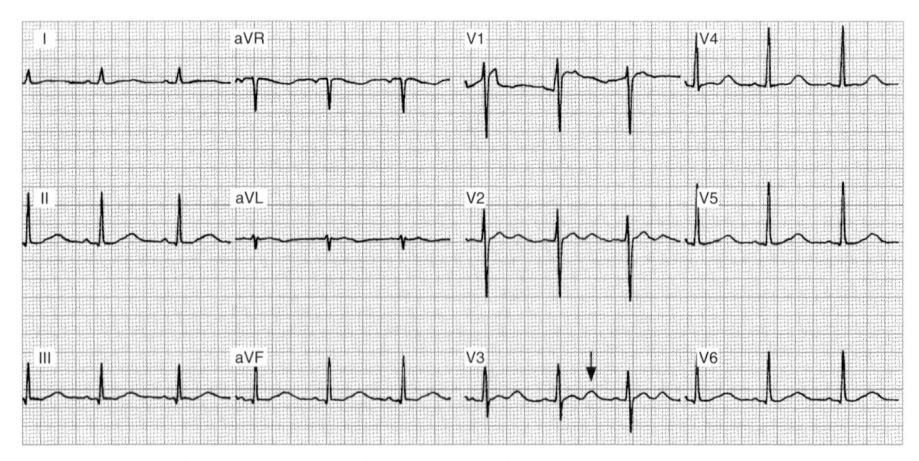

Fig. 10-3. Hipocalemia grave. ECG de uma jovem de 17 anos com quadro de vômitos e hipocalemia grave (potássio sérico de 1,8 mmol/L). Presença de onda U gigante *(seta)*, que se funde com a onda T em algumas derivações e prolongamento do intervalo QTU.

trocardiograma deve ser feito com a hipocalemia e com insuficiência coronariana crônica. Dentre as condições clínicas associadas à hipocalcemia podemos citar: hipoparatireoidismo, uremia, má absorção, pancreatite, sepse, entre outras.[1,4,6]

■ HIPERCALCEMIA

A hipercalcemia provoca encurtamento do intervalo QT, principalmente decorrente da diminuição na duração do segmento ST, o que pode torná-lo imperceptível. Decorre do encurtamento da fase 2 do potencial de ação. Outros achados incluem prolongamento do segmento PR, um aumento difuso na amplitude do complexo QRS, e ondas T bifásicas.[1,3,6,10] Podemos citar como causas de hipercalcemia: hiperparatireoidismos primário e secundário, síndromes paraneoplásicas, linfomas e mieloma múltiplo.[3]

■ HIPOMAGNESEMIA

As alterações eletrocardiográficas são comumente inespecíficas e, em geral, não podem ser diretamente atribuídas à hipomagnesemia.[1] A hipocalemia está comumente associada. A hipomagnesemia tem um papel na gênese de arritmias ventriculares como *torsades de pointes*, sobretudo em pacientes com doença aguda isquêmica do coração, insuficiência cardíaca ou no pós-operatório de cirurgia cardíaca com circulação extracorpórea.[11-15] A hipomagnesemia pode também potencializar arritmias provocadas pela intoxicação digitálica.[4] São causas de hipomagnesemia: absorção intestinal deficiente, perdas gastrointestinais, reabsorção tubular renal prejudicada (doenças tubulointersticiais, fase poliúrica da necrose tubular aguda) e hipertireoidismo.[3]

■ HIPERMAGNESEMIA

De um modo geral elevações discretas nos níveis séricos de magnésio não causam alterações no traçado eletrocardiográfico e quando o fazem é de modo inespecífico.[1] Bradicardia e hipotensão podem aparecer, quando a concentração plasmática deste íon estiver entre 4 e 5 mEq/L. Alterações no ECG podem ser vistas quando a concentração estiver entre 5 e 10 mEq/L, tais como prolongamento do intervalo PR, aumento na duração do complexo QRS e encurtamento do intervalo QT, geralmente após administração endovenosa de magnésio. A hipermagnesemia grave pode causar distúrbios de condução intraventricular e bloqueio AV.[1,16] As principais causas de hipermagnesemia: insuficiência renal, administração excessiva, situações onde há rápida mobilização de magnésio dos tecidos (trauma, queimaduras, pós-parada cardíaca), uso de catárticos entre outras.[3]

Modificações eletrocardiográficas provocadas por drogas

As alterações eletrocardiográficas provocadas por drogas podem ocorrer em nível terapêutico (efeito da droga) ou em nível tóxico, quando provoca transtornos do ritmo.[8] Na maioria das vezes as modificações eletrocardiográficas são autolimitadas e inespecíficas, porém alterações adversas e de alto risco têm sido relatadas pelo uso de uma série de fármacos.[17]

O uso dos digitálicos pode determinar como alterações mais precoces modificações na aparência do segmento ST-T e da onda T. A onda T torna-se achatada ou bifásica *(minus-plus)*.[18] O segmento ST apresenta depressão descendente, com leve concavidade para cima. Ocorre encurtamento do intervalo QT, consequente à redução na duração do potencial de ação ventricular, com a repolarização ocorrendo mais precocemente.[8,19] A combinação de ST com depressão e a alteração da onda T produz um padrão característico, chamado de "pá ou colher de pedreiro"[6] (Figs. 10-4 e 10-5).

Estas alterações ST-T podem ser acentuadas por um aumento da frequência cardíaca durante o exercício e resultar em depressão de ST não relacionado com a isquemia miocárdica, por exemplo, durante o teste de esforço.[20]

As alterações eletrocardiográficas provocadas pelo uso do digitálico são ação e efeitos da droga e podem estar associadas ou não à intoxicação digitálica. Os digitálicos, como a digoxina, apresentam margem terapêutica estreita, e algumas condições predispõem à intoxicação, tal como idade avançada, insuficiência renal, hipocalemia, hipoxemia entre outras. Vários distúrbios do ritmo são observados na intoxicação digitálica e compreendem os provocados pelo seu efeito vagotônico, como bradicardia sinusal, parada sinusal, bloqueio sino-

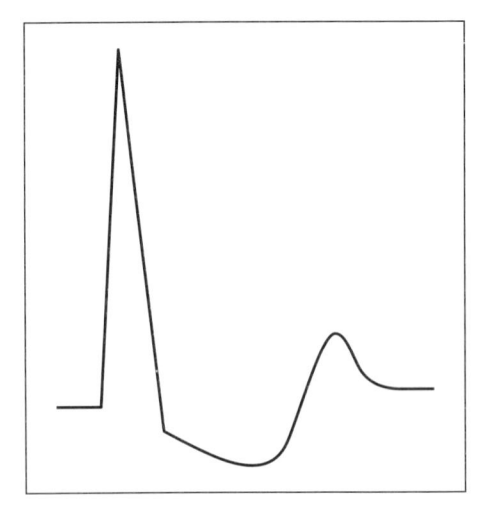

Fig. 10-4. Ação digitálica. Aspecto característico do ST-T.

Capítulo 10 ▪ Alterações Eletrocardiográficas nos Distúrbios... **167**

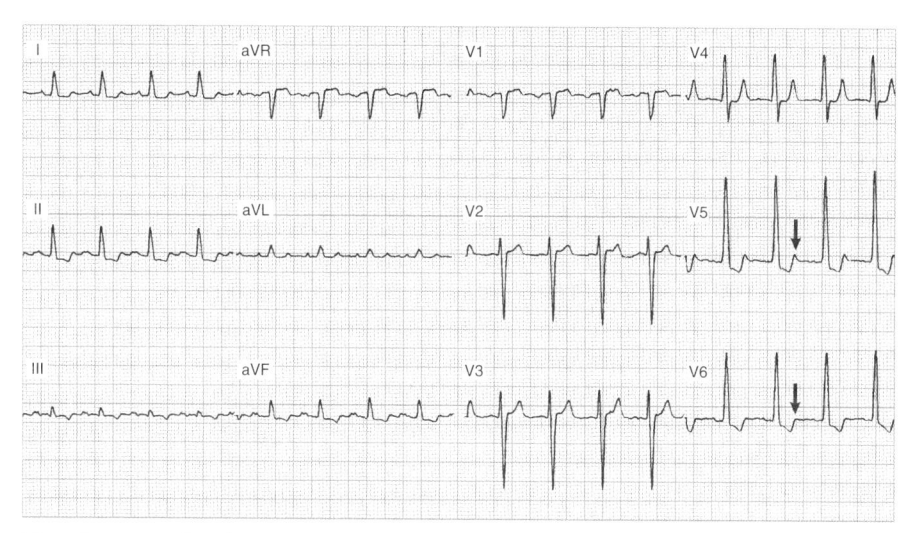

Fig. 10-5. Ação digitálica, com alteração do ST-T (indicado pelas *setas*).

atrial e bloqueio AV, bem como taquiarritmias ocasionadas por atividade deflagrada. Entre as taquiarritmias relacionadas com a intoxicação digitálica podemos citar: extrassistolia ventricular multifocal, que pode ser na forma de bigeminismo, taquicardia ventricular, taquicardia atrial com bloqueio e taquicardia juncional.[6,19]

A quinidina, um antiarrítmico da classe IA de Vaughn-Williams, ao contrário dos digitálicos, causa um retardo na repolarização dos cardiomiócitos e prolongamento do potencial de ação, aumentando o intervalo QT na maioria dos pacientes. Pode ocasionar alargamento do QRS e alterações do ST-T (depressão, achatamento de T e aumento da onda U) e *torsades de pointes*, com síncope e morte súbita.[8,19,21] É um antiarrítmico pouco empregado hoje.

A procainamida (classe IA) pode causar alterações similares às provocadas pela quinidina, como QT longo e TV polimórfica. Outras drogas das classes IA (procainamida) e IC (propafenona) podem provocar também prolongamento do QTc. A propafenona pode causar depressão sinusal, bloqueio AV e efeitos pró-arrítmicos. As do grupo IC (lidocaína, mexiletina), em geral, não causam alterações no eletrocardiograma.[8,19]

A amiodarona, um antiarrítmico da classe III muito empregado, aumenta a duração do potencial de ação e dos períodos refratários. Causa depressão da atividade sinusal, prolonga a condução nodal AV e no His-Purkinje, podendo provocar bradiarritmias (sinusal e bloqueio AV) e alargamento do QRS e QT.[19] A incidência de agravamento de taquiarritmia ventricular (proarritmia) por amiodarona é baixa.[22]

Os betabloqueadores e alguns bloqueadores dos canais de cálcio caracteristicamente causam bradicardia sinusal e podem provocar bloqueio AV (nodal), com maior incidência quando há comprometimento subjacente do sistema de condução. O efeito adverso mais importante do sotalol está associado à proarritmia, como piora das arritmias ventriculares e *torsades de pointes* por prolongamento do QTc, além de outros efeitos causados pela propriedade betabloqueadora.[19,23]

Drogas usadas para o tratamento dos distúrbios psiquiátricos ou de uso geral podem provocar alterações no eletrocardiograma. Os antidepressivos tricíclicos têm efeitos anticolinérgicos e atividade similar à quinidina (bloqueio dos canais de sódio) e podem causar prolongamento do PR, do QRS, do QT, distúrbio de condução intraventricular (bloqueio de ramo direito e/ou fascicular anterior esquerdo), bloqueio AV, taquicardia sinusal e arritmia ventricular, como *torsades de pointes*. As alterações são mais frequentes quando associadas a outras drogas e quando há *overdose*.[4,24,25]

Os antipsicóticos têm sido associados ao prolongamento do QT e à morte súbita, com o maior risco sendo imputado à tioridazina.[26] O haloperidol endovenoso pode também causar *torsades de pointes*, mas em geral é considerado seguro mesmo no paciente grave.[19,27]

Várias outras drogas estão relacionadas ocasionalmente com o prolongamento do QTc e Torsades de Pointes (ver Cap. 2).

Os estabilizantes do humor, como o lítio, exercem efeitos mínimos em níveis séricos terapêuticos, em geral alterações da onda T (achatamento e inversão). Alterações, como bradiarritmia sinusal, bloqueio sinoatrial e bloqueio AV, podem ser observados, sobretudo em níveis tóxicos.[28,29]

■ HIPOTERMIA

A alteração mais característica é a chamada onda J ou de Osborn. Trata-se de uma deflexão no final do QRS, com a mesma polaridade do QRS (positiva nas derivações com R predominante) e vista como um entalhe no seu final, geralmente mais bem observada nas derivações inferiores e nas precordiais médias (V4 a V6). A sua origem tem sido explicada pela ocorrência de um entalhe proeminente no potencial de ação presente no epicárdio, mas não no endocárdio, o que produz um gradiente de voltagem que se manifesta no ECG como a onda J. Em geral, a onda J diminui de amplitude e, finalmente, desaparece com o reaquecimento e normalização da temperatura corporal.[30-32]

A hipotermia pode provocar também alterações eletrocardiográficas, como bradicardia sinusal, prolongamento do PR, QRS e QT, bem como arritmias atriais, fibrilação ventricular e assistolia.[31,32]

Capítulo 10 ▪ Alterações Eletrocardiográficas nos Distúrbios... **169**

▪ REFERÊNCIAS BIBLIOGRÁFICAS

1. Diercks DB, Shumaik GM, Harrigan RA et al. Eletrocardiographic manifestations: electrolyte abnormalities. *J Emerg Med* 2004;27(2):153-60.
2. Garth D. Hyperkalemia. Disponível em: www.emedicine.medscape.com (uptodate in Feb 2007). Acesso em: May 2009.
3. Fauci AS et al. *Harrisson's principles of internal medicine*. 17 ed. New York: McGraw-Hill Medical, 2008.
4. Mirvis DM, Goldberger AL. The abnormal electrocardiogram. In: Peter Libby et al. *Braunwald's heart disease: a textbook of cardiovascular medicine*. 8 ed. Philadelphia: WB Saunders, 2007. p. 184.
5. Swrawicz B. Relationship between electrocardiogram and electrolyte. *Am Heart J* 1967;73:875.
6. Carneiro EF. *O eletrocardiograma: 10 anos depois*. 5 ed. Rio de Janeiro: Enéas Ferreira Carneiro, 1997.
7. Bashour T, Hsu I, Gorfinkel HJ et al. Atrioventricular and intraventricular conduction in hyperkalemia. *Am J Cardiol* 1975;35:199.
8. Wagner GS. *Marriott's practical electrocardiography*. 11 ed. Lippincott Philadelphia, PA: Williams and Wilkins, 2008. p. 226-37.
9. Campistol JM, Almirall J, Montoliu J et al. Electrographic alterations induced by hyperkalaemia simulating acute myocardial infarction. *Nephrol Dial Transplant* 1989;4(3):233-35.
10. Ahmed R, Hashiba K. Reliability of QT intervals as indicators of clinical hypercalcemia. *Clin Cardiol* 1988;11:395.
11. Millane TA, Ward DE, Camm AJ. Is hypomagnesemia arrhythmogenic? *Clin Cardiol* 1992; 5:103.
12. Gettes I.S. Electrolyte abnormalities underlying lethal and ventricular arrhythmias. *Circulation* 1992;85:170.
13. Dyckner T. Serum magnesium in acute myocardial infarction. Relation to arrhythmias. *Acta Med Scand* 1980;207:59.
14. Eichhorn EJ, Tandon PK, DiBianco R et al. Clinical and prognostic significance of serum magnesium concentration in patients with severe chronic congestive heart failure: The PROMISE Study. *J Am Coll Cardiol* 1993;21:634.
15. England MR, Gordon G, Salem M et al. Magnesium administration and dysrhythmias after cardiac surgery. A placebo – controlled, double blind, randomized trial. *JAMA* 1992;268:2395.
16. Agus ZS, Morad M. Modulation of cardiac ion channels by magnesium. *Annu Rev Physiol* 1991;53:299.
17. Goldberger AL. *Clinical electrocardiography. A simplified approach*. 7 ed. St. Louis: Mosby/Elsevier, 2006.
18. Sanches PCR, Moffa PJ. O eletrocardiograma nos distúrbios eletrolíticos e modificações eletrocardiográficas provocadas pelos medicamentos. In: *Tranchesi–eletrocardiograma normal e patológico*. 7 ed; São Paulo: Roca, 2001. p. 651-78.
19. Miller JM, Zipes DP. Therapy for cardiac arrhythmias. In: Libby P, Bonow RO, Mann DL et al. *Braunwald's heart disease: a textbook of cardiovascular medicine*. 8 ed. 2008;779-30.
20. Sundqvist K, Jogestrand T, Nowak J. The effect of digoxin on the electrocardiogram of healthy middle-aged and elderly patients at rest and during exercise: a comparison with the ECG reaction induced by myocardial ischemia. *J Electrocardiol* 2002;35:213.
21. Watanabe Y, Dreifus LS. Interactions of quinidine and atrioventricular transmission. *Circ Res* 1967;20:434-46.
22. Hohnloser SH, Klingenheben T, Singh BN. Amiodarone-associated proarrhythmic effects. A review with special reference to torsade de pointes tachycardia. *Ann Intern Med* 1994 Oct 1;121(7):529-35.

23. Kühlkamp V, Mermi J, Mewis C *et al.* Efficacy and proarrhythmia with the use of d,l-sotalol for sustained ventricular tachyarrhythmias. *J Cardiovasc Pharmacol* 1997 Mar.;29(3):373-81.
24. Jefferson JW. A reriew of the cardiovascular effects and toxicity of tricycle antidepressants. *Psychosom Med* 1975;37:160.
25. Dieren JV, Valk L, Geijlswijk IV *et al.* Coma with ECG abnormalities: consider tricyclic antidepressant intoxication. *Neth J Med* 2007 Apr.;65(4):142-46.
26. Glassman AH, Bigger Jr JT. Antipsychotic drugs: prolonged QTc interval, torsades de pointes, and sudden death. *Am J Psychiatry* 2001 Nov.;158(11):1774-82.
27. Hassaballa HA, Balk RA. Torsade de pointes associated with the administration of intravenous haloperidol: a review of the literature and practical guidelines for use. *Expert Opin Drug Saf* 2003 Nov.;2(6):543-47.
28. Eliasen P, Andersen M. Sinoatrial block durating lithium treatment. *Eur J Cardiol* 1975;3:97-98.
29. Paclt I, Slavícek J, Dohnalová A *et al.* Electrocardiographic dose-dependent changes in prophylactic doses of dosulepine, lithium and citalopram. *Physiol Res* 2003;52(3):311-17.
30. Yan GX, Antzelevitch C. Cellular basis for the electrocardiographic J wave. *Circulation* 1996;93:372-79.
31. González-Castro A, Suberviola Cañas B, Vallejo A *et al.* Presence of Osborn's J wave in hypothermia. *Med Intensiva* 2007;31(9):527-28.
32. Vassallo SU, Delaney KA, Hoffman RS *et al.* A prospective evaluation of the electrocardiographic manifestations of hypothermia. *Acad Emerg Med* 1999;6:1121-26.

DIAGNÓSTICO DIFERENCIAL DE R PROEMINENTE EM V1, ALTERAÇÕES DA REPOLARIZAÇÃO VENTRICULAR, ONDAS Q ANORMAIS E BAIXA VOLTAGEM

Nestor Rodrigues de Oliveira Neto

Certas anormalidades eletrocardiográficas podem estar relacionadas com mais de uma condição ou causa, impondo dificuldade para estabelecer um diagnóstico. Frequentemente diversos transtornos fisiopatológicos estão associados a praticamente um mesmo padrão no eletrocardiograma. Nestes casos, a visão global e detalhada do traçado, a correlação com o quadro clínico e outros exames complementares apresentados pelo paciente ajudam a estabelecer um diagnóstico.

Neste capítulo descreveremos alguns padrões eletrocardiográficos que comumente trazem desafio diagnóstico ou são causados por várias condições clínicas. Algumas destas alterações já foram estudadas em outros capítulos, mas foram reunidas aqui realçando o diagnóstico diferencial entre as diversas condições.

■ R PROEMINENTE EM V1

O complexo QRS normal em V1 exibe o padrão rS, sendo o "r" produzido pelo vetor septal que se dirige da esquerda para a direita e para frente em direção ao eletrodo de V1. Depois, a massa ventricular esquerda predominante produz vetores que se dirigem para a esquerda e, posteriormente, sendo responsável pela onda "S" em V1 (Cap. 1).

A onda R proeminente em V1 pode ser definida como a relação R/S maior ou igual a 1 em V1, diferente do aspecto rS normal presente nesta derivação.[1-3] Esta alteração pode ser causada por várias condições, relacionadas a seguir, as quais podem ser diagnosticadas pela observação dos aspectos morfológicos do complexo QRS em V1 e V2 e das alterações eletrocardiográficas associadas.

Bloqueio de ramo direito

É a causa mais frequente de um R grande em V1, em geral com o aspecto rSR' ou rsR' (com o segundo R maior e mais alargado do que o primeiro), associado a ondas S alargadas em DI, V5 e V6 e alteração da repolarização nestas derivações. Em alguns casos ocorre somente uma onda R, alargada e com entalhes, em V1 e/ou V2. No BRD completo o QRS tem duração ≥ a 0,12 s (Cap. 6).[1-3]

Hipertrofia ventricular direita

A presença de R > S em V1, como o padrão Rs, R puro ou qR, ocorre na HVD e alteração de ST-T de V1 a V3. Geralmente há desvio do eixo elétrico para a direita, e pode haver onda P com amplitude aumentada em DII (P > 2,5 mm)[4] (Cap. 5).

Infarto posterior

O infarto da parede posterior do ventrículo esquerdo, atualmente denominado lateral por alguns autores (Cap. 7), caracteristicamente apresenta ondas R amplas em V1 e V2. Na fase aguda há depressão do ST nestas derivações, que desaparece com o tempo. Estes aspectos permitem estabelecer o diagnóstico: ocorre comumente associado ao infarto inferior, com ondas Q em DII, DIII e aVF, ou também em DI, aVL, V5 e V6. Na fase aguda evidencia-se elevação do ST nestas derivações (Fig. 11-1). As derivações posteriores (V7 e V8) mostram supradesnível de ST e ondas Q.[1,2]

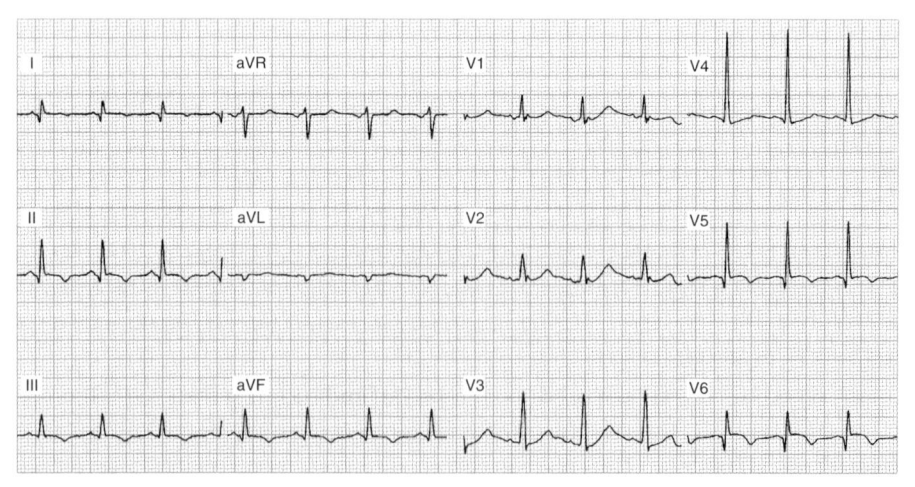

Fig. 11-1. R proeminente em V1-V2 em paciente com infarto inferoposterior recente. Observar a alteração da repolarização ventricular em DII, DIII e aVF (T negativas e simétricas) e Q em DI, aVL, V5 e V6.

Síndrome de Wolff-Parkinson-White

Na pré-excitação ventricular com via acessória localizada no ventrículo esquerdo, a onda delta e o complexo QRS são positivos em V1, com onda R proeminente (Cap. 19). Há o padrão característico: intervalo PR curto (< 0,12 s), QRS com duração aumentada à custa de espessamento no seu início (onda delta) e alteração secundária da repolarização ventricular. Pode-se registrar também Q em DI e aVL[1,2] (Fig. 11-2).

Miocardiopatia hipertrófica

Várias alterações eletrocardiográficas são observadas na miocardiopatia hipertrófica, sendo mais comuns o padrão de HVE, alteração do ST-T e ondas Q profundas e estreitas. Em poucos casos podem ser registradas ondas R grandes em precordiais direitas, o que tem sido atribuído ao aumento do vetor septal.[5]

Distrofia muscular[3]

Na distrofia muscular de Duchenne e de Becker o eletrocardiograma pode mostrar onda R proeminente em V1 (padrão RS) em virtude do comprometimento (fibrose) da região posterolateral do ventrículo esquerdo. Outras alterações eletrocardiográficas comuns na miocardiopatia no paciente com Distrofia de Duchenne são a taquicardia sinusal e a presença de ondas Q profundas e estreitas nas derivações precordiais esquerdas e periféricas.

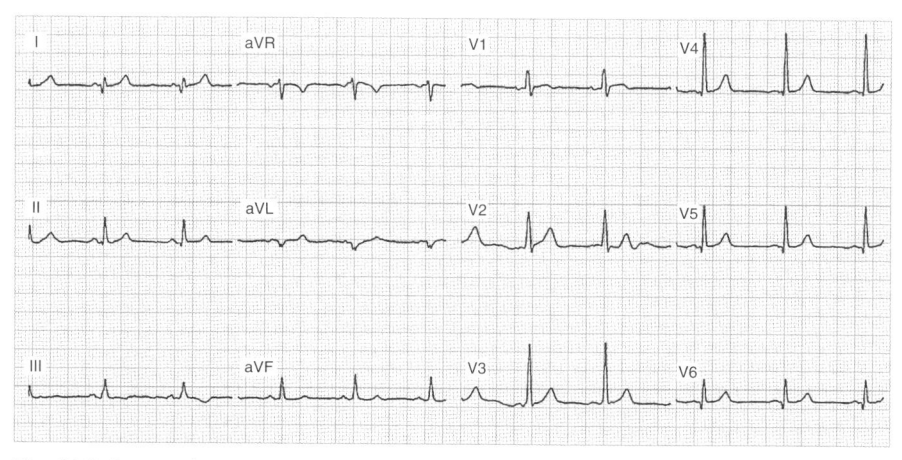

Fig. 11-2. R proeminente em V1-V2 na pré-excitação ventricular (WPW), via anômala lateral esquerda. Há Q em DI e aVL.

Bloqueio anteromedial

Conforme descrito no cap. 6, o critério principal do bloqueio divisional anteromedial esquerdo é a presença de ondas R proeminentes em V1 a V3, com R de V2 ≥ 15 mm.

Dextrocardia

Na forma mais comum, o ápice cardíaco aponta para o lado direito, e átrio e ventrículo esquerdos são localizados à direita, ou seja, a posição do coração corresponde a uma imagem em espelho da posição habitual. Há as seguintes alterações: onda P e complexo QRS negativo em DI e diminuição das ondas R de V1 a V6.[1,2] A realização do eletrocardiograma com os eletrodos posicionados em precordiais direitas (V1R a V6R) mostra a progressão normal do R nestas derivações (Fig. 11-3). Na dextrocardia com *situs solitus,* ocorre a dextrocardia isolada, sem posição anormal das outras vísceras. Na dextrocardia com *situs inversus,* os órgãos internos estão em posição oposta (imagem em espelho) com relação ao habitual.[6]

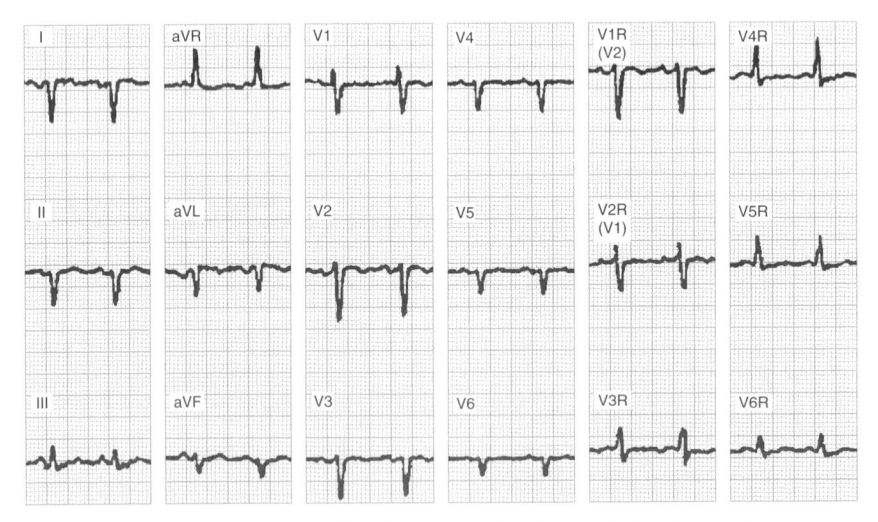

Fig. 11-3. Eletrocardiograma de mulher hipertensa de 58 anos de idade com dextrocardia e *situs inversus totalis.* Complexos negativos em DI (P, QRS e T). DII e DIII parecem revertidos bem como aVR e aVL, com complexo QRS positivo em aVR e negativo em aVL.
A onda R diminui nas precordiais de V1 a V6. A realização das precordiais direitas (V1R a V6R) mostra a progressão normal de R. O V1R e V2R correspondem, respectivamente, a V1 e V2.

Erro técnico no posicionamento dos eletrodos das precordiais

Um erro técnico descrito é a substituição do eletrodo de V1 por outra derivação precordial, o que pode produzir um R grande em V1. Neste caso, a suspeita de inversão pode ser sugerida pela progressão atípica das ondas R nas precordiais e pelo registro de onda P com componente negativo, QRS tipo RS e onda T negativa em outra precordial, aspectos que são característicos de V1.[1,2] A repetição do exame, com posicionamento adequado dos eletrodos, confirma a suspeita de posicionamento inadequado dos eletrodos.

Variante do normal

Este é um diagnóstico incomum que deve ser feito quando outras causas do R proeminente em V1 são afastadas.[1,2,7]

■ ALTERAÇÕES DA REPOLARIZAÇÃO VENTRICULAR

Compreendem as alterações do segmento ST e da onda T e U, causadas por diversas condições. Do ponto de vista eletrofisiológico, as alterações anormais do segmento ST e da onda T são resultado da existência de gradientes de voltagem entre as células durante a fase de platô (segmento ST) e repolarização rápida (onda T) ou como consequência de modificações na sequência da repolarização.[8]

As alterações da repolarização ventricular têm diversas causas e são divididas em *primárias*, *secundárias* e *mistas* (Cap. 2).

Mais comumente associado ao infarto agudo do miocárdio, o supradesnivelamento do segmento ST pode ter outras causas, como pericardite aguda, angina de Prinzmetal, miocardiopatia de Takotsubo, repolarização precoce (variante do normal), como alteração secundária nos bloqueios de ramo e hipertrofia ventricular entre outras.[9]

A isquemia miocárdica afeta as propriedades do potencial de repouso e ação, produzindo gradientes elétricos entre as células sadias e isquêmicas e gerando as "correntes de lesão", o que produz os desvios do segmento ST (corrente de lesão).[8]

Quando o sofrimento isquêmico é restrito predominantemente à região subendocárdica, o vetor ST dirige-se para a área acometida (camada interna da parede ventricular), produzindo depressão do ST nas derivações orientadas para a área acometida. Este padrão pode ser observado na angina instável ou no IAM sem supra de ST, na isquemia silenciosa, e ser induzido pelo esforço como durante o teste ergométrico (Fig. 11-4).

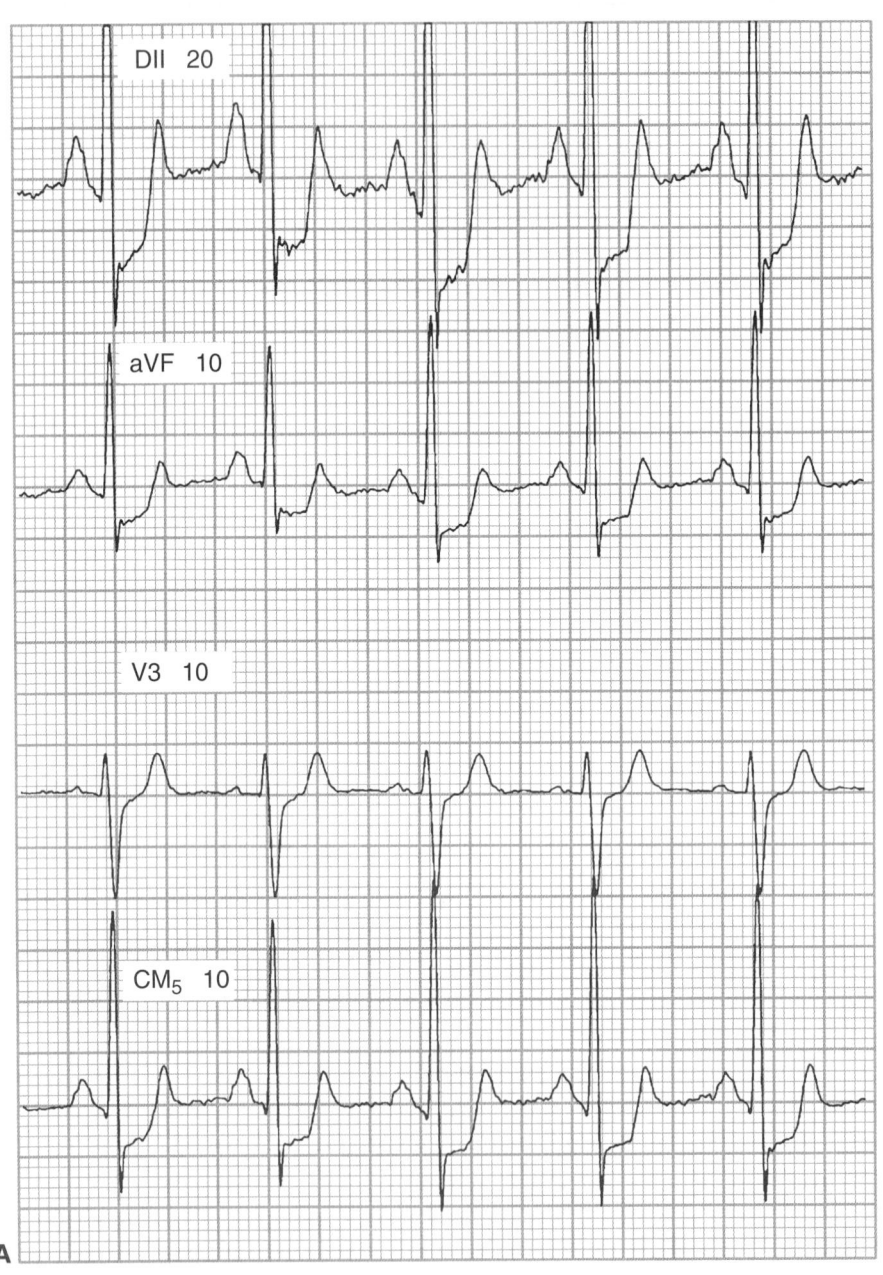

Fig. 11-4. (**A** e **B**) Depressão do ST isquêmico durante o teste de esforço.

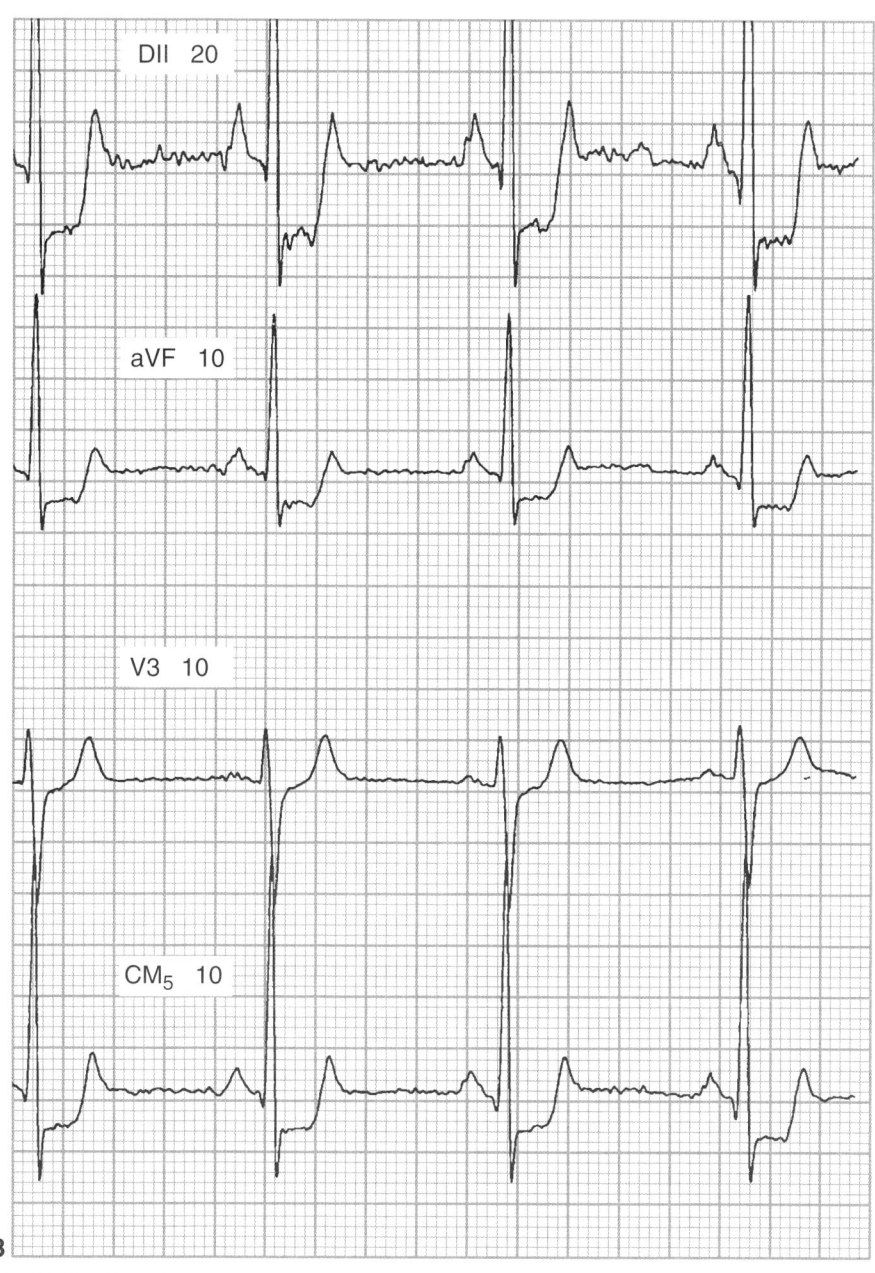

Capítulo 11 ■ Diagnóstico Diferencial de R Proeminente... 177

Fig. 11-4B. *(Cont.)*

O supradesnivelamento do ST relacionado com o infarto do miocárdio apresenta aspectos morfológicos característicos, apresentando comportamento dinâmico nas primeiras horas ou dias. O supradesnivelamento ocorre nas derivações que têm o polo positivo posicionado sobre a área isquêmica. Na fase hiperaguda, ocorre elevação do ST com concavidade para cima associado a ondas positivas. Depois, na fase aguda o ST torna-se convexo para cima (em abóbada) e as ondas T, invertidas.

Quando o eletrocardiograma exibe supradesnivelamento do ST, certas alterações são indicativas de evento isquêmico (infarto): presença de alterações recíprocas, isto é, depressão do ST em derivações cujos polos positivos estão posicionados em direção oposta, surgimento de Q patológico e modificações nas alterações com o tempo. Elevação persistente do segmento ST pós-infarto sugere discinesia e aneurisma do ventrículo esquerdo.

A angina vasoespástica ou de Prinzmetal é caracterizada pela presença de supradesnivelamento do ST associado a episódio de angina, mas pode haver supradesnivelamento do ST não associado a sintomas.

A repolarização precoce é uma alteração presente em indivíduos com coração estruturalmente normal, sendo mais comum em homens jovens, caracterizada por elevação rápida do segmento ST, com pequena concavidade superior, mas acentuado em precordiais médias, associado a ondas T proeminentes, assimétricas e com base larga.[10] Às vezes, observa-se um entalhe característico no final do QRS. Embora considerada uma alteração benigna, estudos recentes têm relacionado a repolarização precoce com morte súbita por taquiarritmias, apresentando similaridades iônicas e eletrocardiográficas com a síndrome de Brugada e com a fibrilação ventricular primária.[11] Um padrão de repolarização precoce, presente nas derivações inferolaterais, associado a fibrilação ventricular primária foi descrito.[12] Mas, de modo geral, a repolarização precoce é uma condição benigna, sendo causa de confusão diagnóstica com o IAM nas unidades de emergência, em pacientes atendidos em geral com dor atípica (Fig. 11-5). Não apresenta as modificações evolutivas típicas do infarto, nem exibe as alterações recíprocas.

A ocorrência de alteração da repolarização ventricular pode ser observada em atletas bem condicionados, bem como outras alterações, como bradicardia e pausas sinusais, bloqueios AV (1º grau e 2º tipo I), alta voltagem do QRS com critérios para hipertrofia ventricular esquerda e ondas Q profundas. Estas alterações, em geral, são vistas como não patológicas, fazendo parte do chamado "coração do atleta". São resultado do tônus vagal exacerbado.[13,14] Cerca de 1 a 4% dos atletas têm marcada alteração da repolarização tipo ondas T profundas, as quais podem estar associadas à miocardiopatia subjacente e ao desenvolvimento posterior de doença cardíaca estrutural.[15]

Capítulo 11 ▪ Diagnóstico Diferencial de R Proeminente... 179

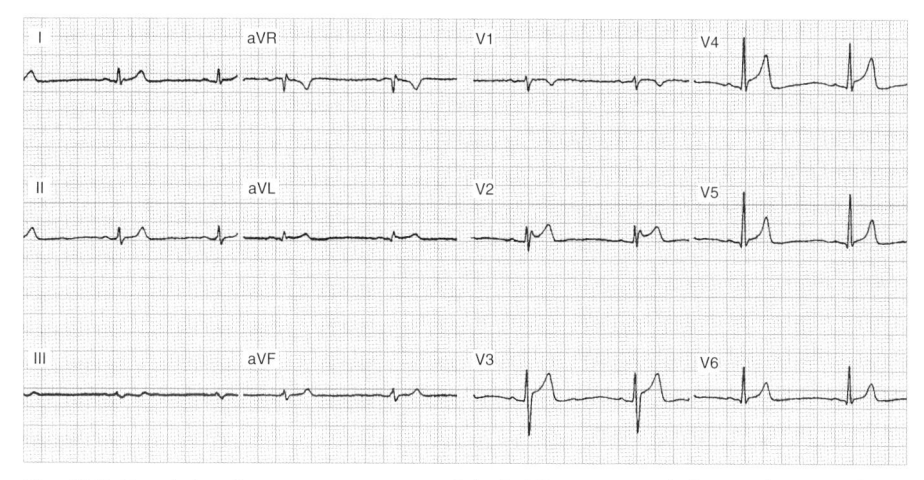

Fig. 11-5. Repolarização precoce, em precordiais de V2 a V4, associado a ondas T amplas. Segmento ST com concavidade superior. Homem de 32 anos com dor precordial atípica, internado com hipótese diagnóstica de infarto agudo do miocárdio.

A pericardite aguda cursa com dor torácica que piora com a inspiração (pleurítica) e alivia com a inclinação para frente e alterações da repolarização ventricular, sendo causa de confusão com o IAM. Tipicamente ocorre supradesnivelamento difuso do segmento ST, em todas as derivações, exceto aVR. Isto ocorre porque o vetor do ST dirige-se para a esquerda, para baixo e para frente, isto é, orientado para a maioria das derivações. As ondas T inicialmente são positivas, mas tornam-se negativas, dias ou semanas depois. Verifica-se alteração da repolarização no átrio do tipo depressão do segmento PR na maioria das derivações e elevação em aVR, sendo as alterações do PR opostas às do ST.[16,17] Não surgem ondas Q na pericardite. Na miocardite o eletrocardiograma pode apresentar elevação do ST e ondas Q anormais. O diagnóstico diferencial com IAM é difícil nestes casos, já que cursa também com dor torácica e elevação enzimática. A ressonância magnética cardíaca está firmando-se como o padrão-ouro para estabelecer o diagnóstico diferencial entre IAM e miocardite.

A *miocardiopatia* de *Takotsubo* ou *síndrome do coração partido* é uma síndrome rara que tem como aspectos clínicos o aparecimento de desconforto torácico intenso, de instalação súbita, após estresse emocional ou físico intenso. O quadro simula infarto agudo do miocárdio. O eletrocardiograma exibe supradesnível do segmento ST e/ou ondas T invertidas em precordiais. Cursa com abaulamento reversível da região apical do ventrículo esquerdo na presença de artérias coronárias normais. Tem como causa provável a liberação de catecolaminas.[18]

A síndrome de Brugada é uma condição incomum, de caráter familiar e autossômico dominante, que apresenta padrão eletrocardiográfico característico: padrão semelhante ao bloqueio de ramo direito associado à elevação do segmento ST em V1 a V3.[19] Está relacionada com uma disfunção no canal de sódio e representa a principal causa de morte súbita em pessoas com coração estruturalmente normal, geralmente homens jovens. As alterações eletrocardiográficas constituem o aspecto central para o diagnóstico. Com base no grau de supradesnível do ponto J e da morfologia do segmento ST e onda T, três tipos de padrões foram descritos[20] (Fig. 11-6):

1. **Tipo 1:** corresponde à forma clássica descrita por Brugada, que mostra supradesnível do ponto J ou do segmento ST ≥ 2 mm, com ST convexo, descendente lento e seguido por onda T negativa.
2. **Tipo 2:** apresenta "ST em sela", com elevação do ponto J e do segmento ST > 2 mm, que fica gradualmente descendente, mas com porção terminal com supradesnível ≥ 1 mm e seguido por onda T positiva ou bifásica.

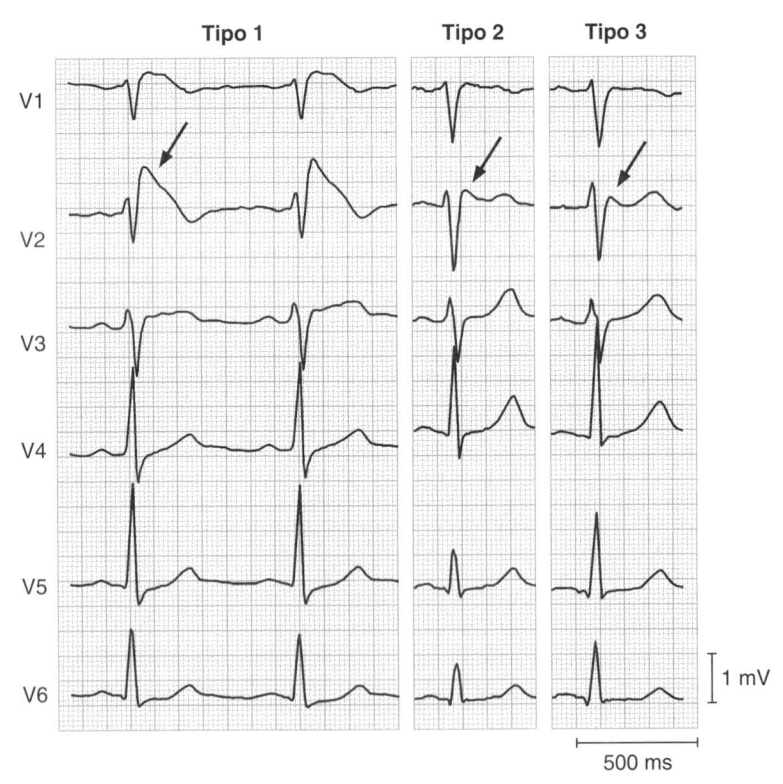

Fig. 11-6. Características da síndrome de Brugada, mostrando os três tipos de padrões. Conforme ref. 21.

Capítulo 11 ▪ Diagnóstico Diferencial de R Proeminente... **181**

3. **Tipo 3:** ponto J com supradesnível ≥ 2 mm, ST com morfologia em sela ou convexo, com supradesnível < 1 mm e onda T positiva.

As alterações são dinâmicas e, às vezes, flagradas através da realização de eletrocardiogramas seriados e também podem exibir mais de um dos tipos descritos. Estas alterações podem ser desencadeadas ou alteradas por certos antiarrítmicos do grupo I.[20]

As alterações secundárias da repolarização presente nos bloqueios de ramo e na hipertrofia ventricular, estimulação artificial (marca-passo) ventricular expressam-se por desvios do segmento T e podem ser causas de confusão com outras condições, como síndrome coronariana. Na HVE, pode existir elevação do ST em V1 a V3 (Fig. 11-7). Neste caso a alteração da repolarização apresenta-se como *strain* nas derivações esquerdas. No bloqueio de ramo esquerdo e ritmo de marca-passo, o diagnóstico de infarto agudo com base no eletrocardiograma é difícil e deve basear-se nos quadros clínico e enzimático.

A depressão de ST ocorre na isquemia subendocárdica (IAM sem supradesnivelamento de ST, angina, isquemia silenciosa), como alteração secundária na hipertrofia ventricular *(strain)* e bloqueios de ramo, resultante do efeito de drogas (digitálicos), distúrbios eletrolíticos etc. As alterações da onda T podem ocorrer isoladas ou acompanhar as alterações do segmento ST. As ondas T que resultam da isquemia miocárdica são tipicamente invertidas (negativas) e simétricas, mas podem ser positivas e amplas na isquemia subendocárdica.[21] Na hipercalemia, o eletrocardiograma apresenta várias anormalidades, provavel-

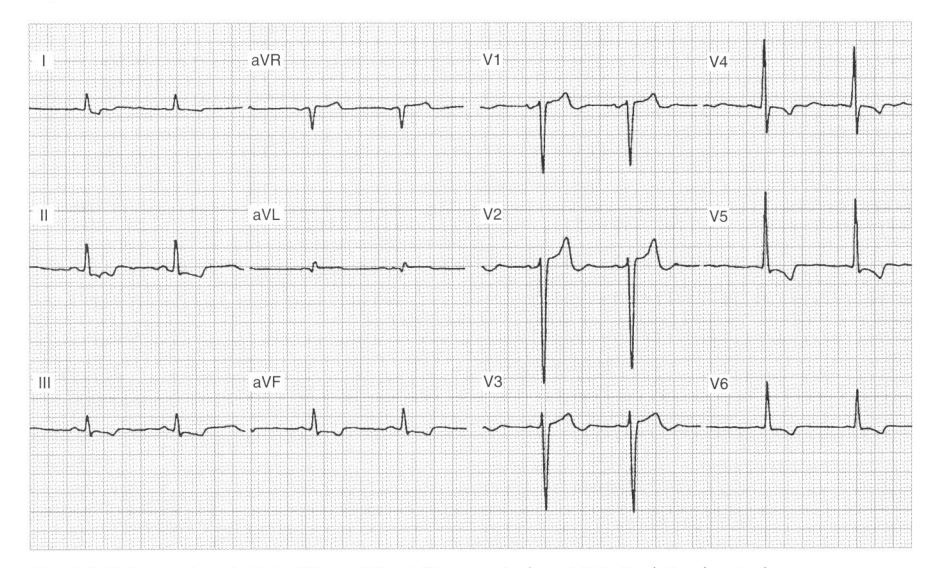

Fig. 11-7. Supradesnível de ST em V1 a V3, associado a HVE. Padrão de *strain*.

mente a mais característica é a presença de ondas T amplas, positivas e estritas, conhecidas como T em "tenda". No acidente cerebral vascular e outras doenças neurológicas pode ocorrer alteração da repolarização, com ondas T amplas, geralmente invertidas, associadas ao aumento do intervalo QT[3,21] (Fig. 11-8).

Um aspecto eletrocardiográfico interessante e que pode simular isquemia é conhecido como *memória cardíaca*, cujo mecanismo eletrofisiológico não é bem conhecido. Apresenta como característica o aparecimento de ondas T invertidas em algumas derivações quando ocorre reversão de um padrão de condução intraventricular anormal, como no bloqueio de ramo esquerdo, estimulação ventricular (marca-passo) e pré-excitação ventricular. Por exemplo, após surgir ritmo próprio, com QRS estreito, no paciente sob estimulação ventricular. Estas alterações da onda T (memória) persistem por dias ou semanas após a normalização da despolarização alterada, ou melhor, após o estreitamento do QRS[22,23] (ver Fig. 6-19).

O achado de onda T proeminente impõe que seja feito o diagnóstico diferencial entre hipercalemia, isquemia subendocárdica ou variante do normal. Os aspectos morfológicos da onda T proeminente auxiliam no diagnóstico diferencial (Figs. 11-9 a 11-12):[24]

A) *Onda T em tenda (hipercalemia):* são simétricas, estreitas e pontiagudas.
B) *Onda T isquêmica (infarto, isquemia subendocárdica):* as ondas T são em geral simétricas (ou quase simétricas), com base larga e não pontiagudas. São observadas na fase hiperaguda do infarto do miocárdio e na angina em

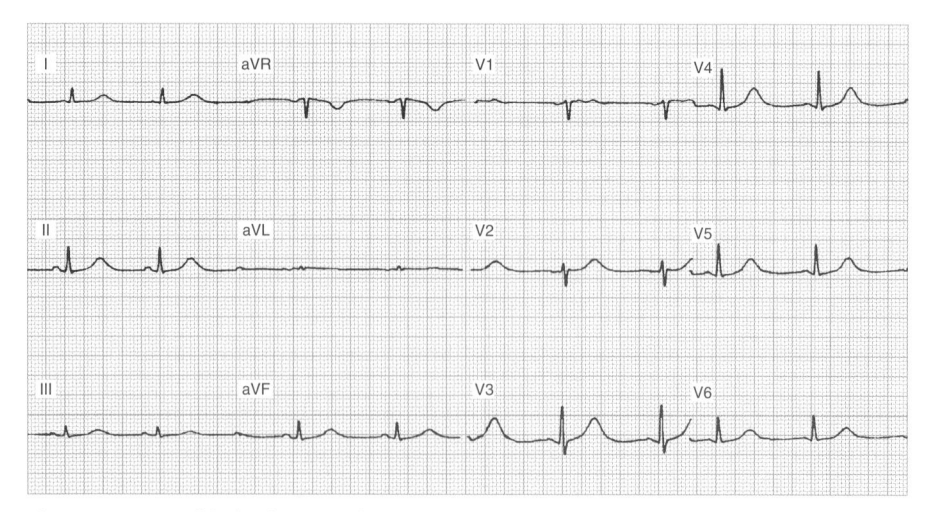

Fig. 11-8. ECG exibindo alteração da onda T e prolongamento do intervalo QT em paciente com acidente vascular cerebral isquêmico talâmico. Alguns dias após, um novo ECG foi normal. Investigação de isquemia miocárdica, incluindo cateterismo cardíaco, foi normal.

Capítulo 11 ■ Diagnóstico Diferencial de R Proeminente...   **183**

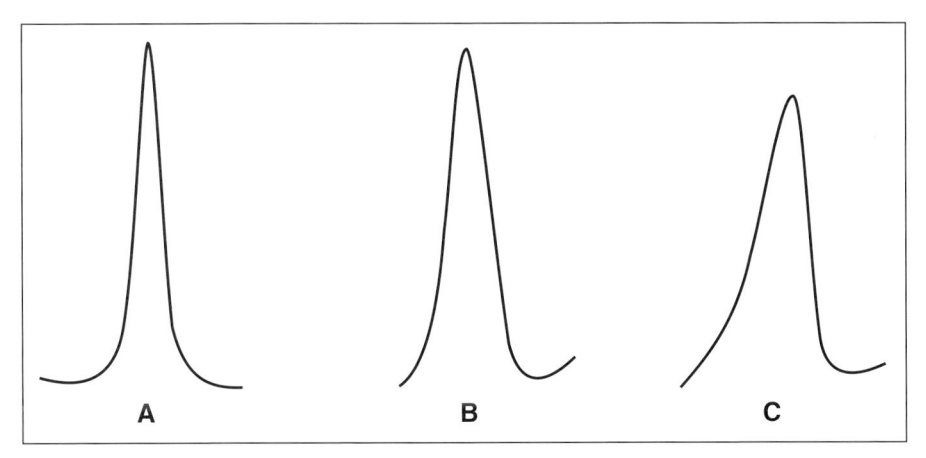

Fig. 11-9. Onda T proeminente: (**A**) onda T em tenda (hipercalemia); (**B**) isquemia subendocárdica; (**C**) variante do normal. Conforme referência 19.

virtude da isquemia subendocárdica. Tendem a apresentar alterações evolutivas com o tempo, como normalização ou inversão, ou evolução típica de infarto.

C) *Variante do normal:* ondas T amplas, largas e assimétricas. Pode estar associada à repolarização precoce. Observada geralmente em indivíduos jovens, vagotônicos.

Nestes a correlação com os dados clínicos é de grande importância para o diagnóstico diferencial.

Na hipertrofia ventricular esquerda pode haver ondas T amplas, apiculadas e com tendência à simetria, semelhante às observadas na hipercalemia (ver Cap. 5). No BRE podem-se também registrar ondas T proeminentes.

Um achado comum, conhecido como "alteração inespecífica da repolarização ventricular ou de ST-T", é a presença de ondas T achadas ou invertidas, de pequena amplitude, que pode estar associada a diversas condições clínicas, tais como isquemia, hipertensão arterial, HVE, efeitos de drogas, distúrbios eletrolíticos, processos infecciosos, hipotireoidismo, ansiedade, variante do normal entre outras (Fig. 11-13).

■ ONDAS Q ANORMAIS E PERDA DOS POTENCIAIS DE R

Ondas Q anormais ou a perda dos potenciais de R são características do infarto do miocárdio, em evolução ou antigo, mas podem ser registradas em outras condições clínicas. A presença de ondas Q patológicas ou perdas de potenciais de R tem sido denominada *zona eletricamente inativa*.

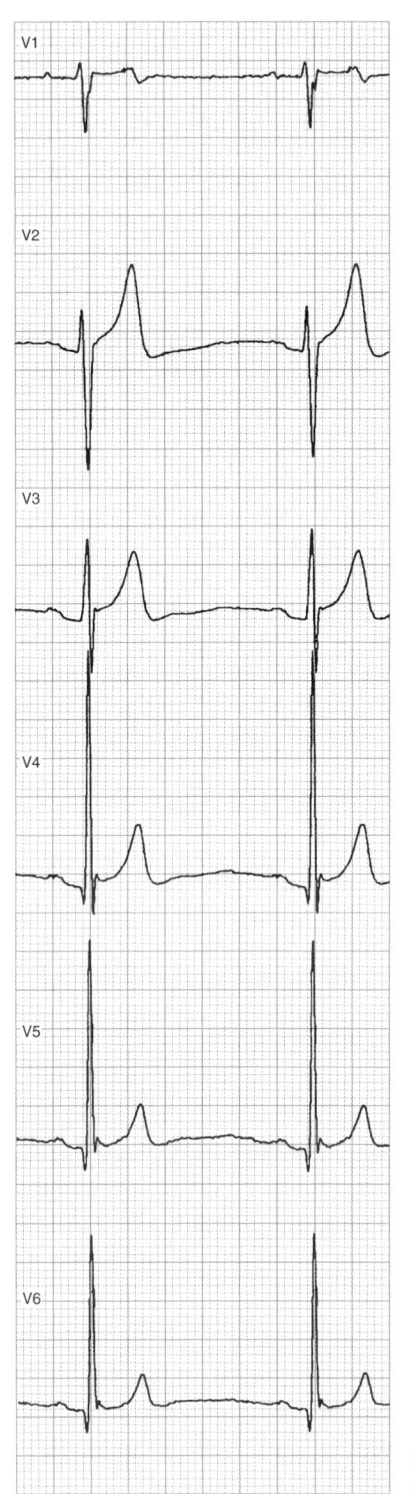

Fig. 11-10. Ondas T amplas como variante do normal. Derivações precordiais.

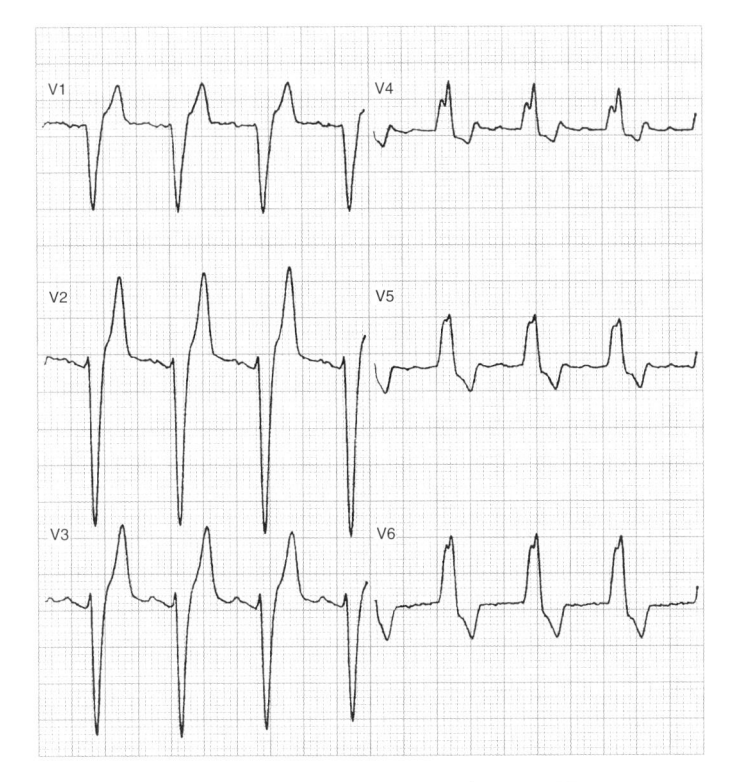

Capítulo 11 ■ Diagnóstico Diferencial de R Proeminente...

Fig. 11-11. Ondas T proeminentes de V1 a V3 em traçado com BRE.

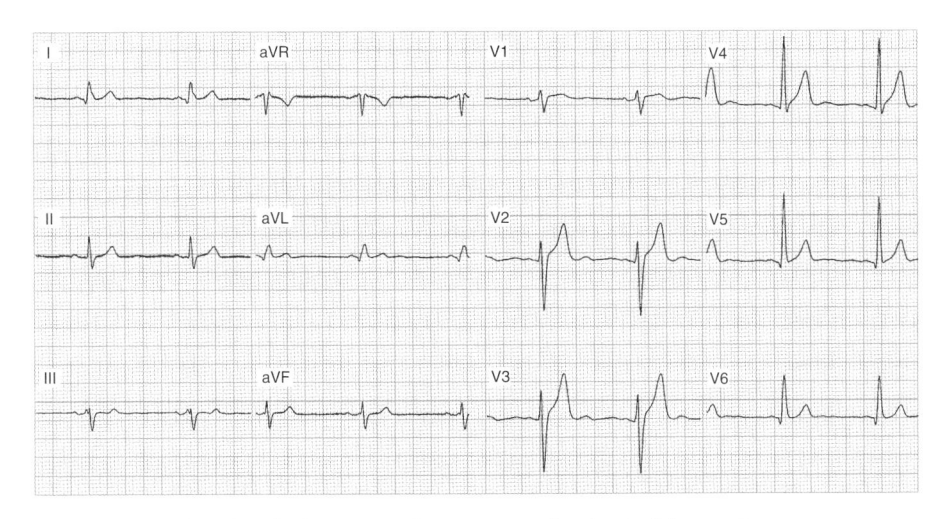

Fig. 11-12. Ondas T isquêmicas em paciente com angina instável (isquemia subendocárdica). Tendência à simetria, base larga, não pontiaguda.

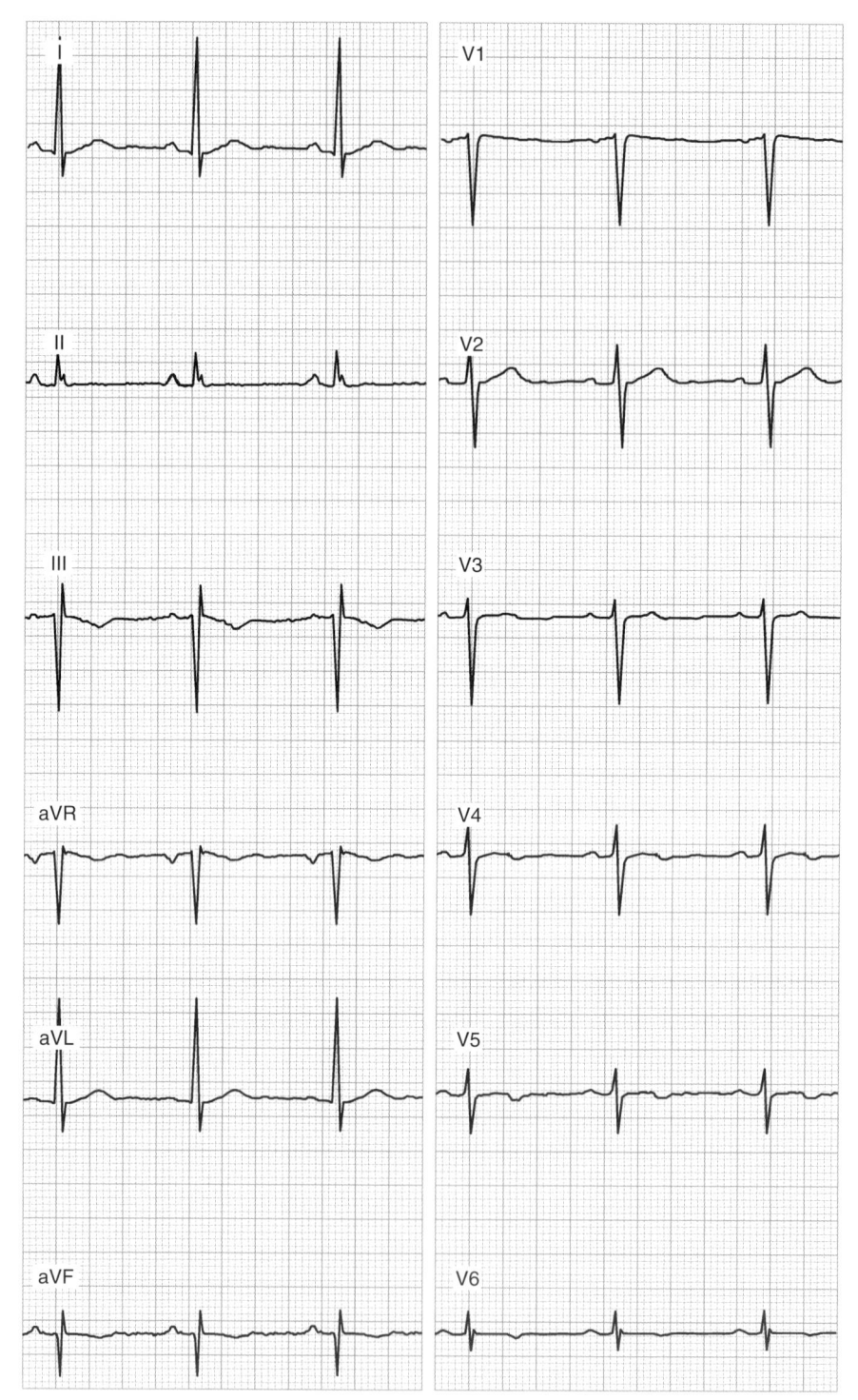

Fig. 11-13. Alteração inespecífica da repolarização ventricular.

Capítulo 11 ▪ Diagnóstico Diferencial de R Proeminente... **187**

Os mecanismos fisiopatológicos para explicar as ondas Q anormais ou perda dos potenciais de R compreendem:

Substituição do tecido muscular cardíaco

A principal causa é a necrose, que resulta do infarto agudo do miocárdio. Entretanto, a perda das forças eletromotrizes, que se traduz por ondas Q patológicas ou perdas de potenciais de R, pode ser resultado da substituição do tecido muscular normal por tecido fibroso, pode ser observada na miocardiopatia chagásica, na miocardiopatia dilatada idiopática e nas miocardiopatias infiltrativas. Na amiloidose, a substituição do tecido normal por substância amiloide é responsável por ondas Q e baixa voltagem. A infiltração miocárdica por tumor também pode cursar com ondas Q anormais.[9,16]

Sequência de ativação anômala

Alteração na sequência de ativação pode resultar no aparecimento de ondas Q. A causa mais comum é o bloqueio de ramo esquerdo que, em virtude da despolarização anômala, pode haver ondas Q em V1-V2. Alterações similares ocorrem no ritmo de marca-passo ventricular. A pobre progressão de R em precordiais é comum tanto no BRE como no bloqueio fascicular anterior esquerdo. Na pré-excitação ventricular (padrão de Wolff-Parkinson-White), dependendo da localização da via acessória, podem ser observadas deflexões iniciais negativas (ondas Q) em DII, DIII e aVF (via acessória posteroseptal direita ou esquerda), em DI e aVL ou em precordiais de V1 a V3 (via acessória anteroseptal direita)[9,16] (Fig. 11-14).

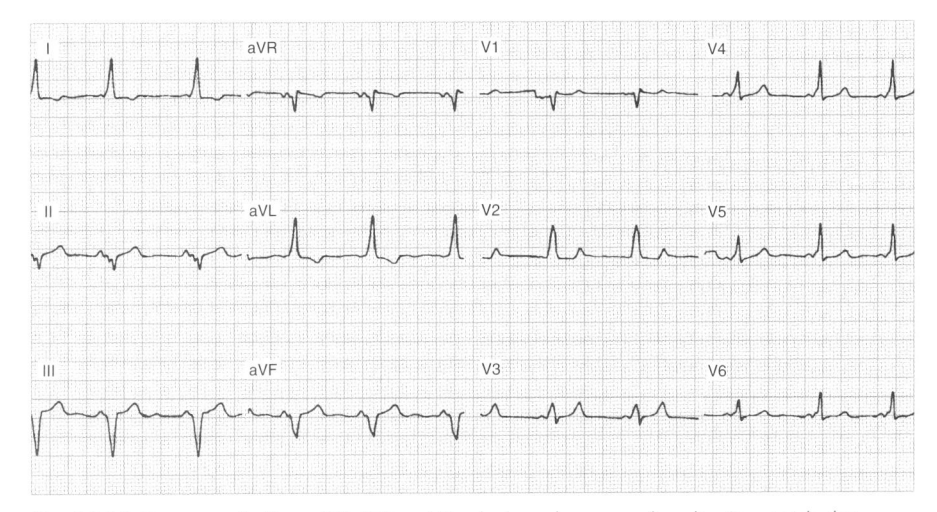

Fig. 11-14. Presença de Q em DII, DIII e aVF relacionada com pré-excitação ventricular (Wolff-Parkinson-White), com via acessória de localização posterosseptal direita.

Hipertrofia ou dilatação ventricular

Na hipertrofia ventricular esquerda é comum a pobre progressão de R. Como já citado, na miocardiopatia hipertrófica são relativamente comuns ondas Q profundas e estreitas.

A hipertrofia ventricular direita pode exibir o padrão qR em V1.

No tromboembolismo pulmonar e na doença pulmonar obstrutiva crônica (DPOC), as alterações eletrocardiográficas (onda Q, pobre progressão de R e inversão de T) podem simular infarto do miocárdio (ver Cap. 3).

Alteração na posição do coração[9]

Algumas condições cursam com deslocamento do coração e podem resultar em ondas Q ou pobre progressão de R em precordiais, tais como: pneumotórax (pobre progressão de R ou Q em precordiais), dextrocardia (Q em DI e aVL) e *pectus escavatum*. Outras causas que podem produzir estes padrões são: colocação dos eletrodos precordiais em posição alta, acima dos locais padronizados, e como uma variante do normal.

Mau posicionamento dos eletrodos

O mau posicionamento dos eletrodos das precordiais pode resultar em pobre progressão de R.[25]

■ BAIXA VOLTAGEM DO QRS[2,26-28]

Define-se baixa voltagem quando nenhum complexo QRS apresenta amplitude maior do que 5 mm nas derivações periféricas (plano frontal) e 10 mm nas derivações precordiais, com a amplitude medida pela soma da maior deflexão positiva e negativa em cada complexo QRS. A baixa voltagem pode ocorrer somente nas derivações periféricas, ou seja, baixa voltagem no plano frontal, associado à voltagem normal ou aumentada nas derivações precordiais, o que tem sido denominado *voltagem discordância*. Este padrão foi descrito na miocardiopatia dilatada. A baixa voltagem do QRS no plano frontal acompanhada de amplitude aumentada nas precordiais sugere dilatação e disfunção do ventrículo esquerdo.

Várias condições cárdicas e extracardíacas estão associadas à baixa voltagem. A baixa voltagem pode ser explicada por um dos mecanismos básicos, agindo isoladamente ou em associação. As causas de baixa voltagem podem ser estudadas conforme o mecanismo preponderante:

Geração deficiente de potenciais elétricos pelo coração

Na cardiopatia isquêmica, múltiplos infartos causam cancelamento entre as forças elétricas (vetores), com atenuação na amplitude dos complexos QRS e baixa voltagem. Doenças do músculo cardíaco que cursam com inflamação e fibrose,

Capítulo 11 ▪ Diagnóstico Diferencial de R Proeminente... **189**

como nas miocardites e doença de Chagas, ou infiltração e substituição do tecido normal, como na amiloidose, e cursar com baixa voltagem.

Transmissão deficiente dos potenciais cardíacos

Tanto o acúmulo de líquido com baixa resistência ou a interposição de ar ou tecido adiposo com alta resistência elétrica, em torno do coração, nos campos pulmonares ou na periferia pode atenuar a transmissão dos potenciais elétricos gerados no coração e ser causa de baixa voltagem. Isto ocorre nos derrames pericárdico e pleural, nos quadros de edema periférico, de diversas etiologias (insuficiência cardíaca, sepse, insuficiência renal, hepatopatia, hiperidratação), no enfisema, no pneumotórax e na obesidade.

No derrame pericárdico, a alternância elétrica é indicativa de derrame volumoso e tamponamento cardíaco e resulta da oscilação do coração dentro do fluido (ora se aproxima, ora se afasta do eletrodo), o que provoca mudança no eixo elétrico e na amplitude do QRS e também de P e T (alternância elétrica total) (Fig. 11-15). Embora seja um achado específico, apresenta baixa sensibilidade.

No enfisema e DPOC, outros mecanismos têm sido implicados na gênese dos complexos de baixa voltagem, como a verticalização e o deslocamento do coração para baixo, com aumento do espaço entre o coração e os eletrodos.

Entre outras causas de baixa voltagem do QRS citamos: insuficiência suprarrenal (doença de Addison), hipotireoidismo e pós-transplante cardíaco, principalmente quando há rejeição. No hipotireoidismo verifica-se baixa voltagem de P, QRS e T, geralmente associada à bradicardia sinusal.

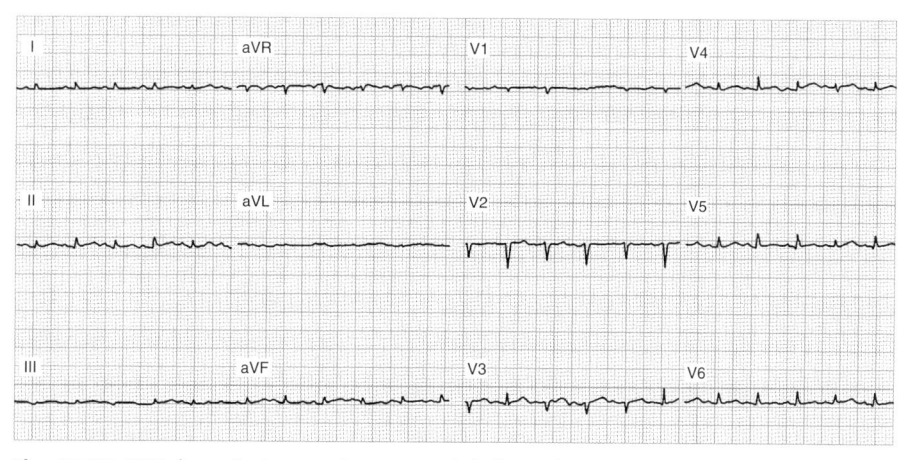

Fig. 11-15. ECG de paciente com derrame pericárdico volumoso e tamponamento cardíaco: presença de baixa voltagem e alternância elétrica.

REFERÊNCIAS BIBLIOGRÁFICAS

1. Mattu A, Brady WJ, Perron D et al. Prominent R Wave in Lead VI. Electrocardiographic differential diagnosis. Am J Emerg Med 2001;19:504-13.
2. Mackenzie R. Tall R wave in V1. J Insur Med 2004;36:255-59.
3. Groh WJ, Zipes DP. Neurological disorders and cardiovascular disease. In: Libby P, Bonow RO, Mann DL et al. Braunwald's heart disease: a textbook of cardiovascular medicine. 8ed. Phyladelphia, PA. Saunders Elsevier, 2008. p. 2135-53.
4. Hancock EW, Deal BJ, Mirvis DM et al. AHA/ACCF/HRS Recommendations for the Standardization and Interpretation of the Electrocardiogram. Part V: Electrocardiogram changes associated with cardiac chamber hypertrophy. JACC 2009;53(11):992-1002.
5. Savage DD, Seides SF, Clark CE et al. Electrocardiographic findings in patients with obstructive and nonobstructive hypertrophic cardiomyopathy. Circulation 1978 Sept.;58(3 Pt 1):402-8.
6. Wilhelm A, Holbert JM. Situs inversus. In: http://emedicine.medscape.com. Acesso em: June 2009.
7. Zema MJ. Electrocardiographic tall R waves in the right precordial leads. J Electrocardiol 1990;23:147-56.
8. Rautaharju PM, Surawicz B, Gettes LS. AHA/ACCF/HRS recommendations for the standardization and interpretation of the electrocardiogram. Part IV: The ST segment, T and U waves, and the QT interval. JACC 2009;53(11):982-91.
9. Goldberger AL. Myocardial infarction: electrocardiographic differential diagnosis. 4ed. St. Louis: Mosby-Year Book, 1991.
10. Riera AR, Uchida AH, Schapachnik E et al. Early repolarization variant: epidemiological aspects, mechanism, and differential diagnosis. Cardiol J 2008;15(1):4-16.
11. Letsas KP, Efremidis M, Pappas LK et al. Early repolarization syndrome: is it always benign? Int J Cardiol 2007 Jan. 18;114(3):390-2.
12. Haissaguerre M, Chatel S, Sacher F. Ventricular fibrillation with prominent early repolarization associated with a rare variant of KCNJ8/KATP channel. J Cardiovasc Electrophysiol 2009;20(1):93-8.
13. Ferst JA, Chaitman BR. The electrocardiogram and the athlete. Sports Med 1984;1(5):390-403.
14. Pelliccia A, Maron BJ, Culasso F et al. Clinical significance of abnormal electrocardiographic patterns in trained athletes. Circulation 2000;102:278-84.
15. Pelliccia A, Di Paolo FM, Quattrini FM et al. Outcomes in athletes with marked ECG repolarization abnormalities. N Engl J Med 2008;10:358(2):152-61.
16. Wagner GS. Marriott's practical electrocardiography. 11th ed. Philadelphia, PA: Lippincott Williams and Wilkins, 2008. p. 226-37.
17. Wang K, Asinger RW, Marriott HJ. ST-segment elevation in conditions other than acute myocardial infarction. N Engl J Med 2003;349(22):2128-35.
18. Prasad A, Lerman A, Rihal CS. Apical ballooning syndrome (Tako-Tsubo or stress cardiomyopathy): a mimic of acute myocardial infarction. Am Heart J 2008;155(3):408-17.
19. Brugada P, Brugada J. Right bundle-branch block, persistent ST segment elevation and sudden cardiac death: a distinct clinical and electrocardiographic syndrome. J Am Coll Cardiol 1992;20:1391-96.
20. Wilde AA, Antzelevitch C, Borggrefe M et al. Study Group on the molecular basis of arrhythmias of the European Society of cardiology proposed diagnostic criteria for the Brugada Syndrome. Circulation 2002;106(19):2514-19.
21. Hayden GE, Brady WJ, Perron AD et al. Electrocardiographic T-wave inversion: differential diagnosis in the chest pain patient. Am J Emerg Med 2002;20(3):252-62.
22. Rosenbaum MB, Blanco HH, Elizari MV et al. Electrotonic modulation of the T wave and cardiac memory. Am J Cardiol 1982;50(2):213-22.

23. Patberg KW, Shvilkin A, Plotnikov AN *et al.* Cardiac memory: mechanisms and clinical implications. *Heart Rhythm* 2005;2(12):1376-82.
24. Wang K. *Series of the tall T waves.* In: medscape.com.br, published in 26 Aug. 2008.
25. Rudiger A, Hellermann JP, Mukherjee R *et al.* Electrocardiographic artifacts due to electrode misplacement and their frequency in different clinical settings. *Am J Emerg Med* 2007;25(2):174-78.
26. Madias JE. Low QRS voltage and its causes. *J Electrocardiol* 2008;41 498-00.
27. Chinitz JS, Cooper JM, Verdino RJ. Electrocardiogram voltage discordance: interpretation of low QRS voltage only in the limb leads. *J Electrocardiol* 2008;41:281-86.
28. Roy CL, Minor MA, Brookhart MA *et al.* Does this patient with a pericardial effusion have cardiac tamponade? *JAMA* 2007 Apr. 25;297(16):1810-18.

O ELETROCARDIOGRAMA NA INSUFICIÊNCIA CARDÍACA 12

Nestor Rodrigues de Oliveira Neto
Luciano Pilla Pinto

O eletrocardiograma convencional é importante no manuseio do paciente com insuficiência cardíaca, seja como método de auxílio no atendimento inicial, seja no acompanhamento do paciente com diagnóstico já estabelecido e também na detecção de alterações que exigem condutas terapêuticas específicas. A maioria absoluta dos pacientes com insuficiência cardíaca crônica e disfunção sistólica apresenta eletrocardiograma anormal, enquanto na insuficiência cardíaca com função sistólica preservada o eletrocardiograma pode ser normal[1] ou exibir apenas alterações discretas.

Alguns aspectos morfológicos no eletrocardiograma do paciente que se apresenta com quadro de insuficiência cardíaca são de importância clínica, fornecendo informações sobre a etiologia e sobre o prognóstico.

Dentre as diversas alterações eletrocardiográficas encontradas no paciente com insuficiência cardíaca, podemos destacar alguns tópicos:[2]

1. A presença frequente de distúrbios da condução intraventricular e intervalo QRS prolongado, que é um marcador independente de mau prognóstico na insuficiência cardíaca.
2. Alteração da repolarização ventricular, como o padrão de *strain*, em decorrência da hipertrofia ou da dilatação do ventrículo esquerdo (HVE), ou alterações de ST-T sugestivas de isquemia miocárdica.
3. A presença de critérios de hipertrofia/dilatação ventricular esquerda e anormalidade atrial esquerda são comuns na insuficiência cardíaca.
4. Existência de áreas eletricamente inativas no traçado eletrocardiográfico, bem como alterações de ST-T podem sugerir etiologia isquêmica. Por exemplo, ondas Q patológicas e ondas T invertidas e simétricas em derivações relacionadas.
5. Registro de distúrbio do ritmo cardíaco, seja bradiarritmias, mais comumente bradicardia sinusal e bloqueio atrioventricular ou taquiarritmias, como fibrilação atrial, podem ser um fator agravante e responsável por piora clínica e internação hospitalar. A arritmia ventricular complexa é um marcador de maior gravidade e pode estar associada à morte súbita.

6. Prolongamento do QTc que é um preditor de mortalidade, pelo maior risco de morte súbita.[3]

7. Baixa voltagem do QRS, que está relacionado com o prognóstico[3] e pode ser causado pelo edema periférico.

A baixa voltagem do QRS, definida como a soma das voltagens nas 12 derivações < 12 mV, considerando a soma da máxima deflexão positiva e negativa em cada derivação, foi um marcador de gravidade e associado à taxa de morte e à morte ou hospitalização em 1 ano em pacientes com insuficiência cardíaca, sendo mais comum nos pacientes mais graves (classe funcional IV e referidos para transplante).[4]

Por outro lado, Madias et al.[5] demonstraram que a atenuação da amplitude e do QRS (e também das ondas P e T) ocorre em virtude do edema periférico, causado por insuficiência cardíaca e outras condições, ocorrendo o subsequente aumento da amplitude do QRS após a compensação clínica. O concomitante encurtamento do QRS também foi documentado em associação à diminuição da voltagem. Este fenômeno tem sido explicado pela diminuição da impedância elétrica pelo acúmulo do líquido intersticial (edema), o que se traduz por diminuição nas deflexões do eletrocardiograma.[1,5-7]

Goldberger et al.[8] escreveram a associação entre as seguintes características eletrocardiográficas e insuficiência cardíaca com disfunção sistólica: QRS com voltagem aumentada no plano transverso com S de V1 ou V2 + R de V5 ou V6 ≥ 35 mm, relativa baixa voltagem no plano frontal (voltagem R + S < 8 mm em cada derivação) e pobre progressão da onda R nas derivações precordiais (R < S em V1 a V4). A rigor, encontrar todos estes critérios no ECG de um paciente com insuficiência cardíaca é incomum; esta tríade é específica, porém pouco sensível.[9] Um estudo recente[10] mostrou que a "discordância de voltagem", isto é, baixa voltagem no plano frontal, associado à voltagem normal ou aumentada nas derivações precordiais, tem como causas as mesmas condições relacionadas com a baixa voltagem global, como derrame pericárdico, DPOC e obesidade e também miocardiopatia dilatada grave. Podemos considerar que as seguintes alterações são provavelmente observadas com maior frequência na insuficiência cardíaca: relativa baixa voltagem no plano frontal, ondas S amplas de V1 a V3 e pobre progressão de R em precordiais (Fig. 12-1).

A doença arterial coronariana com disfunção ventricular apresenta comumente baixa voltagem de R da onda em V6 e ondas Q anormais em DII, DIII e aVF ou V2 a V4, enquanto que na miocardiopatia dilatada não isquêmica há R amplo em V6 e relação aumentada da onda R de V6 sobre o maior R nas derivações DI, DII ou DIII (RV6/RDI-III > 3), conforme um estudo.[11] Estes aspectos poderiam ser úteis para o diagnóstico etiológico da insuficiência cardíaca, mas

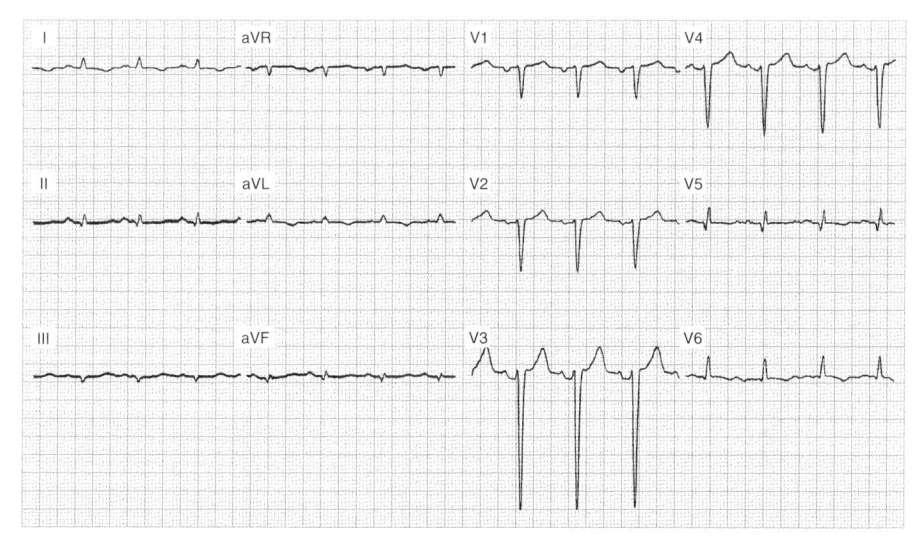

Fig. 12-1. ECG de um homem internado com insuficiência cardíaca descompensada, de etiologia isquêmica. Presença de "discordância de voltagem": baixa voltagem no plano frontal e voltagem aumentada no plano horizontal (S de V3), anormalidade atrial esquerda e alteração de ST-T. Há também pobre progressão de R em precordiais.

necessita de validação em estudos prospectivos com maior número de pacientes. Embora em menor proporção, pacientes com miocardiopatia dilatada idiopática podem apresentar ondas Q, principalmente em derivações inferiores e de V1 a V4.[11] Na miocardiopatia chagásica pode haver zonas eletricamente inati-

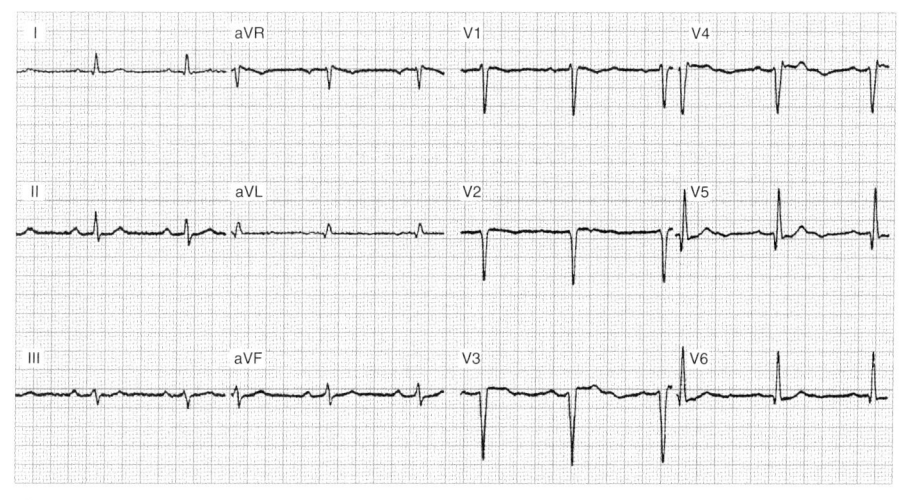

Fig. 12-2. Presença de ondas Q em parede anterosseptal em paciente com infarto prévio e insuficiência cardíaca de etiologia isquêmica.

vas, mais frequentes nas séries que incluem pacientes internados.[12,13] Em ambos os casos, estas alterações podem levar ao diagnóstico equivocado de infarto do miocárdio.

Distúrbios de condução, como bloqueio atrioventricular de 1º grau, bloqueio de ramo esquerdo e bloqueio fascicular anterior esquerdo, muitas vezes em associação, surgem com o tempo (progressão da doença) na maioria dos pacientes com miocardiopatia dilatada idiopática,[14] enquanto o BRD é incomum, sendo relatado em 6% dos casos.[15]

Na presença de BRE, os critérios para diagnosticar HVE são de aplicação limitada. Entretanto, alguns aspectos morfológicos no eletrocardiograma do paciente que se apresenta com BRE estão relacionados com a disfunção ventricular. O QRS largo (≥ 170 ms) está relacionado com a disfunção ventricular e a fração de ejeção baixa.[16] O desvio do eixo para a esquerda no BRE (> -30 graus) em geral ocorre por associação ao bloqueio fascicular anterior esquerdo e fala a favor de um comprometimento cardíaco maior (miocardiopatia, cardiopatia isquêmica, valvopatia aórtica).[17] O desvio do eixo para a direita no BRE é incomum e está relacionado com a miocardiopatia dilatada com frequente envolvimento biventricular.[18] Observamos a associação dos critérios seguintes e disfunção ventricular sistólica em pacientes com BRE (Fig. 12-3):[19]

- Duração do QRS ≥ 0,16 s.
- Presença de anormalidade atrial esquerda: aumento da duração da onda P (≥ 0,12 s) ou pelo critério de Morris.
- Desvio do eixo para a esquerda ou a direita (além de -30° ou > +90° no plano frontal).
- Presença de ondas S de grandes amplitudes nas derivações precordiais V1 a V3 (S de V3 > 23 mm).

A presença de 2 ou mais destes critérios foi um marcador de disfunção ventricular, geralmente disfunção sistólica importante.[19]

Na insuficiência cardíaca de etiologia isquêmica, o bloqueio de ramo esquerdo surge na fase aguda do infarto do miocárdio ou no acompanhamento quando ocorre dilatação ventricular e remodelamento. Num traçado com BRE, a presença de QR (Q patológicas) em I, V5 ou V6 e II, III e aVF é sugestiva de infarto prévio e, portanto, de etiologia isquêmica.[20]

Em um estudo[21] a amplitude de V3 maior do que 21 mm no BRE sugere etiologia não isquêmica, ou seja, miocardiopatia dilatada idiopática, alcoólica, hipertensiva entre outras. Entretanto, outro estudo mostrou que este critério e outros foram de pouco valor para apontar a etiologia (isquêmica e não isquêmica) em pacientes com disfunção ventricular e BRE.[22]

Capítulo 12 ■ O Eletrocardiograma na Insuficiência Cardíaca   197

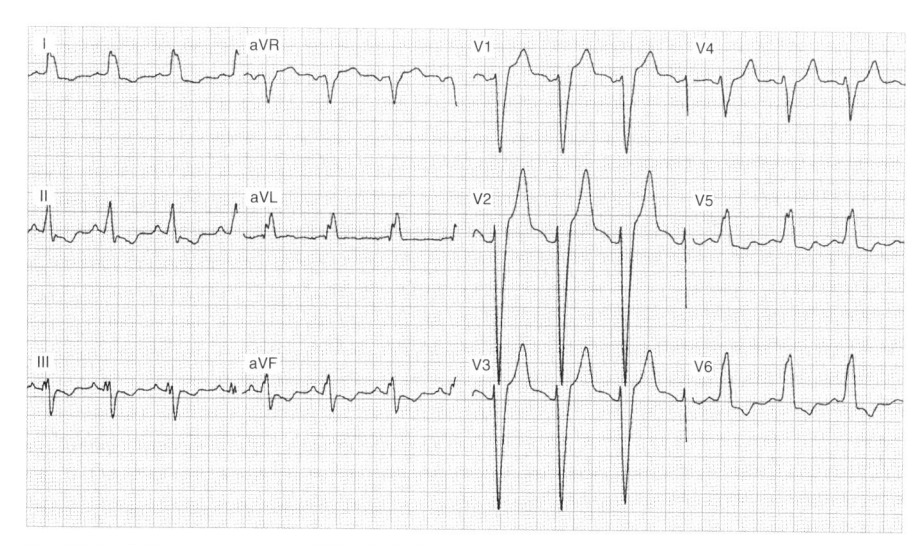

Fig. 12-3. HVE na presença de BRE: QRS de 0,16 s, aumento atrial esquerdo (onda P > 0,12 s) e ondas S amplas em V2-V3. Paciente com miocardiopatia dilatada, dilatação das câmaras esquerdas e disfunção ventricular.

A ausência de ondas Q septais é apontada como um marcador de mau prognóstico na insuficiência cardíaca em pacientes idosos, independentemente de outras variáveis (idade, consumo máximo de oxigênio, classe funcional da NYHA e duração do QRS).[23] No eletrocardiograma normal há pequenas ondas Q de pequena magnitude em V5 e V6, como expressão da ativação septal (ver Cap. 1). A ausência de ondas Q nestas derivações está relacionada com distúrbio de condução intraventricular (bloqueio de ramo esquerdo completo e incompleto) e com a fibrose miocárdica.

Fagundes et al.[24,25] descreveram um padrão denominado "QRS bipartido ou fraturado" caracterizado pela presença de entalhes no QRS nas derivações inferiores em pacientes com miocardiopatia dilatada, disfunção ventricular grave e BRE com QRS alargado (duração média de 170 ms) e desvio do eixo à esquerda. Este fenômeno parece estar relacionado com a dissincronia, sendo demonstrado, no estudo eletrofisiológico invasivo, por dois componentes bem evidentes de ativação ventricular (ativação de cada ventrículo) e presença de bloqueio de condução transeptal (Fig. 12-4). Um padrão semelhante pode ser observado quando a etiologia é isquêmica (Fig. 12-5). A ocorrência de entalhes no QRS em derivações inferiores, sem caracterizar o padrão de separação elétrica descrito, é um achado comum no BRE associado à miocardiopatia não isquêmica ou isquêmica.

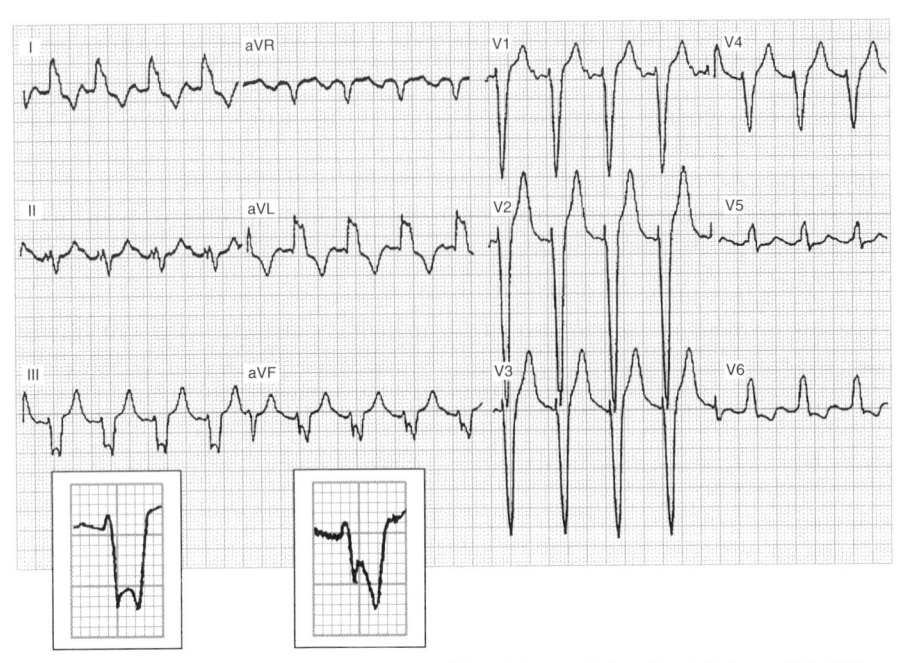

Fig. 12-4. Eletrocardiograma mostrando QRS bipartido nas derivações inferiores (DII, DIII e aVF) em paciente com miocardiopatia dilatada e bloqueio de ramo esquerdo com QRS largo (0,18 s) e desvio do eixo para a esquerda. O aspecto bipartido do QRS com dois componentes de ativação é mais bem visível no QRS amplificado de DIII e aVF.

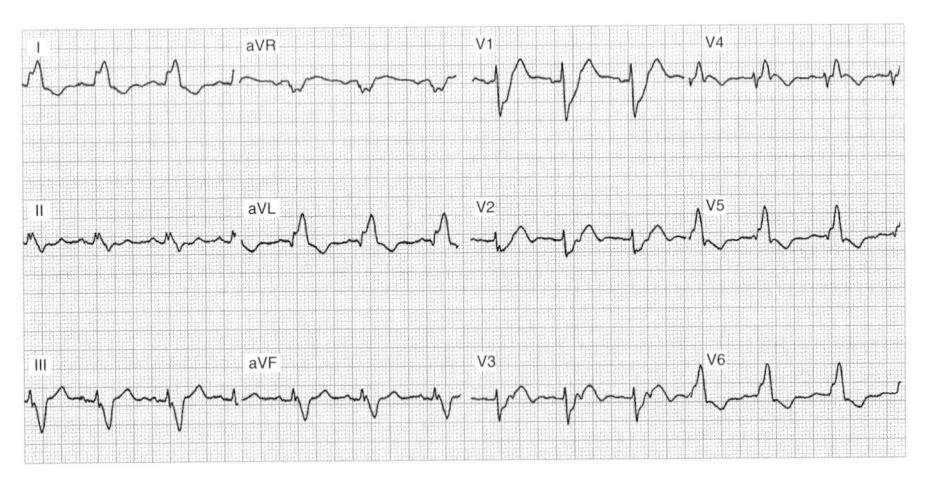

Fig. 12-5. ECG de paciente com miocardiopatia isquêmica e insuficiência cardíaca CF III. O ecocardiograma mostrou disfunção sistólica grave e presença de importante dissincronia ao Dopller tecidual: intraventricular (maior diferença entre a medida dos retardos nas paredes do VE de 110 ms) e interventricular (diferença entre o retardo da última parede do VE em relação ao VD igual a 210 ms). O aspecto bipartido do QRS é observado em DII-DIII-aVF e também em derivações precordiais *(setas)*. Paciente com antecedente de infarto do miocárdio e angioplastia da descendente anterior.

Outro aspecto morfológico, a presença de QRS fragmentado, caracterizado por complexos tipo RSR' ou com entalhes nas ondas S, tem sido relacionado com a cicatriz miocárdica em pacientes com doença coronariana, sendo um preditor de mortalidade e de eventos cardíacos em alguns estudos, seja em pacientes com QRS estreito e também em pacientes com QRS largo.[26-28]

Na miocardiopatia chagásica são muito comuns os distúrbios de condução intraventricular, como o bloqueio de ramo direito, associado ou não a bloqueio divisional anterossuperior esquerdo, bem como bloqueio atrioventricular. O BRE é incomum.[13,29]

■ TERAPIA DE RESSINCRONIZAÇÃO VENTRICULAR

Distúrbio de condução intraventricular com QRS largo, principalmente o bloqueio de ramo esquerdo (BRE), ocorre em cerca de 1/3 dos pacientes com insuficiência cardíaca sistólica e está associado à dissincronia cardíaca, ou seja, descoordenação na contração do ventrículo direito e o esquerdo (dissincronia interventricular) e entre o septo e a parede posterolateral do ventrículo esquerdo (dissincronia intraventricular). O QRS largo é um conhecido marcador de mau prognóstico nos pacientes com insuficiência cardíaca,[30-33] com aumento progressivo na mortalidade à medida que a duração do QRS aumenta.[32,33]

A terapia de ressincronização ventricular proporciona melhora clínica, na qualidade de vida e na sobrevida dos pacientes com insuficiência cardíaca classe funcional III ou IV da NYHA, refratários ao tratamento medicamentoso e distúrbio de condução intraventricular com QRS largo.[34-36] Consiste no implante de um eletrodo na parede posterolateral do ventrículo esquerdo, por meio do seio coronário ou acesso epicárdico por toracotomia, além dos eletrodos convencionais no átrio e no ventrículo direitos, visando a estimular os ventrículos de forma simultânea e corrigir a dissincronia (Fig. 12-6). Este procedimento causa melhora na insuficiência mitral funcional, na fração de ejeção do ventrículo esquerdo e diminuição dos diâmetros ventriculares, o chamado remodelamento reverso.[34,36,37]

O estudo CARE-HF[36] mostrou que a terapia de ressincronização proporciona melhora clínica e funcional e redução nas hospitalizações e na mortalidade. A taxa de mortalidade global foi significativamente reduzida de 30% no grupo sob terapia medicamentosa otimizada (404 pacientes) para 20% no grupo de ressincronização + terapia medicamentosa otimizada (409 pacientes), com acompanhamento médio de 29,4 meses. A indicação principal (classe I) para implante de marca-passo biventricular associado ou não ao cardiodesfibrilador é a seguinte, conforme as recomendações das diretrizes da *ACC/AHA/HRS* para dispositivos implantáveis *(2008)*:[38] pacientes com fração de ejeção ≤ 35%, rit-

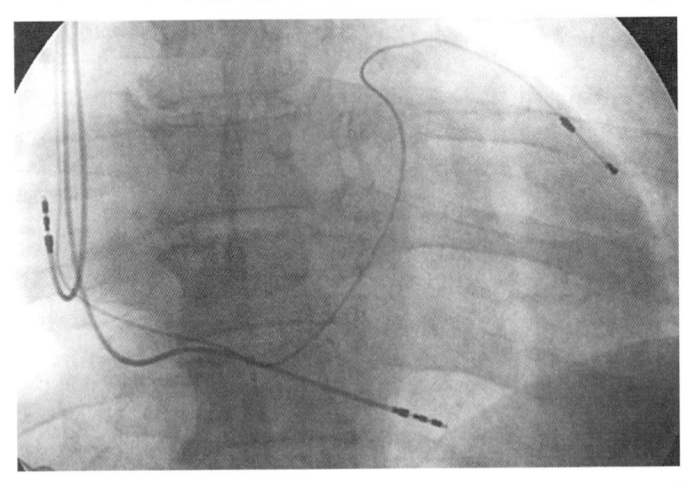

Fig. 12-6. Marca-passo atriobiventricular: cabos-eletrodos posicionados no átrio direito, na região apical do ventrículo direito e na parede lateral do ventrículo esquerdo através do seio coronário. Imagem fluoroscópica em AP.

mo sinusal, insuficiência cardíaca classe funcional III ou IV ambulatorial (NYHA), com terapia medicamentosa otimizada e QRS com duração igual ou maior de 0,12 s. Embora não especificado nos principais estudos e nas diretrizes, o padrão é selecionar pacientes com bloqueio de ramo esquerdo. Não há suficiente evidência para fornecer recomendação específica para pacientes com bloqueio de ramo direito.[38] Um estudo recente mostrou que entre os pacientes com QRS largo a melhora é mais significativa naqueles com BRE, intermediária nos com marca-passo prévio e menor nos com BRD.[39]

O eletrocardiograma serve como base para indicar a terapia de ressincronização, além de ser importante na avaliação após o implante do sistema biventricular. O traçado eletrocardiográfico, geralmente, mas nem sempre, exibe redução na duração do QRS estimulado e AQRS no quadrante superior direito[40] mas vários padrões podem ser observados. É frequente o registro de onda Q em DI (qR ou QS), sendo o desaparecimento da onda q indicativo de perda de captura do ventrículo esquerdo.[41] O QRS predominantemente positivo em V1 também é comum, ao contrário da estimulação convencional do ventrículo direito.[40] O eletrodo posicionado em parede posterolateral do ventrículo esquerdo produz um complexo QRS negativo ou isodifásico na derivação DI, em função do predomínio dos vetores de despolarização dirigidos da esquerda para a direita, partindo da parede lateral. Quando o cabo eletrodo encontra-se posicionado em parede anterior através da veia interventricular anterior, o complexo QRS encontra-se positivo com ondas R nas derivações inferiores, porque o vetor dirige-se da parede anterior para a inferior. Em DI o QRS é, em geral,

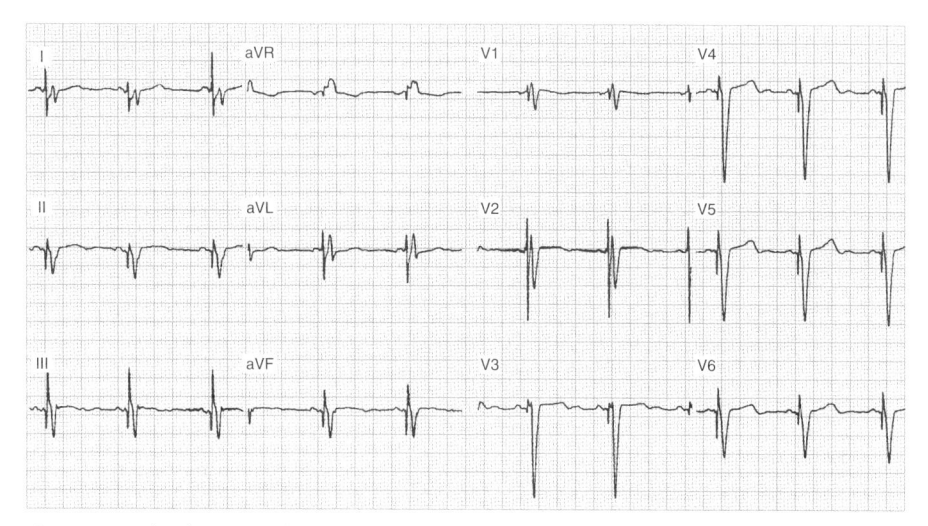

Fig. 12-7. Estimulação atriobiventricular com estimulação dos ventrículos sincronizada à onda P sinusal. O eletrodo do ventrículo esquerdo encontra-se em posição posterolateral: QRS negativo em DI, DII e aVF. Eixo elétrico no quadrante superior direito.

positivo, mas pode ser negativo, quando o eletrodo é posicionado em um ramo mais lateral (posição anterolateral) (Figs. 12-7 e 12-8).[42] Comumente, sob estimulação biventricular com captura adequada o complexo QRS é negativo ou isodifásico em DI e/ou positivo em V1.

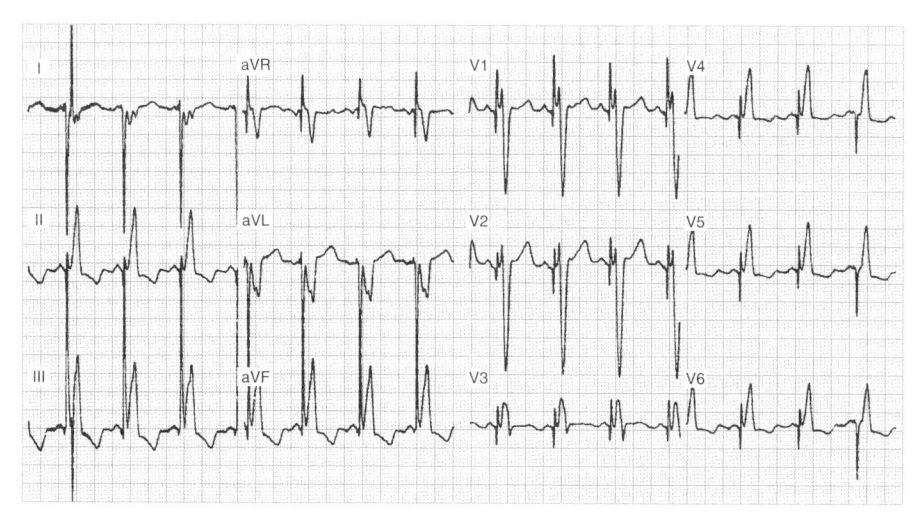

Fig. 12-8. Eletrocardiograma compatível com estimulação biventricular com eletrodo do ventrículo esquerdo em posição anterior: QRS positivo em DII, DIII e aVF, com ondas R altas.

Uma técnica alternativa e mais simples é a estimulação bifocal do ventrículo direito, que pode proporcionar benefício clínico, mas sem efeito ainda comprovado na diminuição da mortalidade, usada em alguns serviços quando há insucesso na ressincronização por meio do implante do eletrodo ventricular esquerdo através do seio coronário. Consiste no implante de dois eletrodos no ventrículo direito: um na região apical e outro na região septal alta, na via de saída. Na estimulação bifocal, o eletrocardiograma geralmente exibe QRS com menor duração (mais estreito) do que a estimulação convencional e eixo elétrico do QRS no quadrante inferior esquerdo (positivo em DII, DIII e aVF).[43,44] Na estimulação apical do ventrículo direito o eixo elétrico do QRS com maior frequência apresenta desvio para a esquerda.

■ ARRITMIAS NA INSUFICIÊNCIA CARDÍACA

A taquicardia sinusal é comum na insuficiência cardíaca, bem como a extrassistolia supraventricular e ventricular, tornando-se mais ou menos comuns conforme a compensação clínica, com maior densidade na insuficiência cardíaca aguda.[45] Os transtornos do ritmo cardíaco, como bradiarritmias sinusais e bloqueios atrioventriculares e taquiarritmias, como a fibrilação atrial e, raramente, taquicardia ventricular, são responsáveis por piora clínica do paciente e causa de atendimentos em unidades de emergência e internação hospitalar. Os distúrbios do ritmo podem ser causados ou desencadeados por vários fatores, como distensão atrial por sobrecarga pelo aumento da pressão diastólica de ventrículo esquerdo, isquemia miocárdica, distúrbio eletrolítico e efeitos de drogas.

A fibrilação é uma arritmia frequente na insuficiência cardíaca, está presente em 15 a 25% dos pacientes. Exige medidas terapêuticas específicas em geral para controle da resposta ventricular (digitálico e/ou betabloqueador) ou manutenção do ritmo sinusal (amiodarona) e anticoagulação para a prevenção de eventos tromboembólicos. Cardioversão elétrica está indicada quando há instabilidade hemodinâmica. A hospitalização é recomendada para os pacientes com fibrilação atrial com alta resposta ventricular ou de início recente.[45,46]

O surgimento de fibrilação atrial causa piora da função sistólica e diastólica em decorrência do pobre controle e irregularidade da frequência ventricular, perda da contração atrial na diástole e ativação neuro-humoral.[47]

As bradiarritmias, como bradicardia sinusal ou bloqueio AV, podem ocorrer como resultado do comprometimento do sistema de condução ou em virtude do efeito somatório de drogas que agem no nó sinusal, na condução AV e intraventricular, em geral digitálico, betabloqueador ou amiodarona, obrigando a suspensão ou redução das medicações. O implante de marca-passo, provisório ou mesmo definitivo em alguns casos, pode ser necessário.

Capítulo 12 ▪ O Eletrocardiograma na Insuficiência Cardíaca 203

A intoxicação digitálica pode cursar com vários transtornos do ritmo (ver Cap. 10). O efeito de algumas medicações (inibidor de ECA, bloqueador do receptor da aldosterona e espironolactona) pode causar hipercalemia, sobretudo quando há disfunção renal associada e, consequentemente, provocar arritmias, como bradicardia sinusal e bloqueios AV, além de parada cardíaca por assistolia ou fibrilação ventricular. O uso de diuréticos de alça e tiazídicos podem provo-

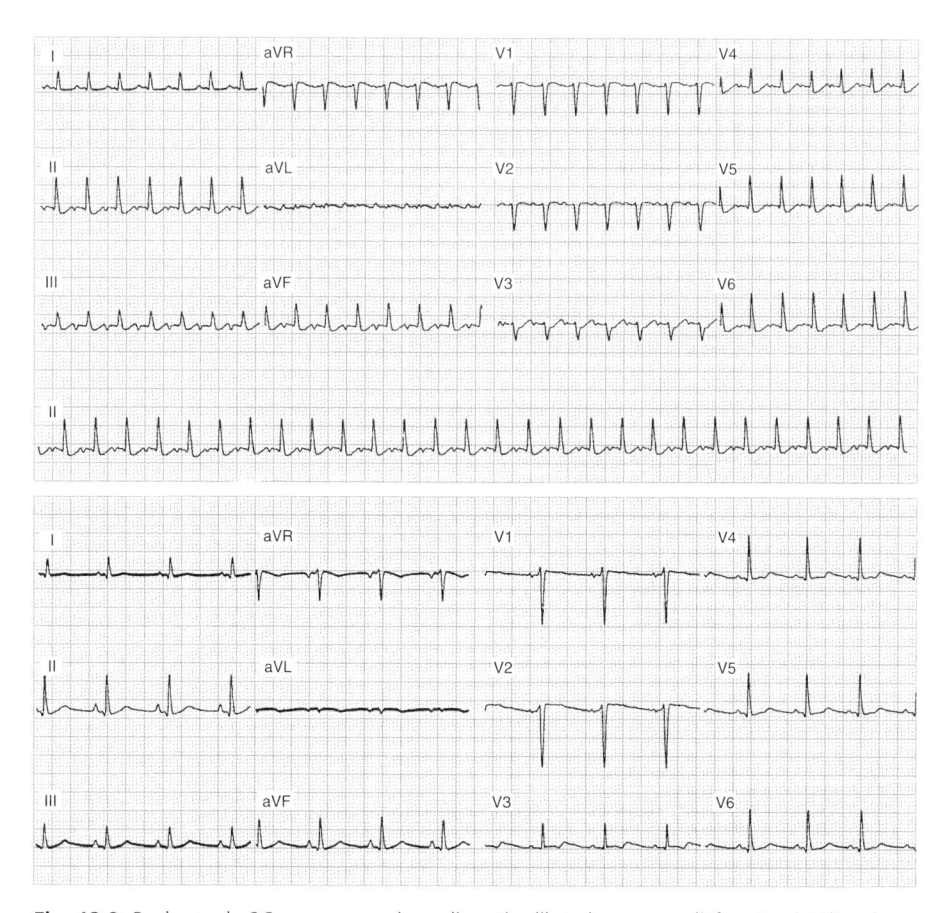

Fig. 12-9. Paciente de 26 anos com miocardiopatia dilatada e grave disfunção sistólica do ventrículo esquerdo, apresentando episódios subentrantes de taquicardia com QRS estreito com frequência de 165 bpm, alternando com ritmo sinusal (traçado inferior). A paciente apresentou normalização da função ventricular após controle da arritmia, tratando-se de provável caso de taquimiocardiopatia. A taquicardia exibe RP longo (RP > PR) e ondas P negativas em derivações inferiores e positivas em DI e aVL, o que é compatível com taquicardia atrial com origem na porção baixa do átrio direito (mais provável), taquicardia tipo Coumel ou a forma incomum da taquicardia reentrante nodal (Cap. 21). O estudo eletrofisiológico invasivo está indicado visando a estabelecer o mecanismo da taquiarritmia e para a terapia por ablação.

car hipocalemia e hipomagnesemia, o que predispõe aos transtornos do ritmo, mais comumente arritmias ventriculares.[48]

Taquiarritmias incessantes ou crônicas podem causar progressiva dilatação das câmaras cardíacas e disfunção sistólica, levando à insuficiência cardíaca, a chamada taquimiocardiopatia (Fig. 12-9). A estimulação artificial com marca-passo com frequência elevada por dias a semanas em animais de experimentação causa deterioração da função ventricular e insuficiência cardíaca com subsequente recuperação e normalização da função 1 a 2 semanas após o término da estimulação, constituindo um modelo de taquimiocardiopatia. Entre as taquiarritmias envolvidas estão a taquicardia ectópica atrial, as taquicardias supraventriculares reentrantes, a fibrilação atrial com resposta ventricular rápida e, mais raramente, taquicardia ventricular. Pode ser difícil determinar se a taquiarritmia é o fator causal da miocardiopatia ou secundária a esta. Nas taquiarritmias atriais, a disfunção ventricular e o quadro de insuficiência cardíaca melhoram após o controle da frequência ventricular, com a reversão para ritmo sinusal (controle do ritmo) ou implante de marca-passo e ablação do nó AV.[49,50]

■ O ELETROCARDIOGRAMA NO TRANSPLANTE CARDÍACO

A maioria dos corações transplantados exibe ritmo sinusal normal após a reperfusão na sala de cirurgia, e arritmias clinicamente importantes são incomuns. O ECG, como método não invasivo, ainda não encontrou aceitação no diagnóstico de rejeição aguda, devendo sempre ser correlacionado com a biópsia endomiocárdica (considerado o padrão-ouro). Além do registro do ECG à beira do leito, útil para o diagnóstico de arritmias, técnicas eletrocardiográficas têm sido empregadas na tentativa de diagnosticar rejeição aguda com o objetivo de proteger o paciente de biópsias desnecessárias, diminuindo, dessa forma, riscos e custos. Essas técnicas e as arritmias mais frequentes serão discutidas a seguir.

Arritmias atriais

As arritmias atriais transitórias e assintomáticas são comuns após o transplante cardíaco, acometendo até 25% dos pacientes durante o período de hospitalização.[51] Extrassístoles atriais prematuras são o tipo mais frequente. Taquicardia supraventricular ocorre raramente. Não há diferença na incidência de arritmias atriais entre pacientes que rejeitam e aqueles que seguem um curso livre de rejeições.[51]

Entretanto, *flutter* atrial e fibrilação atrial podem estar associados à rejeição,[51,52] mas têm baixa especificidade, isto é, não justificam a terapia antirrejeição sem a correlação com biópsia endomiocárdica. Pode haver uma associação mais clara destas arritmias à rejeição quando há conversão para ritmo sinusal em vigência de terapia antirrejeição (pulsoterapia com metilprednisolona, por exemplo).[53]

Arritmias ventriculares

As arritmias ventriculares são mais comuns do que as atriais no pós-operatório de transplante cardíaco, acometendo até 65% dos pacientes, principalmente na forma de extrassístoles ventriculares prematuras. Podem estar associadas à lesão ou isquemia de reperfusão ou ainda a alterações eletrolíticas, como hipocalemia ou hipomagnesemia. Não são consideradas marcadores para rejeição. Arritmias ventriculares malignas são extremamente raras; quando ocorrem, deve-se sempre afastar disfunção miocárdica grave.[51]

Técnicas eletrocardiográficas para detecção de rejeição

Na era pré-ciclosporina uma redução maior que 20% na voltagem somada dos complexos QRS nas derivações I, II, III, V1 e V6 era considerada um marcador de rejeição aguda.[54] As terapias imunossupressoras atuais, principalmente os inibidores da calcineurina, produzem menos edema tecidual miocárdico durante os episódios de rejeição, diminuindo a utilidade deste método.

A técnica chamada IMEG *(intramyocardial electrograms)* tem sido estudada. Consiste na obtenção de sinais elétricos (eletrogramas) através de eletrodos epicárdicos ou intraventriculares e de um marca-passo implantados no momento do transplante.[55] As análises são baseadas na voltagem dos complexos QRS através de telemetria; uma diminuição de voltagem de 15% com relação ao controle (*i. e.,* o próprio paciente na sua condição estável) indicaria rejeição. Esta técnica, apesar de ter o potencial para reduzir a necessidade de biópsias endomiocárdicas,[56-58] ainda carece de documentação a longo prazo, consenso nas variações dos padrões de voltagem do QRS e análise de custo-efetividade pela necessidade de implante do sistema no momento do transplante.

■ REFERÊNCIAS BIBLIOGRÁFICAS

1. Hurst, JW. Observational date suggesting there are electrocardiographic abnormalities the strongly suggest the presence of chronic heart failure. *Clin Cardiol* 2005;28:154-57.
2. Madias J. The resting electrocardiogram in the management of patients with congestive heart failure: established applications and new insights. *PACE* 2007;30:123-28.
3. Vrtovec B, Delgado R, Zewail A *et al.* Prolonged QTc interval and high B-type natriuretic peptide levels together predict mortality in patients with advanced heart failure. *Circulation* 2003;107:1764-69.
4. Kamath SA, Neto JPM, Canham RS *et al.* Low voltage on the electrocardiogram is a marker of disease severity and a risk factor for adverse outcomes in patients with heart failure due to systolic dysfunction. *Am Heart J* 2006;152(2):355-61.
5. Madias JE, Attanti S, Narayan V. Relationship among electrocardiographic potential amplitude, weight, and resistance/reactance/impedance in a patient with peripheral edema treated for congestive heart failure. *J Electrocardiol* 2003;36:167-71.

6. Madias JE. P waves in patients with changing edematous states: Implications on interpreting repeat P wave measurements in patients developing anasarca or undergoing hemodialysis. *Pacing Clin Electrophysiol* 2004;27:749-56.
7. Madias J, Mcfarlane PW. Artificial attenuation of ECG voltage produces shortening of the corresponding QRS duration: clinical implications for patients with edema. *PACE* 2005;28:1060-65.
8. Goldberger AL. A specific ECG triad associated with congestive heart failure. *Pacing Clin Electrophysiol* 1982;5:593-99.
9. Goldberger AL. *Clinical electrocardiography: a simplified approach*. 7 ed. St. Louis: Mosby/Elsier, 2006.
10. Chinitz JS, Cooper JM, Verdino RJ. Electrocardiogram voltage discordance: interpretation of low QRS voltage only in the limb leads. *J Electrocardiol* 2008;41:281-86.
11. Momiyama Y, Mitamura H, Kimura M. ECG differentiation of idiopathic dilated cardiomyopathy from coronary artery disease with left ventricular dysfunction. *J Electrocardiol* 1995;28(3):231-36.
12. Marin-Neto JA, Simões MA, Sarabanda AVL. Forma cardíaca crônica. In: Brener Z, Andrade ZA, Barral-Netto M (Eds.). *Trypanosoma cruzy e doença de Chagas*. 2 ed. Rio de Janeiro, RJ: Guanabara Koogan, 2000.
13. Garson SAC, Lorga AM, Nicolau JC. Eletrocardiograma na cardiopatia chagásica. *Rev Soc Cardiol Estado de São Paulo* 1994;4(2):133-43.
14. Willensky RL, Yudelman P, Cohen AI et al. Serial electrocardiographic changes in idiopathic dilated cardiomyopathy confirme at necropsy. *Am J Cardiol* 1988;62:276-83.
15. Fantoni C, Kawabata M, Massaro R et al. Right and left ventricular activation sequence in patients with heart failure and right bundle-branch block. *J Cardiovasc Electrophysiol* 2005;16(2):112-19.
16. Das MK, Cheriparambil K, Bedi A et al. Prolonged QRS duration (QRS >/=170 ms) and left axis deviation in the presence of left bundle-branch block: a marker of poor left ventricular systolic function? *Am Heart J* 2001;142(5):756-59.
17. Porharidis G, Novskas J, Effhimiadis G et al. Complete left bundle-branch block with left QRS axis deviation: defining its clinical importance. *Acta Cardiol* 1997;52(3):295-303.
18. Childers R, Lupovich S, Sochanski M et al. Left bundle-branch block and right axis deviation: a report of 36 cases. *J Electrocardiol* 2000;33(Suppl):93-102.
19. Oliveira Neto NR, Torres GG, Fonseca GC et al. Correlação entre alterações eletrocardiográficas e função ventricular na presença de bloqueio de ramo esquerdo (análise de 65 casos). Trabalho apresentado no 29º Congresso Norte/Nordeste de Cardiologia. Natal-RN, 30 Jul. 2009.
20. Goldberger AL, Arnsdorf MF. Electrocardiographic diagnosis of myocardial infarction in the presence of bundle–branch block or a paced rhythm. Uptodate 2008. Disponível em: www.uptodate.com. Acesso em: Nov. 2008.
21. Bayes-Genis A, Lopez L, Viñolas X, et al. Distinct left bundle-branch block pattern in ischemic and non-ischemic dilated cardiomyopathy. *The Eur J Heart Fail* 2003;5:165-70.
22. Deveci B, Ozeke O, Ozlu MF et al. Comparison of the electrocardiographic features of complete left bundle-branch block in patients with ischemic and nonischemic left ventricular dysfunction. *Indian Pacing and Electrophisiol* 2006;7(1):26-32.
23. Shamin W, Yousufuddin M, Xiao HB. Septal q waves as an indicator of risk of mortality in elderly patients with chronic heart failure. *Am Heart J* 2002;44:740-44.
24. Fagundes MLA, Maia IG, Sá R et al. Bloqueio de ramo esquerdo associado a bloqueio transeptal da condução com fratura do complexo QRS: um novo sinal eletrocardiográfico

Capítulo 12 ■ O Eletrocardiograma na Insuficiência Cardíaca

indicativo de grave comprometimento da função ventricular na cardiomiopatia dilatada. *Rev SOCERJ* 2000;13(Suppl A):57.
25. Fagundes MLA, Cruz Filho FES, Sá RLM, *et al.* Bloqueio de ramo esquerdo com bipartição ("fratura") dos complexos QRS nas derivações inferiores: um sinal de marcante retardo na condução transeptal em pacientes com cardiomiopatia dilatada e grave disfunção ventricular. Artigo de revisão, *Revista da SOCERJ*, Jul.-Ago.-Set. 2004.
26. Das MK, Saha C, El Masry H *et al.* Fragmented QRS on a 12-lead ECG: a predictor of mortality and cardiac events in patients with coronary artery disease. *Heart Rhythm* 2007;4:1385-92.
27. Mahenthiran J, Khan BR, Sawada SG *et al.* Fragmented QRS complexes not typical of a bundle-branch block: a marker of greater myocardial perfusion tomography abnormalities in coronary artery disease. *J Nucl Cardiol* 2007;14:347.
28. Das MK, Suradi H, Maskoun W *et al.* Fragmented wide QRS on a 12-lead ECG: a sign of myocardial scar and poor prognosis. *Circ Arrhythmia Electrophysiol* 2008;1:258.
29. Barros C, Paffer Filho S. O eletrocardiograma convencional na doença de Chagas. In: Malta J. (editor). Doença de Chagas. Sarvier, São Paulo, 1996. p. 95-101.
30. Unverferth DV, Magorien RD, Moeschberger ML *et al.* Factors influencing the one-year mortality of dilated cardiomyopathy. *Am J Cardiol* 1984;54:147-52.
31. Shamim W, Francis DP, Yousufuddin M *et al.* Intraventricular conduction delay: a prognostic marker in chronic heart failure. *Int J Cardiol* 1999;70:171-78.
32. Gottipaty VK, Krelis SP, Lu F *et al.* for the VEST Investigators. The resting electrocardiogram provides a sensitive and inexpensive marker of prognosis in patients with chronic congestive heart failure. *J Am Coll Cardiol* 1999;(Suppl A):145A.
33. Cazeau S, Leclercq C, Lavergne T *et al.* For the multisite stimulation in cardiomyopathies (MUSTIC) study investigators. Effects of multisite biventricular pacing in patients with heart failure and intraventricular conduction delay. *N Engl J Med* 2001;344:873-80.
34. Abraham WT, Fisher WG, Smith AL *et al.* for the multicenter in sync randomized clinical evaluation (MIRACLE). Cardiac resynchronization in chronic heart failure. *N Engl J Med* 2002;346:1845-53.
35. Bristow MR, Saxon LA, Boehmer J *et al.* Cardiac-resynchronization therapy with or without an implantable defibrillator in advanced chronic heart failure. *N Engl J Med* 2004;350:2140-50.
36. Cleland JGG, Daubert J-C, Erdmann E *et al.* for the cardiac resynchronization – Heart failure (CARE-HF) Study investigators.The effect of cardiac resynchronization on morbidity and mortality in heart failure. *N Engl J Med* 2205;352:1539-49.
37. St John Sutton MG, Plappert T *et al.* Effect of cardiac resynchronization therapy on left ventricular size and function in chronic heart failure. *Circulation* 2003;22;107(15):1985-90.
38. Epstein AE, DiMarco JP, Ellenbogen KA *et al.* ACC/AHA/HRS 2008 Guidelines for device-based therapy of cardiac rhythm abnormalities: a report of the ACC/AHA task force on practice guidelines. *Circulation* 2008;117;e350-e408.
39. Adelstein EC, Saba S. Usefulness of baseline electrocardiographic QRS complex pattern to predict response to cardiac resynchronization. *Am J Cardiol* 2009;103:238-42.
40. Barold SS, Giudici MC, Herweg B *et al.* Diagnostic value of the 12-lead electrocardiogram during conventional and biventricular pacing for cardiac resynchronization. *Cardiol Clin* 24(2006)471-90.
41. Geoger F, Scavee C, Collet B *et al.* Specific electrocardiographic patterns may assess left ventricular capture during biventricular pacing. *PACE* 2002;25:56.
42. Asirvatham SJ. Electrocardiogram interpretation with biventricular pacing devices. In: Heyes DL *et al. Resynchonization and defibrillation for heart failure: a practical approach*. Malden, MA: Blackwell, 2004.

43. Pachón Mateos JC, Pachón Mateos JC, Albornoz RN *et al.* Estimulação elétrica na insuficiência cardíaca. Marcapasso ventricular direito bifocal. *Reblampa* 2000;13(4):211-17.
44. Res JC, Bokern MJ, de Cock CC *et al.* BRIGHT Investigators. The BRIGHT study: bifocal right ventricular resynchronization therapy: a randomized study. *Europace* 2007;9(10):857-61.
45. Ianni BM, Mady C. Aplicações clínicas do eletrocardiograma nas miocardiopatias dilatadas. In: Aplicações do eletrocardiograma em situações clínicas. *Rev Soc Cardiol Estado de São Paulo* 1999;9(3):318-22.
46. Podrid PJ. Atrial fibrillation in heart failure and cardiomyopathy. Uptodate 2008. Disponível em: www.uptodate.com. Acesso em: Dec. 2008.
47. Teerling JR. Diagnosis and management of acute heart failure. In: Libby P, Bonow RO, Mann DL *et al. Braunwald's heart disease: a textbook of cardiovascular medicine.* 8 ed. 2008. p. 583-610.
48. Leier CV, Cas LD, Metra M. Clinical relevance and management of the major electrolyte abnormalities in congestive heart failure: hyponatremia, hypokalemia, and hypomagnesemia. *Am Heart J* 1994;128(3):564-74.
49. Tracy C. Tachycardia-mediated cardiomyopathy. Uptodate 2008. Disponível em: www.uptodate.com. Acesso em: Dec. 2008.
50. Shinbane JS, Wood MA, Jensen DN *et al.* Tachycardia-induced cardiomyopathy: a review of animal models and clinical studies. *J Am Coll Cardiol* 1997;29:709-15.
51. Little RE, Kay GN, Epstein AE *et al.* Arrythmias after orthotopic cardiac transplantation. *Circulation* 1989;80(Suppl III-III):140-46.
52. Scott CD, Dark JH, McComb JM. Arrythmias after cardiac transplantation. *Am J Cardiol* 1992;70:1061-63.
53. Kirklin JK. Management of the recipient during the transplant hospitalization. In: Kirklin JK, Young JB, McGiffin DC *et al. Heart Transplantation* 2002. p. 375-89.
54. Gao SZ, Hunt SA, Wiederhold MA *et al.* Characteristics of serial electrocardiograms in heart transplant recipients. *Am Heart J* 1991;122:771-74.
55. Hutten H, Schreier G, Kastner P *et al.* CHARM – Computerized heart acute rejection monitoring. *Biomedizinische Technik* 1996;41:35-40.
56. Warnecke H, Muller J, Cohnert T *et al.* Clinical heart transplantation without routine endomyocardial biopsy. *J Heart Lung Transplant* 1992;11:1093-110.
57. Jia YX, Meng X, Sun LB *et al.* Using intramyocardial electrograms combined with other noninvasive methods for monitoring acute rejection following human heart transplantation. *Chin Med J (English)* 2009;122(2):136-39.
58. Brofman PRS, Costa IA, Loures DRR *et al.* Cardiac transplant monitoring through intramyocardial electrogram analysis. *Rev Bras Cir Cardiovasc* 1997;12(4):307-10.

O ELETROCARDIOGRAMA NAS MIOCARDIOPATIAS 13

Nestor Rodrigues de Oliveira Neto
Lorena Carla Dantas de Amorim

As miocardiopatias referem-se a processos patológicos que afetam principalmente o músculo cardíaco. São classificadas, conforme o distúrbio fisiopatológico preponderante, em: *dilatada* (predomínio de dilatação e disfunção contrátil do ventrículo esquerdo ou de ambos os ventrículos); *hipertrófica* (predomínio de aumento da espessura miocárdica, frequentemente assimétrico e com comprometimento do septo interventricular); *restritiva* (redução do enchimento diastólico de um ou dos dois ventrículos, com função sistólica normal ou próxima do normal) e *displasia arritmogênica do ventrículo direito* (infiltração fibrogordurosa do miocárdio do ventrículo direito).[1,2]

O termo *miocardiopatias específicas* é aplicado às doenças do miocárdio que têm uma causa definida ou específica. Exemplos: miocardiopatias isquêmica, valvular, hipertensiva, chagásica entre outras.

■ MIOCARDIOPATIA DILATADA

O eletrocardiograma pode apresentar uma série de alterações neste grupo de patologias, entre as mais comuns estão: taquicardia sinusal, anormalidade atrial esquerda, alterações de repolarização ventricular, amputação da onda R em derivações precordiais ou pobre progressão de R, ondas Q patológicas, arritmias cardíacas (extrassistolia, fibrilação atrial, taquicardia ventricular) e distúrbios de condução, como os bloqueios atrioventriculares de 1º grau, BRE e bloqueio divisional anterossuperior esquerdo (Fig. 13-1). As ondas Q patológicas resultam da fibrose miocárdica e são mais comuns nas derivações precordiais. As alterações da repolarização podem ser inespecíficas, ou típicas da hipertrofia ventricular esquerda (padrão de *strain*)[2-4] (Fig. 13-2). Padrão de HVE com ondas R amplas e "puras", com ausência do q septal, pode ser registrado. Nas fases avançadas da miocardiopatia dilatada pode haver baixa voltagem, particularmente no plano frontal.[5,6]

Freq. 101
PR 0
DQRS 142
QT 361
QTc 468

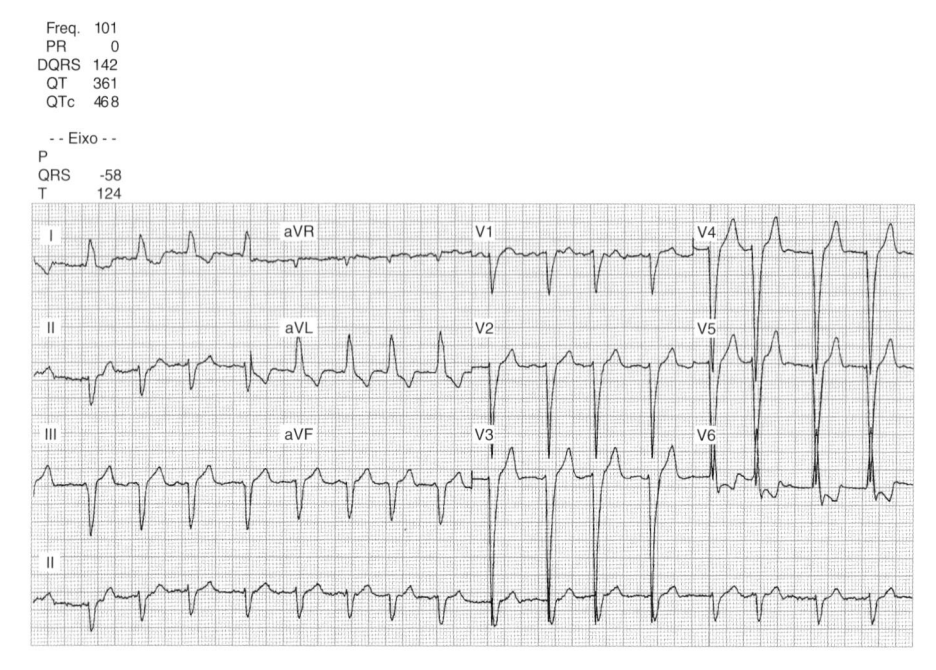

- - Eixo - -
P
QRS -58
T 124

Fig. 13-1. Paciente com miocardiopatia dilatada e insuficiência cardíaca avançada. Apresenta ritmo de fibrilação atrial, BRE com desvio do eixo para a esquerda e QRS largo (140 ms).

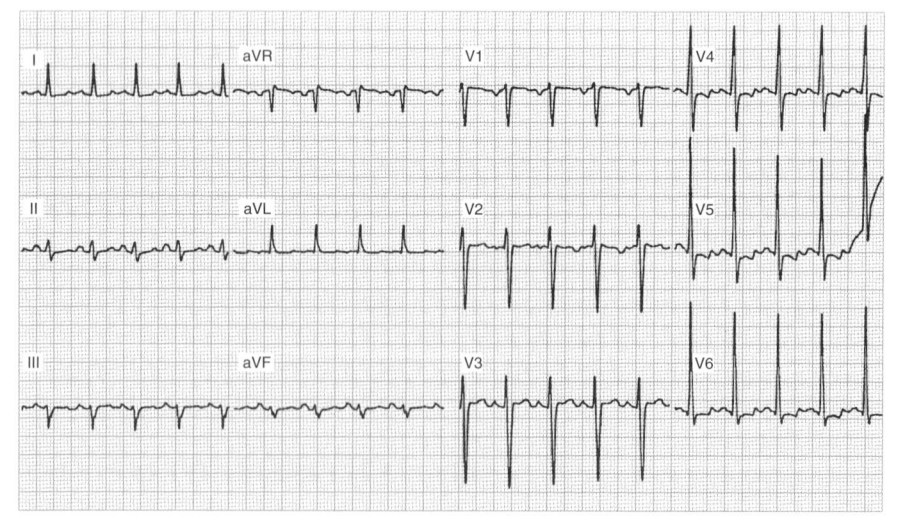

Fig. 13-2. Eletrocardiograma de um homem com miocardiopatia dilatada. Presença de taquicardia sinusal, anormalidade atrial esquerda (V1), critérios para HVE (critério de voltagem no plano horizontal e alteração da repolarização).

O ECG deve fazer parte do estudo preliminar de etilistas, tendo em vista que as anormalidades eletrocardiográficas são comuns na miocardiopatia dilatada alcoólica. Neste contexto, arritmias, tais como fibrilação/*flutter* atrial e extrassístoles ventriculares, constituem-se as mais frequentes. O prolongamento do intervalo QTc é comum. Os distúrbios da condução atrioventricular, especialmente o bloqueio de 1º grau, bloqueio de ramo, hipertrofia do ventrículo esquerdo, pobre progressão de R e anormalidades da repolarização, também podem ser evidenciados.[2,3,7]

■ O ELETROCARDIOGRAMA NA DOENÇA DE CHAGAS

Na fase aguda, as alterações eletrocardiográficas, quando presentes, são geralmente transitórias e inespecíficas, como taquicardia sinusal, baixa voltagem do QRS, alterações do ST-T e BAV de 1º grau.[8]

Apesar da grande evolução na área de imagem, o ECG ainda permanece como elemento diagnóstico fundamental na cardiopatia chagásica crônica. Além disso, é considerado método sensível, que apresenta anormalidades precocemente. Neste âmbito, o distúrbio de condução mais frequente é o bloqueio do ramo direito (BRD) isolado ou associado ao bloqueio divisional anterossuperior esquerdo (BDASE).[3,4,9] A associação de áreas eletricamente inativas ao BRD pode produzir o padrão qR ou QR em V1-V2.[10]

Conforme Garson *et al.*,[10] as alterações eletrocardiográficas na cardiopatia chagásica crônica são mais frequentes nas séries que incluem pacientes atendidos em centros especializados quando comparado a amostras não selecionadas de pacientes. As alterações são mais frequentes nos indivíduos com doença avançada e estão praticamente presentes em todos os pacientes com insuficiência cardíaca.

Na cardiopatia chagásica o BRD é precoce, geralmente por lesão seletiva do sistema de condução, sem denotar necessariamente lesão miocárdica extensa. O valor prognóstico da largura do QRS na cardiopatia chagásica crônica não foi demonstrado.[11]

Os transtornos do ritmo são bastante frequentes na miocardiopatia chagásica, seja na forma de bradiarritmias ou taquiarritmias. As bradiarritmias são decorrentes da disfunção do nó sinusal (bradicardia sinusal e bloqueios sinoatriais) e os bloqueios atrioventriculares. Entre as taquiarritmias, a arritmia ventricular isolada e repetitiva é a mais frequente e está relacionada com a elevada incidência de morte súbita na miocardiopatia chagásica.[12]

De modo resumido, na cardiopatia chagásica crônica as alterações mais características são: BRD, BDASE, associação de BRD + BDASE, arritmia ventricular, áreas eletricamente inativas e baixa voltagem. É frequente a associação entre distúrbios de condução atrioventricular e arritmia ventricular complexa.[13]

■ MIOCARDIOPATIA RESTRITIVA

Na amiloidose ocorre infiltração ou substituição do tecido miocárdico normal por substância amiloide. O ECG é um método não invasivo que pode ajudar na suspeição diagnóstica de amiloidose. A baixa voltagem, mais comum no plano frontal, e o padrão de pseudoinfarto são as alterações eletrocardiográficas mais frequentes. A baixa voltagem com frequência é associada a desvio do eixo para a direita ou desvio extremo do eixo. A presença de ondas Q em derivações precordiais ou inferiores (padrão de pseudoinfarto) é um achado relativamente comum. Pode ocorrer pobre progressão de R em precordiais. As alterações de repolarização, fibrilação atrial (por infiltração do átrio) e as anomalias da condução atrioventricular e intraventricular (bloqueio de ramo direito) são outros achados que podem estar presentes na doença.[2,14,15] A associação de baixa voltagem no eletrocardiograma ao aumento da espessura do ventrículo esquerdo no ecocardiograma é sugestiva de miocardiopatia infiltrativa.[16]

A endomiocardiofibrose é uma forma de miocardiopatia restritiva caracterizada por envolvimento fibroso do endocárdio ventricular, com envolvimento da via de entrada, valvas atrioventriculares e obliteração da região apical. Pode acometer o ventrículo esquerdo, o ventrículo direito ou ambos (biventricular). O ECG pode ser útil para identificar a câmara ventricular comprometida, ou seja, no envolvimento predominante do ventrículo esquerdo com frequência há bloqueio divisional anterossuperior esquerdo, padrão de hipertrofia ventricular esquerda e área inativa anterior. No envolvimento do ventrículo direito, observam-se baixa voltagem do complexo QRS no plano frontal, padrão de HVD (desvio do eixo para a direita e qR em V1). A presença de crescimento atrial direito e/ou esquerdo é comum. Vale ressaltar que arritmias cardíacas, em especial a fibrilação atrial, são frequentes.[2,17]

Outras formas de miocardiopatia restritiva são a hemocromatose e a sarcoidose. Na hemocromatose ocorre o acúmulo acentuado de ferro em órgãos, como coração, fígado, gônadas e pâncreas. Cursa comumente com dilatação e aumento na espessura da parede ventricular. O eletrocardiograma exibe alterações do ST-T e arritmias supraventriculares. A sarcoidose miocárdica surge habitualmente associada a manifestações sistêmicas. Há infiltração não granulomatosa do coração, de etiologia desconhecida, que causa restrição ao enchimento diastólico e a disfunção sistólica. As alterações eletrocardiográficas descritas na sarcoidose cardíaca são: distúrbios da condução intraventricular e atrioventricular pelo envolvimento do sistema de condução, arritmias (mais comumente, arritmia ventricular), ondas Q anormais e alterações de ST-T. A sarcoidose sistêmica com envolvimento pulmonar (fibrose) pode apresentar padrão de HVD.[2,18,19]

Capítulo 13 ▪ O Eletrocardiograma nas Miocardiopatias

▪ MIOCARDIOPATIA HIPERTRÓFICA

O eletrocardiograma é alterado em aproximadamente 90% dos pacientes. Nenhum padrão eletrocardiográfico é preditivo de eventos. As alterações frequentemente descritas são: sinais sugestivos de HVE, como alta voltagem em derivações esquerdas, ondas Q anormais e alteração da repolarização ventricular (inversão de T) (Fig. 13-3). Distúrbios de condução intraventricular, arritmias e áreas eletricamente inativas são menos frequentes no eletrocardiograma de repouso. Ondas Q patológicas são atribuídas à hipertrofia septal. São ondas de grande amplitude, porém não alargadas, diferenciando-se das ondas Q de etiologia isquêmica e geralmente ocorrem nas derivações inferiores e nas precordiais de V2 a V6.[2,20,21]

A miocardiopatia localizada na ponta do ventrículo esquerdo, ou seja, apical, apresenta como característica eletrocardiográfica a presença de ondas T gigantes invertidas e profundas, com cerca de 10 mV nas derivações precordiais e por ondas R de alta voltagem[22] (Fig. 13-4).

▪ MIOCARDITE AGUDA

Na miocardite aguda, alterações eletrocardiográficas ocorrem na maioria dos pacientes, mas são inespecíficas. As mais frequentes são taquicardia sinusal e alterações inespecíficas da repolarização ventricular. Alterações, como desníveis do segmento ST e o aparecimento de ondas Q, podem simular síndrome corona-

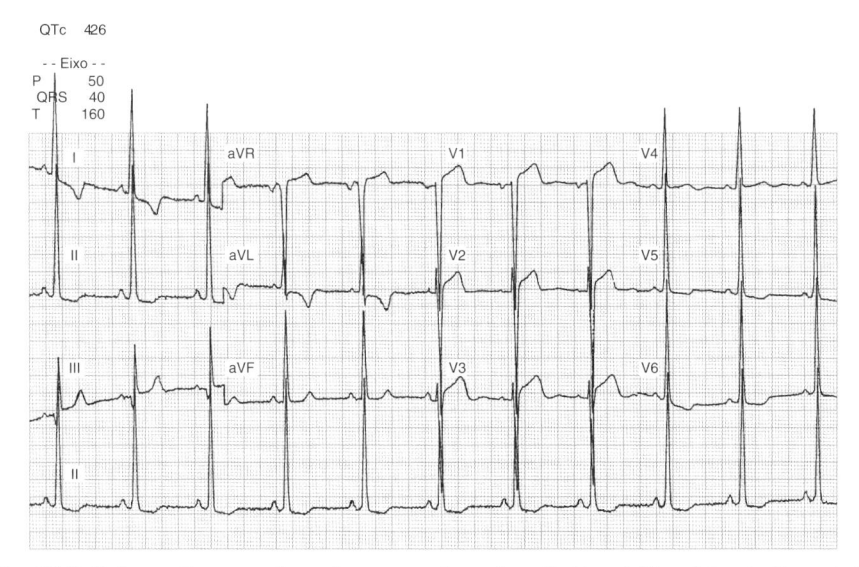

Fig. 13-3. Eletrocardiograma de mulher com miocardiopatia hipertrófica (hipertrofia septal assimétrica).

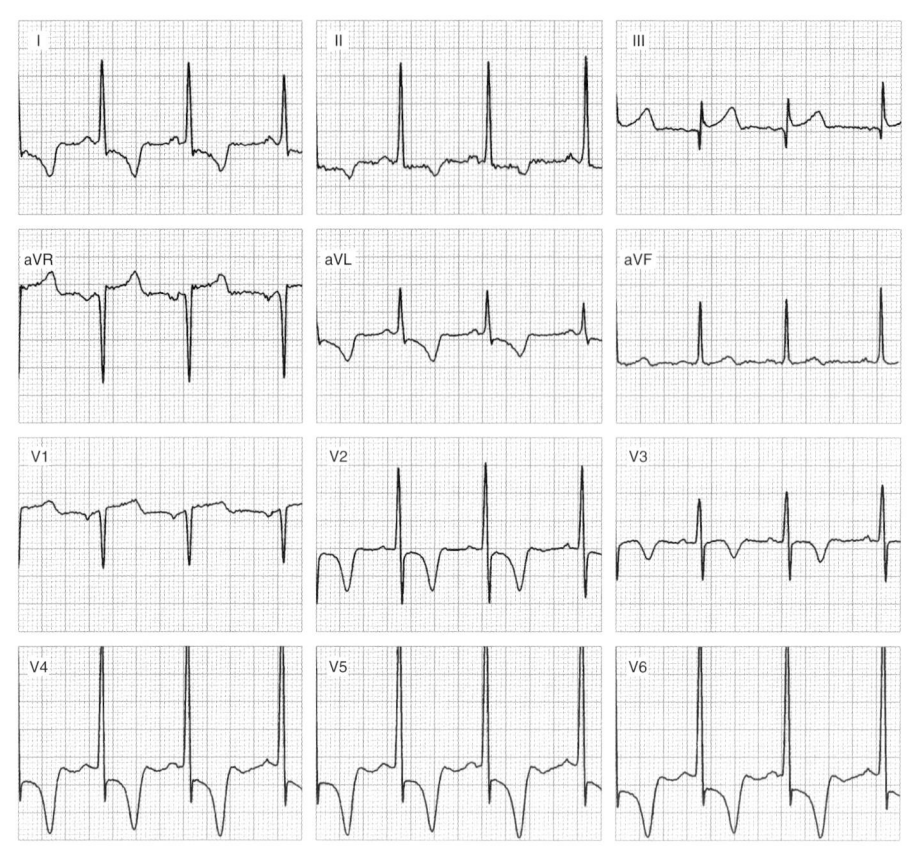

Fig. 13-4. Miocardiopatia hipertrófica apical: ondas T gigantes e invertidas em precordiais associadas a ondas R de grande voltagem, com critérios para HVE. Homem de 54 anos com ecocardiograma evidenciando hipertrofia miocárdica importante nas regiões apical e lateral do ventrículo esquerdo. O cateterismo cardíaco mostrou artérias coronárias normais.

riana aguda. A presença de ondas Q anormais e bloqueio de ramo esquerdo são indicativos de mau prognóstico. Outras alterações eletrocardiográficas observadas são: arritmias cardíacas (bloqueio AV, fibrilação atrial e arritmias ventriculares), baixa voltagem, crescimento atrial esquerdo e hipertrofia ventricular esquerda.[23-25]

- ## DISPLASIA ARRITMOGÊNICA DO VENTRÍCULO DIREITO (DAVD)

De etiologia desconhecida, esta entidade cursa com dilatação do ventrículo direito e aspectos eletrocardiográficos característicos: presença de inversão da

Capítulo 13 ■ O Eletrocardiograma nas Miocardiopatias

onda T e duração do QRS > 110 ms em precordiais direitas, e distúrbio de condução pelo ramo direito. Onda "épsilon" está presente em 30% dos casos, consistindo em uma deflexão de pequena amplitude no final do QRS. Os portadores de DAVP apresentam incidência alta de síncope e morte súbita por arritmia ventricular maligna.[1,26]

■ REFERÊNCIAS BIBLIOGRÁFICAS

1. Richardson P, Mckenna W, Bristow M. Report of the 1995 World Health Organization/International Society and Federation of Cardiology Task Force on the Definition and Classification of cardiomyopathies. *Circulation* 1996;93:841.
2. Hare JM. The dilated, restrictive and infiltrative cardiomyopathies. In: Libby P, Bonow RO, Mann DL *et al. Braunwald's heart disease: a textbook of cardiovascular medicine*. 8 ed. 2008;1739-62.
3. Albanesi FFM. Cardiomiopatias. *Arq Bras Cardiol* 1998 Aug.;71(2):95-107.
4. Mady C, Fernandes F, Arteaga E *et al.* Cardiopatias e miocardites. In: Antônio Carlos Lopes. *Tratado de clínica médica*. São Paulo: Roca, 2006. p. 653-66.
5. Silva MAD. Miocardiopatia dilatada. In: Silva MAD. *Doenças do Miocárdio*. São Paulo, SP: Sarvier, 1975.
6. Chinitz JS, Cooper JM, Verdino RJ. Electrocardiogram voltage discordance: interpretation of low QRS voltage only in the limb leads. *J Electrocardiol* 2008;41:281-86.
7. Borini P, Terrazas JHI, Ferreira Jr A *et al.* Mulheres alcoolistas. Alterações eletrocardiográficas e distúrbios metabólicos e eletrolíticos associados. *Arq Bras Cardiol* 2003;81:506-11.
8. Rassi A, Rassi Jr A, Rassi GG. Fase aguda. In: Brener Z, Andrade ZA, Barral-Netto M (Eds.). *Trypanosoma cruzy e doença de Chagas,* 2 ed. Rio de Janeiro, RJ: Guanabara Koogan, 2000.
9. Marin-Neto JA, Simões MA, Sarabanda AVL. Forma cardiaca crônica. In: Brener Z, Andrade ZA, Barral-Netto M (Eds.). *Trypanosoma cruzy e doença de Chagas*. 2 ed. Rio de Janeiro, RJ: Guanabara Koogan, 2000.
10. Garson SAC, Lorga AM, Nicolau JC. Eletrocardiograma na cardiopatia chagásica. *Rev Soc Cardiol Estado de São Paulo* 1994;4(2):133-43.
11. Garcia MI, Sousa AS, Holanda MT *et al.* O valor prognóstico da largura do QRS nos pacientes com cardiopatia chagásica crônica. *Rev SOCERJ* 2008 Jan.-Fev.;21(1):8-20.
12. Rassi Jr A, Rassi AG, Rassi SG *et al.* Arritmias ventriculares na doença de Chagas. Particularidades diagnósticas, prognósticas e terapêuticas. *Arq Bras Cardiol* 1995;65(4):377-87.
13. Consenso brasileiro em doença de Chagas / Brazilian Consensus on Chagas disease. *Rev Soc Bras Med Trop* 2005;38(Supl 3):7-29.
14. Murtagh B, Hammill SC, Gertz MA *et al.* Electrocardiographic findings in primary systemic amyloidosis and biopsyproven cardiac involvement. *Am J Cardiol* 2005;95:535-37.
15. Barretto ACP, Precoma D, Serro-Azul JB *et al.* Amiloidose cardíaca. Uma doença de muitas faces e diferentes prognósticos. *Arq Bras Cardiol* 1997 Aug.;69(2):89-93.
16. Falk R. Diagnosis and management of the cardiac amyloidoses. *Circulation* 2005;112:2047-60.
17. Tobias NMMO, Moffa PJ, Pastore CA *et al.* O eletrocardiograma na endomiocardiofibrose. *Arq Bras Cardiol* 1992;59:249-53.
18. Numao Y, Sekiguchi M, Fruie T *et al.* A study of cardiac involvement in 963 cases of sarcoidosis by ECG and endomyocardial biopsy. *Ann NY Acad Sci* 1976;76:607-14.
19. Silverman KJ, Hutchins GM, Bulkley BH. Cardiac sarcoid: a clinicopathologic study of 84 unselected patients with systemic sarcoidosis. *Circulation* 1978;58:1204-11.

20. Montgomery JV, Harris KM, Casey SA. Relation of electrocardiographic patterns to phenotypic expression and clinical outcome in hypertrophic cardiomyopathy. *J Am Cardiol* 2005;96:270.
21. Arteaga E, Mady C. Cardiomiopatia hipertrófica. Características clínicas, métodos diagnósticos e história natural. *Arq Bras Cardiol* 1996;66(2):115-17.
22. Albanesi Filho FM. Cardiomiopatia hipertrófica apical. *Arq Bras Cardiol* 1996;66:91-95.
23. Nakashima H, Katayama T, Ishizaki M\ et al. Q wave and non-Q wave myocarditis with special reference to clinical significance. *Jpn Heart J* 1998;39:763-74.
24. Cooper LT. Myocarditis. *N Engl J Med* 2009;360:1526-38.
25. Morgera T, Di Lenarda A, Dreas L et al. Electrocardiography of myocarditis revisited: clinical and prognostic significance of electrocardiographic changes. *Am Heart J* 1992 Aug.;124(2):455-67.
26. Elias J, Tonet J, Frank R et al. Displasia arritmogênica do ventrículo direito: atualização. *Arq Bras Cardiol* 1998;70(6):449-56.

ALTERAÇÕES ELETROCARDIOGRÁFICAS NAS VALVOPATIAS

14

Luciano Pilla Pinto
Nestor Rodrigues de Oliveira Neto
Rodrigo Lopes de Sousa

A doença valvar cardíaca, seja ela decorrente de acometimento agudo ou crônico, cursa com alterações no eletrocardiograma quando provoca sobrecarga hemodinâmica e alterações estruturais no coração. O eletrocardiograma, associado à história clínica e ao exame físico, permite estabelecer uma hipótese diagnóstica, geralmente sendo o primeiro exame a ser realizado. É um método útil na identificação das sobrecargas de câmaras, no diagnóstico e na avaliação dos distúrbios e do ritmo, bem como no acompanhamento evolutivo das valvopatias.

Atualmente o ecodopplercardiograma é um exame imprescindível para a avaliação das valvopatias, seja no diagnóstico preciso, na quantificação do comprometimento, na indicação das intervenções cirúrgicas e avaliação de condições relacionadas, como presença de ruptura de cordoalha e vegetação.

■ VALVOPATIA MITRAL

Estenose valvar mitral

A estenose mitral, que tem como principal etiologia a pancardite decorrente da febre reumática, ainda é muito prevalente em nosso país. Esta etiologia proporciona uma persistência de casos de estenose mitral com consequente sobrecarga atrial esquerda que, quando grave, poderá evoluir com fibrilação atrial, sobrecarga ventricular direita e sobrecarga atrial direita.

No eletrocardiograma as primeiras alterações decorrentes desta valvopatia é sobrecarga atrial esquerda, isto é, onda P com duração igual ou superior a 0,12 s em DII, com um entalhe ou bimodal *(P mitrale),* e com componente terminal negativo na derivação V1 com voltagem (> 1 mm) e duração (> 0,04 s) e desvio do eixo elétrico da onda P para a esquerda. Estas alterações podem não ocorrer na estenose mitral leve.[1-4]

Em um paciente portador de estenose mitral com anormalidade atrial esquerda não é incomum o surgimento de fibrilação atrial (presente em cerca de 1/3 dos casos),[4] sendo esta relacionada com o grau de fibrose atrial, dilatação do átrio esquerdo e com a idade do paciente; não há correlação com a gravidade da lesão valvar. A fibrilação atrial surge normalmente precedida de extrassístoles atriais e, às vezes, de taquicardia atrial multifocal. *Flutter* atrial também pode ser registrado.[3]

Com a evolução da doença, além da sobrecarga atrial esquerda, poderá surgir hipertensão pulmonar com hipertrofia ventricular direita que se manifesta ao ECG, quando os níveis de pressão sistólica da arterial pulmonar encontram-se elevados. De modo geral, existe uma correlação entre o grau de hipertensão arterial pulmonar e as alterações no ECG compatíveis com HVD.[4,5] Os critérios são: onda R/onda S maior que 1 na derivação V1 e desvio do eixo elétrico do complexo QRS para a direita. Eventualmente podemos encontrar o sinal de Peñalosa-Tranchesi,[6] ou seja, complexo QRS de baixa voltagem em V1 contrastando com a maior amplitude em V2 e V3 (QRS com amplitude 3 vezes maior), sinal indireto de dilatação do átrio direito. Um eixo elétrico acima de + 90° indica hipertensão pulmonar moderada a grave. Defeitos de condução, como graus diversos de bloqueio de ramo direito, podem aparecer. Na estenose mitral pura geralmente não encontramos HVE.[1]

Em estágios avançados de estenose mitral poderá haver regurgitação tricúspide secundária, resultando em ondas P apiculadas com mais de 2,5 mm de amplitude na derivação DII, em associação ao aumento na duração da onda P e fase negativa proeminente em V1, ou seja, sobrecarga biatrial[7] (Fig. 14-1).

Insuficiência valvar mitral

A insuficiência valvar mitral pode ser decorrente de diversas etiologias, como a doença reumática, a doença arterial coronariana, a disfunção ventricular esquerda, a endocardite infecciosa e prolapso de valva mitral. Esta patologia pode causar sobrecarga de volume das câmaras esquerdas, arritmias supraventriculares. Em 15% dos pacientes há critérios de HVD decorrente da hipertensão pulmonar secundária.[3]

O aumento volumétrico do átrio esquerdo proveniente da insuficiência mitral é mais exuberante do que o normalmente encontrado na estenose mitral e, consequentemente, evolui com maior frequência com fibrilação atrial, *flutter* atrial e/ou extrassístoles atriais. A anormalidade atrial esquerda juntamente com a fibrilação atrial são os achados mais frequentes no ECG.[3]

A HVE ocorre por sobrecarga de volume, podendo-se registrar o padrão de sobrecarga diastólica de Cabrera ou o padrão de *strain* típico. O ECG exibe as

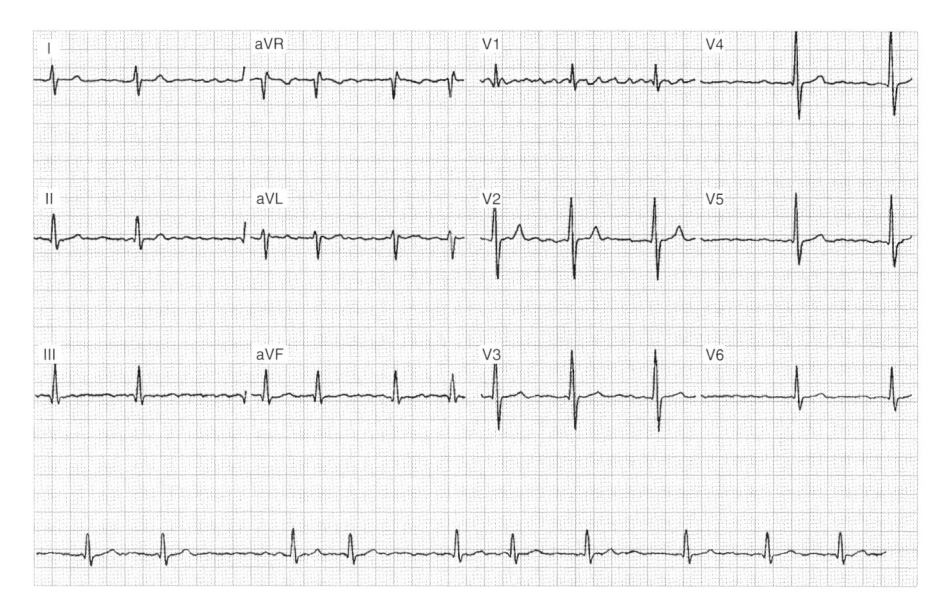

Capítulo 14 ■ Alterações Eletrocardiográficas nas Valvopatias 219

Fig. 14-1. ECG mostrando fibrilação atrial, HVD (AQRS em torno de 90°, Rs em V1) e sinal de Peñalosa-Tranchesi (crescimento atrial direito) em paciente com estenose mitral importante e hipertensão arterial pulmonar.

alterações características da HVE, tais como aumento da onda R nas derivações precordiais esquerdas (V5 e V6), aumento da onda S nas precordiais direitas (V1-V3), aumento da onda R em DI e AVL, aumento da onda S da derivação DIII, associado à alteração de repolarização em precordiais esquerdas, sobrecarga atrial esquerda e desvio do eixo elétrico do QRS para a esquerda (acima de -30) (Cap. 4). Nas fases tardias da insuficiência mitral podem ocorrer, em virtude do aumento da cavidade ventricular esquerda, um aumento na frequência de extrassístoles ventriculares, o surgimento de taquicardia ventricular e de bloqueio de ramo esquerdo.[1]

Prolapso valvar mitral

O prolapso valvar mitral (PVM) é a forma mais comum de doença cardíaca valvar, com prevalência de 2,4% da população, conforme um estudo da população de Framingham,[8] com base em critérios ecocardiográficos. É caracterizada por um eletrocardiograma normal, na maioria das vezes, principalmente em pacientes assintomáticos. Contudo, a anormalidade mais comum é a presença de depressão do segmento ST-T ou inversão de onda T nas derivações inferiores (II,

III, aVF) (Fig. 14-2).[9] Menos comumente há alterações desta natureza em derivações anterolaterais. Há uma incidência aumentada de resultados falsos-positivos no teste de esforço, principalmente em mulheres.

Apesar de existir uma incidência aumentada de arritmias em pacientes com PVM (40 a 75%), a maioria delas não é maligna.[10] A detecção é mais frequente através do exame de Holter, mas também podem ser encontradas no ECG de

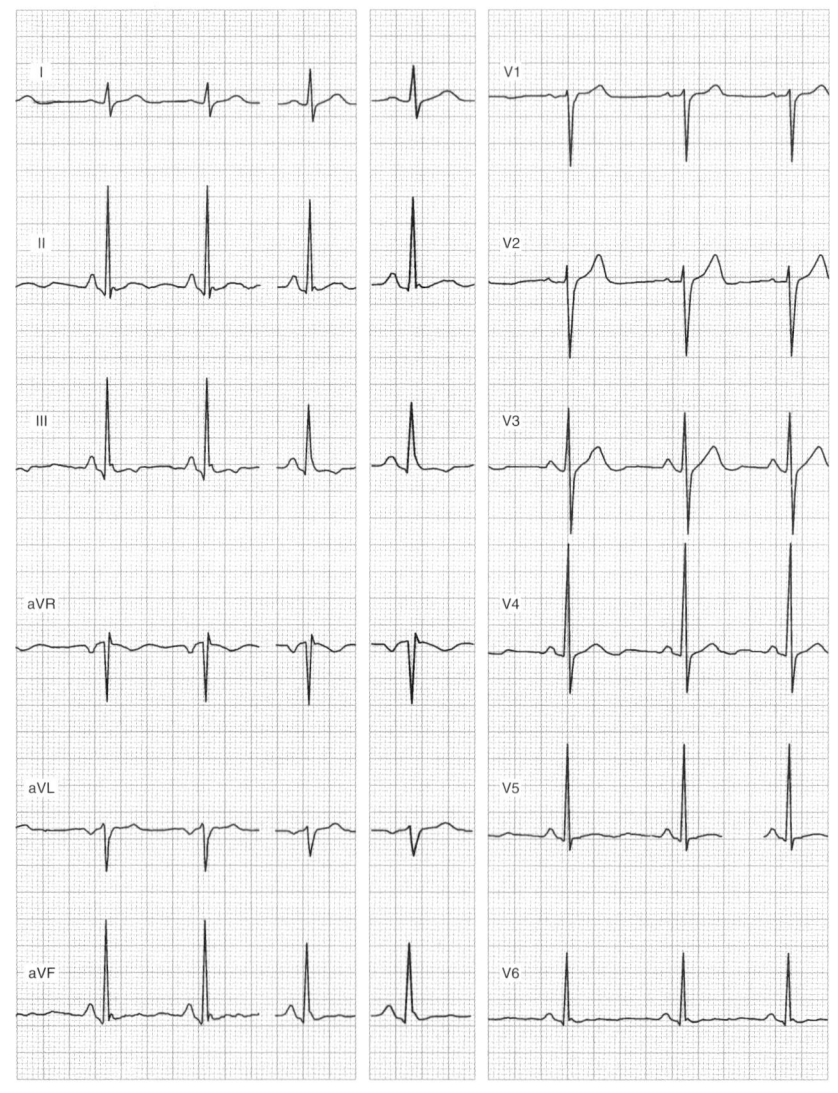

Fig. 14-2. ECG de paciente adulto com prolapso valvar mitral. Alteração de repolarização em DII, DIII, aVF, V5 e V6. Este tipo de alteração, entretanto, é inespecífico.

Capítulo 14 ▪ Alterações Eletrocardiográficas nas Valvopatias

repouso e no teste de esforço. As arritmias observadas incluem extrassístoles atriais e ventriculares e taquiarritmias supraventriculares e ventriculares, além de bradiarritmias por disfunção do nó sinusal ou bloqueio AV nodal. A taquicardia supraventricular paroxística é a taquiarritmia sustentada mais frequente e pode estar associada a uma incidência aumentada de vias anômalas esquerdas.

Não há correlação definida entre PVM e morte súbita. Atenção maior deve ser dada a pacientes com alteração do segmento ST-T em parede inferior por terem maior incidência de arritmias ventriculares complexas e a pacientes com intervalo QT prolongado.[11]

▪ VALVOPATIA AÓRTICA

Estenose aórtica

A estenose aórtica independente de sua etiologia (degenerativa, congênita ou reumática) comumente cursa como alterações evidentes de hipertrofia ventricular esquerda (Fig. 14-3).

Na estenose aórtica leve, em geral não encontramos alterações eletrocardiográficas, enquanto na estenose aórtica moderada ou grave evidenciamos critérios para HVE (critérios de voltagem, *strain*, aumento na duração do QRS e anormalidade atrial esquerda).[1] Usando a ressonância magnética cardíaca como referência para diagnosticar HVE, foi demonstrado que os vários critérios apresentaram correlação com a massa do ventrículo esquerdo, com o maior valor preditivo para o escore de Romihilt-Estes 4 pontos ou mais.[12] Na estenose aórtica importante, geralmente há critérios de voltagem associados a *strain* bem evidente. Após a correção cirúrgica da estenose aórtica (troca valvar), ocorre resolução gradual dos critérios eletrocardiográficos de HVE.[13]

Após longa evolução com deterioração da função cardíaca e calcificação valvar extensa na estenose aórtica *podem* surgir defeitos de condução, como o bloqueio divisional anterossuperior, bloqueio de ramo esquerdo e bloqueios atrioventriculares em diversos graus. A fibrilação atrial pode ser observada na fase avançada ou quando há valvopatia mitral associada.[3,14] O BRD é incomum.

Insuficiência aórtica

A insuficiência aórtica tem como sua principal etiologia no Brasil a doença reumática. Pode também estar associada à dissecção da aorta, à endocardite infecciosa e às alterações degenerativas. A insuficiência valvar pode apresentar-se de forma aguda ou crônica.

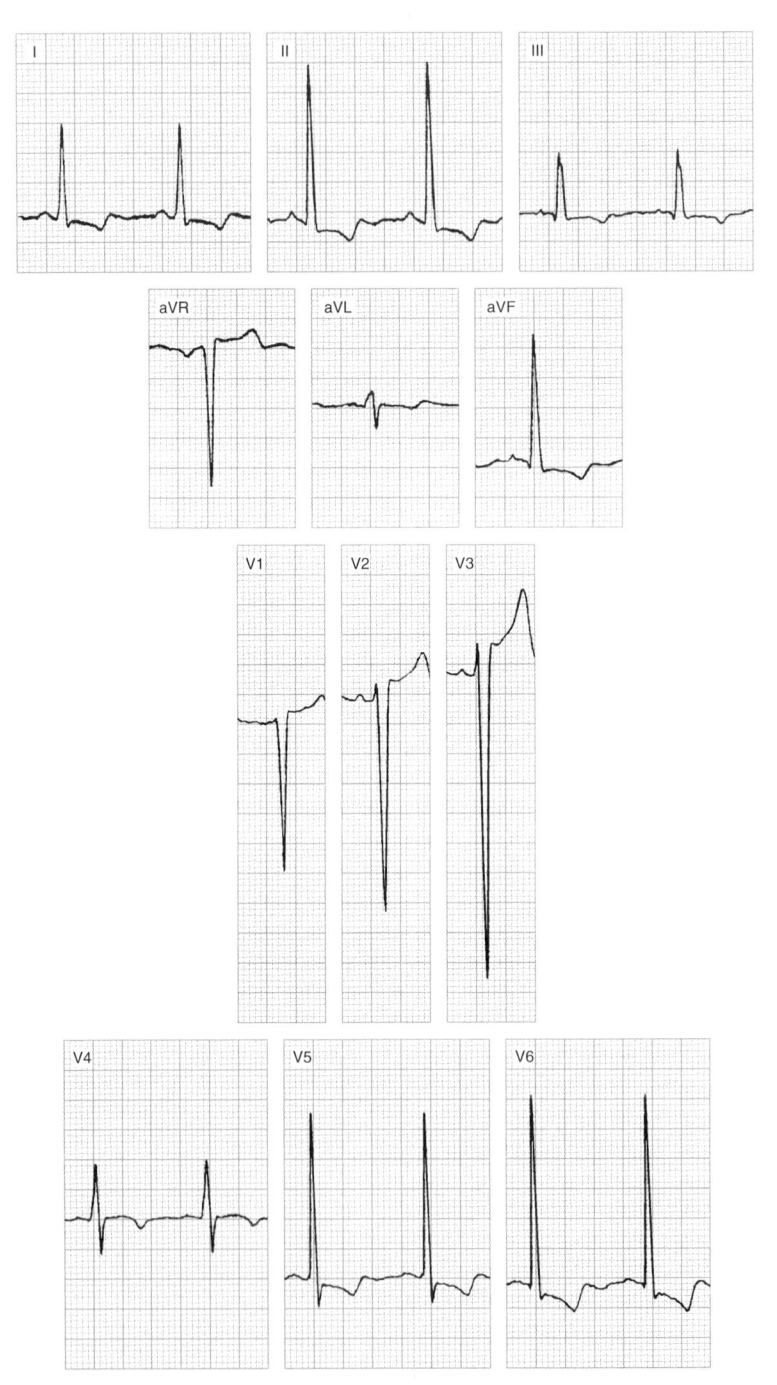

Fig. 14-3. ECG de paciente com estenose aórtica grave. HVE com padrão de *strain*.

Capítulo 14 ■ Alterações Eletrocardiográficas nas Valvopatias 223

Na regurgitação aórtica aguda o eletrocardiograma pode estar alterado por taquicardia sinusal e alteração inespecífica da repolarização ventricular decorrente de descompensação hemodinâmica súbita. As alterações eletrocardiográficas podem estar associadas à doença de base, por exemplo, HVE relacionada com a hipertensão arterial que evoluiu para dissecção e insuficiência aórtica aguda.[1]

Já na insuficiência aórtica crônica, por progressiva sobrecarga de volume e pressão, ocorre padrão de HVE no ECG, que pode ser do tipo diastólica ou volumétrica de Cabrera, com ondas Q profundas e estreitas em DI, aVL, V5, V6 e proeminentes ondas R em V1 e V2 (aumento do vetor septal) na presença de alta voltagem do QRS em derivações esquerdas associadas a ondas T positivas e amplas (Fig. 14-4). Entretanto, é mais comum o padrão de *strain* com ondas T invertidas associadas à depressão de ST. Este padrão é relacionado com o aumento do estresse parietal e quando o ventrículo adquire uma forma mais esférica.[15]

Os critérios de sobrecarga atrial esquerda são frequentes.

A fibrilação atrial na insuficiência aórtica tem uma menor incidência do que nas valvopatias mitrais. Os distúrbios de condução intraventricular podem ser observados, como o bloqueio fascicular anterior esquerdo e o bloqueio completo de ramo esquerdo, o qual está associado à disfunção ventricular esquerda grave.[16]

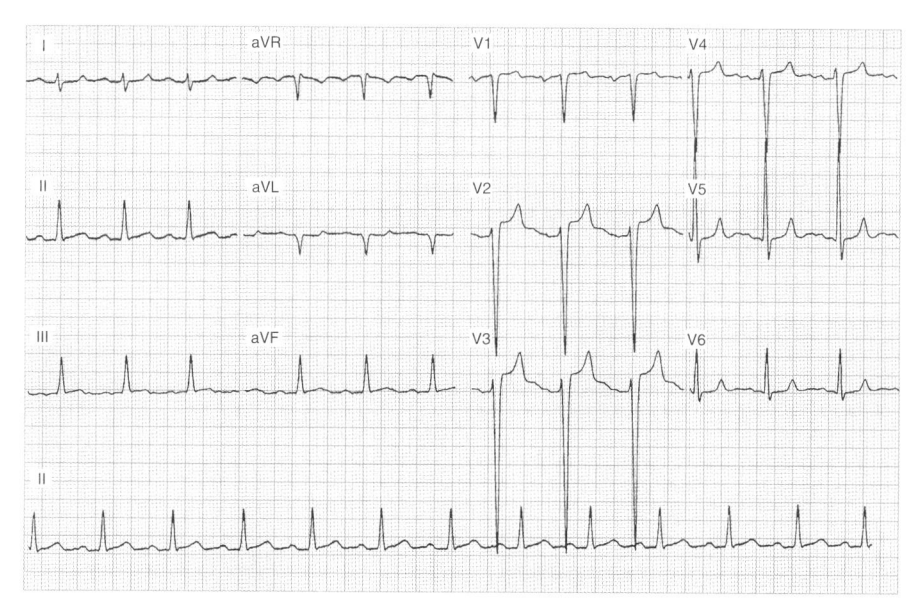

Fig. 14-4. Paciente com síndrome de Marfan e insuficiência aórtica crônica grave. O traçado mostra BAV de 1º grau, sobrecarga atrial esquerda, HVE (tipo diastólico) e distúrbio de condução pelo ramo esquerdo.

■ VALVOPATIA TRICÚSPIDE[3,17]

Estenose tricúspide

A principal causa é a doença reumática, sendo comum o envolvimento combinado da mitral. Evidencia-se sobrecarga atrial direita representada eletrocardiograficamente por onda P de maior amplitude (> 2,5 mm), especialmente em DII. Em V1 a onda P apresenta um predomínio do componente positivo (atrial direito). Por último, temos desvio do eixo elétrico da onda P para a direita e, pelo aumento do volume atrial direito, grande incidência de fibrilação atrial. Em virtude do frequente envolvimento combinado da valva mitral, é comum a sobrecarga biatrial.

Insuficiência tricúspide

Normalmente desenvolvida em consequência de outra valvopatia causada pela hipertensão pulmonar e sobrecarga das câmaras direitas, com o ECG evidenciando padrões de sobrecarga atrial direita, desvio de eixo elétrico para a direita, onda Q em V1 (QR ou qR) e inversão da onda T pela hipertrofia ventricular direita. O bloqueio de ramo direito é frequente, bem como o surgimento de fibrilação atrial.

■ VALVOPATIA PULMONAR[3,17]

Estenose pulmonar

A forma congênita é a mais comum. Apresenta-se com eletrocardiograma normal, se de grau leve. Já quando a estenose pulmonar é moderada ou importante, a sobrecarga pressórica do ventrículo direito é traduzida pela morfologia do complexo QRS em V1, com padrão R puro, qR, Rs ou rSR' (formas leves) associado à alteração da repolarização em precordiais direitas. Pode ser observado bloqueio de ramo direito.

Insuficiência pulmonar

Apresenta morfologia no eletrocardiograma de complexos QRS com padrão rsr' ou rSR' em precordiais direitas em virtude da sobrecarga volumétrica ou diastólica do ventrículo direito. Havendo hipertensão pulmonar, predominam as alterações típicas de HVD, como R/S > 1 em V1.

■ VALVOPATIAS ASSOCIADAS E DISFUNÇÃO DE PRÓTESE

Com certa frequência a doença valvar se apresenta na forma de disfunção mista ou completa, também chamada disfunção dupla, termos aplicados à valva que

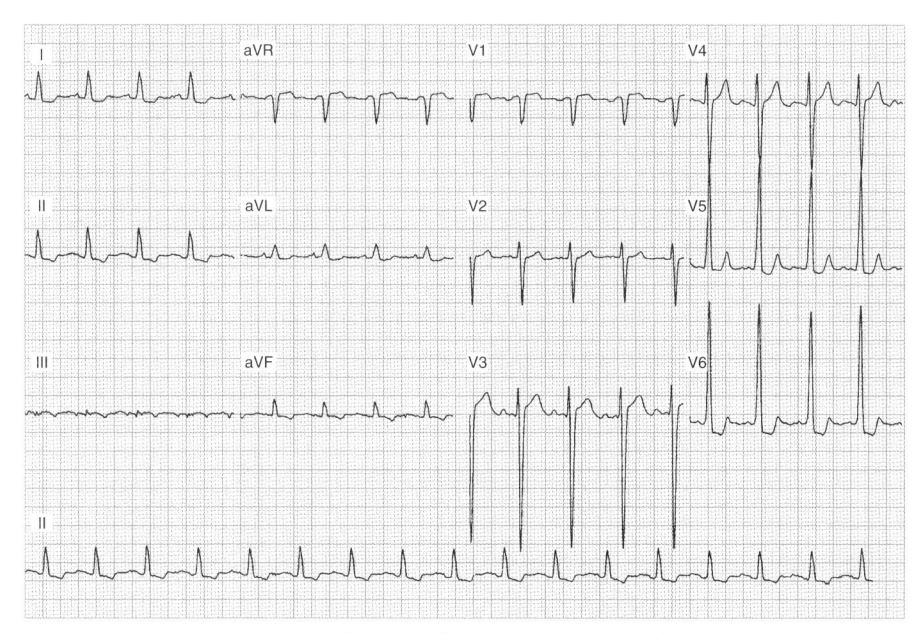

Capítulo 14 ■ Alterações Eletrocardiográficas nas Valvopatias

Fig. 14-5. ECG de paciente com disfunção de prótese mitral e insuficiência aórtica grave. Presença de HVE, sobrecarga atrial esquerda e alteração da repolarização ventricular.

apresenta estenose e insuficiência, sendo mais comum a valvopatia mitral reumática (dupla lesão mitral) ou aórtica (dupla lesão aórtica).

Em certas situações há comprometimento de mais de uma valva, como valvopatias mitral e aórtica, e a associação de valvopatia mitral e insuficiência tricúspide secundária.

Uma situação observada com certa frequência na prática clínica é o paciente que apresenta disfunção de prótese biológica (mais comum) ou mecânica. Estes pacientes frequentemente têm hipertensão pulmonar, sobrecarga de câmaras e arritmias, como fibrilação atrial no eletrocardiograma (Fig. 14-5).

■ REFERÊNCIAS BIBLIOGRÁFICAS

1. Tarasoutchi F, Sampaio RO, Grinberg M. Aplicações clínicas do eletrocardiograma nas afecções valvares. *Revista SOCESP* 1999;9(3):301-11.
2. Surawicz B, Knilans TK. *Chou' electrocardiogram in clinical practice. Ventricular enlargement.* 5 ed. Philaldelphia, PA: Saunders, 2001.
3. Otto CM, Bonow RO. Valvular heart disease. Libby P, Bonow RO, Mann DL et al. *Braunwald's Heart Disease: a text book of cardiovascular medicine.* 8 ed. Philadelphia: Saunders, 2008. p. 1625-712.
4. Bassan R, Ehl PR, Luz FS et al. Electrocardiographic findings in mitral stenosis. Hemodynamic correlation. *Arq Bras Cardiol* 1983;40(6):391-96.

5. Semler HJ, Pruitt RD. Electrocardiographic estimation of the pulmonary vascular obstruction in 80 patients with mitral stenosis. *Am Heart J* 1960;59:541.
6. Tranchesi J. *Eletrocardiograma normal e patológico*. 6 ed. São Paulo: Atheneu, 1983. p. 131.
7. Otto CM, Gaasch WH. Pathophysiology and clinical features of mitral stenosis. Disponível em: www.uptodate.com. UpToDate, 2009.
8. Freed LA, Levy D, Levine RA et al. Prevalence and clinical outcome of mitral-valve prolapse. *N Engl J Med* 1999;341(1):1-7.
9. Bhutto ZR, Barron JT, Liebson PR et al. Electrocardiographic abnormalities in mitral valve prolapse. *Am J Cardiol* 1992;70:265-66.
10. Schall SF. Ventricular arrhythmias in patients with mitral valve prolapse. *Cardiovasc Clin* 1992;22:307-16.
11. Marks AR, Choong CY, Sanfilippo AJ et al. Identification of high risk and low-risk subgroups of patients with mitral valve prolapsed. *N Engl J Med* 1989;320:1031-36.
12. Buchner S, Debl K, Haimerl J et al. Electrocardiographic diagnosis of left ventricular hypertrophy in aortic valve disease: evaluation of ECG criteria by cardiovascular magnetic resonance. *J Cardiovasc Magn Reson* 2009;11(1):18.
13. Kurisu S, Inoue I, Kawagoe T et al. The decrease in QRS amplitude after aortic valve replacement in patients with aortic valve stenosis. *J Electrocardiol* 2009;13.
14. Mapherson JA. *Aortic stenosis: differential diagnoses and workup*. Disponível em: www.emedicine.medscape.com (uptodate in 8/2009). Acesso em: Aug. 2009.
15. Badano L, Rubartelli P, Giunta L et al. Relation between ECG strain pattern and left ventricular morphology, left ventricular function, and DPTI/SPTI ratio in patients with aortic regurgitation. *J Electrocardiol* 1994;27(3):189-97.
16. Cantor AA, Gilutz H, Barlow JB. Value of the electrocardiogram in detecting left ventricular dysfunction in asymptomatic patients with aortic regurgitation. *Am J Cardiol* 1994;74(1):72-74.
17. Ribeiro PA. Tricuspid valve. In: Zaibag MA, Duran CMG. *Valvular heart disease*. New York, NY: Marcel Dekker Inc, 1994. p. 299-36.

ELETROCARDIOGRAFIA NA AVALIAÇÃO DE PORTADORES DE MARCA-PASSOS

15

Gustavo Gomes Torres
Nestor Rodrigues de Oliveira Neto

Os dispositivos para estimulação cardíaca artificial, conhecidos como marca-passos, têm por objetivo principal garantir frequências cardíacas adequadas para os diversos distúrbios do ritmo cardíaco. Os marca-passos artificiais são a solução para normalizar o ritmo cardíaco quando necessário.

A estimulação cardíaca teve início na Suécia em 1958, quando Senning[1] implantou um marca-passo por via epicárdica. Um ano após, nos Estados Unidos, Furman[2] deu início aos implantes por via endocárdica. Desde então, os dispositivos de estimulação cardíaca artificial passaram por uma evolução constante, tanto na capacidade e desempenho de seus sistemas, como no aprimoramento de suas indicações. Inicialmente utilizados para o tratamento dos distúrbios do sistema de condução do coração (bradiarritmias), hoje são utilizados também para a prevenção de morte súbita cardíaca (taquiarritmias) e tratamento adjuvante na terapia da insuficiência cardíaca congestiva (ressincronização cardíaca).

O número de pacientes que utilizam estas próteses é significativo e crescente. Conforme dados do registro brasileiro de marca-passo do departamento de estimulação cardíaca artificial (DECA), em 2008 foram implantados 11.951 marca-passos no Brasil (disponível em *www.deca.org.br*). Assim não é incomum o atendimento do paciente portador de marca-passo, seja no nível ambulatorial ou nas unidades de emergência. O eletrocardiograma, por ser rapidamente acessível e por proporcionar a avaliação e o diagnóstico de disfunções do sistema de estimulação, desempenha um papel de destaque no atendimento do paciente portador de dispositivo implantável. O entendimento da eletrocardiografia é essencial para a avaliação adequada destes pacientes, permitindo a correta interpretação das disfunções dos sistemas de estimulação cardíaca artificial.

■ COMPONENTES DO MARCA-PASSO[3]

Os sistemas de estimulação cardíaca artificial são compostos basicamente por (Fig. 15-1):

1. **Gerador de pulso:** responsável pela produção e liberação do estímulo. Contém: a) uma bateria que fornece a energia para a produção dos impulsos elétricos enviados ao coração e para o funcionamento de todo o circuito; b) um circuito que controla as operações do marca-passo; c) um cabeçote para a conexão com os cabos-eletrodos.
2. **Cabos-eletrodos:** são fios metálicos (condutor elétrico) cobertos por material isolante e que têm duas propriedades básicas: a) conduzir o estímulo fornecido pelo gerador de pulso ao coração; b) sentir a despolarização cardíaca. Podem ser implantados por via transvenosa (eletrodos endocárdicos) ou por via epicárdica, por toracotomia (eletrodos epimiocárdicos). Além destas características, os eletrodos podem diferir quanto à sua polaridade, em unipolares ou bipolares.

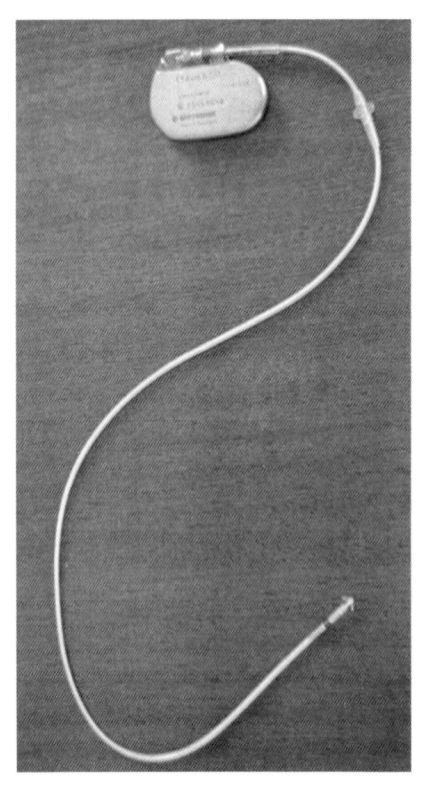

Fig. 15-1. Sistema de estimulação: gerador de pulso e cabo-eletrodo.

Capítulo 15 ■ Eletrocardiografia na Avaliação de Portadores...   229

Para promover a captura atrial ou ventricular, o sistema de estimulação necessita de dois polos: *catodo* (polo negativo) e *anodo* (polo positivo), com o impulso fluindo entre estes polos.

Os eletrodos unipolares apresentam apenas o polo negativo, sendo o polo positivo o próprio gerador de pulsos (carcaça do gerador). A energia então propaga-se para o coração através da ponta do eletrodo (polo negativo), estimula o miocárdio e retorna através dos fluidos e tecidos do corpo para o gerador (polo positivo). São, em geral, eletrodos mais antigos, que podem ter menores diâmetros, mas têm algumas desvantagens, como a possibilidade de inibição da estimulação por influência de estímulos. Os eletrodos unipolares são, raramente, empregados hoje.

Já os eletrodos bipolares contêm um cabo equivalendo a dois fios dentro do coração, representados por um eletrodo na ponta do fio (polo negativo) e um anel próximo à ponta (polo positivo). Neste sistema a energia flui através da ponta do fio (polo negativo), estimula o coração e retorna ao anel, localizado próximo à ponta (polo positivo).

Os marca-passos atualmente são programáveis, através de computadores específicos (programadores), que enviam e recebem sinais (radiofrequência) da unidade geradora. Além de alterar a programação, podemos avaliar com segurança a integridade do sistema e os níveis de bateria. Dentre as funções programáveis temos o modo de estimulação, a frequência básica, a energia da estimulação, a configuração da estimulação e sensibilidade (unipolar e bipolar), a ativação e sensores entre outras. Assim, em um sistema de estimulação com eletrodo bipolar a estimulação e a sensibilidade podem ser programadas em unipolar ou bipolar. A programação da sensibilidade em bipolar torna o sistema menos suscetível a interferências de miopotenciais e sinais não cardíacos. A estimulação na configuração bipolar produz uma espícula de pequena amplitude pela curta distância entre os polos (ponta-anel).

■ CONCEITOS BÁSICOS NA ESTIMULAÇÃO CARDÍACA ARTIFICIAL[3-7]

O estímulo elétrico emitido pelo marca-passo tem a função de estimular o tecido cardíaco. A energia liberada em cada pulso depende de três variáveis: *amplitude*, *largura de pulso* e *impedância* do eletrodo. Amplitude de pulso corresponde ao potencial elétrico, medido em volts (V). A largura de pulso é o tempo de duração do estímulo, expressa em milissegundos (ms). A impedância, que é medida em ohms (Ω), refere-se à dificuldade de o impulso elétrico fluir no sistema e depende muito das características do cabo-eletrodo.

O pulso ou estímulo elétrico liberado pelo marca-passo é representado no eletrocardiograma por uma *espícula*.

Para a interpretação adequada do eletrocardiograma do portador de marca-passo, alguns conceitos básicos relacionados com o funcionamento do sistema de estimulação são importantes:

1. **Frequência básica de estimulação:** frequência mínima em que o marca-passo estimula o coração, ou seja, o átrio, o ventrículo ou ambos. Habitualmente a frequência básica é programada em 60 ou 70 pulsos por minuto, que corresponde a um intervalo de pulso de 1.000 ms e 857 ms, respectivamente.
2. **Intervalo atrioventricular (IAV):** intervalo compreendido entre as espículas atrial ventricular ou entre o início da onda P e a espícula ventricular.
3. **Frequência máxima de estimulação:** maior frequência ocasionada pela estimulação artificial, que pode ser a estimulação ventricular sincronizada à atividade atrial sentida no modo DDD ou determinada por sensor.
4. **Captura atrial e ventricular:** refere-se à presença de despolarização atrial ou ventricular resultante da estimulação artificial. No ECG traduz-se pela presença de onda P ou complexo QRS precedido por espícula de marca-passo. Ocorre propagação do estímulo por contiguidade celular, semelhante, em termos eletrofisiológicos, ao que ocorre nas extrassístoles, onde a despolarização muscular não utiliza a via normal de condução.
5. **Fusão:** batimentos resultantes da estimulação artificial e espontânea, o que produz uma onda P (fusão atrial) ou complexo QRS (fusão ventricular) com aspecto intermediário entre o estimulado e o espontâneo.
6. **Pseudofusão:** presença de espícula que não contribui para a despolarização, simultânea ao batimento espontâneo. No caso da pseudofusão ventricular, a espícula não deforma o QRS que exibe a mesma morfologia dos batimentos sem espículas.
7. **Limiar de estimulação:** é a menor energia capaz de promover a captura, ou seja, a despolarização muscular, desde que este músculo esteja fora do seu período refratário.
8. **Sensibilidade:** capacidade de reconhecer a despolarização natural do coração, ou seja, a propriedade de um batimento próprio (intrínseco) ser reconhecido como tal pelo marca-passo. Nesta situação os marca-passos não devem estimular o coração, no sentido de evitar desgastes desnecessários de bateria e para não "competir" com o ritmo natural do paciente. A depender da doença de base que motivou o implante do dispositivo, a presença de batimentos próprios pode ser mais ou menos frequente. A identificação apropriada dos estímulos elétricos processa-se com base na medida da variação do sinal em função do tempo, propriedade que é chamada *slew rate*.

Capítulo 15 ■ Eletrocardiografia na Avaliação de Portadores...

9. *Reset:* termo em inglês usado para descrever o reinício do ciclo do marca-passo.

10. **Períodos refratários:** consiste no período onde não ocorre reinício *(reset)* do sistema após um evento sentido ou estimulado, ou seja, o evento não reinicia o ciclo do marca-passo. O período refratário tem início logo após um evento sentido ou estimulado e evita que um evento precoce, como a onda T, reinicie um novo ciclo. Há o *período refratário atrial*, logo após um evento atrial, o *período refratário ventricular*, após atividade ventricular e o *período refratário atrial pós-ventricular*, intervalo após um evento ventricular em que um evento atrial não provoca o reinício do ciclo.

Muitas outras funções estão presentes nos sistemas de estimulação, as quais estão descritas na literatura especializada, tais como *blanking, safaty pace*, IAV dinâmico entre outras.

A estimulação ventricular convencional é feita diretamente no músculo ventricular direito, sem a despolarização ventricular pelas vias normais de estimulação (sistema de condução), o que implica em um complexo QRS alargado com morfologia de bloqueio de ramo esquerdo. O marca-passo ventricular direito induz uma dissincronia similar à observada com o bloqueio intrínseco do ramo esquerdo e pode induzir disfunção ventricular esquerda ou piorar a disfunção já existente.

A estimulação biventricular ou ressincronização cardíaca, indicada para o tratamento da insuficiência cardíaca associada a distúrbio de condução, com a estimulação ventricular direita, associada à estimulação de ventrículo esquerdo (via seio coronário ou toracotomia). Pela variação de posição de eletrodos, não existe um padrão fixo da estimulação biventricular, com tendência a QRS menos alargados (Cap. 12).

■ RESPOSTA À APLICAÇÃO DO ÍMÃ[3,4]

A colocação do ímã sobre o gerador geralmente causa a reversão do marca-passo para o modo assíncrono, ou seja, desabilita a sensibilidade, e a frequência de estimulação é modificada para a frequência magnética. A frequência magnética fornece informação sobre o estado da bateria. O marca-passo emite a espícula independente do ritmo de base. Há variações na resposta ao ímã e da frequência magnética conforme o fabricante e entre modelos de marca-passo. Em alguns modelos o marca-passo permanece em modo assíncrono por apenas alguns batimentos e, depois, retorna para a programação prévia.

■ SISTEMAS DE ESTIMULAÇÃO

Existem marca-passos com cabos-eletrodos que são implantados no ventrículo, outros no átrio ou em ambas as câmaras cardíacas direitas, como na maioria dos casos. A indicação vai depender da arritmia de base apresentada pelo paciente e de suas condições clínicas. Os sistemas de estimulação são dotados da propriedade de aumentar a frequência cardíaca através de *biossensores* (de movimento, de respiração, parâmetros hemodinâmicos entre outros), os quais podem ser acionados ou não a depender da necessidade de aumentar a frequência cardíaca conforme o esforço físico. Por exemplo, na doença do nó sinusal há a incapacidade de aumentar a frequência cardíaca conforme a necessidade (atividade física), o que pode ser feito por meio da ativação do biossensor.

Marca-passo de câmara única

O eletrodo é implantado em uma cavidade, átrio direito ou ventrículo direito, a depender do distúrbio de condução de base. Apresenta a vantagem da simplicidade do procedimento, com implante de apenas um eletrodo, porém não existe a sincronia atrioventricular nos casos do implante em cavidade ventricular, e no caso do implante atrial, não há o suporte da estimulação ventricular, o que pode se tornar um problema se surgir bloqueios na condução atrioventricular.

Marca-passo de dupla câmara

Nestes sistemas existem eletrodos implantados em átrio e ventrículo direitos. Apesar da necessidade de dois eletrodos implantados, este sistema garante a sincronia atrioventricular e dá o suporte para a estimulação ventricular mesmo se esta não for prioritária.

■ NOMENCLATURA

No sentido de uniformizar e facilitar o reconhecimento dos diversos modos de estimulação cardíaca artificial, um código internacional de letras foi elaborado conjuntamente pela *North American Society of Pacing and Electrophysiology/British Pacing and Electrophysiology Group*, conhecido como código NGB *(NASPE/BPEG generic code)*[8] ou código de letras, o qual permite identificar o modo de funcionamento dos diversos sistemas de estimulação. A nomenclatura consiste no código de cinco letras (Quadro 15-1).

O modo de estimulação é identificado pelas três primeiras letras. Na prática, comumente, a quarta e a quinta letras são omitidas quando a função descrita pelas mesmas não está sendo empregada.

Quadro 15-1. Nomenclatura de cinco letras (código NGB) para descrever o modo de estimulação*

1ª letra = Câmara estimulada
O – Nenhum
A – Átrio
V – Ventrículo
D – Átrio e Ventrículo

2ª letra = Câmara sentida
O – Nenhum
A – Átrio
V – Ventrículo
D – Átrio e Ventrículo

3ª letra = Resposta à sensibilidade
O – Nenhuma
T – Trigger (sincronizado)[a]
I – Inibida[b]
D – Duplo (T + I)

4ª letra = Modulação de frequência (biossensor)
R – Presença de sensor de atividade
O – Nenhuma

5ª letra = Estimulação multissítio (presença de ressincronização)
O – Nenhuma
A – Átrio
V – Ventrículo
D – Átrio e Ventrículo

*Bernstein AD et al. PACE 2002;25(2):260-48.
[a]Capacidade de um batimento provocar estímulo em resposta a um evento espontâneo. No modo DDD um evento atrial sentido deflagra a estimulação(sincronizada) no ventrículo.
[b]Capacidade de um batimento atrial inibir o estímulo ao reconhecer uma atividade espontânea.

Os modos habitualmente utilizados são:

1. **VVI e VVIR (Fig. 15-2):** no modo VVI o marca-passo estimula o ventrículo e é inibido por evento ventricular espontâneo (batimento ectópico e ritmo próprio com frequência acima da frequência de estimulação). A função do sistema de estimulação está limitada ao canal ventricular e como não há estimulação nem sensibilidade atrial, não há manutenção do sincronismo atrioventricular. É o modo de escolha em pacientes com bradiarritmia e fibrilação atrial permanente.[5] No modo VVI a frequência de estimulação é fixa, enquanto no VVIR há ativação do sensor, e a frequência de estimulação aumenta com a atividade física até a frequência máxima de estimulação.

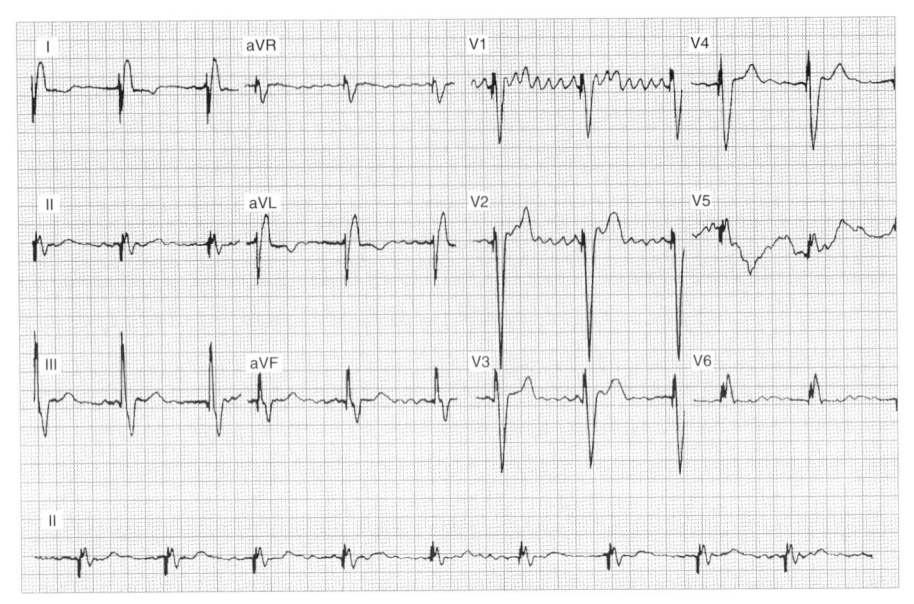

Fig. 15-2. Marca-passo em modo VVI (estimula o ventrículo, sente o ventrículo e é inibido por eventos ventriculares). Frequência de estimulação de 60 ppm. O ritmo de base é de fibrilação atrial.

2. **AAI e AAIR (Fig. 15-3):** neste modo o sistema estimula e sente a atividade atrial, sendo inibido por batimento atrial (extrassístole ou ritmo sinusal com frequência acima da frequência de estimulação). No modo AAIR há ativação do sensor. Somente pode ser utilizado quando a condução AV é normal, como na doença do nó, com condução AV preservada. O marca-passo atrial é o mais fisiológico, porque a condução AV ocorre pelo sistema de condução, e a ativação ventricular não é resultante da ativação artificial.

3. **DDD e DDDR (Figs. 15-4 e 15-5):** neste modo o marca-passo estimula o átrio e o ventrículo, sente a atividade do átrio e ventrículo. A atividade espontânea atrial (onda P) inibe a estimulação no átrio, mas deflagra a estimulação no ventrículo. Quando a atividade ventricular (QRS) é sentida, ocorre inibição da estimulação atrial e ventricular. Mantém o sincronismo atrioventricular, isto é, após um evento atrial sentido ou estimulado há a estimulação ventricular no tempo adequado. O modo DDD é apenas possível nos marca-passos bicamerais. Hoje em dia é o mais utilizado.

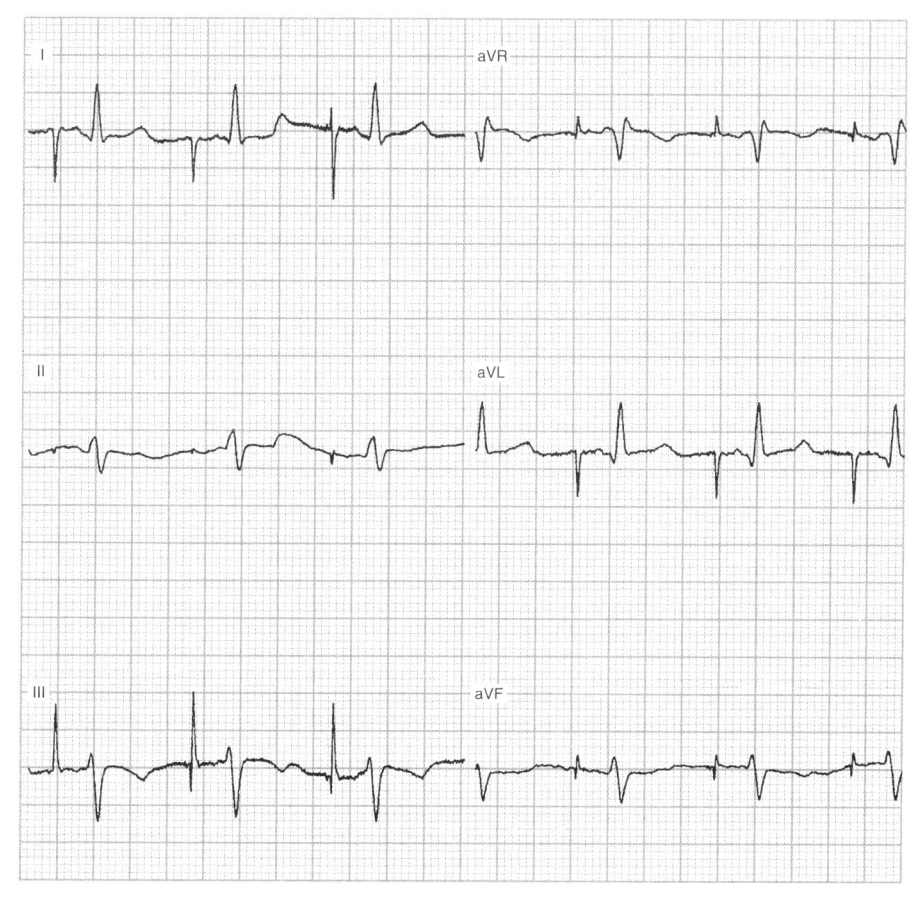

Capítulo 15 ▪ Eletrocardiografia na Avaliação de Portadores... **235**

Fig. 15-3. Modo AAI. Onda P (captura atrial) *(setas)* após as espículas. A condução AV e a ativação ventricular ocorrem e são feitas pelo sistema de condução. Em algumas derivações, as espículas são de pequena magnitude. Derivações periféricas.

É comum o marca-passo programado em DDD que opera em VAT, isto é, sente o átrio e estimula o ventrículo.[4] Nos bloqueios AV a função sinusal pode ser normal, e o marca-passo usa a frequência sinusal como sensor para aumentar a frequência cardíaca.

No modo DDD o sistema segue o átrio numa relação 1:1 até atingir a frequência máxima. Quando a frequência atrial ultrapassa a máxima, ocorre o aumento gradual do IAV (pseudo-Wenckebach) ou instala-se a relação AV 2:1 (duas ondas P para cada QRS estimulado).

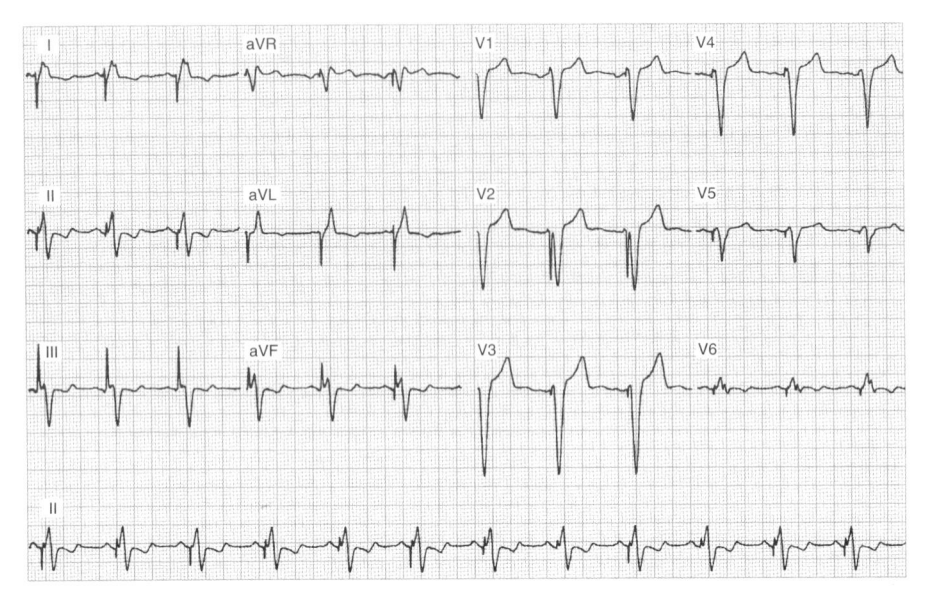

Fig. 15-4. Modo DDD, operando em VAT: sente o átrio e deflagra a estimulação ventricular, mantendo o sincronismo atrioventricular.

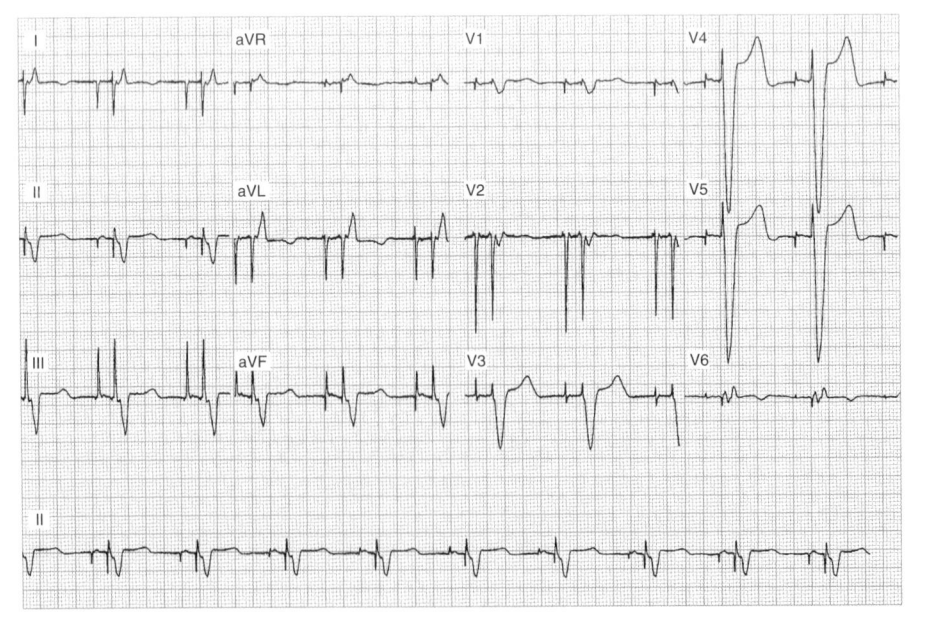

Fig. 15-5. Marca-passo bicameral, modo DDD, estimulando o átrio (1ª espícula) seguido da estimulação ventricular. Observar a onda P (de captura atrial) após a espícula.

DIAGNÓSTICO ELETROCARDIOGRÁFICO DAS DISFUNÇÕES DO SISTEMA DE ESTIMULAÇÃO[3-5]

O eletrocardiograma é uma ferramenta útil para o diagnóstico de algumas anormalidades apresentadas pelo marca-passo. Para a interpretação do eletrocardiograma do portador de marca-passo pode ser necessário conhecer a programação do marca-passo ou encaminhar para o serviço especializado com a finalidade de fazer a avaliação eletrônica do dispositivo, na qual podem ser detectados problemas e realizadas correções através da telemetria ou, em alguns casos, indicar intervenções cirúrgicas visando à correção dos problemas.

A fonte mais comum de problemas no sistema de estimulação é o cabo-eletrodo, que pode apresentar defeitos no isolamento, no condutor ou na interface eletrodo-miocárdio.

O ponto-chave para a interpretação do eletrocardiograma no paciente com marca-passo é a identificação da espícula e sua relação com os eventos atriais (ondas P) e ventriculares (complexo QRS).

É importante lembrar que não haverá espícula quando o paciente apresenta ritmo próprio, que inibe a estimulação por ativar a sensibilidade normal.

Entre os vários problemas apresentados, relatamos aqueles de maior importância clínica.

Perda de captura

Consiste na incapacidade de um pulso de marca-passo, aplicado fora do período refratário, de provocar despolarização cardíaca atrial ou ventricular. Pode ser caracterizado no eletrocardiograma pela presença de espícula que não é seguida por onda P ou QRS (Fig. 15-6). Possui várias causas, como aumento do limiar (deslocamento ou fratura do eletrodo), programação insuficiente da energia, exaustão do gerador, efeitos de drogas, hipercalemia entre outras. A perda de captura ventricular pode resultar em períodos de assistolia, com riscos para o paciente.

Sensibilidade diminuída *(undersensing)*

Falha de sensibilidade onde o sistema de estimulação não detecta o batimento intrínseco, o que provoca a emissão desnecessária (ou precoce) de um estímulo (espícula). Se estiver dentro do período refratário do átrio ou ventrículo, não ocorrerá comando pelo marca-passo (espícula sem comando) (Fig. 15-7).

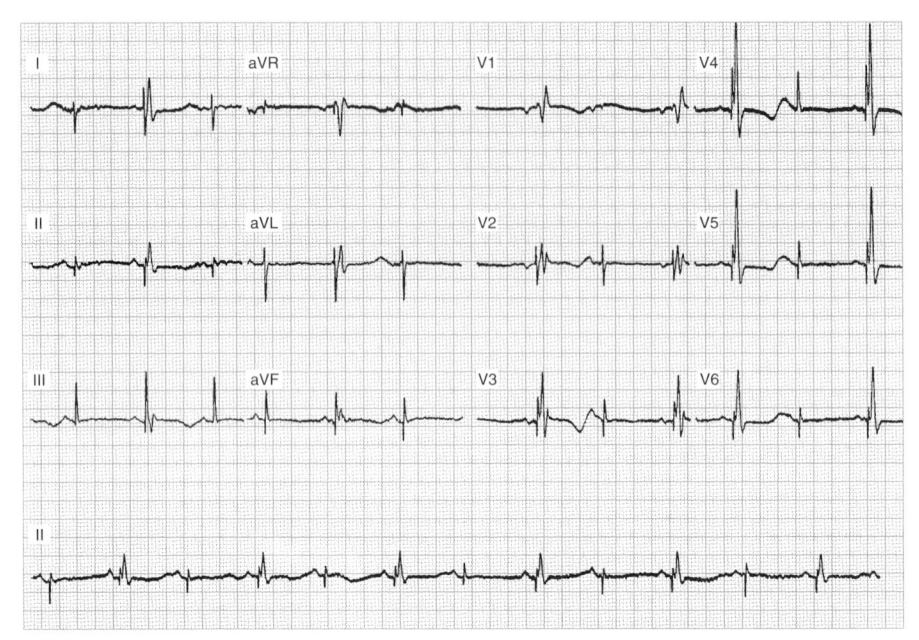

Fig. 15-6. Perda de captura ventricular intermitente. Algumas espículas ventriculares não são seguidas por complexo QRS. O marca-passo opera em VAT (sente o átrio, e estimula o ventrículo).

Sensibilidade excessiva *(oversensing)*

Detecção exacerbada do sinal elétrico, tal como de eventos intrínsecos, como onda T, ou extrínsecos, como miopotenciais e interferência eletromagnética. Tais sinais são detectados pelo sistema como sendo um batimento próprio, o que provoca *reset* do marca-passo e pode provocar suspensão da estimulação. Se houver concomitância de ausência de estimulação intrínseca (paciente dependente do marca-passo), podem ocorrer períodos longos de assistolia e ocasionar sintomas, como tonturas, pré-síncope e síncope (Fig. 15-8).

Arritmias no paciente com marca-passo

As arritmias relacionadas com o sistema de estimulação podem ser divididas em três formas:

1. **Arritmia mediada pelo marca-passo:** é um distúrbio do ritmo bem observado em marca-passo sequencial AV. O mecanismo consiste na presença de onda P retrógrada (após o QRS), desencadeada inicialmente por um evento ventricular, como um batimento ventricular prematuro ou um bati-

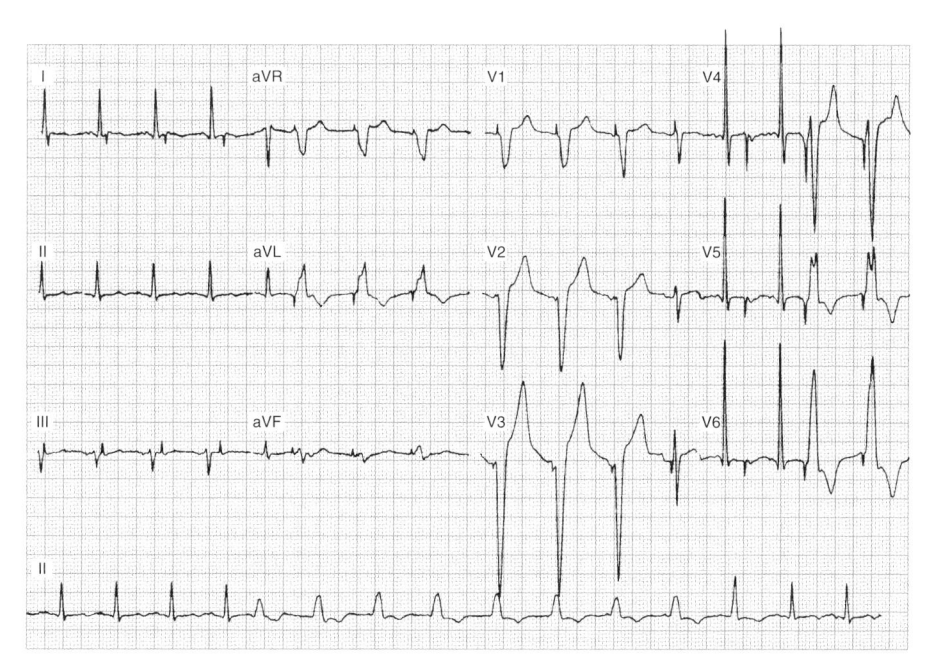

Fig. 15-7. Marca-passo VVI com *undersensing*. Em DI, DII e DIII após o QRS espontâneo, o marca-passo emite a espícula que não captura o ventrículo, porque este está em seu período refratário. Em aVR, aVL, aVF e V1 a V3 ocorrem capturas ventriculares. Os três primeiros batimentos em V4 a V6 também mostram *undersensing*, sendo que o terceiro captura o ventrículo; por último há uma captura ventricular normal. No DII longo os batimentos com QRS largo são capturas ventriculares. Estimulação em configuração bipolar.

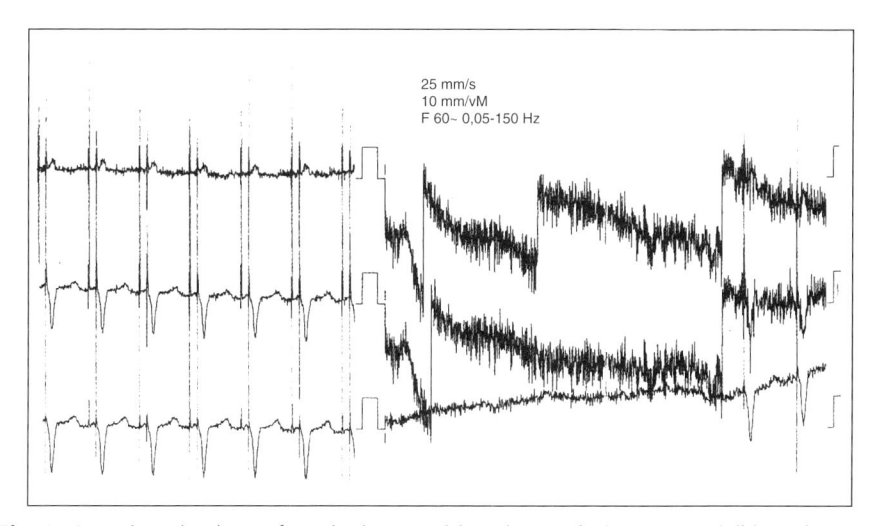

Fig. 15-8. Após estimular na frequência magnética só ação do ímã, ocorre inibição da estimulação atrial e ventricular por miopotenciais (sinais elétricos gerados pela contração muscular esquelética) com surgimento de pausa.

mento estimulado. A onda P retrógrada ao cair fora do período refratário atrial pós-ventricular deflagra a estimulação ventricular; esta por sua vez resulta em outra onda P retrógrada, e o ciclo reinicia-se (Fig. 15-9). O marca-passo passa a estimular em sua frequência máxima. Formam-se um circuito circular com participação do marca-passo (alça anterógrada) e o sistema normal de condução (alça retrógrada), por isso esta arritmia é conhecida por taquicardia por reentrada eletrônica. A colocação do ímã sobre o gerador interrompe a arritmia ao desativar o circuito de sensibilidade (modo assíncrono). Os marca-passos atualmente têm mecanismos para proteção contra este tipo de arritmia.

2. **Arritmia conduzida pelo marca-passo:** trata-se de estimulação ventricular em frequências elevadas que resultam de taquiarritmias atriais (fibrilação atrial, *flutter* atrial, taquicardia atrial) que são sentidas no canal atrial e deflagram a estimulação ventricular, ou seja, a frequência atrial elevada é conduzida pelo marca-passo, e o ventrículo é estimulado na frequência máxima. Os marca-passos contam com o recurso para a proteção contra este tipo de arritmia, a função conhecida por mudança automática de modo *(mode switch)*, no qual após a detecção de frequência atrial elevada (superior a certo limite) o marca-passo muda para um modo não sincronizado e passa a não seguir o átrio; caso o ritmo atrial volte a ser sinusal o marca-passo passa a operar no modo sincronizado.

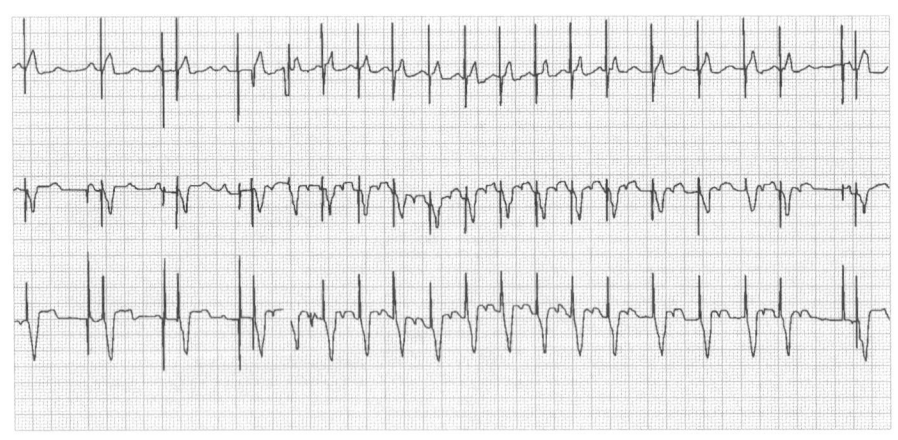

Fig. 15-9. Após dois batimentos com estimulação atrial e ventricular, ocorre dois batimentos com *undersensing* atrial (que estimulam o átrio no período refratário atrial); o segundo destes batimentos estimula o ventrículo e produz uma onda P retrógrada (condução ventriculoatrial) que desencadeia taquicardia mediada pelo marca-passo. Cada onda P é sentida por cair fora do período refratário atrial pós-ventricular e provoca estimulação ventricular na frequência máxima por 14 batimentos.

Capítulo 15 ▪ Eletrocardiografia na Avaliação de Portadores...   241

3. **Arritmia induzida pelo marca-passo:** resulta de alterações na sensibilidade ou interferências eletromagnéticas, as quais sob certas condições podem induzir arritmias. Por exemplo, quando há *undersensing* ventricular um pulso de marca-passo aplicado no período vulnerável da repolarização sobre a onda T pode raramente induzir taquicardia ou fibrilação ventricular. *Oversensing* no canal atrial pode deflagrar estimulação ventricular com frequência elevada.

Os eventos arrítmicos podem ocorrer no paciente com marca-passo, na dependência da doença de base e independentemente da estimulação. A estimulação artificial poderá estar suprimida por inibição por ritmo próprio na presença de taquiarritmia, portanto não haverá espícula visível no eletrocardiograma. Como exemplos, podemos citar episódios de fibrilação atrial com alta resposta e na taquicardia ventricular.

Síndrome do marca-passo

Refere-se à presença de sintomas, como dispneia, tonturas, pré-síncope e síncope no paciente com marca-passo, ocasionada pela perda do sincronismo AV tipicamente resultante da condução ventriculoatrial (onda P retrógrada) que faz o átrio contrair quando a valva atrioventricular está fechada, cursando com aumento da pressão atrial e hipotensão arterial. É característica do marca-passo ventricular (modo VVI), mas pode ocorrer em algumas situações no modo DDD e mesmo no ritmo espontâneo, como no BAV de 1º grau.

Algumas funções presentes nos marca-passos são causas de confusão na avaliação do eletrocardiograma, como a *histerese*, função que proporciona um retardo na estimulação após atividade ventricular sentida, permitindo frequência cardíaca espontânea abaixo da frequência básica. Isto permite a preservação do ritmo próprio em alguns casos, que é mais fisiológico, além de poupar bateria. Quando a frequência espontânea cai abaixo da frequência de histerese, o marca-passo estimula na frequência básica. Como exemplo, seja um marca-passo ventricular (VVI) programado com frequência básica de 60 bpm (intervalo de pulso de 1.000 ms) e frequência de histerese de 50 bpm (intervalo de pulso de 1.200 ms), se o ritmo espontâneo estiver com frequência entre 50 e 60 bpm, a estimulação estará inibida (ausência de espículas); se a frequência cardíaca em ritmo espontâneo cair abaixo de 50 bpm (intervalo superior a 1.200 ms), então o marca-passo passa a estimular na frequência básica (60 bpm).

Atualmente algoritmos para evitar a estimulação desnecessária do ventrículo direito estão sendo incorporados aos marca-passos com o objetivo de diminuir o percentual de estimulação. Foi demonstrado que o risco de internação por insuficiência cardíaca está relacionado com o percentual de batimentos estimulados.[9]

REFERÊNCIAS BIBLIOGRÁFICAS

1. Senning A. Developments in cardiac surgery in stockholm during the mid and late 1950's. *J Thorac Cardiovasc Surg* 1989;98:829-30.
2. Furman S, Robinson G. Use of an intracardiac pacemaker in the correction of total heart block. *Surg Forum* 1958;9:245-48.
3. Hayes DL, Lloyd MA, Friedman PA (eds). Cardiac pacing and defibrillation: a clinical approach. Futura Publishing Company Inv, NY, 2000.
4. Martinelli Filho M, Siqueira SF, Pedrosa AA et al. *Atlas de marcapasso:* a função através do eletrocardiograma. São Paulo, SP: Atheneu, 2000.
5. Pastore CA, Pinho JA, Bacellar MSC et al. Diretriz de interpretação de eletrocardiograma de repouso. *Arq Bras Cardiol* 2003;80(Supl II).
6. Sigueira SF. Intervalos de tempo em marcapasso. In: *Temas de Marcapasso.* 3 ed. São Paulo: Casa Editorial Lemos, 2007. p. 129-38.
7. Witte KK, Pipes RR, Nanthakumar K et al. Biventricular pacemaker upgrade in previously paced heart failure patients. Improvements in ventricular dyssynchrony. *J Cardiol Fail* 2006;12:199-204.
8. Bernstein AD, Daubert JC, Fletcher RD et al. The revised NASPE/BPEG generic code for antibradycardia, adaptive-rate, and multisite pacing. North American Society of Pacing and Electrophysiology/British Pacing and Electrophysiology Group. *Pacing Clin Electrophysiol* 2002;25(2):260-64.
9. Sweeney MO, Hellkamp AS et al. Adverse effect of ventricular pacing on heart failure and atrial fibrillation among patients with normal baseline QRS duration in a clinical trial of pacemaker therapy for sinus node dysfunction. *Circulation* 2003;107:2932-37

INTRODUÇÃO AO ESTUDO DAS ARRITMIAS CARDÍACAS

16

Nestor Rodrigues de Oliveira Neto
Iremar Salviano de Macêdo Neto
Afonso Luiz Tavares de Albuquerque

Neste capítulo abordaremos os mecanismos responsáveis pelas arritmias cardíacas e alguns aspectos gerais importantes que devem ser analisados e estudados para o correto diagnóstico de um distúrbio do ritmo. Trataremos também do estudo das extrassístoles e de conceitos que são importantes no estudo das arritmias.

O eletrocardiograma desempenha papel de destaque na avaliação dos distúrbios do ritmo ao permitir geralmente um diagnóstico preciso durante as crises e diagnosticar condições associadas aos distúrbios do ritmo, como síndrome de Brugada, QT longo e pré-excitação ventricular. O eletrocardiograma realizado durante a crise permite diagnosticar a arritmia responsável pelos sintomas.

As arritmias cardíacas, com frequência, oferecem dificuldades para interpretação, o que pode implicar em erros no diagnóstico e na conduta terapêutica.

■ MECANISMOS DAS ARRITMIAS

Os mecanismos envolvidos na gênese das arritmias cardíacas são divididos em dois tipos, conforme o distúrbio eletrofisiológico básico:

1. Distúrbios na formação do impulso (automaticidade).
2. Distúrbios na condução do impulso (bloqueio e reentrada).

Distúrbios na formação do impulso[1-4]

Automatismo

As células ditas automáticas apresentam despolarização diastólica espontânea, tais como as células de resposta lenta do nó sinusal e as presentes em certas regiões dos átrios (septo interatrial, óstio do seio coronário, feixe de Bachmann, próximo às veias pulmonares), junção AV (região NH), valvas atrioventriculares, feixe de His, ramos e fibras de Purkinje. As células do nó sinusal (marca-

-passo primário) despolarizam-se mais rapidamente, suprimindo a despolarização das outras células automáticas através do mecanismo de *overdrive suppression*. Os distúrbios na automaticidade destas células, no nó sinusal ou nas outras células dotadas de automatismo podem ser causa de arritmias.

Portanto, as arritmias podem ter como causa a disfunção do automatismo do nó sinusal por diminuição da frequência de disparo (bradicardia sinusal) ou aumento na sua frequência (taquicardia sinusal inapropriada). A frequência sinusal é controlada pelo sistema nervoso autônomo e sofre significativas modificações em resposta a estímulos de várias naturezas.

As células automáticas fora do nó sinusal podem assumir o ritmo em virtude da diminuição da frequência sinusal ou quando ocorre bloqueio entre o nó sinusal e o sítio ectópico, com o foco ectópico assumindo o comando por ter maior frequência de disparo. Ou pode ocorrer automatismo exacerbado do foco ectópico, que inibe o nó sinusal e assume o controle do ritmo cardíaco. Neste caso, o ritmo é denominado ectópico porque tem origem fora do nó sinusal. Várias condições, como isquemia, efeitos tóxicos dos digitálicos, hipocalemia e hipoxemia, podem acelerar a taxa de disparo das células automáticas ectópicas, propiciando o aparecimento de ritmos ou taquicardias ectópicas.

Quando em decorrência de condições patológicas há modificações significativas no potencial de repouso das células atriais e ventriculares de resposta rápida, com diminuição do potencial de repouso para cerca de -50 mV, estas podem exibir características de resposta lenta, com automatismo anormal, apresentando frequência de disparo elevada. Um exemplo é a taquicardia atrial incessante.

Atividade deflagrada (trigger)

Atividade deflagrada é a desencadeada pelos chamados *pós-potenciais*, que são oscilações na membrana surgidas no final do potencial de ação, os quais podem deflagrar uma sequência de pulsos quando atingem o limiar. Os pós-potenciais são de dois tipos: *pós-potenciais precoces*, quando ocorrem antes do término do potencial de ação, na fase 2 ou 3, ou *pós-potenciais tardios*, quando ocorrem após completado o potencial de ação, na fase 4. Podemos citar como arritmias provavelmente relacionadas com a atividade deflagrada: *torsades de pointes* associada ao QT longo (por pós-potenciais precoces) e arritmias observadas na intoxicação digitálica, como batimentos ventriculares prematuros, taquicardia atrial, juncional ou ventricular (por pós-potenciais tardios). A taquicardia ventricular de via de saída do ventrículo direito é um exemplo de arritmia ventricular que tem como mecanismo mais provável a atividade deflagrada.

Distúrbios na condução do impulso (bloqueio e reentrada)

Os bloqueios consistem na condição onde a condução é lenta ou o estímulo não progride. As bradiarritmias resultam de distúrbios na condução situados em vários sítios (nó sinusal, nó AV, feixe de His e ramos).

Dentre os mecanismos eletrofisiológicos das arritmias o mais importante é a *reentrada*. É o mecanismo das principais arritmias de importância clínica.

A reentrada refere-se à despolarização consecutiva das células miocárdicas a partir de um ponto, estabelecendo um circuito circular.

Em virtude da rápida velocidade de condução no miocárdio normal, um impulso elétrico não consegue reexcitar o miocárdio, porque o estímulo extingue-se antes do término do período refratário das células.

A reentrada pode ser *anatômica*, que apresenta uma estrutura fixa, anatomicamente delimitada, onde surge o circuito reentrante. A reentrada é *funcional*, quando não apresenta estrutura fixa, envolvendo fibras próximas que apresentam propriedades eletrofisiológicas diferentes. Um exemplo típico de reentrada anatômica é a taquicardia por reentrada atrioventricular, onde o circuito é composto pelo átrio, nó AV, sistema His-Purkinje, o ventrículo e uma via acessória, com o estímulo sendo conduzido no sentido anterógrado pelo sistema de condução normal e retrogradamente pela via anômala, estabelecendo uma *macroreentrada*. A fibrilação atrial é um exemplo de arritmia cujo mecanismo é a reentrada funcional.

Vários modelos de reentrada foram descritos. O modelo clássico é o de Schmitt e Erlanger,[5] proposto em 1928 (Fig. 16-1). Neste modelo, uma fibra de Purkinje se ramifica em dois ramos e se liga a uma fibra muscular, propiciando a reentrada. Os seguintes componentes são críticos para o surgimento da reentrada:[2-5]

1. Presença de dois caminhos separados.
2. Bloqueio unidirecional do estímulo em uma via e propagação através da outra via.
3. Condução lenta, o que faz com que o estímulo retorne lentamente, encontre a porção proximal fora do seu período refratário e provoque a sua reexcitação.

O produto entre a velocidade de condução e o período de refratariedade determina o comprimento de onda do circuito. Como regra, o tamanho do circuito anatômico deve ser maior ou igual do que o comprimento de onda para se formar a reentrada. A diferença entre o comprimento de onda e o comprimento anatômico denomina-se *intervalo de excitabilidade*. Este circuito é classicamente representado por um círculo condutor, onde a frente da onda representa a área já despolarizada, conforme proposto por Mines no início do século passado[6] (Fig. 16-2). Quanto mais prolongado for o intervalo de excitabilidade, maior

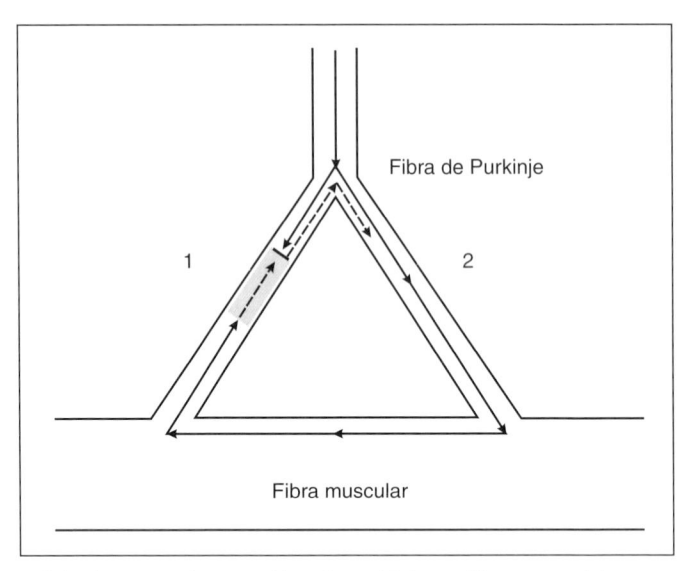

Fig. 16-1. Modelo de reentrada: uma fibra de Purkinje ramifica-se em dois ramos e se liga a uma fibra muscular. O estímulo sofre bloqueio unidirecional e propaga-se de forma lenta retrogradamente (setas interrompidas), encontrando a região proximal fora do período refratário, reiniciando o ciclo e estabelecendo uma reentrada.

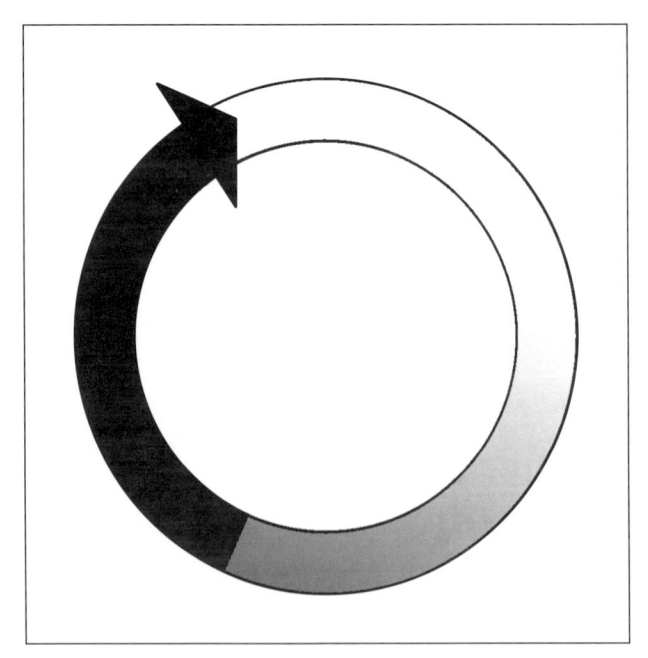

Fig. 16-2. Desenho do circuito reentrante anatômico, conforme Mines. A seta indica a frente de onda, a área escura, o período refratário eficaz, a área pontilhada representa o tecido parcialmente refratário. A área clara representa o período excitável, onde o tecido responde a estímulos artificiais, como pulso de marca-passo.

Capítulo 16 ▪ Introdução ao Estudo das Arritmias Cardíacas

estabilidade tem o circuito reentrante. Estes conceitos têm implicações para o tratamento das taquiarritmias.[7,8]

A reentrada funcional surge causada por mecanismos eletrofisiológicos, sem estrutura anatômica fixa. O circuito tipo círculo condutor *(leading circle)* é um modelo de reentrada funcional descrito por Alessie *et al.*,[9] onde um circuito circular forma-se em torno de um centro que se mantém refratário pela convergência de ondas; o impulso circula em torno da área refratária. Outros modelos foram propostos, como o de *anel excitável*, o *de figura-de-oito* e o *de espiral e rotor*. Os rotores são circuitos circulares que têm sido implicados na formação dos ritmos fibrilatórios (fibrilação atrial e ventricular).[3,5,11]

Outro mecanismo é a reentrada anisotrópica.[10,12] A velocidade de condução é maior na fibra no sentido longitudinal do que no sentido transversal, propriedade denominada anisotropia. Por outro lado um estímulo é mais facilmente bloqueado no sentido longitudinal. Certas condições patológicas intensificam este comportamento. Então um estímulo prematuro pode ser bloqueado no sentido longitudinal e ser conduzido transversalmente de forma lenta e, ao retornar ao ponto de origem, originando uma reentrada. Este é um dos mecanismos provavelmente responsáveis por arritmia ventricular em pacientes com infarto prévio, surgindo na borda da cicatriz do infarto na área de fibrose entremeada por fibras viáveis.[8,10]

Os circuitos de reentrada anatômico e anisotrópico por serem estáveis estão relacionados com as taquiarritmias monomórficas.

A reentrada tem sido o mecanismo usado para explicar a maioria das arritmias de importância clínica, tais como extrassístoles, *flutter* atrial, fibrilação atrial, taquicardia por reentrada nodal, taquicardia por reentrada atrioventricular, taquicardia e fibrilação ventricular.[2,10]

Parassistolia[1,2,13-15]

Trata-se de um distúrbio do ritmo que resulta de duas condições para ocorrer: um foco automático e bloqueio de entrada. É uma arritmia onde um foco ectópico funciona como segundo marca-passo e paralelo ao ritmo sinusal. O bloqueio de entrada é unidirecional e faz com que a onda de ativação oriunda do nó sinusal não penetre no foco parassistólico, mas o estímulo ectópico consegue ativar o miocárdio. Sabe-se atualmente que o estímulo sinusal pode modular o foco ectópico, influenciando a taxa de disparo.

A parassistolia pode ser considerada como um mecanismo, resultante da junção de automaticidade e bloqueio de entrada, cuja expressão clínica mais comum é a extrassistolia ventricular, que tem as seguintes características eletrocardiográficas:

1. Intervalo de acoplamento variável: isto ocorre porque o foco ectópico dispara de forma independente, com relação ao batimento sinusal precedente.
2. O intervalo entre os batimentos ectópicos são múltiplos entre si. Se o estímulo do foco ectópico encontrar os ventrículos no seu período refratário não haverá despolarização ventricular. O foco ectópico dispara em um intervalo regular e pode acontecer de um ou mais estímulos encontrar os ventrículos no seu período refratário, não produzindo despolarização ventricular, mas o intervalo entre os batimentos será múltiplo de um *intervalo interectópico* básico.
3. Ocorrência de batimentos de fusão ou de soma: quando os dois focos disparam aproximadamente no mesmo, as duas frentes (sinusal e ventricular) de despolarização podem resultar em um batimento híbrido entre o sinusal e o foco parassistólico.

A fusão não é um critério essencial para o diagnóstico de parassístole e ocorre por outros mecanismos.

■ INTERPRETAÇÃO DO ELETROCARDIOGRAMA NOS DISTÚRBIOS DO RITMO

A análise meticulosa do eletrocardiograma permite o diagnóstico do distúrbio do ritmo e, na maioria dos casos, o mecanismo envolvido. Alguns aspectos devem ser rotineiramente avaliados para a interpretação e diagnóstico corretos dos distúrbios do ritmo (Quadro 16-1).

■ CLASSIFICAÇÃO DAS ARRITMIAS

Os distúrbios do ritmo podem ser classificados com base em diversos critérios, como mecanismos eletrofisiológicos, estruturas envolvidas, apresentação clínica e eletrocardiográfica. Enumeramos no Quadro 16-2 os principais distúrbios do ritmo de relevância clínica.

■ MÉTODOS USADOS NA AVALIAÇÃO DAS ARRITMIAS

Além do eletrocardiograma, outros exames são importantes na avaliação do paciente com arritmia:

1. **Eletrocardiografia dinâmica** (sistema Holter):[16] consiste na gravação, aquisição e análise computadorizada de sinal eletrocardiográfico, por períodos prolongados, habitualmente por 24 horas, com o paciente realizando as atividades rotineiras. Permite a correlação entre sintomas e distúr-

Capítulo 16 ▪ Introdução ao Estudo das Arritmias Cardíacas 249

Quadro 16-1. Tópicos importantes da análise do eletrocardiograma nas arritmias

Determinação da frequência ventricular
- A frequência ventricular pode ser baixa (bradiarritmia), normal (p. ex., FA com boa resposta ventricular) ou alta (taquiarritmia)

Identificação e análise da morfologia das ondas P
- As ondas P estão presentes ou ausentes. Pode ser difícil ou impossível visualizar as ondas P que caem sobre T, ST ou QRS
- As ondas P são normais (positivas em I, II, aVF, V5 e V6), ectópicas ou retrógradas (condução ventriculoatrial)

Determinação da frequência atrial
- A frequência atrial pode ser maior, igual ou menor do que a ventricular
- É um critério usado para diferenciar as taquiarritmias atriais

Determinação do ritmo de P e R (regularidade)
- Taquicardia com RR irregular: FA (ritmo atrial também irregular), taquicardia atrial e *flutter* atrial com bloqueio AV variável, TV polimórfica, FV
- Taquicardia com RR regular: Taquicardia paroxística SV, taquicardia atrial, *flutter* atrial, TV monomórfica

Relação entre as ondas P e QRS
- Determinar se as ondas P estão relacionadas com o QRS ou dissociadas (dissociação AV)
- Determinar a relação PR e RP (diagnóstico das taquicardias SV)

Largura do QRS: estreito (< 0,12 s) ou largo (≥ 0,12 s)
- Permite dividir as taquicardias em QRS estreito (taquiarritmias SV) ou largo (taquicardia ventricular e taquicardia SV com condução aberrante)

bios do ritmo, a descoberta ocasional de eventos arrítmicos (pausas, pré-excitação intermitente, bloqueios AV, taquiarritmias) e a quantificação dos eventos no decorrer do dia, além de avaliar outros parâmetros, como frequência média, isquemia (alteração do ST) e a variabilidade do RR. Desempenha papel de grande importância na avaliação das arritmias. Em geral são registradas três derivações simultâneas.

2. **Teste ergométrico:** empregado para a avaliação de isquemia miocárdica, que pode ser a causa de arritmias e diagnosticar distúrbios do ritmo que são desencadeados por esforço físico. Importante também para caracterizar a incompetência cronotrópica.

3. **Eletrocardiograma esofágico:** obtido através da introdução de um eletrodo no esôfago, que pela maior proximidade do átrio esquerdo permite o registro da atividade atrial. O eletrodo esofágico é conectado a uma derivação eletrocardiográfica precordial do ECG. A atividade atrial pode ser

Quadro 16-2. Distúrbios do ritmo de relevância clínica

I. **Extrassístoles (batimentos prematuros)**
1. Extrassístoles atriais
2. Extrassístoles juncionais
3. Extrassístoles ventriculares

II. **Bradiarritmias**
1. Disfunção do nó sinusal
   A) Bradicardia sinusal
   B) Bloqueio sinoatrial
   C) Pausa sinusal
2. Bloqueios atrioventriculares (BAV)
   A) BAV de 1º grau
   B) BAV de 2º grau: Tipo I, Tipo II, 2:1
   C) BAV avançado
   D) BAV de 3º grau (completo)

III. **Taquiarritmias**
1. Taquicardia sinusal
2. Taquicardia sinusal inapropriada
3. Taquicardia por reentrada sinusal
4. Taquicardia juncional
5. Taquiarritmias atriais
   A) Taquicardia atrial
   B) *Flutter* atrial
   C) Fibrilação atrial
6. Taquicardias paroxísticas supraventriculares com QRS estreito
   A) Taquicardia por reentrada nodal (TRN)
   B) Taquicardia por reentrada atrioventricular (taquicardia ortodrômica)
7. Taquicardias com QRS largo ($\geq 0{,}12$ s)
   A) Taquicardia ventricular
   B) Taquicardia supraventricular com condução aberrante
   C) Taquicardia pré-excitada (taquicardia antidrômica)

registrada como uma deflexão de grande amplitude seguida do QRS. A identificação dos eventos (P-QRS) é facilitada pelo registro simultâneo da derivação esofágica a uma derivação convencional do ECG. É um método útil para fazer o diagnóstico diferencial entre taquicardias ventricular e supraventricular com condução aberrante e estabelecer o mecanismo das taquicardias supraventriculares.[16]

4. **Eletrocardiograma de alta resolução (ECGAR):** técnica que consiste na amplificação e filtragem do QRS, proporcionando a visualização dos chamados potenciais tardios no final do QRS, que indicam condução lenta e fragmentada que propiciam a reentrada (substrato arritmogênico). O ECGAR apresenta valor preditivo negativo elevado e um valor preditivo baixo para a estratificação de eventos arrítmicos maiores. Vem sendo usado com menor entusiasmo atualmente.[17,18]

5. **Microalternância da onda T (MAOT):**[17] detecção das pequenas oscilações da onda T por meio de técnicas especiais. A MAOT é um marcador do risco de arritmia e morte súbita e pode ser empregado para guiar a indicação de cardiodesfibrilador (CDI) em pacientes com cardiopatia isquêmica e disfunção ventricular. É um marcador independente de maior mortalidade arrítmica e total em pacientes com miocardiopatia isquêmica. O estudo ABCD[19] *(Alternans Before Cardioverter Defibrillator)*, recentemente publicado, mostrou que a MAOT pode indicar um subgrupo de pacientes com maior probabilidade de ter benefício do implante profilático do CDI, sendo isoladamente comparável ao estudo eletrofisiológico; as informações dadas por estes dois métodos foram complementares. É um método que tem sido muito estudado ultimamente.

6. **Estudo eletrofisiológico invasivo (EEF):** permite estabelecer de forma precisa o mecanismo dos distúrbios do ritmo e a localização do sítio do bloqueio no sistema de condução no caso de bloqueio sinoatrial ou atrioventricular, além da realização da ablação por radiofrequência das arritmias. Algumas vezes arritmias que têm o mesmo aspecto eletrocardiográfico podem ter diferentes mecanismos, o que pode ter implicações no prognóstico e exigir condutas terapêuticas diferentes. Por exemplo, no bloqueio AV de 2º grau 2:1 o sítio do bloqueio pode ser nodal ou infranodal, o que pode ser definido por meio do eletrograma do feixe de His. As taquiarritmias regulares com QRS estreito apresentam vários mecanismos, sendo a forma mais comum a taquicardia por reentrada nodal (TRN) e taquicardia por reentrada atrioventricular com condução retrógrada por via acessória. O EEF permite estabelecer o mecanismo e, através da ablação, a realização do tratamento curativo nas duas formas na maioria dos casos. Na investigação da síncope pode também ser indicado, quando há suspeita de causa arrítmica (mais comumente bloqueios AV e taquiarritmias ventriculares). A ablação também desempenha papel na terapia das taquiarritmias atriais (*flutter* atrial, fibrilação atrial) e das arritmias ventriculares (arritmia ventricular de via de saída de ventrículo direito, TV ramo a ramo e outras TV monomórficas).

Outros exames cardiológicos, como o ecocardiograma, são importantes para a avaliação da presença ou não de cardiopatia estrutural, medida da função sistólica, diagnosticar alteração da contração segmentar (cardiopatias isquêmica e chagásica) e condições específicas relacionadas com arritmias, como por exemplo, a displasia arritmogênica do ventrículo direito (arritmias ventriculares) e anomalia de Ebstein (vias acessórias direitas). Na cardiopatia isquêmica, as arritmias podem surgir em virtude da existência de áreas de fibrose ou de isquemia ativa, e exames, como cintilografia miocárdica de perfusão ou cateterismo cardíaco (cineangiocoronariografia), podem estar indicados.

Modificações nas derivações do ECG convencional foram propostas com a finalidade de facilitar a detecção da atividade atrial. A *derivação de Lewis* é uma derivação torácica bipolar usada há décadas e que melhora a visualização das ondas P.[20] É obtida com o seletor do eletrocardiógrafo em DI. O eletrodo do braço esquerdo é deslocado para a região paraesternal direita no 4º espaço intercostal, e o eletrodo do braço direito é posto à direita do manúbrio esternal, no 2º espaço intercostal.

■ EXTRASSÍSTOLES

As extrassístoles ou batimentos prematuros são despolarizações precoces no ciclo cardíaco, originadas no átrio, na junção AV ou no ventrículo. São classificadas em supraventriculares, quando têm origem acima da bifurcação do feixe de His (átrios, junção AV ou feixe de His) e ventriculares, quando têm origem abaixo do tronco do feixe de His (ventrículos). Para a caracterização das extrassístoles é importante a definição dos seguintes conceitos:

1. **Pausa pós-extrassistólica:** intervalo de tempo entre a extrassístole e o batimento sinusal seguinte. A pausa é denominada *compensatória* quando a soma do ciclo que precede a extrassístole e o ciclo seguinte é igual ou maior do que o ciclo sinusal básico, e *não compensatória,* quando este intervalo for menor.
2. **Intervalo de acoplamento:** intervalo entre o batimento normal e a extrassístole. O intervalo de acoplamento deve ser analisado com base na onda P, quando a extrassístole for supraventricular. O intervalo de acoplamento pode ser constante ou variável.
3. **Aberrância:** termo aplicado ao estímulo supraventricular que é conduzido com retardo de condução intraventricular, produzindo um QRS largo. O surgimento de aberrância funcional depende do comprimento do ciclo e da precocidade do batimento ectópico.
4. **Bigeminismo e trigeminismo:** refere-se à relação entre o número de extrassistólicos e o de batimentos normais, com relação 1:1 no bigeminismo (uma extrassístole para um batimento normal) e 1:2 no trigeminismo (uma extrassístole para dois batimentos normais).

Extrassístoles supraventriculares (atriais e juncionais)

As extrassístoles atriais têm origem em um foco ectópico localizado no atrial e são conduzidas pelo sistema de condução normal. Assim, têm como características a presença de onda P prematura e com morfologia diferente das ondas P sinusais. O QRS é geralmente estreito, similar ao produzido pelo batimento sinusal normal, mas pode ser aberrante. Mais comumente resultam em pausa não compensatória (Fig. 16-3).[1,14]

As extrassístoles atriais podem ser conduzidas com prolongamento do intervalo PR ou não ser conduzidas por encontrar o nó AV no seu período refratário (extrassístoles atriais bloqueadas). As extrassístoles atriais bloqueadas podem cair sobre a onda T ou segmento ST, podendo ser visível como sutil modificação da onda T ou ST. O bigeminismo atrial bloqueado pode determinar pausas ou simular uma bradicardia sinusal.

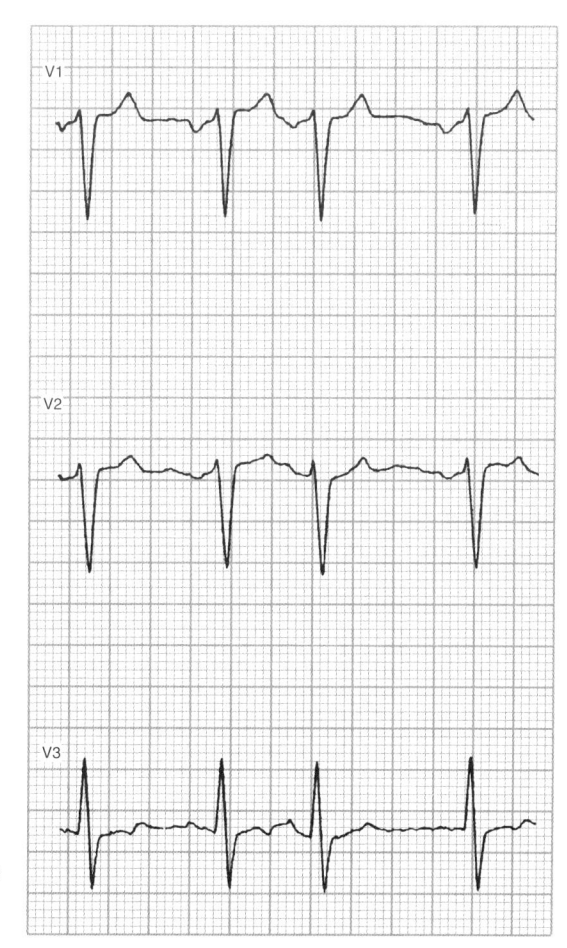

Fig. 16-3. Extrassístole atrial isolada (3º batimento): onda P prematura seguida por QRS com morfologia similar ao do batimento sinusal. Derivações de V1 a V3.

As extrassístoles atriais podem ser conduzidas com aberrância (Fig. 16-4). Um batimento prematuro que ocorre após um ciclo longo tende a ser conduzida com aberrância, com BRD (mais comum) ou BRE funcional. Isto ocorre porque o ciclo longo prévio aumenta o período refratário do sistema His-Purkinje. A duração do potencial de ação e o período refratário variam com o intervalo RR do ciclo precedente. Isto é conhecido como *fenômeno de Ashman*. Foi originalmente descrito na fibrilação atrial, quando há um ciclo longo seguido por um ciclo mais curto (sequência ciclo longo–ciclo curto), o batimento do ciclo curto frequentemente é conduzido com aberrância.[21]

As extrassístoles que têm origem na junção AV, chamadas juncionais, produzem ondas P negativas nas derivações inferiores porque a ativação atrial ocorre de baixo para cima (P retrógrada) (Fig. 16-5). Conforme o tempo que o estímulo gasta para ativar os ventrículos e os átrios, a onda P negativa irá inscrever-se antes, ao mesmo tempo (dentro), ou após o QRS.[1,14]

As extrassístoles supraventriculares podem ser isoladas, bigeminadas, pareadas (dois batimentos ectópicos) e em salva (Figs. 16-6 e 16-7).

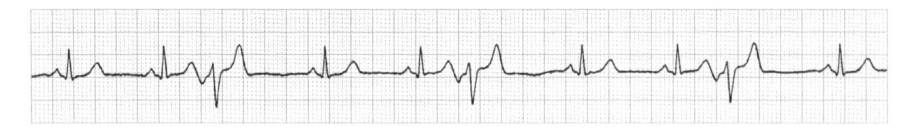

Fig. 16-4. Extrassístole atrial conduzida com aberrância. Observar a onda P no final da T (DII).

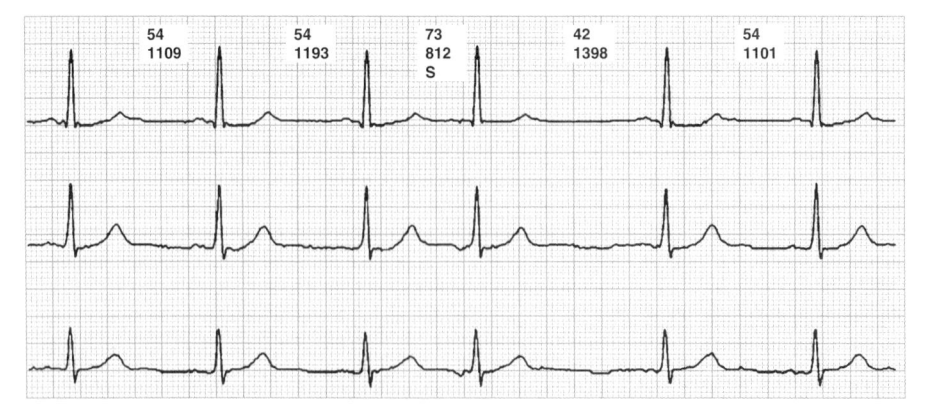

Fig. 16-5. Extrassístole supraventricular isolada, provavelmente juncional: onda P negativa e intervalo PR curto (próximo ao QRS). Registro de Holter.

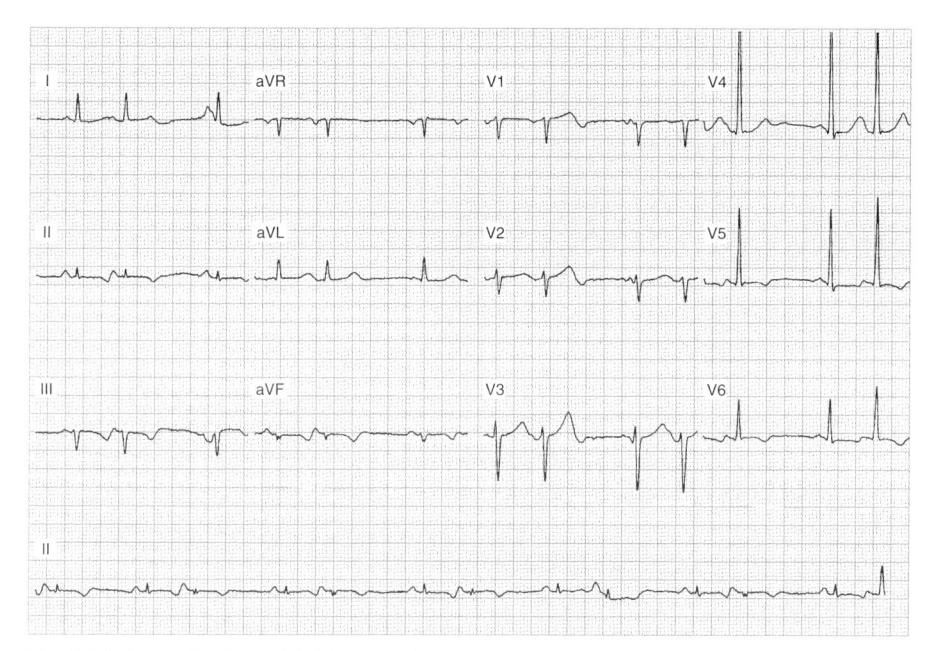

Capítulo 16 ▪ Introdução ao Estudo das Arritmias Cardíacas 255

Fig. 16-6. Extrassístoles atriais bigeminadas.

Extrassístoles ventriculares

As extrassístoles ventriculares apresentam um QRS largo, bizarro, geralmente com duração maior do que 120 ms e repolarização alterada, com ST e T discordantes com o QRS. Isto se deve ao fato de que tal impulso propaga-se para as demais regiões do ventrículo através de condução fibra a fibra muscular, com velocidade baixa e não através de tecido especializado. As extrassístoles ventriculares não são precedidas por onda P precoce e geralmente apresentam pausa

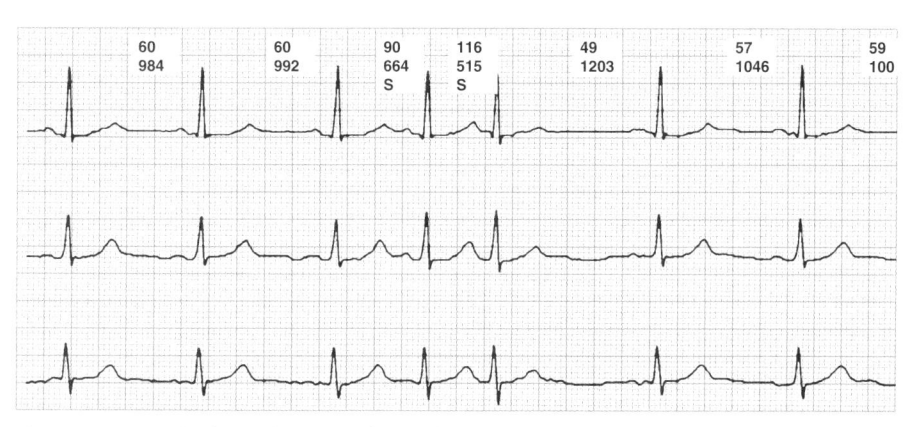

Fig. 16-7. Extrassístoles atriais pareadas (Holter).

compensatória, porque o batimento ventricular prematuro habitualmente não é conduzido retrogradamente e não ativa o nó sinusal. Neste caso, o batimento sinusal normal ocorre no tempo previsto, e a onda P é dissociada do QRS, ou seja, o átrio e o ventrículo são ativados de forma independente. A onda P dissociada pode se ocultar dentro do QRS ou aparecer sobreposta à onda T do batimento ventricular. Porém, há situações em que a extrassístole não ocorre com grande precocidade no ciclo cardíaco e pode penetrar retrogradamente o nó AV (já repolarizado) e despolarizar os átrios de baixo para cima (ativação retrógrada), reiniciando o nó sinusal. A pausa pós-extrassistólica será não compensatória, ou seja, será menos que dois ciclos R-R normais.[1,21] Ainda há as extrassístoles ventriculares interpoladas, ou seja, que não produzem pausa pós-extrassistólica. Uma extrassístole interpolada com maior frequência é ventricular, mas raramente pode ter origem supraventricular.

As extrassístoles ventriculares são classificadas quanto à apresentação em isoladas, bigeminadas, trigeminadas, acopladas (dois batimentos seguidos). Quanto à morfologia, podem ser monomórficas (uma única morfologia) e polimórficas ou multiformes (mais de uma morfologia). Durante muito tempo utilizou-se o termo "multifocal" para descrever ectopias ventriculares de morfologias variadas, porém, atualmente prefere-se o termo "multiforme", uma vez que uma mudança na forma da extrassístole não se traduz obrigatoriamente em uma mudança de foco de origem, podendo significar apenas uma mudança nas condições eletrofisiológicas do tecido cardíaco ao redor do foco extrassistólico, causando variados graus de bloqueio à condução do impulso, produzindo mudanças nas formas do QRS (Figs. 16-8 a 16-12).[1,22]

Quando a ativação ventricular resulta de dois focos simultâneos, o estímulo supraventricular e o batimento ectópico ventricular, ocorre batimento de fusão, que tem morfologia intermediária entre o batimento supraventricular e o ventricular.[23] Isto pode produzir batimentos com QRS estreito (< 0,12 s). Uma forma de fusão foi descrita por Schamroth,[24] onde em um traçado de bloqueio de ramo, uma extrassístole tardia com origem no ventrículo do mesmo lado do bloqueio (p. ex., extrassístole de ventrículo esquerdo e BRE) pode resultar em um complexo com duração menor do que o ritmo de base. No caso mostrado (Fig. 16-13) o batimento com QRS "estreito" resulta de duas frentes de onda que colidem: a supraventricular que ativa o ventrículo direito, e o batimento extrassistólico que ativa simultaneamente o ventrículo esquerdo. Schamroth apropriadamente usou a expressão "Dois errados algumas vezes fazem um certo", em alusão ao fato de dois eventos anormais (o bloqueio de ramo e a extrassístole ventricular) produzirem um QRS estreito (mais próximo do normal).[25] As extrassístoles ventriculares cuja origem ocorre próximo ao sistema de condução também podem exibir QRS estreito.

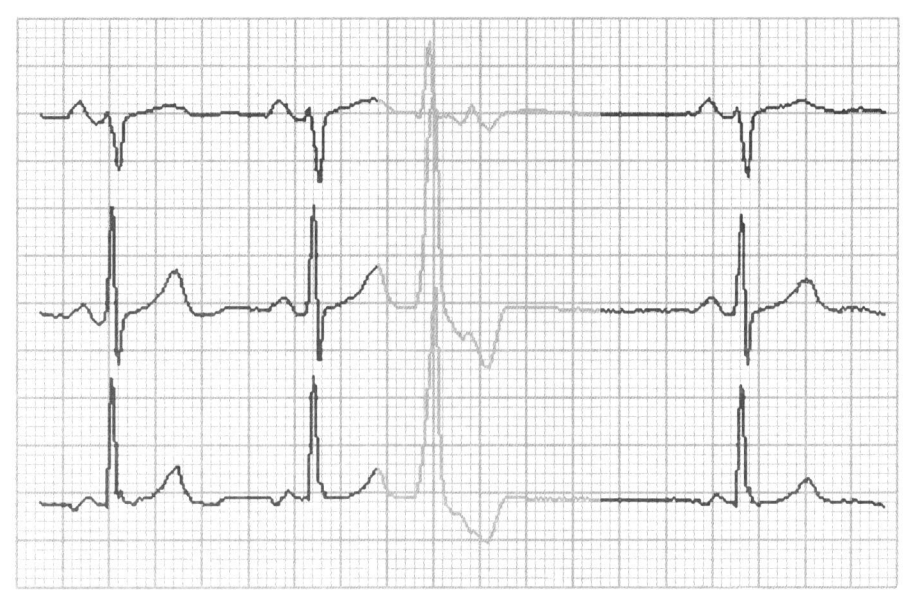

Fig. 16-8. Extrassístole ventricular com pausa compensatória (traçado de Holter).

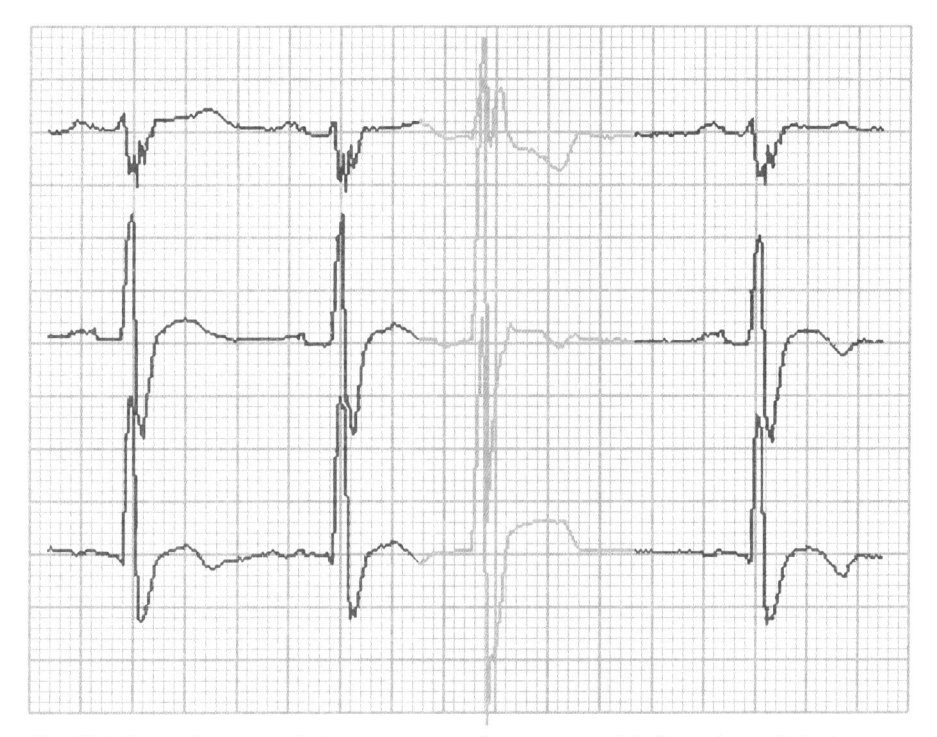

Fig. 16-9. Extrassístole ventricular com pausa não compensatória (traçado de Holter).

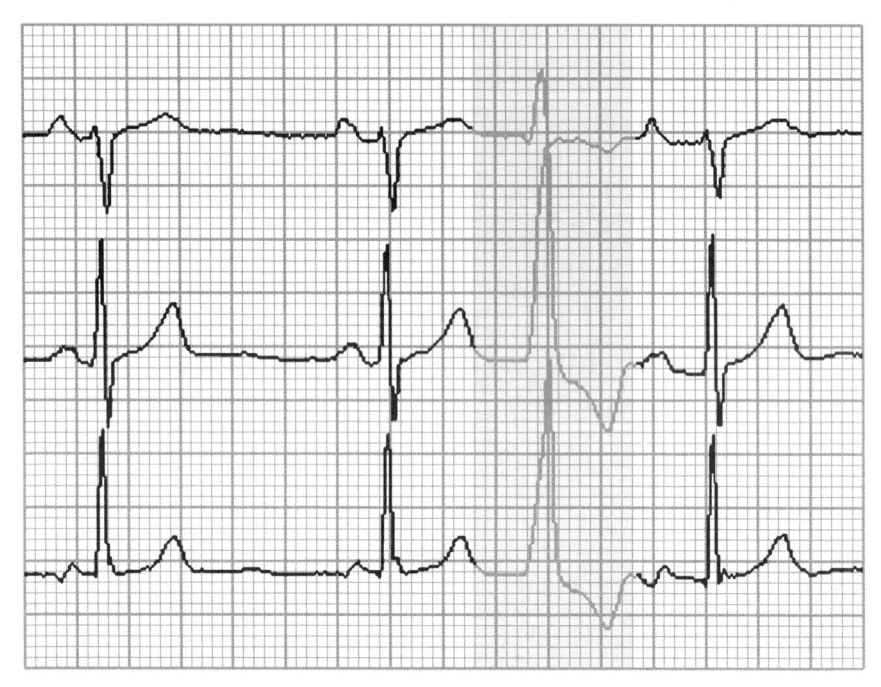

Fig. 16-10. Extrassístole ventricular interpolada (Holter).

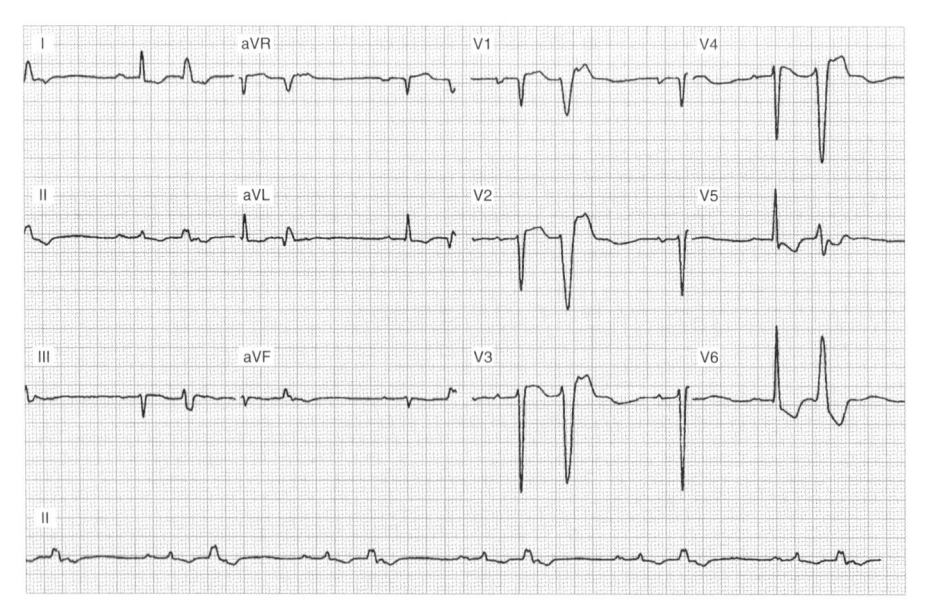

Fig. 16-11. ECG mostrando bigeminismo ventricular, com extrassístoles ventriculares com acoplamento curto. Paciente com insuficiência cardíaca de etiologia hipertensiva.

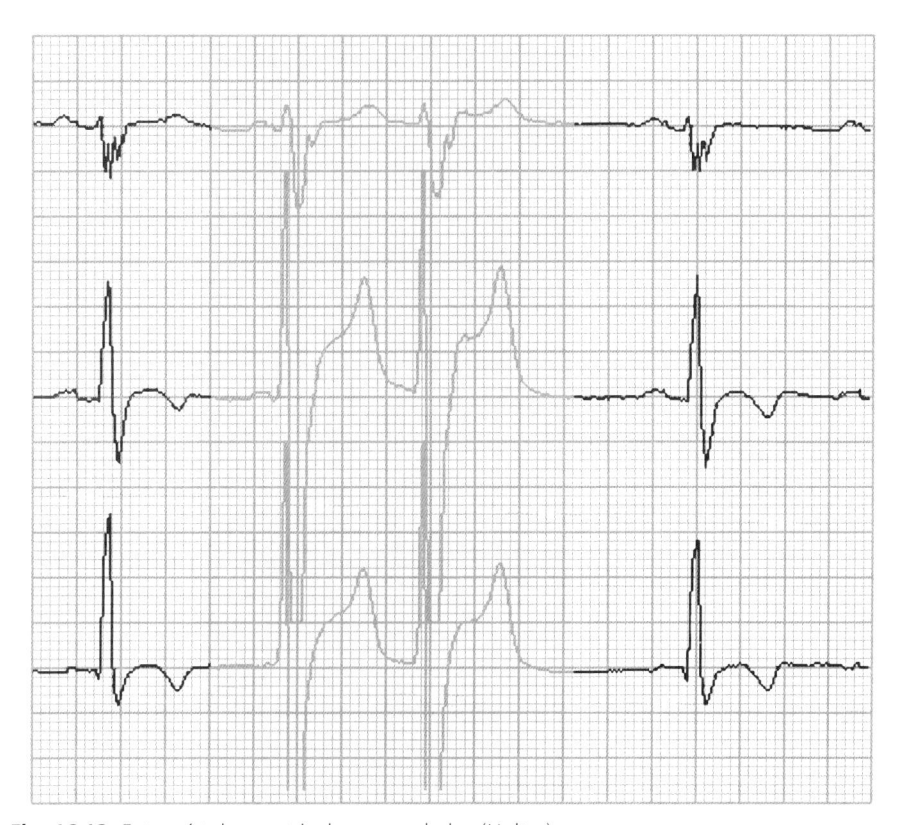

Fig. 16-12. Extrassístoles ventriculares acopladas (Holter).

Localização das extrassístoles

As extrassístoles ventriculares podem ter origem em qualquer um dos ventrículos. As extrassístoles direitas exibem o padrão de BRE, porque a ativação se processa da direita para a esquerda, com o ventrículo esquerdo sendo ativado por último. Ao contrário, as extrassístoles esquerdas apresentam morfologia de BRD (Figs. 16-14 a 16-16).

A localização do foco de origem é importante, pois tem relação com prognóstico.[1,26] Lewis *et al.*[26] demonstraram que geralmente as extrassístoles ventriculares originadas no ventrículo esquerdo estão mais associadas à doença cardíaca estrutural, enquanto ectopias originadas no ventrículo direito ocorrem com frequência em corações normais.

Uma forma peculiar de extrassístole é a de *via de saída do ventrículo direito*, que apresenta QRS positivo em DII, DIII e aVF (eixo elétrico inferior) e negativo em VI em decorrência de sua origem no ventrículo direito (Fig. 16-17).

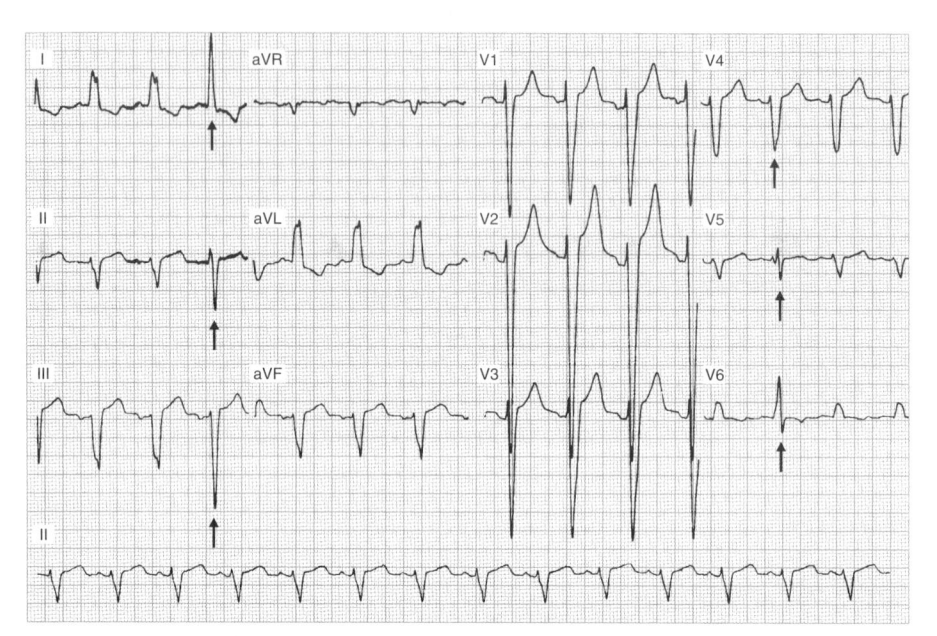

Fig. 16-13. O quarto batimento (setas) é um exemplo de fusão entre o batimento sinusal e uma extrassístole ventricular tardia, resultando em redução da duração do QRS. O padrão basal é de BRE. Não se trata de uma extrassístole atrial, porque a onda P não é precoce e tem morfologia normal. Fenômeno "dois errados às vezes fazem um certo".

Regra do bigeminismo

Um ciclo longo ou pausa facilita o aparecimento de reentrada e extrassistolia ventricular no próximo ciclo. Assim, a pausa pós-extrassistólica precipita um novo batimento ectópico, e o ciclo perpetua-se, sendo este fenômeno conhecido como regra do bigeminismo.[1]

Significado clínico

As extrassístoles constituem arritmias frequentes, que têm diversas causas e podem estar associadas à cardiopatia estrutural ou surgir como alteração isolada em pessoas com coração normal. São comuns nas cardiopatias que cursam, como isquemia, dilatação e disfunção ventricular, no pós-infarto do miocárdio em virtude da presença de áreas de cicatriz, fibrose miocárdica e miocardite na doença de Chagas e miocardiopatia dilatada, doença valvar, displasia arritmogênica do ventrículo direito entre outras.

As extrassístoles supraventriculares em geral têm um comportamento benigno e somente exigem tratamento quando são sintomáticas ou são "gatilhos" para taquiarritmias, como a fibrilação atrial.[2,1]

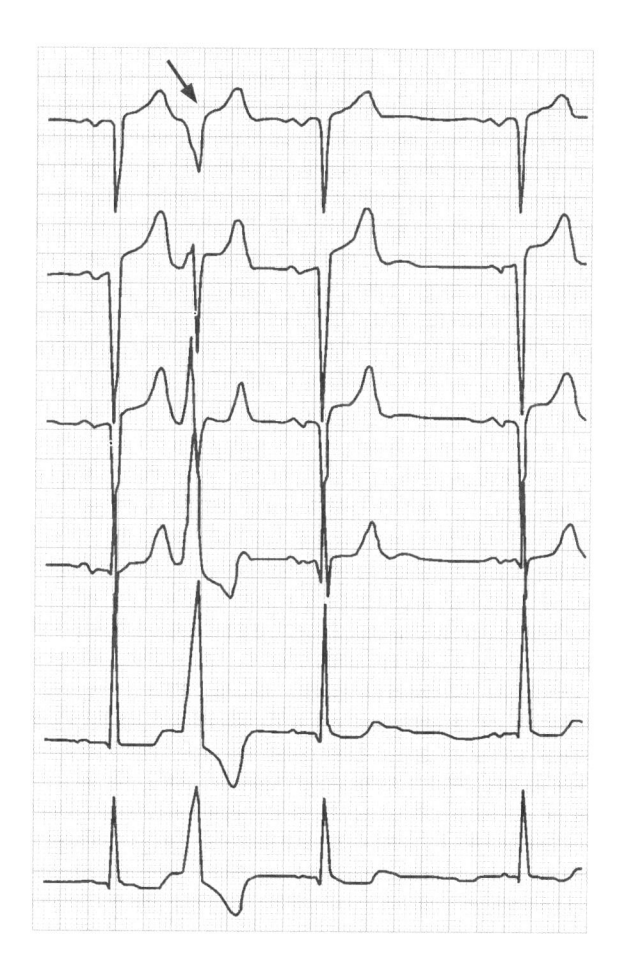

Capítulo 16 ▪ Introdução ao Estudo das Arritmias Cardíacas

Fig. 16-14. Extrassístole ventricular com origem em ventrículo direito, morfologia de BRE. Derivações precordiais de V1 a V6.

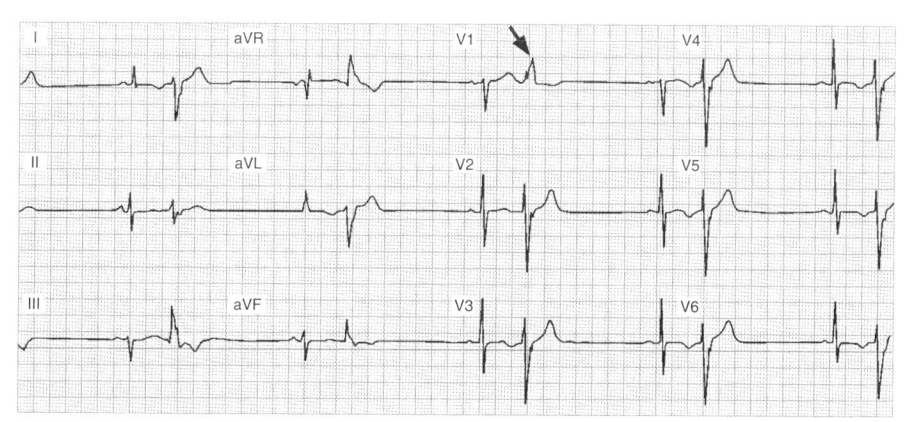

Fig. 16-15. Extrassístole ventricular com origem em ventrículo esquerdo, morfologia de BRD.

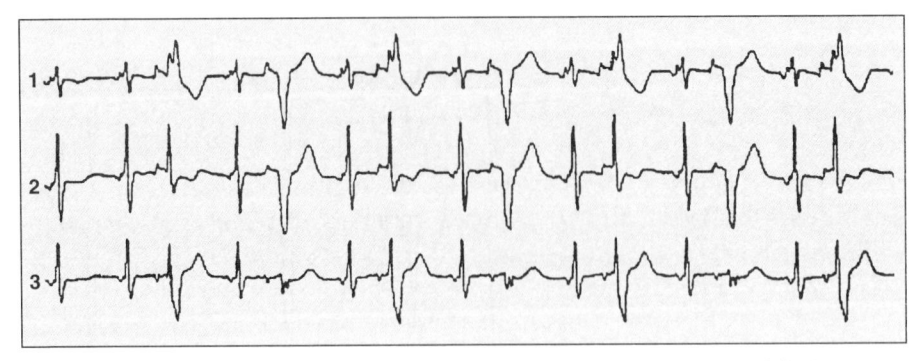

Fig. 16-16. Traçado de Holter mostrando extrassístoles ventriculares com morfologia alternante entre BRE e BRD, denotando origens em ambos os ventrículos

A intoxicação digitálica é causa de batimentos prematuros, mais comumente de origem ventricular, muitas vezes na forma de bigeminismo e/ou de extrassístoles polimórficas.

Condições clínicas gerais, tais como infecção, distúrbio eletrolítico (hipocalemia), hipertireoidismo, ansiedade, uso de álcool, tabaco e drogas ilícitas (cocaína, anfetaminas), cafeína, certos fármacos (aminas adrenérgicas, como dopamina e dobutamina, antidepressivos tricíclicos, teofilina etc.) podem cursar com batimentos prematuros.

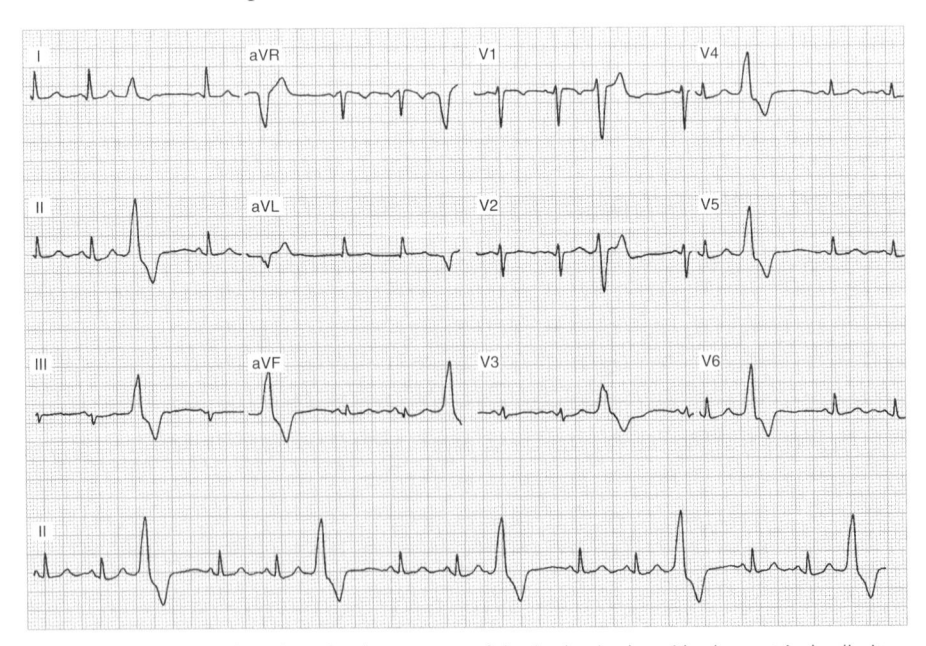

Fig. 16-17. Extrassístoles trigeminadas com morfologia de via de saída de ventrículo direito: QRS positivo em DII, DIII e aVF e negativo em V1.

Capítulo 16 ■ Introdução ao Estudo das Arritmias Cardíacas

As extrassístoles podem ser assintomáticas ou resultar em sintomas, como palpitações e desconforto e falha nos batimentos do coração.

As extrassístoles ventriculares podem ter diferentes significados clínicos, na dependência da cardiopatia de base e da função ventricular. Podem ir desde batimentos ectópicos assintomáticos (achados de ECG ou Holter), até ectopias que podem deflagrar arritmias ventriculares mais complexas (fenômeno R sobre T). Este fenômeno refere-se a uma extrassístole ventricular que, por apresentar acoplamento muito curto, cai sobre a onda T (ápice, no período vulnerável) com possibilidade de deflagrar taquicardia ou fibrilação ventricular.[27]

Pacientes com extrassístoles ventriculares e sem cardiopatia estrutural em geral apresentam um bom prognóstico. Entretanto, as extrassístoles ventriculares isoladas com elevada incidência podem levar à dilatação ventricular (miocardiopatia), mesmo quando o coração é inicialmente normal, como é observado nas ectopias ventriculares da via de saída do ventrículo direito.[28,29] Neste caso, podem-se utilizar drogas antiarrítmicas para suprimir o foco ectópico ou optar pela ablação por radiofrequência. A ablação por radiofrequência é eficaz no alívio dos sintomas[30] e reverte a dilatação ventricular.[30-33]

Durante a década de 1970, Lown et al.[34,35] elaboraram um escore de risco para estratificar o risco associado à presença de extrassístoles isoladas no período pós-infarto agudo do miocárdio. O sistema baseava-se no escore de 0 a 5, sendo maior o risco de morte quanto maior o escore (Quadro 16-3). Durante os anos 1980, Moss et al.[36] sugeriram um modelo mais simples de estratificação em dois grupos aplicável aos pacientes com extrassístoles ventriculares após infarto do miocárdio: extrassístoles monomórficas e tardias no ciclo cardíaco (baixo risco) e extrassístoles multifocais e precoces (alto risco). Porém, atualmente o escore proposto por Lown ainda é o mais utilizado, principalmente em laudos de Holter, e seu uso também é extrapolado para pacientes não isquêmicos.

Quadro 16-3. Escore de Lown para estratificação de risco de extrassístoles ventriculares

Pontuação	Descrição das ESV
0	Nenhum
1	< 30 extrassístoles/h
2	≥ 30 extrassístoles/h
3	Multiformes
4A	2 consecutivas (acopladas)
4B	3 ou mais consecutivas (TVNS)
5	R sobre T

A existência de batimentos ventriculares prematuros em pacientes com infarto do miocárdio prévio é um preditor de risco aumentado de morte súbita, sobretudo na presença de formas complexas e com frequência maior do que 10 extrassístoles por hora, sendo este risco incrementado quando há disfunção ventricular associada.[37]

REFERÊNCIAS BIBLIOGRÁFICAS

1. Wagner GS. *Marriott's practical electrocardiography.* 11 ed. Philadelphia, PA: Lippincott Williams and Wilkins, 2008. p. 181.
2. Rubart M, Zipes DP. Genesis of cardiac arrhythmias: electrophysiological considerations. In: Libby P, Bonow RO, Mann DL et al. *Braunwald's heart disease: a textbook of cardiovascular medicine.* 8 ed. 2008. p. 727-62.
3. Fenelon G, Paola AAV. Mecanismos eletrofisiológicos das arritmias cardíacas: uma visão para o clínico. In: Nobre F, Serrano Jr CV (Eds.).Tratado de cardiologia SOCESP. São Paulo, SP: *Rev SOCESP, 2005.* p. 1147-56.
4. Antzelevitch C, Burashnikova A. Mechanisms of arrhythmogenesis. In: Podrid JP and Kowey PR (eds.). *Cardiac arrhythmia: mechanisms, diagnosis and management.* 2 ed. Philadelphia, PA, USA: Lippincott Williams and Wilkins, 2001.
5. Schmitt FQ, Erlanger J. Directional differences in the conduction of the impulse through heart muscle and their possible relation to extrasystolic and fibrillary contractions. *Am J Phisiol* 1929;87:326-47.
6. Mines GR. On dynamic equilibrium in the heart. *J Physiol* 1913;46:349.
7. Fei H, Hanna MS, Frame LH. Electrophysiology of postinfarction ventricular tachycardia: a paradigm of stable reentry. *J Cardiovasc Electrophysiol* 1999;10(9):1288-92.
8. Richardson AW, Callans DJ, Josephson ME. Electrophysiology of postinfarction ventricular tachycardia: a paradigm of stable reentry. *J Cardiovasc Electrophysiol* 1999;10:1288-92.
9. Alessie MA, Bonke FIM, Schopman FJC. Circus movement in rabbit atrial muscle as a mechanism of tachycardia. III. The "leading circle" concept: a new model of circus movement in cardiac tissue without the involvement of an anatomical obstacle. *Cir Res* 1977;41:9-41.
10. Nascimento TA, Paola AAV, Fenelon G. Mecanismos das arritmias cardíacas: fundamentos para o cardiologista clínico. *Rev Soc Cardiol do Estado de São Paulo* 2008;18:194-204.
11. Jalife J, Berenfield O, Mansour M. Mothers rotors and atrial fibrillatory conduction: a mechanism of atrial fibrillation. *Cardiovascular Res* 2202;54:2004-16.
12. Cardinal R, Vermeulen M, Shenasa M et al. Anisotropic conduction and functional dissociation of ischemic tissue during reentrant ventricular tachycardia in canine myocardial infarction. *Circulation* 1988 May;77(5):1162-76.
13. Pick A. Parasystole. *Circulation* 1953;8:243-52.
14. Carneiro EF. *O eletrocardiograma: 10 anos depois.* 5 ed. Rio de Janeiro: Enéas Ferreira Carneiro, 1987. p. 415-42, 489-94.
15. Surawicz B, Knilans T. *Chou's electrocardiography in clinical practice: adults and pediatrics.* 5 ed. Philadelphia, PA, USA: WB Saunders, 2001.
16. Moreira DAR. *Arritmias cardíacas: clínica, diagnóstico e terapêutica.* São Paulo, SP: Artes Médicas, 1995. p. 40-88.
17. Cintra FD, Cirenza C, Luiz FOO. Dispersão do intervalo QT, eletrocardiografia de alta resolução, microalternância da onda T. In: Zimerman LI, Fenelon G. *Papel dos métodos não-invasivos em arritmias cardíacas.* São Paulo, SP: Atheneu, 2009. v. 2.

18. Steinberg JS, Berbari EJ. The signal-averaged electrocardiogram: update on clinical applications. *J Cardiovasc Electrophysiol* 1996;7(10):972-88.
19. Constantini O, Hohnloser SH, Kirk MM *et al.* ABCD trial investigators. The ABCD (Alternans Before Cardioverter Defibrillator) Trial: strategies using T-wave alternans to improve efficiency of sudden cardiac death prevention. *J Am Coll Cardiol* 2009;10:53(6):471-79.
20. Bakker AL, Nijkerk G, Groenemeijer BE *et al.* The Lewis lead: making recognition of P waves easy during wide QRS complex tachycardia. *Circulation* 2009 June 23;119(24):e592-93.
21. Olgin JE, Zipes DP. Specific arryythmias: diagnosis and treatment. In: Libby P, Bonow RO, Mann DL *et al. Braunwald's heart disease: a textbook of cardiovascular medicine*. 8 ed. 2008. p. 863-931.
22. Booth D.C, Popio KA, Gettes LS. Multiformity of induced unifocal ventricular premature beats in human subjects: electrocardiographic and angiographic correlations. *Am J Cardiol* 1982;49:1643-53.
23. Marriott HJLT, Schwartz MB, Bix HH. Ventricular fusion beats. *Circulation* 1962;26;880-84.
24. Schamroth L, Alford K. Two wrongs sometimes make a right! *Heart Lung* 1976;5:493-95.
25. Fagundes MLA, Abreu LM. Eletrocardiograma do mês. *Revista da SOCERJ* 2005 Jul.-Ago.: 361-63.
26. Lewis S, Kanakis C, Rosen KM, *et al.* Significance of site of origin of premature ventricular contractions. *Am Heart J* 1979;97:159-64.
27. Sala MF, Marrugat J, Bergadá García J *et al.* The differential characteristics of early ventricular arrhythmias following a myocardial infarct in patients with and without ventricular fibrillation. *Rev Esp Cardiol* 1994;47(3):165-72.
28. Noda T, Shimizu W, Tagushi A. Malignant entity of idiopathic ventricular fibrillation and polymorphic ventricular tachycardia initiated by premature extrasystoles originating from the right ventricular outflow tract. *J Am Coll Cardiol* 2005;46:1288-94.
29. Kanei Y, Friedman M, Ogawa N *et al.* Frequent premature ventricular complexes originating from the right ventricular outflow tract are associated with left ventricular dysfunction. *Ann Noninvasive Electrocardiol* 2008;13(1):81-85.
30. Darrieux FC, Scanavacca MI, Hachul DT *et al.* Ablação com radiofrequencia de extra-sístoles da via de saída do ventrículo direito. *Arq Bras Cardiol* 2007;88(3):265-72
31. Morady F, Kadish AH, DiCarlo L *et al.* Long-term results of catheter ablation of idiopathic right ventricular tachycardia. *Circulation* 1990;82:2093-9
32. Takemoto M, Yoshimura H, Ohba Y *et al.* Radiofrequency catheter ablation of premature ventricular complexes from right ventricular outflow tract improves left ventricular dilation and clinical status in patients without structural heart disease. *J Am Coll Cardiol* 2005;19:45(8): 1259-65.
33. Bogun F, Crawford T, Reich S *et al.* Radiofrequency ablation of frequent, idiopathic premature ventricular complexes: comparison with a control group without intervention. *Heart Rhythm.* 2007;4(7):863-7.
34. Lown B, Wolf M. Approaches to sudden death from coronary heart disease. *Circulation* 1971;44:130-142.
35. Lown B, Graboys TB. Management of patients with malignant ventricular arrhythmias. *Am J Cardiol* 1977;39:910-18.
36. Moss AJ. Clinical significance of ventricular arrhythmias in patients with and without coronary artery disease. *Prog Cardiovasc Dis* 1980;23:33-52.
37. Maggioni AP, Zuanetti G, Franzosi MG. Prevalence and prognostic significance of ventricular arrhythmias after acute myocardial infarction in the fibrinolytic era: GISSI-2 results. *Circulation* 1993;87:312.

BRADIARRITMIAS 17

Nestor Rodrigues de Oliveira Neto
Felipe Leite Guedes
Maria Magdália Santos de Oliveira

As bradiarritmias são distúrbios do ritmo que têm como característica fundamental a frequência cardíaca baixa. O espectro de apresentação clínica varia desde uma bradicardia sinusal assintomática até as formas dramáticas de bloqueio atrioventricular total, com escape instável e sintomas, como síncope recidivante e risco de morte súbita.

Podem ser divididas em *bradiarritmias sinusais*, quando o distúrbio reside no nó sinusal, junção sinoatrial ou parede atrial, e *bloqueios atrioventriculares*, quando há dificuldade na passagem do estímulo no nó AV ou sistema His-Purkinje.

■ BRADIARRITMIAS SINUSAIS

Após ter origem nas células P do nó sinusal, com propriedades de automatismo, ocorre a ativação da junção sinoatrial e do miocárdio atrial. A disfunção do nó sinusal existe quando ocorre diminuição do automatismo do nó sinusal ou por lesão na junção sinoatrial ou miocárdio atrial.

Bradicardia sinusal

Comumente definida pela frequência cardíaca em repouso menor do que 60 bpm, com ondas P de origem sinusal (positivas em DI, DII e aVF) em vigília. Durante o sono pode ser registrado frequência cardíaca de 35 a 40 bpm associada a pausas, em pessoas normais, especialmente em adolescentes e adultos jovens.[1] A bradicardia sinusal constitui um achado normal nos atletas.

A bradicardia sinusal pode, dependendo da sua origem, ser classificada em funcional, orgânica ou farmacológica.[2] A bradicardia sinusal funcional é uma manifestação do tônus vagal aumentado, como pode ser visto nos atletas, nos indivíduos vagotônicos, durante o vômito, síncope vasovagal, compressão do seio carotídeo e associada a certas condições patológicas, tais como determinadas cardiopatias (estenose aórtica, hipertensão arterial, infarto agudo do miocárdio), hipertensão intracraniana (tumores do neuroeixo, acidente vascular cerebral), hipotireoidismo entre outras. Na bradicardia sinusal orgânica há o comprometimento primário das células P, como observado na doença do nó sinusal (discutida a seguir). A bradicardia sinusal farmacológica pode ser causada por várias classes de drogas, tais como betabloqueadores, bloqueadores dos canais de cálcio (principalmente verapamil e diltiazem), antiarrítmicos (amiodarona, sotalol, propafenona), digitálicos, clonidina, metildopa, lítio etc.[2-4] (ver Cap. 10). Mecanismos combinados podem ser responsáveis por bradicardia sinusal, por exemplo, ação de drogas de ação cardiovascular no paciente que apresenta comprometimento orgânico do nó sinusal.

Em alguns casos a frequência cardíaca em repouso encontra-se normal, mas há um incremento inadequado da frequência durante o esforço, caracterizando a *incompetência cronotrópica*. Esta pode ser definida como a incapacidade de atingir 70 a 75% da frequência máxima prevista para a idade, ou 100 a 120 bpm no esforço máximo, durante o teste ergométrico.[4,5]

A bradicardia sinusal geralmente é um distúrbio benigno, mas pode ser uma manifestação da doença do nó sinusal, quando o implante de marca-passo definitivo está indicado para o tratamento dos sintomas, como pré-síncope e síncope (Fig. 17-1). Comumente é de maior significado quando a frequência cardíaca é menor do que 40 batimentos por minuto durante a vigília e associado a sintomas, ou quando existe incompetência cronotrópica.[4,6]

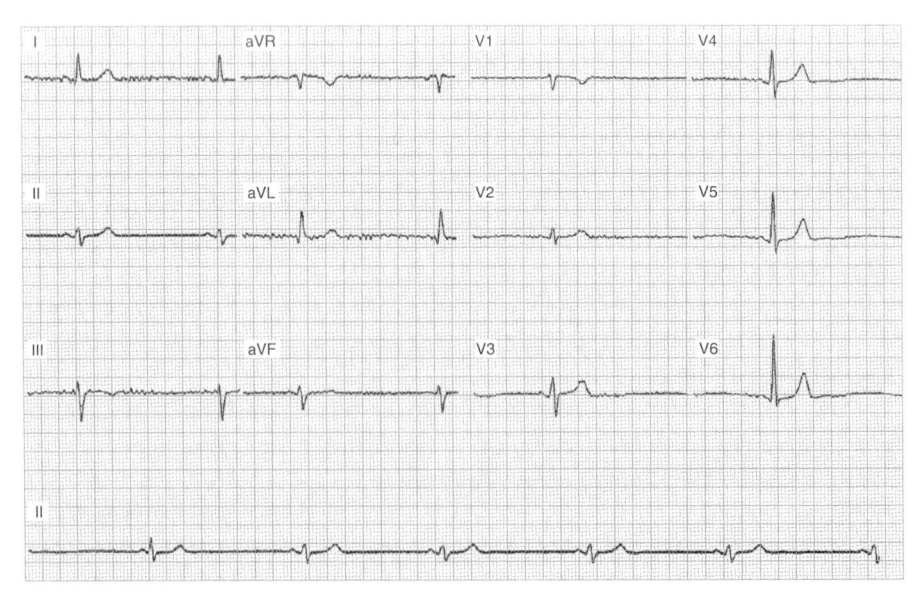

Fig. 17-1. Bradicardia sinusal significativa (doença do nó sinusal). Paciente com pré-síncope. A frequência cardíaca é de aproximadamente 38 bpm.

Arritmia sinusal

Variação entre os batimentos sinusais, com a duração entre os ciclos excedendo 0,12 s. A forma mais comum é denominada arritmia sinusal respiratória, quando o ciclo PP encurta na inspiração. Esta é uma condição benigna, comum em crianças e adolescentes. A forma não respiratória, quando os ciclos PP sofrem variação independente da respiração, pode ser manifestação de intoxicação digitálica.[1,4]

Bloqueio sinoatrial[2-4,6-8]

Distúrbio que resulta de dificuldade ou bloqueio da progressão do estímulo na junção sinoatrial. Pode ser dividido em três tipos. O bloqueio sinoatrial (BSA) de 1º grau é indistinguível no ECG de superfície, sendo comumente reconhecido no estudo eletrofisiológico. O tempo de condução entre o nó sinusal e o átrio é em torno de 20 ms. No *BSA de 1º grau* este tempo encontra-se prolongado, mas o estímulo chega ao átrio. A ativação do nó sinusal e a progressão do estímulo pela junção sinoatrial não têm expressão no ECG, o qual, dentre os eventos citados, mostra somente a despolarização atrial (onda P).

No *BSA de 2º grau* ocorre bloqueio intermitente na junção atrioventricular, e o estímulo não atinge o átrio. No *BSA de 2º grau tipo I* (Wenckebach sinoatrial) existe um prolongamento progressivo do tempo de condução na junção sinoatrial (condução decremental), até um estímulo ser bloqueado. Tem como característica eletrocardiográfica o encurtamento gradativo do intervalo PP até uma pausa no momento do bloqueio, quando falta a onda P. Os seguintes aspectos são observados: a pausa tem duração menor do que o dobro do PP precedente, e o intervalo PP após a pausa é maior do que o PP que a precede. O *BSA de 2º grau tipo II* tem como causa um bloqueio intermitente na junção sinoatrial, sem modificação nos intervalos PP antes ou após a pausa. A pausa tem duração múltipla do ciclo PP básico (Fig. 17-2). As pausas podem ser interrompidas por batimentos de escape. Um bloqueio sinoatrial 2:1 pode-se apresentar como bradicardia sinusal, não sendo possível a diferenciação entre as duas condições, quando o bloqueio é mantido. Quando o bloqueio é revertido, ocorre duplicação da frequência cardíaca. O *BSA de 3º grau* resulta do bloqueio na junção sinoatrial, assim o estímulo que é gerado no nó sinusal não atravessa a junção sinoatrial e não ativa o átrio, o que se expressa no ECG pela ausência de ondas P. Um ritmo cardíaco de suplência assume o comando, seja com origem na junção (ritmo de escape juncional) ou no ventrículo (ritmo de escape ventricular), sendo praticamente impossível um diagnóstico de certeza do BSA de 3º grau no eletrocardiograma.

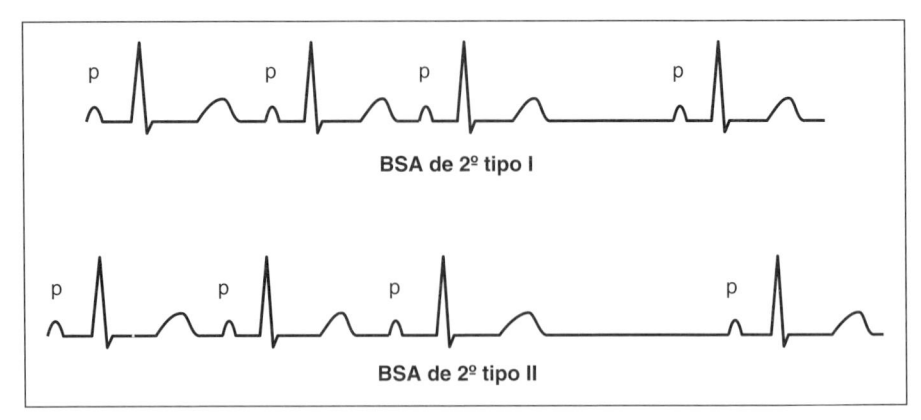

Fig. 17-2. Bloqueios sinoatriais de 2º grau tipos I e II. No tipo I existe um encurtamento do intervalo PP até ocorrer a pausa. Esta tem duração menor do que o dobro do PP precedente. No bloqueio sinoatrial de 2º grau tipo II não há alteração no intervalo PP antes ou após a pausa, e esta tem duração múltipla dos intervalos PP básicos (no exemplo, 2 vezes o PP básico).

Pausa ou parada sinusal[4,8]

Pausa ou parada na geração do estímulo sinusal, cuja característica no eletrocardiograma é um ciclo PP com duração superior a 1,5 vez o ciclo PP básico e não múltiplo deste como no BSA tipo II. A pausa é seguida por escape juncional (mais comum) ou ventricular. Geralmente tem maior significado quando ocorre em vigília e tem duração maior do que 3 segundos. Quando a pausa desencadeia sintomas (tonturas, síncope) ou tem duração > 3 s, está indicado o implante de marca-passo definitivo.

Síndrome bradicardia-taquicardia (bradi-taqui)[4,9]

É definida pela ocorrência de episódios de taquicardia supraventricular (geralmente taquiarritmias atriais) intercalados por períodos de bradicardia sinusal, pausas, ou assistolia com sintomas associados. Tipicamente os episódios bradicárdicos ocorrem após o término da taquicardia (Fig. 17-3).

Doença do nó sinusal[10-14]

Refere-se à ocorrência de sintomas associados à bradiarritmia sinusal. Diversos distúrbios estão relacionados com esta síndrome, como bradicardia sinusal, bloqueio sinoatrial, pausas e síndrome bradi-taqui. Estas formas de distúrbio do ritmo podem ocorrer de forma assintomática, sendo englobadas como disfunção do nó sinusal. Quando a disfunção do nó sinusal encontra-se associada a sintomas (tonturas, pré-síncope, síncope) então caracteriza-se a doença do nó sinusal. A bradicardia sinusal é o distúrbio mais comum na doença do nó sinusal,

Capítulo 17 ■ Bradiarritmias

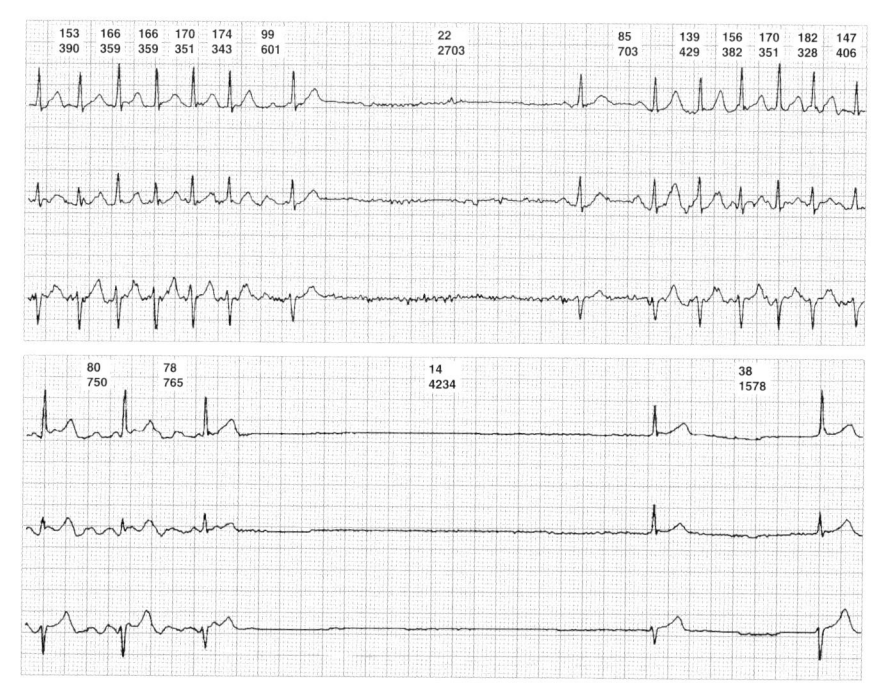

Fig. 17-3. Traçados de Holter mostrando episódio de fibrilação atrial (FA) intercalado por pausa de 2,7 s e 4,2 s. Após a pausa há dois batimentos sinusais, e o ritmo de FA retorna. No traçado inferior, após a longa pausa, há dois batimentos de escape juncional. A síndrome bradi-taqui inclui a presença de sintomas associados.

mas muitas vezes está presente mais de um distúrbio, como, por exemplo, bradicardia sinusal associada à pausa ou bloqueio sinoatrial. Na evolução, é comum o surgimento de fibrilação atrial.

Na doença do nó sinusal primária a disfunção sinusal é intrínseca e existe dificuldade para gerar ou transmitir o estímulo no átrio, e não sendo ocasionada por tônus vagal aumentado ou por efeito farmacológico. Tem maior prevalência em mulheres na faixa etária acima de 60 anos, mas pode ocorrer em qualquer idade, até na faixa pediátrica. A doença do nó sinusal tem muitas causas, mas a mais comum é a forma idiopática, que cursa com processo degenerativo e fibrose do nó sinusal e do tecido envolto. Ocorre em associação a algumas cardiopatias, como manifestação da cardiopatia chagásica, cardiopatia isquêmica, amiloidose, hemocromatose, miocardites entre outras.

O diagnóstico é realizado mais frequentemente pelo ECG, mas outros métodos podem ser necessários, como Holter, teste de esforço, monitor de eventos e estudo eletrofisiológico. O ideal é documentar a correlação do distúrbio do ritmo com o sintoma, mas isto não é possível na maioria dos casos. O tratamento usual da síndrome do nó sinusal é o implante de marca-passo definitivo.

BLOQUEIOS ATRIOVENTRICULARES

Os bloqueios atrioventriculares podem ser genericamente definidos como um retardo ou dificuldade na condução do estímulo entre o átrio e o ventrículo. São divididos em 1º, 2º e 3º graus, conforme a gravidade.

Os bloqueios AV são também classificados, quanto à localização anatômica, em nodal, intra-His e infra-His, conforme o sítio do distúrbio de condução se localize no nó AV, no feixe de His e nos ramos, respectivamente.

Bloqueio AV de 1º grau (Fig. 17-4)

Caracteriza-se pelo intervalo PR prolongado, com duração superior a 0,20 s no adulto, com manutenção da relação PQRS de 1:1(a onda P precede o QRS). O limite superior do intervalo PR normal na criança apresenta valores menores, com variações conforme a faixa etária (ver Cap. 3). O BAV de 1º grau tem localização mais frequente no nó AV (nodal), mas pode estar localizado no sistema His-Purkinje, quando o QRS apresenta morfologia de bloqueio de ramo.[1] Em geral não causa sintoma por si só e tem bom prognóstico, com baixo risco de evoluir para formas avançadas de bloqueio AV.[15] Muitas vezes constitui um achado no ECG.

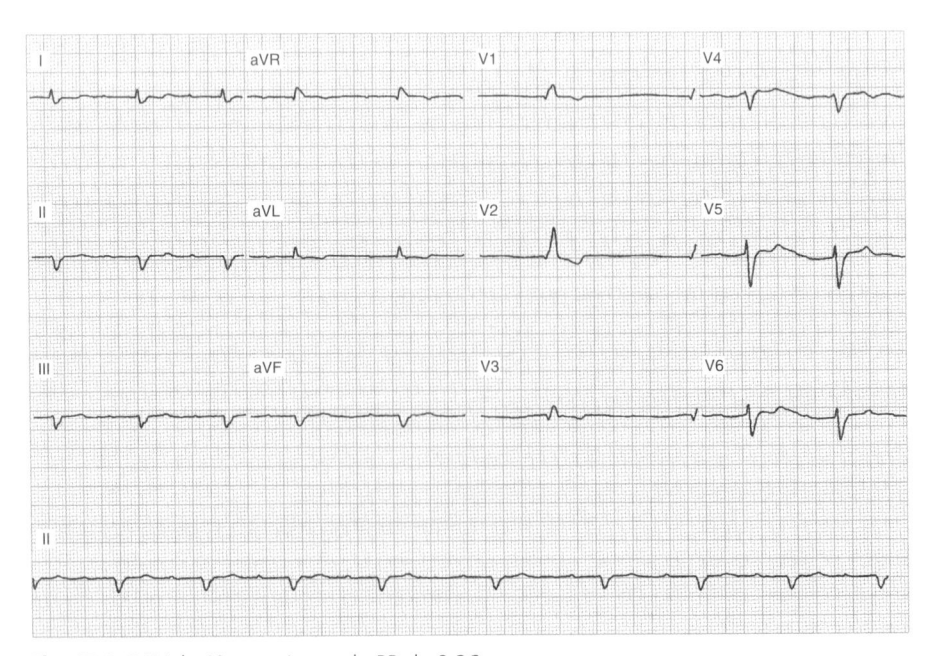

Fig. 17-4. BAV de 1º grau. Intervalo PR de 0,26 s.

Capítulo 17 ▪ Bradiarritmias

Bloqueio AV de 2º grau[1,4,14,16]

Tem como característica a falha intermitente de condução dos átrios para os ventrículos, ocorrendo uma ou mais ondas P não seguidas de QRS (P não conduzidas ou bloqueadas). Este conceito não se aplica às extrassístoles atriais bloqueadas, situação em que o intervalo PP não é constante, como nos bloqueios AV. É dividido em BAV de 2º grau tipo I, tipo II e 2:1.

1. **BAV de 2º grau Mobitiz tipo I:** existe aumento progressivo do intervalo PR até a ocorrência de uma onda P bloqueada, com produção de uma pausa. Esta tem duração menor do que a soma de dois batimentos conduzidos. O intervalo PR após o batimento bloqueado é mais curto do que os outros. Geralmente há repetição destes ciclos. O incremento progressivo do PR até o surgimento de uma onda P bloqueada em virtude da condução decremental é conhecido como *fenômeno de Wenckebach*, denominação que é estendida a este bloqueio (bloqueio de Wenckebach) (Fig. 17-5). O fenômeno de Wenckebach pode ser observado, além do nó AV, na região sinoatrial (BSA 2º grau tipo I), no feixe de His, nos ramos, fascículos e outras células. A localização do BAV de 2º grau tipo I mais comumente é no nó AV (nodal), mas pode ser infranodal. Na forma mais comum, o bloqueio se apresenta com a relação 3:2, 4:3 ou 5:4, mas podemos ter as formas atípicas, com taxas de bloqueios > 5:4 (Wenckebach atípico).

2. **BAV de 2º grau tipo II:** tem como aspecto característico ocorrência de um PR constante (PR fixo) antes e após o batimento bloqueado. Mais comumente o complexo QRS é largo (≥ 0,12 s), porque o sítio do bloqueio é infranodal (Fig. 17-6).

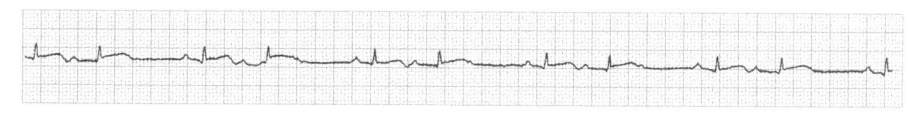

Fig. 17-5. BAV de 2º grau Mobitz I (Wenckebach), com relação de condução 3:2. Algumas ondas P caem sobre as T.

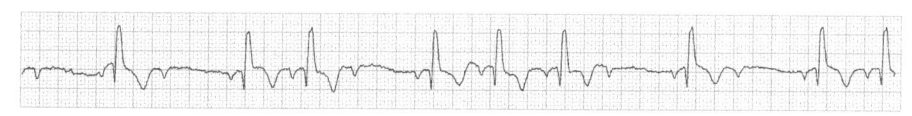

Fig. 17-6. BAV de 2º grau Mobitz II: intervalo PR constante antes e após o batimento bloqueado. QRS largo com padrão de BRD. Derivação V1.

3. **BAV de 2º grau 2:1:** denominação aplicada ao BAV de 2º grau quando, para cada dois batimentos sinusais, um é bloqueado (uma P conduzida e outra bloqueada) (Figs. 17-7 e 17-8).

O BAV de 2º grau tipo II apresenta prognóstico pior do que o de 2º grau tipo I, com frequente evolução para BAV total e crises de Stokes-Adams, que são episódios de síncope, de início súbito, que podem evoluir com convulsões.

Bloqueio AV avançado ou de alto grau[4,8]

É diagnosticado quando existem mais de 2 ondas P bloqueadas, com relação 3:1, 4:1 ou maior. O intervalo PR das ondas P conduzidas é constante (Fig. 17-9). O sítio do bloqueio pode ser nodal (neste caso o QRS é estreito) ou no sistema His-Purkinje.

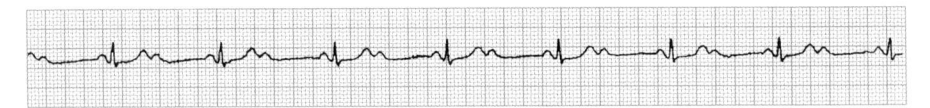

Fig. 17-7. BAV de 2º grau 2:1 de cada dois batimentos sinusais, um é bloqueado. Neste exemplo, o QRS é estreito. (DII)

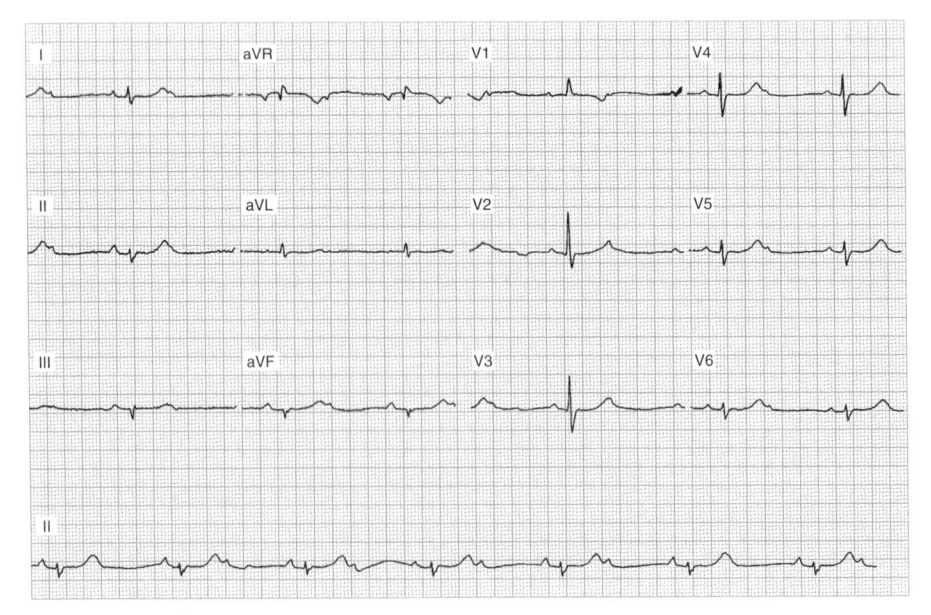

Fig. 17-8. BAV de 2º grau 2:1.

Capítulo 17 ▪ Bradiarritmias

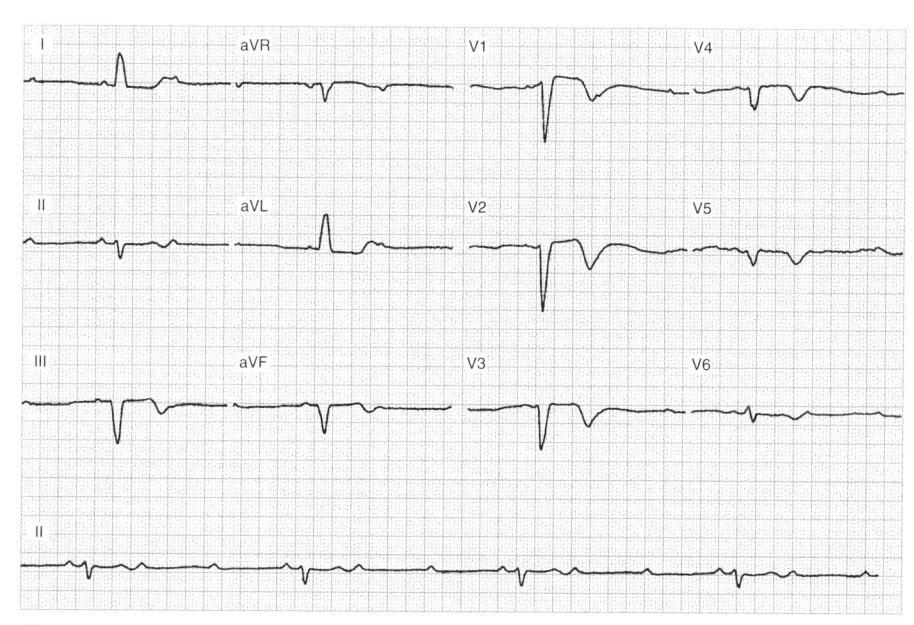

Fig. 17-9. BAV avançado, 3:1, com escape com QRS largo e frequência muito baixa (em torno de 25 bpm). Paciente com síncopes frequentes.

Bloqueio AV de 3º grau (BAV total)[1,4,17-19]

Ausência de ondas P conduzidas, isto é, o estímulo originado nos átrios não atingem o ventrículo e não existe relação entre as ondas P e o QRS, caracterizando a dissociação AV, onde a frequência atrial (P) é maior do que a ventricular (QRS) (Figs. 17-10 e 17-11). Um ritmo de escape, com origem abaixo do local do bloqueio, assume o comando ventricular, comumente com FC baixa. Como regra geral, a frequência cardíaca tende a ser mais baixa (< 40 bpm) quando o escape é ventricular, que apresenta QRS largo; enquanto, quando o escape é juncional ou septal alto, a frequência cardíaca encontra-se maior de 40 bpm.

Quando se instala BAV total em associação à fibrilação atrial ocorre dissociação entre a atividade atrial e ventricular, com um escape assumindo o ritmo, ocorrendo a regularização dos intervalos RR. De modo mais simples, na fibrilação atrial com BAV completo, o ritmo (intervalo RR) se torna regular (Fig. 17-12).

O BAV de 3º grau pode ser permanente ou intermitente (ou paroxístico). Na forma paroxística o aparecimento dos sintomas verifica-se durante a instalação do bloqueio.

O quadro clínico varia desde a ausência de sintomas (mais comum no bloqueio nodal) até formas dramáticas, como na síndrome de Stokes-Adams.

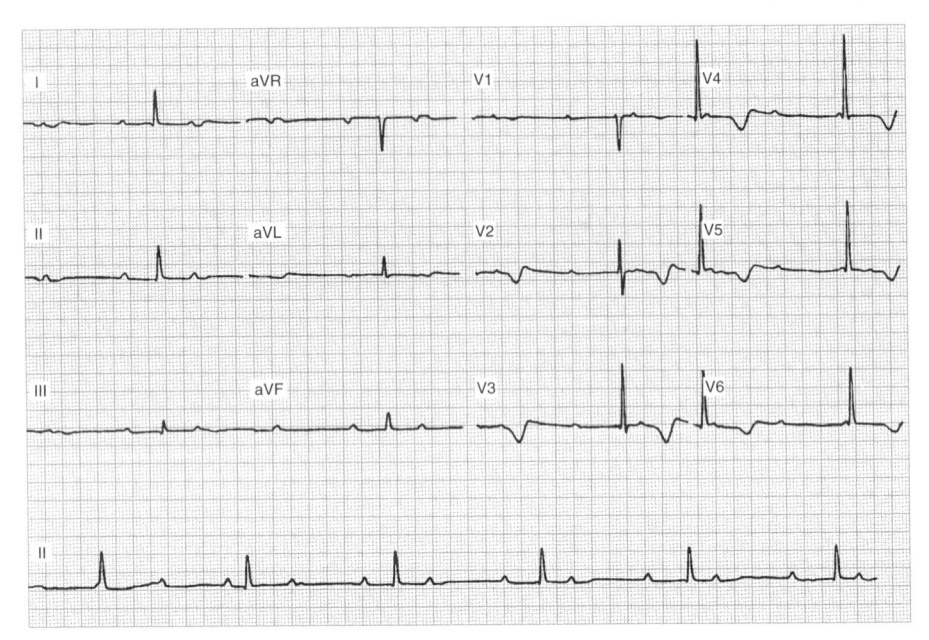

Fig. 17-10. BAV de 3º grau. Observar as ondas P dissociadas. O escape apresenta QRS estreito e frequência de 36 bpm. A frequência sinusal (P) é de, aproximadamente, 70 bpm.

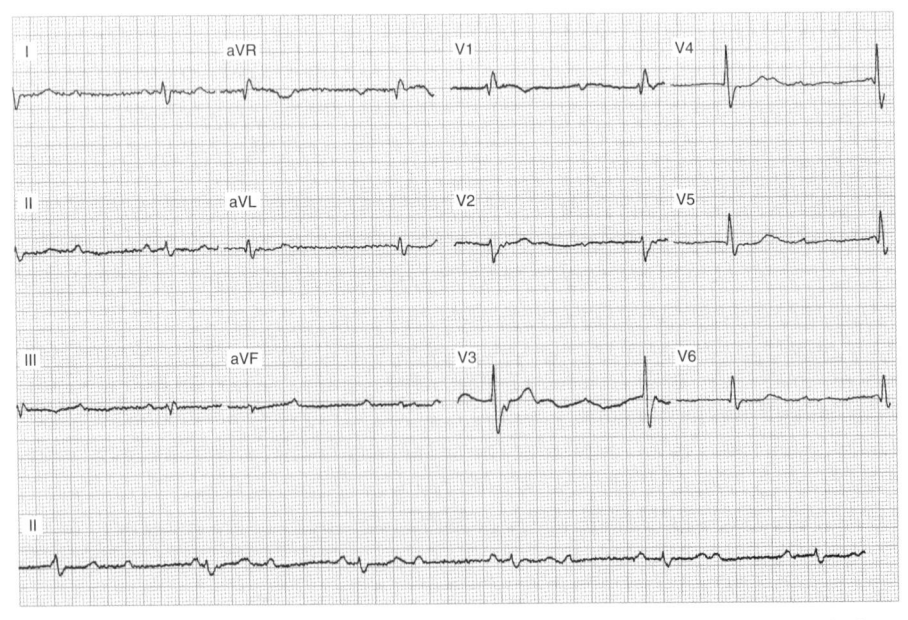

Fig. 17-11. Outro exemplo de BAV total. Ondas P indicadas, em DII. Frequência ventricular de 35 bpm.

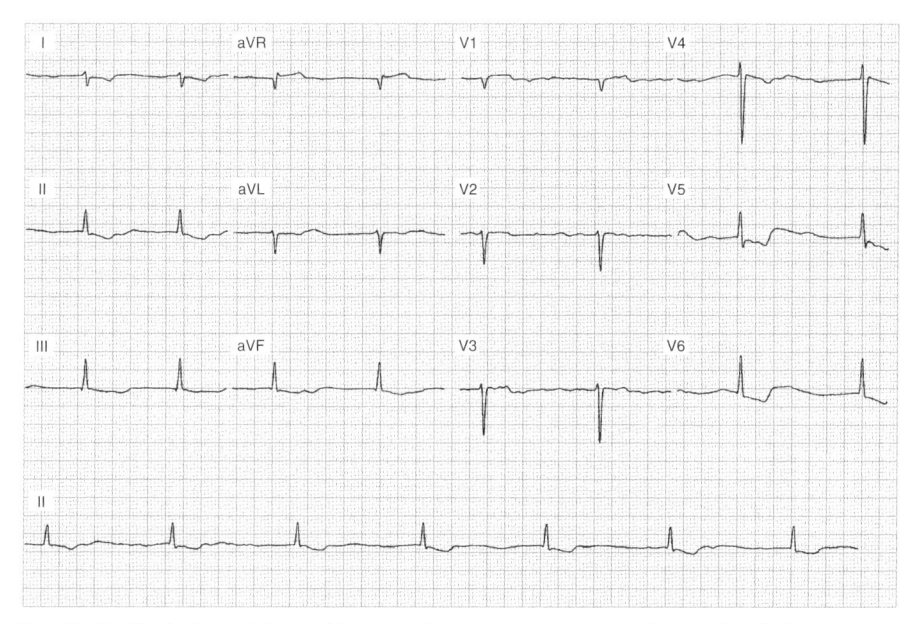

Fig. 17-12. Fibrilação atrial com bloqueio AV em paciente internada com insuficiência cardíaca, em uso de digoxina. A frequência cardíaca é baixa (aprox. 43 bpm), o ritmo tende à regularidade. Alteração da repolarização (DII, V5, V6) característica de ação digitálica. O QRS é estreito, o que sugere bloqueio nodal.

Outros distúrbios do ritmo, além do BAV completo apresentam-se com dissociação AV, isto é, o átrio e o ventrículo batem de forma independente. Pode ser ocasionada por diminuição da automaticidade do nó sinusal, quando um escape de um marca-passo latente, como um escape juncional, assume o comando, estabelecendo um ritmo juncional. As ondas P sinusais encontraram o nó AV no período refratário e não serão conduzidas (P dissociadas). A dissociação pode ocorrer também quando um foco ectópico juncional ou ventricular assume o comando por apresentar automatismo aumentado e se sobrepor ao ritmo sinusal (ou ectópico atrial) e, por não ocasionar captura atrial retrógrada, permite o disparo do nó sinusal ou de um foco ectópico atrial, o qual não será conduzido para o ventrículo em função da colisão das ondas de ativação no nó AV. As extrassístoles ventriculares e a taquicardia ventricular por reentrada podem apresentar dissociação AV porque enviam estímulos retrogradamente para o nó AV, que o torna refratário à condução anterógrada.

Localização anatômica dos bloqueios AV[6,17-19]

Os bloqueios AV são classificados, quanto à sua localização, em supra-hissiano ou nodal, intra-hissiano (no feixe de His) ou infra-hissiano (nos ramos ou abaixo). A localização exata do bloqueio somente pode ser determinada através do estudo eletrofisiológico invasivo. O bloqueio de localização no feixe de His é menos comum. Para simplificar, o bloqueio AV pode ser classificado em nodal ou infranodal. O bloqueio nodal tem um melhor prognóstico e tendência à reversão (por exemplo: associado ao infarto inferior) do que o bloqueio infranodal.

Algumas características eletrocardiográficas e a resposta à estimulação vagal (estimulação do seio carotídeo) ou administração de atropina endovenosa (1 a 2 mg) permitem sugerir o nível do bloqueio, se nodal ou infranodal, conforme exposto a seguir:

1. Características eletrocardiográficas:
   - *Largura do QRS:* o QRS estreito é característico do bloqueio nodal, que apresenta escape alto, frequentemente juncional. Quando o QRS é largo, duas situações são possíveis: o bloqueio é distal, sendo o QRS largo resultando de um escape baixo (ventricular), ou o bloqueio é nodal e o QRS é largo que resulta de bloqueio de ramo prévio ou funcional (aberrância).
   - *Intervalo PR:* o prolongamento progressivo do PR (Wenckebach) é típico de bloqueio nodal. O prolongamento do PR ($\geq 0{,}28$ s) também sugere bloqueio nodal, conforme observa Wellens.[6] No bloqueio AV distal o intervalo PR do batimento conduzido geralmente é normal. Estas observações não se aplicam ao BAV de 3º grau.
   - *Frequência cardíaca do escape no BAV completo:* o BAV de 3º grau infranodal em geral tem escape com frequência baixa, < 30-40 bpm, e é eletricamente instável por ter origem distal (nos ramos ou no ventrículo).

2. Resposta à estimulação vagal e à atropina:
   - *Estimulação vagal:* aumenta o grau de bloqueio no BAV nodal e nenhum efeito apresenta ou até melhora a condução no bloqueio infranodal.
   - *Resposta à administração de atropina:* tem efeito inverso da estimulação vagal porque causa melhora da condução nodal. A atropina em geral aumenta a frequência atrial e do escape no bloqueio nodal. Por outro lado, a atropina tem efeito nulo ou piora a condução no caso do bloqueio infranodal. A piora pode ocorrer, porque o bloqueio do parassimpático provocado pela atropina faz com que mais estímulos de origem atrial cheguem ao sítio infranodal do bloqueio, com possível piora na condução e diminuição da frequência do escape.

Aspectos clínicos dos bloqueios AV

Os bloqueios nodais podem ocorrer em indivíduos normais, como manifestação do tônus vagal aumentado, como nos atletas.

Capítulo 17 ▪ Bradiarritmias
279

Diversas condições estão associadas a bloqueios AV adquiridos, como a calcificação e a fibrose do sistema de condução (a causa mais comum no global), doença de Chagas, infarto agudo do miocárdio e insuficiência coronariana crônica, efeitos de drogas, valvopatia aórtica, miocardites, cardite reumática, miocardiopatias infiltrativas, endocardite infecciosa (abscesso do septo interventricular), no pós-operatório de cirurgia cardíaca ou outros procedimentos (ablação por radiofrequência e alcoolização septal na miocardiopatia hipertrófica), distúrbios eletrolíticos graves (hipercalemia, hipermagnesemia), mixedema, doenças neuromusculares, certas colagenoses (p. ex., esclerodermia, síndrome de Reiter, lúpus eritematoso sistêmico) entre outras.[4,18,20,21]

A calcificação do esqueleto fibroso do coração (descrita por Lev) e a fibrose dos ramos do sistema de condução de causa idiopática (descrita por Lenegre) são processos degenerativos mais comuns no idoso, sendo conhecida por doença de Lev-Lenegre. Surge como manifestação isolada, não associada à cardiopatia estrutural. A calcificação valvar mitral e aórtica é causa conhecida de bloqueio AV.[20,21]

Dentre as drogas implicadas no surgimento de BAV, citamos os agentes usados no tratamento das cardiopatias, como digitálicos, betabloqueadores, amiodarona e outros antiarrítmicos (classe I). Às vezes estes agentes são empregados em associação, potencializando o efeito na condução. Outros agentes são causas incomuns de bloqueios AV, como antidepressivos tricíclicos e lítio. Os bloqueios AV causados por drogas têm localização mais comumente nodal, mas antiarrítmicos das classes I e III podem causar bloqueio AV em qualquer nível.[4] O BAV de 3º grau em geral está associado a níveis tóxicos ou quando existe doença associada do sistema de condução, apresentando reversão após a suspensão da droga por um período de tempo variável que depende da sua farmacocinética.

O BAV de 3º grau congênito pode-se apresentar de forma isolada ou associado à cardiopatia congênita. A forma isolada deve-se à passagem de anticorpos (anti-Ro e anti-La) da mãe que apresenta lúpus eritematoso sistêmico ou doença de Sjögren, geralmente na forma assintomática.[4,18]

A associação de disfunção do nó sinusal e bloqueio atrioventricular é conhecida como *doença binodal*.[22,23]

Indicação de marca-passo no BAV

O BAV de 2º grau sintomático, quando os sintomas estão relacionados com a frequência cardíaca baixa, seja permanente seja intermitente, tem indicação de marca-passo definitivo. O BAV de 2º grau, com QRS largo ou com localização infra-His, apresenta indicação de marca-passo definitivo, mesmo quando assintomático.[4,14]

O BAV de 3º grau adquirido, quando sintomático ou apresentar escape com QRS largo ou com frequência < 40 bpm e com resposta inadequada ao exercício, tem indicação de implante de marca-passo definitivo.[14,24]

O BAV completo congênito é mais comumente nodal, mas pode ser infranodal, mostrando descontinuidade do sistema de condução (nó AV ou no feixe de His), com substituição das estruturas por tecido fibroso ou gordura.[24,25] Apresenta geralmente QRS estreito e com boa frequência, mas as crianças acometidas podem evoluir com sintomas (dispneia, síncope), dilatação cardíaca, QT longo e arritmias ventriculares, ou o BAV pode ter escape com QRS largo ou com frequência cardíaca inadequada, que são situações onde o implante de marca-passo definitivo está indicado.[14,24,27]

■ RITMOS DE ESCAPE[2,28]

Como resultado da disfunção sinusal ou bloqueio atrioventricular, batimentos ectópicos tardios (escape) assumem o comando do ritmo cardíaco. Os ritmos de escape são ritmos bradicárdicos, também conhecidos como de suplências.

De forma simples, os ritmos de escape podem ser divididos em atriais, juncionais e ventriculares. Os escapes atriais podem ter origem nos átrios direito e esquerdo. O ritmo de escape com origem no átrio direito produz onda P positiva em DI. Quando o ritmo é direito alto, as ondas P precedem o QRS, são diferentes das sinusais e positivas em DII, DIII e aVF em virtude da ativação de cima para baixo. Quando o ritmo é atrial direito baixo, as ondas P são negativas em DII, DIII e aVF como consequência da ativação de baixo para cima. O ritmo de escape atrial esquerdo caracteriza-se pela presença de onda P negativa em DI e, geralmente, em DII, DIII e aVF.

No ritmo juncional a onda P é positiva em DI e negativa em DII, DIII e aVF pela ativação atrial retrógrada, de baixo para cima. As ondas P que precedem o QRS exibem habitualmente intervalo PR curto. O QRS é comumente estreito (Fig. 17-13).

O escape juncional ou nodal é o mais frequente em decorrência da conhecida capacidade de automatismo das células da junção AV.

Às vezes o local de origem do ritmo migra em sequência do átrio alto, baixo e junção, sendo denominado marca-passo migratório.

Os escapes ventriculares podem surgir por depressão do automatismo do nó sinusal e dos escapes subsidiários situados abaixo (átrios e junção) ou por bloqueio AV. O sítio do escape ventricular pode ser no sistema His-Purkinje ou na musculatura ventricular. O local do escape fornece-nos informação sobre o nível do bloqueio AV, porque sua origem sempre será abaixo (distal) ao sítio do bloqueio. Quanto mais baixo é o escape ventricular, mais o QRS tende a ser alargado, porque resultará em uma despolarização anômala, fora da sequência normal de ativação (Fig. 17-14).

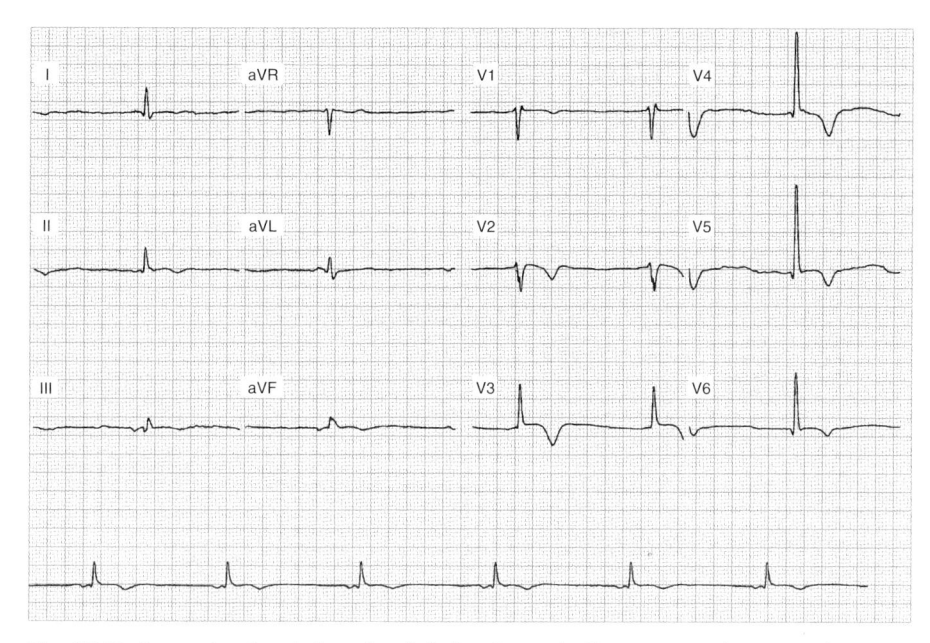

Fig. 17-13. Escape juncional: ritmo bradicárdico, intervalo PR curto e ondas P negativas em DII, DIII e aVF. O QRS é estreito.

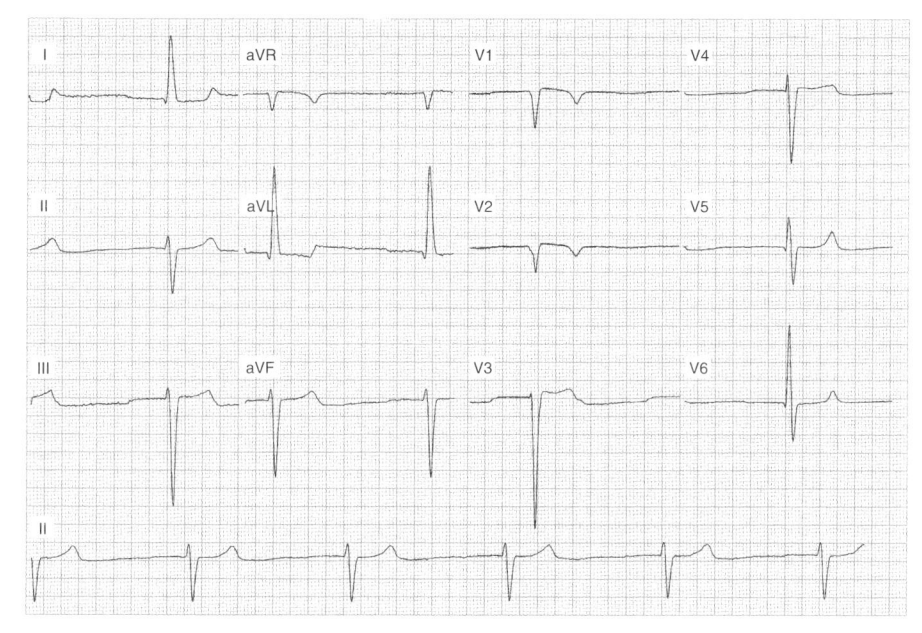

Fig. 17-14. Escape ventricular. Não há ondas P visíveis em virtude da disfunção sinusal (diminuição do automatismo sinusal ou bloqueio sinoatrial), com surgimento de ritmo de escape com QRS largo (escape baixo, com origem provável no sistema His-Purkinje) com frequência de 33 bpm. Neste caso, seria esperado que um ritmo juncional assumisse o comando, o que não ocorre, provavelmente, por disfunção binodal (sinusal e do nó AV).

REFERÊNCIAS BIBLIOGRÁFICAS

1. Olgin JE, Zipes DP. Specific arrythmias: diagnosis and treatment. In: Libby P, Bonow RO, Mann DL et al. *Braunwald's heart disease: a textbook of cardiovascular medicine.* 8 ed. 2008. p. 863-931.
2. Pachon Mateos JC, Melo CS, Silva Jr O. Bradiarritmias. In: Melo CS (Ed.). *Temas de marcapasso.* 3 ed. São Paulo, SP: Casa Editorial Lemos, 2007. p. 87-102.
3. Moreira DAR. *Arritmias cardíacas: clínica, diagnóstico e terapêutica.* São Paulo, SP: Artes Médicas, 1995. p. 366-84.
4. Issa Z. Atrioventricular conduction abnormalities. In: Issa Z et al. *Clinical arrhythmology and electrophysiology: a companion to Braunwald's heart disese.* Philadelphia, PA: Saunders Elsivier, 2009. p. 118-41.
5. Brubaker PH, Kitzman DW. Prevalence and management of chronotropic incompetence in heart failure. *Curr Cardiol Rep* 2007;9(3):229-35.
6. Wellens HJJ, Conover M. *ECG na tomada de decisão em emergência.* 2 ed. Rio de Janeiro, RJ: Revinter, 2006. p. 63-92.
7. Vijayaraman P, Ellenbogen KA. Bradyarrhytmias and pacemakers. In: Fuster V, Alexander RW, O'Rourke RA (Eds.). *Hurst's the heart.* 11 ed. New York: McGraw-Hill Professional, 2004. p. 1020-52.
8. Pastore CA, Pinho C, Germiniani H et al. Sociedade Brasileira de Cardiologia. Diretrizes da Sociedade Brasileira de Cardiologia sobre análise e emissão de laudos eletrocardiográficos. *Arq Bras Cardiol* 2009;93(3 Suppl 2):1-19.
9. Kaplan BM. The tachycardia-bradycardia syndrome. *Med Clin North Am* 1976;60(1):81-99.
10. Adán V, Crown LA. Diagnosis and treatment of sick sinus syndrome. *Am Fam Physician* 2003 Apr. 15;67(8):1725-32.
11. Brignole M. Sick sinus syndrome. *Clin Geriatr Med* 2002 May;18(2):211-27.
12. Wahls SA. Sick sinus syndrome. *Am Fam Physician* 1985;31:117-24.
13. Lamas GA, Lee K, Sweeney M et al. The mode selection trial (MOST) in sinus node dysfunction: design, rationale, and baseline characteristics of the first 1000 patients. *Am Heart J* 2000;140:541-51.
14. Epstein AE, Dimarco JP, Ellenbogen KA et al. ACC/AHA task force on practice. American Association for Thoracic Surgery; Society of Thoracic Surgeons. ACC/AHA/HRS 2008 guidelines for device-based therapy of cardiac rhythm abnormalities: executive summary. *Heart Rhythm* 2008;5(6):934-55.
15. Mymin D, Mathewson FA, Tate RB et al. The natural history of primary first-degree atrioventricular heart block. *N Engl J Med* 1986 Nov. 6;315(19):1183-87.
16. Barold SS. 2:1 atrioventricular block: order from chaos. *Am J Emerg Med* 2001;19(3):214-17.
17. Wagner GS. *Marriott's practical electrocardiography.* 11 ed. Philadelphia, PA: Lippincott Williams and Wilkins, 2008. p. 402-21.
18. Sandesara CM, Olshansky B. *Atriovetricular block.* Disponível em: www.emedicine.medscape.com (uptodate in Aug. 2009). Acesso em: Sept. 2009.
19. Harrigan RA, Perron AD, Brady WJ. Atrioventricular dissociation. *Am J Emerg Med* 2001;19(3):218-22.
20. Waller BF, Gering LE, Branyas NA et al. Anatomy, histology, and pathology of the cardiac conduction system-Part VI. *Clin Cardiol* 1993;16(8):623-28.
21. Waller BF, Gering LE, Branyas NA et al. Anatomy, histology, and pathology of the cardiac conduction system-Part V. *Clin Cardiol* 1993;16(7):565-69.
22. Fromer M, Kappenberger L, Steinbrunn W. Binodal disease: diseased sinus node and atrioventricular block. *Z Kardiol* 1983;72(7):410-13.

23. Sakai Y, Imai S, Sato Y et al. Clinical and electrophysiological characteristics of binodal disease. *Circ J* 2006;70(12):1580-84.
24. Diretrizes Brasileiras de Dispositivos Cardíacos Eletrônicos Implantáveis (DCEI). *Arq Bras Cardiol* 2007;89(6):e210-e237.
25. Chow LT, Cook AC, Ho SY et al. Isolated congenitally complete heart block attributable to combined nodoventricular and intraventricular discontinuity. *Hum Pathol* 1998;29(7):729-36.
26. Karpawich PP, Gillette PC, Garson A Jr et al. Congenital complete atrioventricular block: clinical and electrophysiologic predictors of need for pacemaker insertion. *Am J Cardiol* 1981;48:1098-102.
27. Jayaprasad N, Johnson F, Venugopal K. Congenital complete heart block and maternal connective tissue disease. *Int J Cardiol* 2006;20:112(2):153-58.
28. Maia IG. Ritmos de escape. In: Halake J (Org.). *Eletrocardiografia*. Rio de Janeiro, RJ: Medsi, 1994. p. 391-98, v. 1.

TAQUIARRITMIAS ATRIAIS 18

Ormuz Dumont Conceição Coelho
Nestor Rodrigues de Oliveira Neto

As taquiarritmias atriais englobam as taquiarritmias geradas nos átrios com frequência cardíaca maior que 100 bpm com mecanismo independente do nó AV, que podem ser secundárias tanto a distúrbios do automatismo como mecanismos de reentrada. Geralmente são associadas a cardiopatias valvar, isquêmica, hipertensiva, miocárdicas ou às doenças pulmonares. São muitas vezes observadas após eventos agudos, como exacerbação de doença pulmonar obstrutiva crônica, isquemia miocárdica, tromboembolismo pulmonar, processos infecciosos, havendo controle ou reversão da taquiarritmia após melhora clínica.

O diagnóstico destas taquicardias é muito dependente de uma boa análise da onda P ou outras ondas atriais, sendo às vezes importante lançarmos mão do uso de derivações esofágicas para melhor identificação e estudo da atividade elétrica atrial.[1] Dentre as taquicardias englobadas neste capítulo, vamos dar ênfase ao diagnóstico eletrocardiográfico de:

1. Taquicardia atrial.
2. Taquicardia atrial multifocal.
3. *Flutter* atrial.
4. Fibrilação atrial.

Taquicardia atrial[2-5]

As taquicardias atriais geralmente apresentam-se como paroxismos precedidos por extrassístoles atriais, com frequência atrial de 150 a 240 por minuto. Tem como mecanismo mais comum o hiperautomatismo (foco automático), sendo um único foco de células responsável pela origem dos batimentos. Podem ser também por mecanismo de reentrada (nas formas paroxísticas).

As taquicardias atriais poderão ser classificadas ainda em paroxísticas (comportamento episódico semelhante às outras taquicardias descritas neste capítulo) ou incessantes, estas quando o paciente permanece todo o tempo em arritmia ou mais de 50% do período de 24 horas, nas formas repetitivas da mesma.

Apresenta como características eletrocardiográficas: onda P com morfologia diferente da P sinusal, presença de linha isoelétrica entre as ondas P, relação RP > PR, e graus variados de bloqueio atrioventricular, sendo mais comum a relação 1:1 (Fig. 18-1).

É uma arritmia geralmente causada por cardiopatia estrutural ou pneumopatia, mas pode ser registrada em pessoas com coração normal, principalmente crianças, causada por foco automático. Pode ser observada em pacientes submetidos à correção cirúrgica de cardiopatia congênita; neste caso o mecanismo é a reentrada intra-atrial (Fig. 18-2). A taquicardia atrial com bloqueio é típica da intoxicação digitálica.

Uma característica que permite caracterizar a taquicardia atrial como automática é a elevação da frequência no início da taquicardia (período de aquecimento) e diminuindo antes de sua reversão (desaquecimento).

Episódios de taquicardia atrial focal são comuns em registros de Holter (Fig. 18-3). Em geral apresentam frequência cardíaca baixa, curta duração e são assintomáticos.

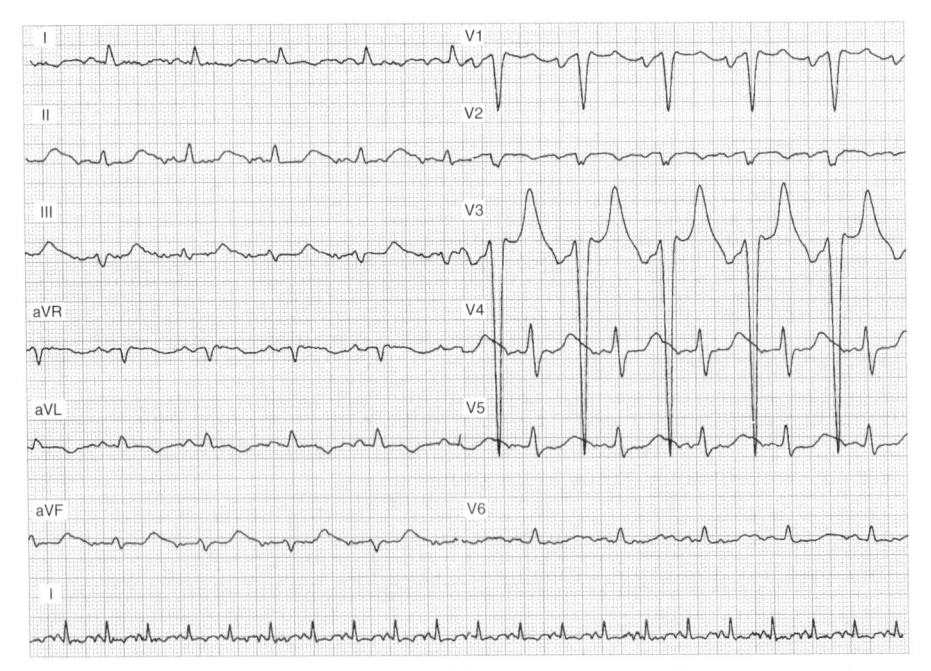

Fig. 18-1. Taquicardia atrial. Observar a morfologia anormal de P, diferente do ritmo sinusal. Frequência cardíaca de 136 bpm. O ECG foi realizado em 2N e com velocidade de 50 mm/s, o que facilita a visualização das ondas P.

Capítulo 18 ■ Taquiarritmias Atriais

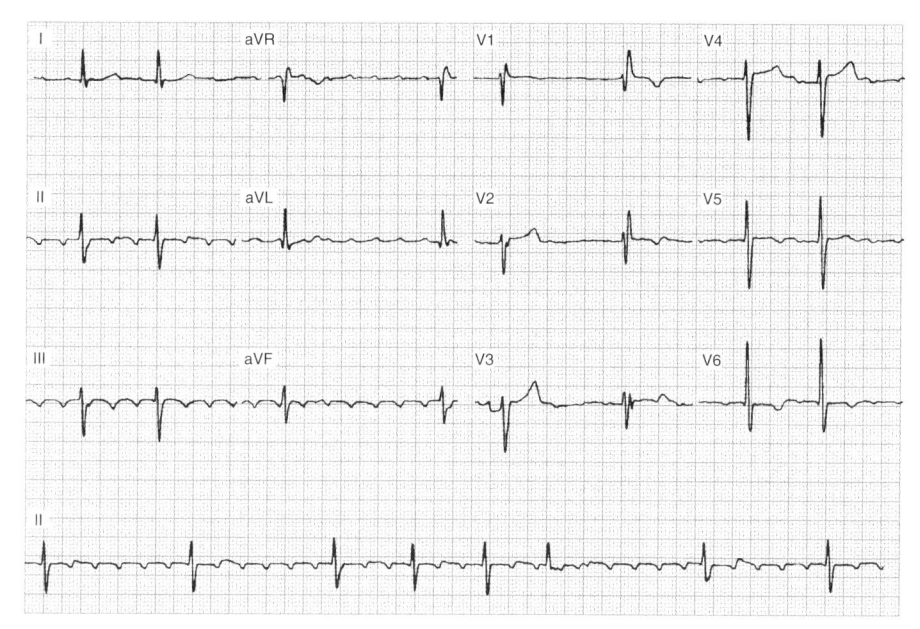

Fig. 18-2. Taquicardia atrial com alto grau de bloqueio. Atividade atrial com frequência de 225 bpm e bloqueio AV variável. Existe linha isoelétrica entre as ondas P. Paciente em pós-operatório tardio de correção de comunicação atrial. Apresenta também bloqueio de ramo direito.

A localização do foco de origem da taquicardia pode ser sugerida pela avaliação vetorial da onda P, assim podemos ter taquicardias do átrio direito alto ou baixo e taquicardias do átrio esquerdo.

A *taquicardia atrial direita alta* é a apresentação mais comum. A origem no átrio alto é responsável por ondas P positivas em DI e também produz onda P

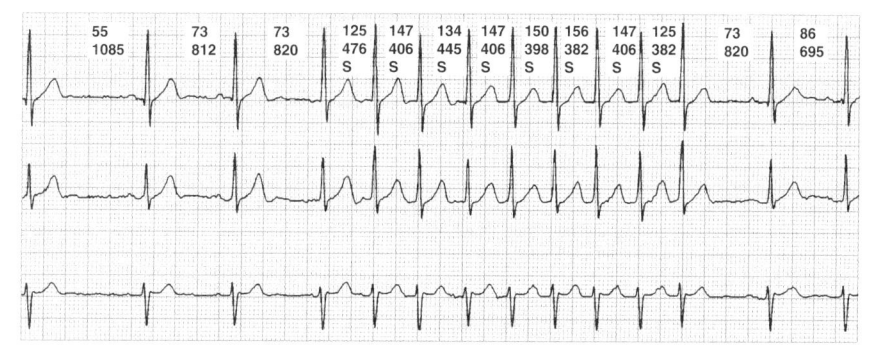

Fig. 18-3. Taquicardia atrial de curta duração, não associada a sintomas, registrados em Holter.

positiva em DII, DIII e aVF em decorrência da ativação craniocaudal. A origem no átrio baixo, comumente com o foco no óstio do seio coronariano ou sua porção proximal *(taquicardia atrial direita baixa)*, é sugerida pelas seguintes características da onda P: polaridade positiva em DI, indicando origem no átrio direito, e polaridade negativa em DII, DIII e aVF, indicando ativação craniocaudal, de baixo para cima. *A taquicardia atrial esquerda,* causada por sua origem no átrio esquerdo, exibe ondas P com polaridade negativa em DI e V6, pela ativação da esquerda para a direita e onda P em "cúpula e torre" *(dome and dart)* em V1, que constitui o sinal mais característico. O aspecto em "cúpula e torre" refere-se à onda P positiva em V1, com o componente inicial abaulado, em forma de cúpula (ativação do átrio esquerdo), ao qual se segue o componente apiculado (ativação do átrio direito).

A resposta ao tratamento farmacológico da taquicardia atrial é variável, dependendo do mecanismo envolvido, existência de fatores precipitantes, influência do sistema nervoso autônomo e tempo de instalação em caso de arritmias crônicas.

Taquicardia atrial multifocal

Também conhecida como ritmo atrial caótico, tem como característica principal a ocorrência de três ou mais morfologias diferentes de onda P dentro de uma mesma derivação, com frequência maior que 100bpm e graus variáveis de intervalo PR (causado por diferentes focos) e RR[7] (Fig. 18-4). Pode preceder fibrilação atrial. É mais comum em idosos internados com exacerbação de doença pulmonar obstrutiva crônica.[8]

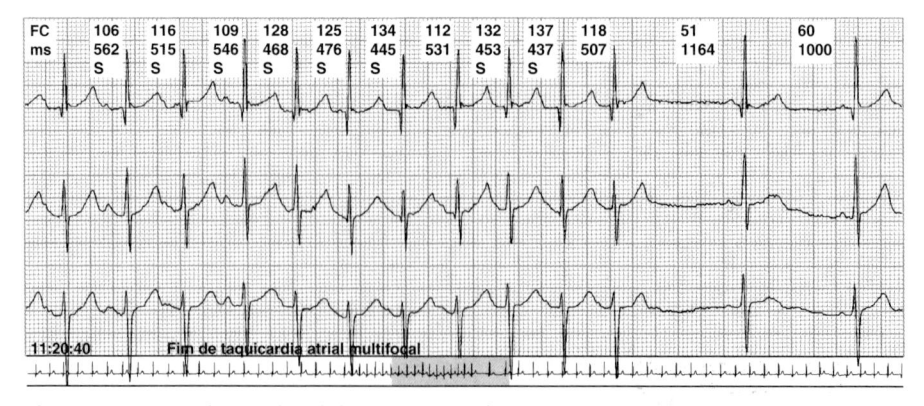

Fig. 18-4. Taquicardia atrial multifocal: três ou mais morfologias diferentes de onda P dentro de uma mesma derivação. O final registra a reversão da arritmia.

Capítulo 18 ■ Taquiarritmias Atriais

Flutter atrial[3,4,9-11]

É uma arritmia que surge comumente na forma de surtos, geralmente com frequência cardíaca entre 120 e 170 bpm. A frequência atrial encontra-se habitualmente entre 240 e 430 bpm.

O *flutter* atrial é geralmente associado à cardiopatia, como cardiopatias hipertensiva, isquêmica, miocardiopatia e também nas cardiopatias congênitas, valvopatias, pós-operatório de cirurgia cardíaca e pericardite. Após cirurgia cardíaca surge como reentrada em áreas de incisão e cicatriz de atriotomia. De modo semelhante à fibrilação atrial, pode ser resultado de condições, como tromboembolismo pulmonar, pneumopatias, hipertireoidismo etc.

Tem como mecanismos a macrorreentrada (mecanismo principal) ou foco automático. As características eletrocardiográficas do *flutter* atrial são (Fig. 18-5):

- Frequência atrial entre 240 a 430, com ondas *F* regulares, e aspecto em *dente de serra*.
- Ausência de linha isoelétrica definida entre as ondas *F*.
- O bloqueio AV pode ser fixo ou variável. O bloqueio AV do tipo 2:1 é o mais comum, mas pode ser variável, alternando 1:1, 2: 3:1 etc. ou fixo de todos os

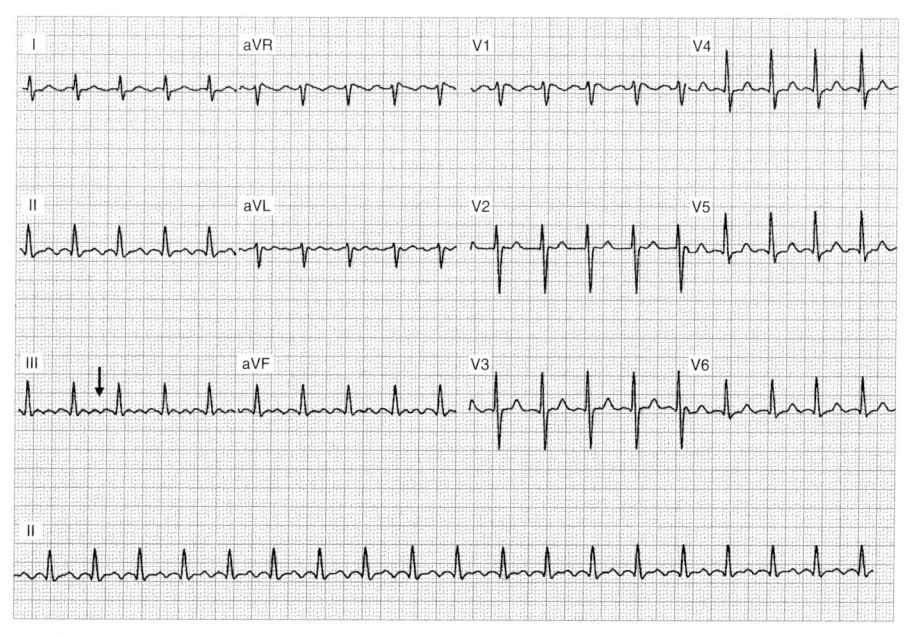

Fig. 18-5. *Flutter* atrial, presença das ondas F mais bem visualizadas em DIII *(seta)*. Taquicardia regular de QRS estreito com frequência cardíaca de 120 bpm. *Flutter* atrial típico.

tipos, sendo a condução 1:1 rara (Figs. 18-6 e 18-7) e, geralmente, associada à pré-excitação ventricular.

Quando as ondas F forem de difícil visualização e houver dúvidas para estabelecer o diagnóstico, pode-se lançar mão de manobras vagais ou drogas (adenoside) para aumentar o grau de bloqueio AV e facilitar a observação da atividade atrial, ou então, por meio da realização de derivação esofágica.

Deve-se sempre suspeitar de *flutter* com condução 2:1 na presença de taquicardia regular de QRS estreito com frequência cardíaca em torno de 150 bpm. Isto ocorre porque a frequência atrial no *flutter* típico encontra-se em torno de 300 bpm, o que resultará em uma frequência ventricular de cerca de 150 bpm, quando o bloqueio AV é 2:1. Neste caso a visualização das ondas P pode ser difícil ou duvidosa, o que pode trazer dificuldade para o diagnóstico diferencial com outras taquicardias regulares de QRS estreito.

Conforme a frequência das ondas F, o *flutter* atrial é classificado em dois tipos:

1. **Tipo 1 (*flutter* atrial típico)**, baseado na frequência atrial de 240 a 320 bpm, apresentando atividade elétrica organizada (serrilhado) tendo subs-

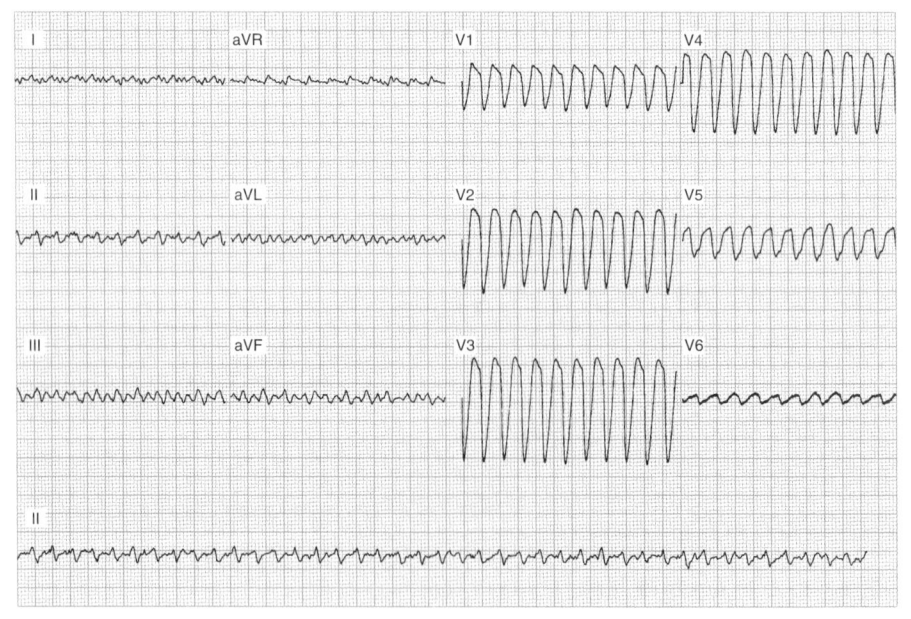

Fig. 18-6. ECG de paciente com *flutter* atrial com história de epsódios frequentes e provável taquimiocardiopatia, durante descompensação clínica. O ECG inicial mostra uma resposta ventricular muito elevada, com FC em torno de 270 bpm, com condução 1:1. Ondas F de difícil visualização. Neste caso, a condução é 1:1, com resposta ventricular muito elevada, o que geralmente ocorre quando existe via acessória (pré-excitação). Porém, neste caso, estudo eletrofisiológico invasivo não evidenciou a presença de via anômala.

Capítulo 18 ▪ Taquiarritmias Atriais

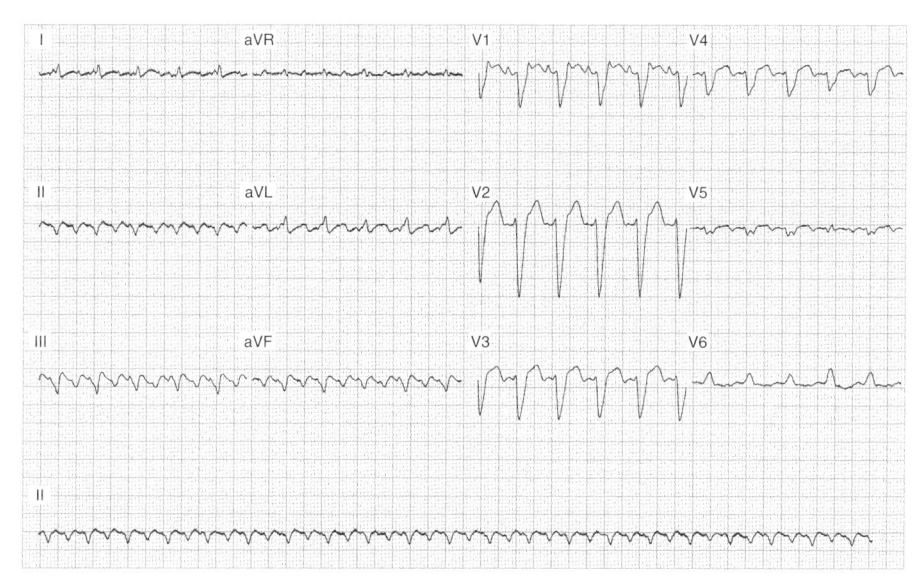

Fig. 18-7. ECG da mesma paciente, mostrando *flutter* atrial com condução 2:1, com diminuição da resposta ventricular (frequência cardíaca de 135 bpm). As ondas F são mais bem evidenciadas. O ECG em ritmo sinusal também mostra padrão de bloqueio de ramo esquerdo.

trato bem definido como reentrada através do istmo cavo-tricúspíde, apresentando boa resposta à cardioversão, estimulação atrial transesofágica e estimulação atrial por marca-passo. O padrão vetorial da onda P classifica este tipo em *comum*, que possui rotação de macrocircuito atrial direito anti-horária e identificada no ECG por ondas P negativas em DII, DIII e aVF, e positiva em V1. O tipo *incomum* possui rotação de macrocircuito atrial horária e identificada no ECG por ondas P positivas em DII, DIII e aVF, e negativa em V1.
2. **Tipo 2 (*flutter* atrial atípico)**, com base na frequência atrial de 320 a 430 bpm, dificilmente responde às formas de tratamento supracitadas para o tipo 1 e talvez represente a transição de *flutter* atrial para fibrilação atrial.[6]

A resposta do *flutter* atrial agudo ao tratamento farmacológico muitas vezes não é boa, ao contrário da boa resposta que apresenta a cardioversão e estimulação por marca-passo atrial (*flutter* tipo 1). A ablação por radiofrequência do *flutter* atrial típico é altamente eficaz para prevenir recidivas.

Fibrilação atrial
Essa arritmia caracteriza-se por uma despolarização atrial caótica, sendo a arritmia sustentada a mais comum. A prevalência da fibrilação atrial aumenta expo-

nencialmente com a idade, atingindo cifras de 9% nas pessoas de 80 anos ou mais.[12]

Do ponto de vista eletrofisiológico, os mecanismos causais da fibrilação atrial envolvem reentrada tipo microrrentrada funcional, modelo de espiral e rotor e a presença de focos automáticos próximo às veias pulmonares e outras áreas nos átrios, os quais funcionariam como deflagradores.[13-15]

No ECG caracteriza-se pela ausência de onda P, sendo visíveis como oscilações com forma, amplitude e frequência variáveis (ondas *f*), com frequência normalmente acima de 400 bpm (entre 350 a 600), e associado a RR irregular. É de fácil diagnóstico eletrocardiográfico à beira do leito, mas seu manuseio clínico é desafiador, existindo condutas diferentes conforme a apresentação clínica e condições associadas. Em alguns casos, a atividade atrial (ondas *f*) é praticamente imperceptível; em outros, apresentam-se como ondas grosseiras, com maior amplitude[3,15] (Figs. 18-8).

A idade avançada, história de insuficiência cardíaca ou fração de ejeção reduzida, valvopatia, hipertensão arterial sistêmica, doença arterial coronariana e diabetes são fatores de risco, associados à maior prevalência de fibrilação atrial. Outras condições estão relacionadas com o aparecimento da fibrilação atrial, como tromboembolismo pulmonar, infarto agudo do miocárdio (infarto extenso, infarto do átrio ou ventrículo direito), pós-operatório de cirurgia cardíaca, pericardite, hipertireoidismo, uso de álcool ou drogas ilícitas.[3,15] É uma arritmia comum no pós-operatório de cirurgia cardíaca, ocorrendo em, aproxi-

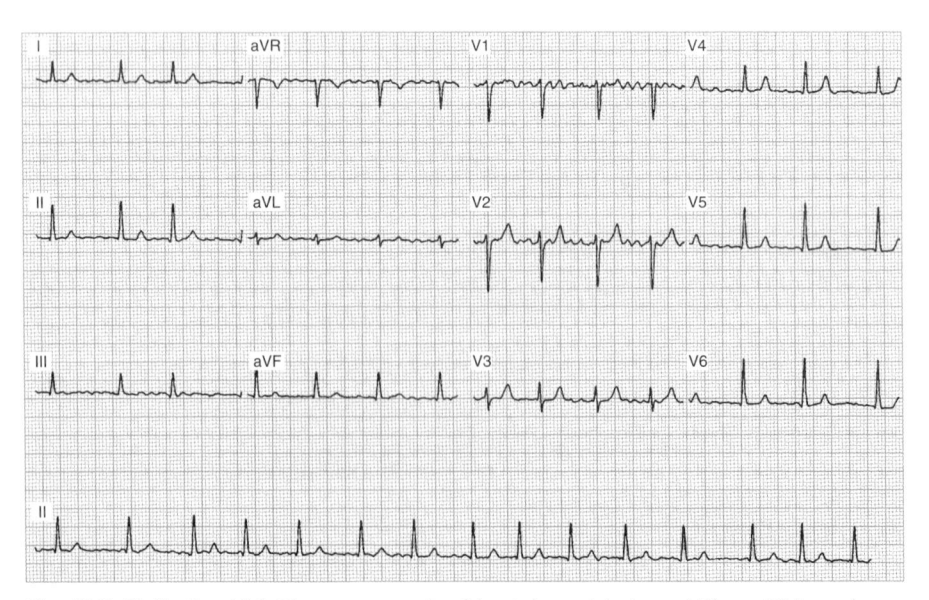

Fig. 18-8. Fibrilação atrial. Observar as ondas f (mais bem visíveis em V1) e o RR irregular.

madamente, 20 a 30% dos pacientes após cirurgia de revascularização miocárdica e até com maior incidência após cirurgia valvar, com 70% dos casos ocorrendo nos primeiros quatro dias de pós-operatório.[17,18]

A fibrilação atrial é classificada da seguinte forma:[19,20]

1. **Fibrilação atrial inicial:** termo aplicado na primeira vez que o diagnóstico é feito.
2. **Fibrilação atrial paroxística:** é aquela que apresenta episódios recorrentes, isto é, dois ou mais episódios com término espontâneo, sem a ação de drogas ou cardioversão elétrica. Apresenta em geral menos de 7 dias de duração.
3. **Fibrilação atrial persistente:** episódio que se sustenta por mais de 7 dias e que pode ser terminado por cardioversão farmacológica ou elétrica.
4. **Fibrilação atrial permanente:** refere-se à fibrilação atrial onde as tentativas de reversão não apresentaram sucesso ou quando se opta por não realizar a reversão da arritmia.

A fibrilação que ocorre em pessoas com idade inferior a 60 anos, sem evidências de doença cardíaca estrutural, hipertensão ou pneumopatia, é denominada *fibrilação atrial isolada*.[21]

A frequência cardíaca ou resposta ventricular é, geralmente, acima de 90 bpm, mas pode ser menor do que 60 bpm quando há prejuízo da condução AV por doença nodal ou por efeito de drogas, sendo denominada fibrilação atrial com baixa resposta ventricular. A frequência ventricular depende do nó sinusal que funciona como filtro, permitindo que somente algumas das ondas atriais cheguem aos ventrículos. Quando a fibrilação atrial apresenta baixa resposta e RR regular, estamos diante de fibrilação atrial associada a BAV total. Neste caso o ritmo é comandado por um escape que pode ser juncional, infranodal ou ventricular.

Os episódios de fibrilação atrial com alta resposta ventricular podem ser responsáveis pela descompensação clínica do paciente e causa de internação hospitalar. A fibrilação atrial aguda em particular comumente apresenta-se com alta resposta ventricular, com sintomas como palpitações, motivando o atendimento de urgência. Um paciente com fibrilação atrial crônica pode se apresentar com alta resposta ventricular causada por infecção, doença aguda ou descompensação clínica e outras condições onde há exacerbação da resposta adrenérgica.

A fibrilação atrial pode ser conduzida para os ventrículos numa frequência muito elevada através de via acessória, com frequência acima de 200 bpm, ou mesmo maior, quando a relação de condução é 1:1 (uma ativação atrial para cada ativação ventricular), resultando em frequência cardíaca em torno de 300 bpm, o que pode desencadear fibrilação ventricular.[22] Nesta situação o QRS durante a taquicardia é largo em virtude da condução anterógrada por via anômala. Neste caso, existe irregularidade dos intervalos RR, apesar de difícil percepção quando a frequência é muito elevada, e variação na morfologia dos complexos QRS, características que a diferenciam da taquicardia ventricular.[23] A fibrilação atrial pode mostrar QRS largo também quando é conduzida com aberrância.

Os objetivos do tratamento da fibrilação atrial crônica são a prevenção do tromboembolismo pelo uso de anticoagulante oral ou aspirina (nos pacientes com baixo risco de AVE), e controle da resposta ventricular (betabloqueador, antagonista de cálcio e/ou digoxina) ou a manutenção do ritmo sinusal (amiodarona, sotalol, ou propafenona). Técnicas invasivas podem ser indicadas em casos selecionados, como o implante de marca-passo combinado à ablação do nó AV, quando há insucesso do controle farmacológico da resposta ventricular e a ablação com vistas à manutenção do ritmo sinusal, que é uma alternativa promissora.[20]

■ REFERÊNCIAS BIBLIOGRÁFICAS

1. Butterworth S, Poindexter CA. The esophageal electrocardiogram in arrthythmias and tachycardias. *Am Heart J* 1946;32:681.
2. Mirowski, M. Left atrial rhythm. Diagnostic criteria and differentiation from nodal arrhythmias. *Am J Cardiol* 1996;17:203.
3. Moreira DAR. *Arritmias cardíacas: clínica, diagnóstico e terapêutica.* São Paulo, SP: Artes Médicas, 1995.
4. Chauhan AS, Krahn AD, Klein GJ et al. Cardiac arrhythmias. *Med Clin North Am* 2001;85:193-223.
5. Lesh MD, Van Hare GF, Fitzpatrick AP et al. Curing reentrant atrial arrhythmias. Targeting protected zones of slow conduction by catheter ablation. *J Electrocardiol* 1993;26:194-203.
6. Blomström-Lundqvist C, Scheinman MM et al.; European Society of Cardiology Committee, Heart Rhythm Society. ACC/AHA/ESC guidelines for the management of patients with supraventricular arrhythmias–executive summary. A report of the ACC/AHA task force on practice guidelines and the ESC committee for practice guidelines, developed in collaboration with HRS. *J Am Coll Cardiol* 2003 15;42(8):1493-531.
7. Shine KI, Kastor JA, Yurchak PM. Multifocal atrial tachycardia: clinical and electrocardiographic features in 32 patients. *N Engl J Med* 1968;279:344-49.
8. McCord J, Borzak S. Multifocal atrial tachycardia. *Chest* 1998;113(1):203-9.
9. Chan DP, Van Hare GF, Mackall JA et al. Importance of atrial flutter isthmus in postoperative intra-atrial reentrant tachycardia. *Circulation* 2000;102:1283-89.
10. Saoudi N, Cosio F, Waldo A et al. A classification of atrial flutter and regular atrial tachycardia according to electrophysiological mechanisms and anatomical bases. A statement from a joint expert group from the Working Group of Arrhythmias of the ESC and the NASP. *Eur Heart J* 2001;22(14):1162-82.
11. Wells JL Jr, MacLean WA, James TN et al. Characterization of atrial flutter studies in man after surgery using fixed atrial electrodes. *Circulation* 1979;60:665.
12. Go AS, Hylek EM, Phillips KA et al. Prevalence of diagnosed atrial fibrillation in adults: national implications for rhythm management and stroke prevention: the Anticoagulation and Risk Factors in Atrial Fibrillation (ATRIA) Study. *JAMA* 2001;285(18):2370-75.
13. Jais P, Heissaguerre M, Shah DC et al. A focal source of atrial fibrillation treated by discrete radiofrequency ablation. *Circulation* 1997;95:572-76.

14. Fuster V, Ryden LE, Cannom DS *et al*. ACC/AHA/ESC 2006 Guidelines for the Management of Patients with Atrial Fibrillation. *JACC* 2006;48(4):149-246.
15. Moreira DAS, Habib RG, Andalaft R *et al*. Abordagem clínica da fibrilação atrial. *Rev Soc Cardiol Estado de São Paulo* 2008;3:205-20.
16. Arndorf MF, Ganz LI. *Causes of atrial fibrillation*. Disponível em: www.uptodate.com. Acesso em: Oct. 2009.
17. Frost L, Mølgaard H, Christiansen EH *et al*. Atrial fibrillation and flutter after coronary artery bypass surgery: epidemiology, risk factors and preventive trials. *Int J Cardiol* 1992;36(3):253-61.
18. Patel D, Gillinov MA, Natale A. Atrial fibrillation after cardiac surgery. Where are we now? *Indian Pacing Electrophysiol J* 2008;8(4):281-91.
19. Fuster V, Ryden LE, Cannom DS *et al*. ACC/AHA/ESC 2006 guidelines for the management of patients with atrial fibrillation. A report of the ACC/AHA Task Force on Practice Guidelines and the ESC Committee for Practice Guidelines (Writing Committee to revise the 2001 Guidelines for the Management of Patients with Atrial Fibrillation) developed in collaboration with the European Heart Rhythm Association and the HRS. *JACC* 2006;48:149-246.
20. Zimerman LI, Fenelon G, Martinelli Filho M (Eds.). Sociedade Brasileira de Cardiologia. Diretrizes Brasileiras de Fibrilação Atrial. *Arq Bras Cardiol* 2009;92(6 Supl1):1-39.
21. Kopecky SL, Gersh BJ, McGoon MD *et al*. The natural history of lone atrial fibrillation. A population-based study over three decades. *N Engl J Med* 1987;317:669-74.
22. Arndorf MF. *Electrocardiographic and electrophysiologic features of atrial fibrillation*. Disponível em: www.uptodate.com. Acesso em: Oct. 2009.
23. Pimenta J, Moreira JM, Curimbaba J. Diagnóstico diferencial e tratamento das taquicardias supraventriculares na sala de emergência. *Rev SOCESP* 2008;3:236-50.

TAQUICARDIAS SUPRAVENTRICULARES   19

André Rezende
Patrícia Alcoforado

O território supraventricular é formado, do ponto de vista elétrico, pelo nó sinusal, tecido atrial, nó atrioventricular e tronco do feixe de His. Assim sendo, qualquer arritmia, originada ou que tenha parte do seu circuito neste território, será classificada como supraventricular. As taquicardias com QRS estreitos são definidas como taquicardias cujo complexo QRS tem duração inferior a 120 ms, sendo quase sua totalidade de origem supraventricular. Em algumas situações as taquicardias supraventriculares poderão apresentar-se eletrocardiograficamente com complexos QRS largos, habitualmente confundidas com taquicardias de origem ventricular.

As principais taquiarritmias supraventriculares estão citadas no Quadro 19-1. As taquicardias sinusais, juncional, por reentrada nodal e mediadas por vias acessórias serão estudadas neste capítulo.

Vários são os mecanismos relacionados na gênese dessas arritmias. O principal deles, a reentrada, ocorre principalmente envolvendo os átrios e ventrículos. As então chamadas taquicardias atrioventriculares (AV) são as formas de taquicardias paroxísticas (TPSVS) mais frequentes. Outros mecanismos, como automatismo anormal e atividade deflagrada, também podem ocorrer em formas específicas.

O termo "paroxístico" refere-se a acessos de palpitação de início e término súbitos e caráter recorrente. A maior parte dessas taquicardias apresenta este tipo de comportamento. Entretanto, algumas delas podem ser crônicas ou incessantes, podendo ser intercaladas por curtos períodos de ritmo sinusal.

Serão descritos a seguir de forma detalhada os principais tipos de taquicardias supraventriculares.

■ TAQUICARDIAS SINUSAIS: TAQUICARDIAS SINUSAL, SINUSAL INAPROPRIADA E POR REENTRADA SINUSAL

A taquicardia sinusal é definida como a frequência cardíaca de origem sinusal maior do que 100 bpm. As ondas P sinusais podem tornar-se apiculadas durante a taquicardia e são positivas em DI, DII e aVF. Pode resultar de vários estímulos

Quadro 19-1. Principais tipos de taquicardias supraventriculares

Taquicardias sinusais
- Taquicardia sinusal secundária
- Taquicardia sinusal inapropriada
- Taquicardia por reentrada sinusal

Taquicardia juncional

Taquicardia por reentrada nodal

Taquicardias mediadas por vias acessórias atrioventriculares
- Taquicardia por reentrada ortodrômica
- Taquicardia por reentrada antidrômica
- Taquicardia AV do tipo "Mahaim"
- Taquicardia AV do tipo "Coumel"

Taquicardia atrial

***Flutter* atrial**

Fibrilação atrial

---

fisiológicos e patológicos, como exercício, emoções, hipertermia, hipovolemia, hipertireoidismo, síndrome inflamatória sistêmica, efeitos de drogas (álcool, cafeína, estimulantes adrenérgicos, atropina). A taquicardia não é paroxística, e a frequência cardíaca sofre aumento e redução de forma gradual na taquicardia sinusal.

A taquicardia sinusal inapropriada tem como característica a elevação persistente da frequência cardíaca em repouso, não proporcional ao nível de estímulos fisiológicos e não associada às condições patológicas causadoras de taquicardia sinusal. O mecanismo desta arritmia é o aumento do automatismo do nó sinusal ou alteração da regulação autonômica, com aumento do tônus simpático. É mais comum em mulheres jovens. As causas secundárias de taquicardia sinusal devem ser afastadas para se estabelecer o diagnóstico de taquicardia sinusal inapropriada.

O mecanismo de reentrada também pode ocorrer no nó sinusal, resultando em taquicardia com ondas P similares às P sinusais. É paroxística e comumente apresenta episódios de curta duração, podendo ser causa de sintomas, como palpitações.

Capítulo 19 ▪ Taquicardias Supraventriculares

▪ TAQUICARDIA JUNCIONAL

Esta taquicardia tem duas formas de apresentação: a primeira chamada taquicardia juncional focal, que é paroxística e mais comum em crianças e adultos jovens. Esta tem como mecanismo o aumento do automatismo juncional ou atividade deflagrada, isto é, um foco automático localizado no nó AV ou feixe de His passa a disparar estímulos com frequência acima da sinusal. A outra forma, chamada taquicardia juncional não paroxística, é geralmente associada a condições, como intoxicação digitálica, isquemia miocárdica, hipocalemia, pós-operatório de cirurgia cardíaca e DPOC (Fig. 19-1).[1]

É uma arritmia incomum, que apresenta em geral uma frequência cardíaca não tão elevada como nas taquicardias reentrantes juncionais.

▪ TAQUICARDIA POR REENTRADA NODAL (TRN)

É a forma de TPSV mais comum representando cerca de 70% dos atendimentos de emergência com este diagnóstico. Ocorre mais frequentemente no sexo feminino numa proporção de 3:1, e os pacientes acometidos em geral não apresentam outras alterações cardíacas.

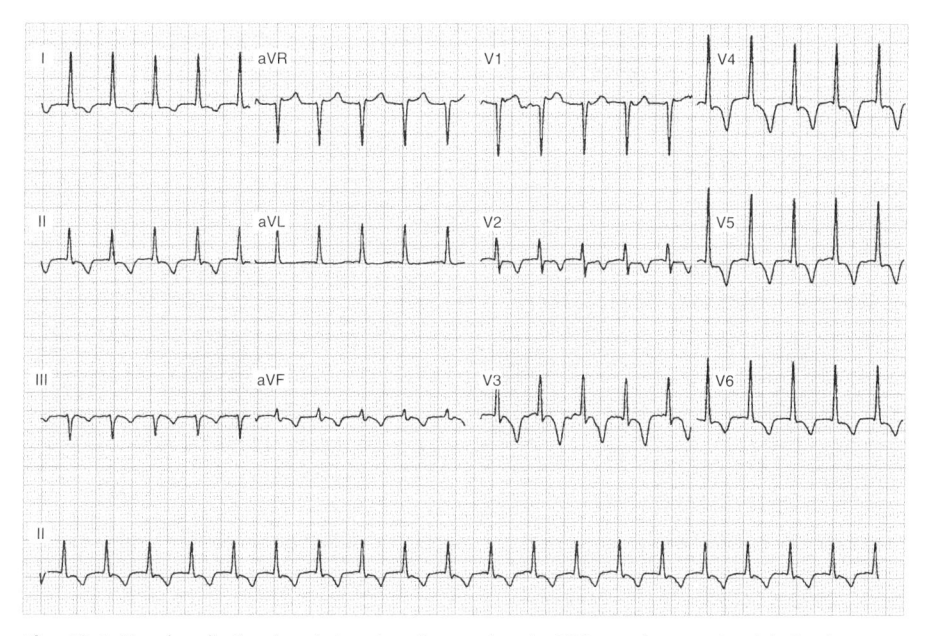

Fig. 19-1. Taquicardia juncional: taquicardia regular de QRS estreito, sendo visíveis algumas ondas P dissociadas, frequência de 125 bpm.

Fisiopatologia

No indivíduo portador dessa arritmia, o nó atrioventricular (localizado numa região denominada trígono de Koch e delimitada superiormente pelo tendão de Todaro, inferiormente pelo folheto septal da valva tricúspide e posteriormente pelo óstio do seio coronariano), ao invés de ter uma única via para condução dos estímulos elétricos dos átrios aos ventrículos, apresenta uma dissociação longitudinal com surgimento de duas vias, sendo uma de condução rápida e outra lenta (Fig. 19-2). A via de condução rápida tem período refratário mais longo, ou seja, após sua ativação necessita de um maior tempo para recuperar-se e ser capaz de conduzir um novo impulso elétrico. Ao contrário, a via de condução lenta poderá permitir a "passagem" de estímulos mais precoces, como ocorre, por exemplo, numa extrassístole atrial.

Durante o ritmo sinusal, o estímulo que penetra no nó AV chegará ao tronco do feixe de His e, consequentemente, aos ventrículos, preferencialmente pela via de condução rápida, gerando um intervalo PR normal. A frente de onda que atingiu a porção distal do nó AV poderá retornar pela via lenta. Neste caso ocorre a colisão deste impulso com aquele que ainda percorre a via lenta, impedindo a formação de um circuito (Fig. 19-2A). Após uma extrassístole atrial precoce, estando a via rápida no seu período refratário, a condução vai acontecer pela via lenta, gerando um intervalo PR mais longo (Fig. 19-2B). Novamente o impulso poderá retornar, desta vez, pela via rápida. Caso este estímulo consiga atingir a região proximal do nó AV e ativar a via lenta, já recuperada, estará formado um circuito microrreentrante com desencadeamento de uma taquicardia atrioventricular nodal[2] (Fig. 19-2C).

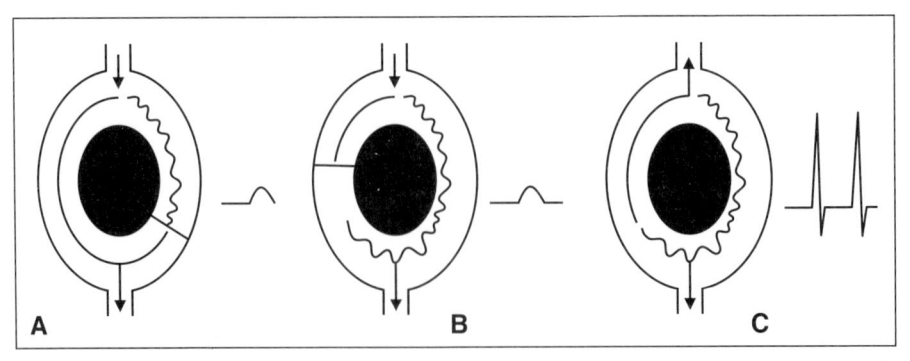

Fig. 19-2. Mecanismo da TRN. (**A**) Dupla via nodal em ritmo sinusal, condução preferencial pela via rápida (PR curto). (**B**) Dupla via nodal após extrassístole atrial, condução pela via lenta (PR longo). (**C**) Taquicardia por reentrada nodal do tipo comum (condução anterógrada pela via lenta e retrógrada pela via rápida).

Características clínicas

Os pacientes portadores deste tipo de taquicardia apresentam episódios de palpitação com início e término súbitos, duração variável. Os episódios geralmente são bem tolerados e eventualmente acompanhados de outros sintomas, como dispneia, tontura, mal-estar acentuado e, raramente, síncope. Característicamente a sensação de batimentos no pescoço deve-se ao fato de que a ativação simultânea dos átrios e ventrículos durante essa taquicardia e a consequente contração atrial, durante o período em que as valvas atrioventriculares encontram-se fechadas, proporcionam um aumento de amplitude da onda "a" do pulso venoso jugular, que poderá ter repercussão clínica.

A frequência cardíaca geralmente situa-se entre 150 e 200 bpm. Sinais de baixo débito, como palidez, sudorese e hipotensão arterial, poderão ocorrer, geralmente estando relacionados com a ativação de mecanismos neuro-humorais, como o reflexo vasovagal e a liberação do peptídeo natriurético, este último um potente vasodilatador e também responsável por aumento da diurese verificada em alguns pacientes, durante e após os episódios de taquicardia.[3]

Ao contrário do que se imagina, esta forma de taquicardia não está associada à presença de alterações cardíacas estruturais ou outras doenças sistêmicas. A realização de dosagens de hormônios tireoidianos não deve fazer parte da rotina de investigação desses pacientes. Da mesma forma, a monitoração eletrocardiográfica de 24 horas (Holter) tem uma chance mínima de registrar um evento, pois pode haver longos períodos assintomáticos entre as crises. O prognóstico costuma ser favorável, sendo o risco de morte súbita relacionado com a coexistência de outro distúrbio cardíaco, como a insuficiência coronariana ou a disfunção ventricular grave. Nestes casos, a FC elevada ou a ocorrência de distúrbios hemodinâmicos poderão provocar a degeneração desta arritmia, inicialmente benigna, em formas graves de arritmias ventriculares.

Características eletrocardiográficas

Durante o ritmo sinusal, o ECG de superfície não é capaz de identificar alterações que evidenciem a presença de dupla via nodal.

O ECG registrado em vigência de taquicardia mostra, na maioria dos pacientes, uma taquicardia regular, com complexos QRS estreitos. A ocorrência de complexos QRS alargados deve-se a bloqueios funcionais de ramo ou preexistentes, obrigando o diagnóstico diferencial com taquicardias de origem ventricular. As ondas P são de difícil visualização, já que as ativações dos átrios e ventrículos ocorrem quase simultaneamente, inscrevendo-se durante ou imediatamente após o complexo QRS, gerando discretas alterações na porção final do mesmo (Fig. 19-3). A presença de "pseudo" S em derivações inferiores e "pseudo" R' (complexo trifásico rSr') em V1 representa muitas vezes a manifestação elétrica da ativação atrial retrógrada, denominada onda P' (Fig. 19-4). O intervalo RP' (entre o início do QRS e a onda P retrógrada) é inferior a 70 ms, caracterizando esse tipo de reentrada atrioventricular. Tais alterações poderão ser confirmadas comparando-se o ECG da arritmia com o registrado em ritmo sinusal, após reversão da taquicardia.

A relação P: QRS é de 1:1, sendo o bloqueio AV de 2° grau do tipo 2:1 possível, posto que o circuito da taquicardia é restrito ao nó atrioventricular, porém é de ocorrência bastante rara. Este fato dificulta o diagnóstico diferencial com taquicardia atrial.

Raramente o circuito reentrante pode ser ativado em sentido inverso, gerando a reentrada nodal do tipo incomum. Neste caso, a condução anterógrada se faz pela via rápida, e a condução retrógrada pela via lenta, tornando o intervalo RP' longo. Esta forma de taquicardia é comumente confundida com as de origem atrial ou que envolvem via acessória atrioventricular oculta com condu-

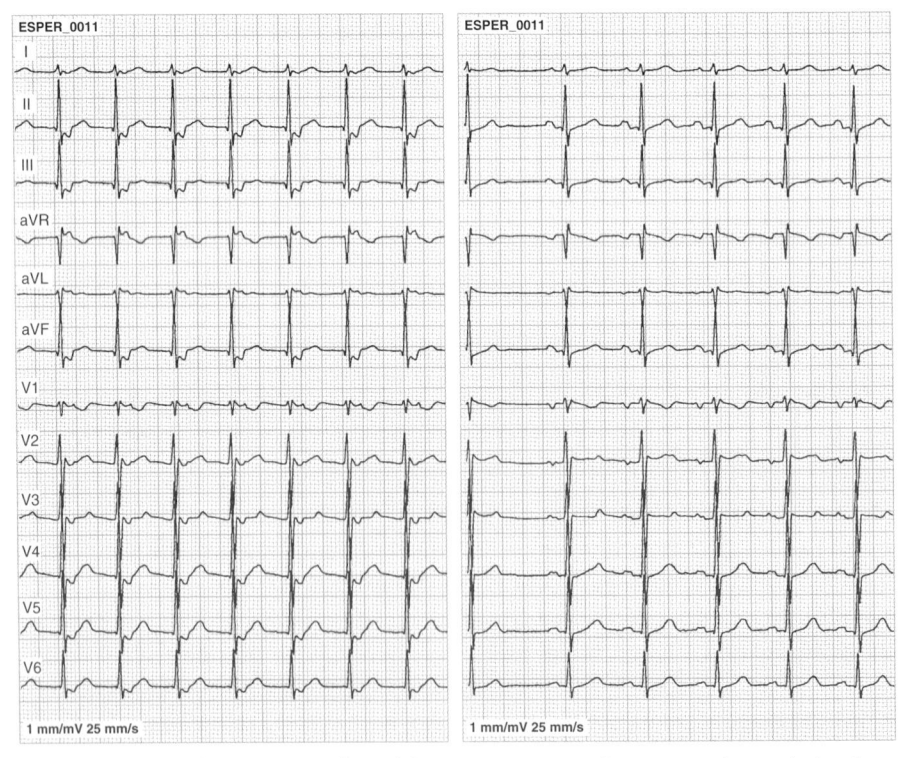

Fig. 19-3. Taquicardia por reentrada nodal. Notam-se em praticamente todas as derivações as alterações na porção final do QRS, características da ativação atrial retrógrada, não observadas durante ritmo sinusal (traçado à direita).

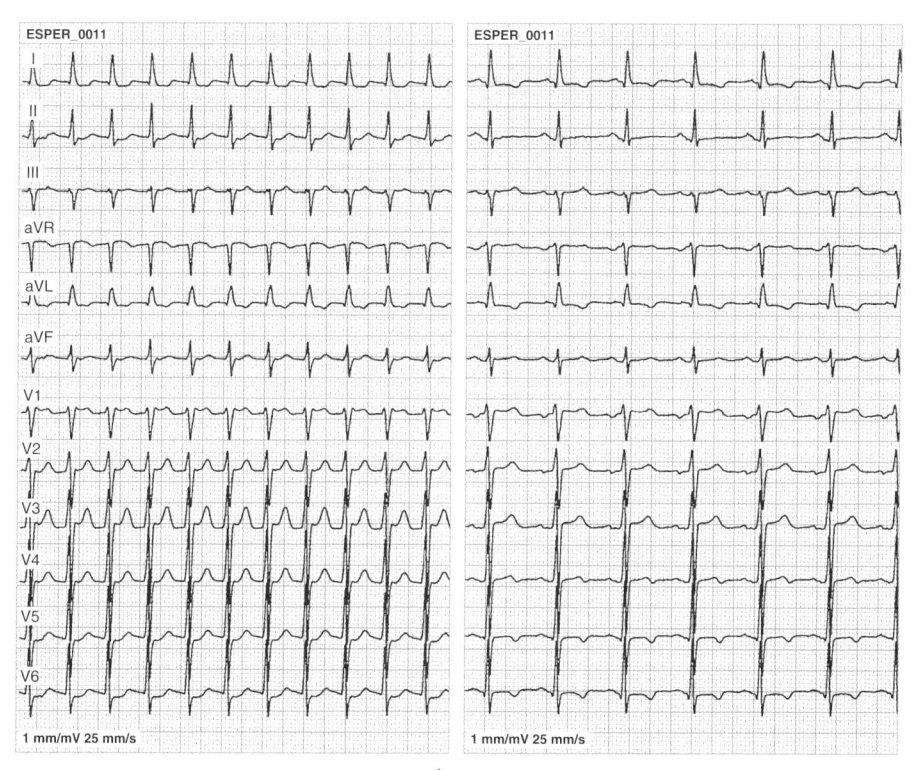

Capítulo 19 ▪ Taquicardias Supraventriculares

Fig. 19-4. Taquicardia por reentrada nodal. É possível observar a modificação da onda S em DII e a presença de pseudo R' em V1. À direita o ECG da mesma paciente em ritmo sinusal.

ção decremental (tipo Coumel). Apenas o estudo eletrofisiológico poderá elucidar o mecanismo exato envolvido na taquicardia com estas características.

Considerações sobre a terapêutica

As crises de taquicardia por reentrada nodal podem ser abortadas após a realização de manobras vagais ou administração parenteral de drogas, como adenosina, antagonistas de cálcio e betabloqueadores.

Após a reversão da taquicardia, o cardiologista deverá ter em mente que a mesma apresenta caráter recorrente, pois o circuito anatômico-eletrofisiológico continua presente. O tratamento de manutenção poderá ser feito utilizando drogas antiarrítmicas, preferencialmente betabloqueadores ou antagonistas de cálcio. Drogas de classe I (como a propafenona) poderão ser utilizadas, ficando as de classe III, principalmente a amiodarona, restrita a casos excepcionais em virtude de seus conhecidos efeitos colaterais.

A ablação por cateter é o tratamento de escolha para pacientes que apresentam episódios de repetição, principalmente aqueles que não conseguem um bom controle dos sintomas com as medicações antiarrítmicas, ou que não desejam fazer uso destas por tempo indeterminado. O procedimento consiste na eliminação da via lenta, utilizando a energia de radiofrequência. Para isso é necessária a confirmação do mecanismo da arritmia através da análise da ativação elétrica intracavitária, obtida por meio de cateteres posicionados em pontos estratégicos do coração.

No eletrograma do feixe de His observamos 3 ondas que representam a ativação elétrica do átrio direito em sua porção mais próxima da junção atrioventricular (onda A), do tronco do feixe de His (onda H) e do ventrículo logo após a ativação do sistema His-Purkinje (onda V). Em condições normais o intervalo HV que mede a condução no sistema His-Purkinje é fixo, e o intervalo AH que mede a condução através do nó atrioventricular pode variar, de acordo com fatores que influenciam a condução deste, como o tônus adrenérgico e a velocidade de estímulos que se originam dos átrios. A condução do nó AV é do tipo decremental, ou seja, quanto maior a quantidade e velocidade de estímulos que penetram em sua porção proximal, maior será o retardo na transmissão deste impulso aos ventrículos. Este mecanismo, além de ser necessário para o perfeito sincronismo atrioventricular, evita que, durante arritmias atriais, como *flutter* e fibrilação atriais, uma grande quantidade de estímulos seja conduzida aos ventrículos, podendo levar à fibrilação ventricular.

Em pacientes com dupla via nodal, a estimulação atrial programada com liberação de extraestímulos progressivamente mais precoces demonstra que, a partir de um determinado intervalo de acoplamento, o intervalo AH sofre um aumento brusco. Esta é a prova de que o estímulo, que até então era conduzido pela via rápida, bloqueou nesta e passou a ser conduzido pela via lenta. Frequentemente neste momento ocorre a indução de taquicardia regular, com complexo QRS estreito e intervalo RP'curto, confirmando tratar-se de taquicardia por reentrada nodal (Fig. 19-5).

Após o diagnóstico, um cateter especial é responsável pela localização do alvo para ablação (preferencialmente a via lenta) e, por meio dele, é então liberada a energia capaz de interromper a condução naquele ponto (Fig. 19-7). Este tipo de intervenção apresenta alto índice de sucesso (cerca de 95%) com elevada segurança (índice de complicações, como a ocorrência de BAV total, inferior a 1%).[4]

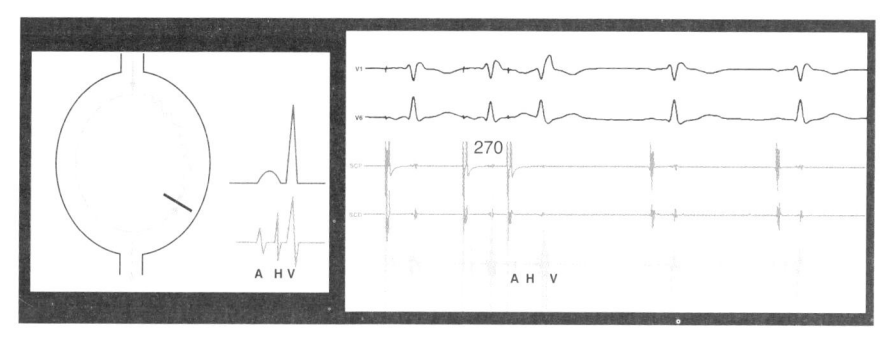

Capítulo 19 ■ Taquicardias Supraventriculares

Fig. 19-5. Estudo eletrofisiológico em paciente com dupla via nodal. Durante a estimulação atrial programada, a liberação de extraestímulo com acoplamento de 270 ms permite a condução pela via rápida, demonstrada no eletrograma do feixe de His (em amarelo) pelo intervalo AH curto. A = eletrograma atrial, H = ativação do tronco do feixe de His; V = ativação ventricular. (Ver *Prancha* em *Cores*.)

■ TAQUICARDIAS MEDIADAS POR VIAS ACESSÓRIAS ATRIOVENTRICULARES

Vias acessórias atrioventriculares

Os anéis atrioventriculares funcionam como um isolante elétrico entre átrios e ventrículos. Em situações normais a condução do estímulo elétrico proveniente dos átrios deve atingir os ventrículos apenas através do nó atrioventricular. Conforme descrito anteriormente, a complexa distribuição de fibras nesta estrutura permite que haja retardo na condução, impedindo que átrios e ventrículos contraiam-se simultaneamente. Os ventrículos são ativados de maneira uniforme em virtude da rápida propagação do estímulo no feixe de His e na rede de Purkinje, originando o complexo QRS estreito registrado pelo ECG de superfície.

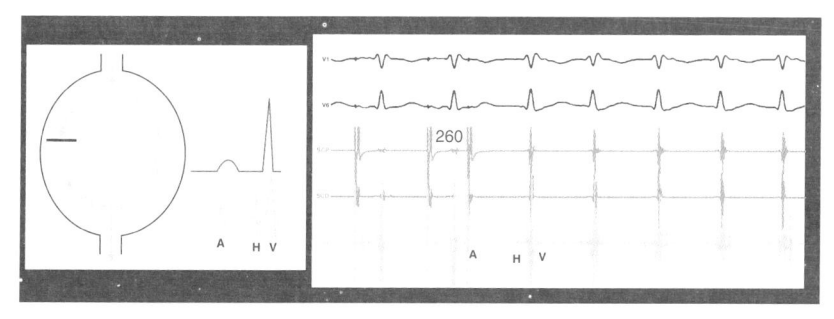

Fig. 19-6. No mesmo paciente anterior, a liberação de extraestímulo 10 ms mais precoce provoca bloqueio na via rápida e condução pela via lenta, demonstrada pelo "salto" no intervalo AH com aumento brusco deste. Neste instante ocorre a indução de taquicardia por reentrada nodal. (Ver *Prancha* em *Cores*.)

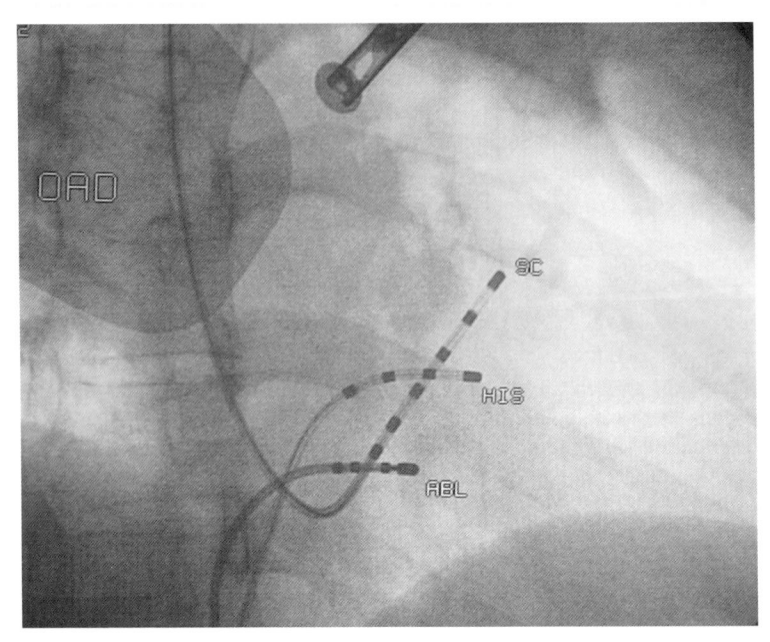

Fig. 19-7. Ablação da taquicardia por reentrada nodal. O cateter de ablação (ABL) está posicionado na região posterior do trígono de Koch, entre o óstio do seio coronariano e o feixe de His.

A existência de feixes musculares em localizações distintas dos anéis atrioventriculares permite a condução do estímulo elétrico nesta região. Entretanto, não há retardo na propagação do estímulo, e este atinge o ventrículo antes daquele que será propagado por meio do sistema de condução normal. Este fenômeno é definido como pré-excitação ventricular, e sua expressão eletrocardiográfica é a presença de intervalo PR curto e alargamento inicial do complexo QRS (onda delta). A condução intraventricular mais lenta na porção inicial do complexo QRS ocorre porque, a partir do ponto onde se insere o feixe anômalo, o estímulo será transmitido fibra a fibra, diferentemente da condução normal, quando a ativação dos vários pontos nos ventrículos através da rede de Purkinje é praticamente simultânea. Tais alterações estão presentes na síndrome de Wolff-Parkinson-White (WPW), observadas inicialmente por estes autores em 1930.[5]

As vias acessórias apresentam localizações e características eletrofisiológicas diferentes. São denominadas "manifestas" quando permitem a condução do estímulo elétrico em dois sentidos (anterógrado e retrógrado) ou apenas no anterógrado (dos átrios aos ventrículos). Quando a via só permite a passagem do estímulo no sentido retrógrado (dos ventrículos aos átrios) não haverá alterações eletrocardiográficas compatíveis com pré-excitação ventricular (intervalo PR curto e onda delta). Neste caso dizemos que a via está "oculta". É possível que uma via tenha manifestação "intermitente", sendo possível identificá-la ao ECG em alguns momentos, enquanto em outros a mesma permanece "oculta". Em alguns casos a aberrância é pequena, com onda delta evidente em poucas derivações.

É possível identificar o local aproximado de uma via acessória de acordo com as características do ECG em pacientes com pré-excitação ventricular. As vias são classificadas quanto à sua localização em direitas e esquerdas, e estas subdivididas em posteriores, anteriores, septais ou laterais. Levando-se em conta que as regiões anteriores no coração são também superiores, por conseguinte, as posteriores são mais inferiores. O conhecimento dessas características anatômicas será de grande utilidade para o entendimento das manifestações eletrocardiográficas.

A presença de complexos QRS positivos em V1 é compatível com via acessória de localização esquerda. Estas vias serão mais posteriores ou anterolaterais de acordo com o eixo do QRS no plano frontal. A localização mais frequente das vias acessórias é na região lateral do anel mitral (cerca de 50% do total). Em pacientes portadores deste tipo de via com pré-excitação bem definida ao ECG, o QRS é positivo em V1 e também nas derivações inferiores do plano frontal, sendo negativo em aVL (Fig 19-8).

Complexos negativos em V1 com transição brusca em V2 sugerem localizações posteriores e septais do anel AV direito. Nestes casos também ocorre padrão negativo dos QRS nas derivações inferiores do plano frontal (DII, DIII e aVF) (Fig 19-10).

Caso a transição nas derivações precordiais seja mais tardia, de V2 para V3, esta via deverá ser anterior ou anterosseptal, se o QRS for positivo nas derivações inferiores (Fig. 19-11); ou em parede livre do anel AV direito, se o QRS for menos positivo em DIII e aVF. A localização anterosseptal assume certa importância em virtude de sua proximidade com o tronco do feixe de His e, conseguintemente, maior risco de bloqueio AV durante procedimentos de ablação por cateter (cerca de 10%).[6]

Diversos algoritmos são empregados para predizer a localização das vias anômalas. Um estudo[7] mostrou que a acurácia destes algoritmos de modo geral é baixa, variando de 13,1 a 67,8%, para a localização correta das vias anômalas.

Quadro clínico/prognóstico

A presença de vias acessórias geralmente não se relaciona com a coexistência de doenças cardíacas. O distúrbio elétrico costuma existir isoladamente e em menor percentual de casos associados a anomalias cardíacas congênitas. Cerca de 20 a 30% dos pacientes portadores de anomalia de Ebstein possuem vias

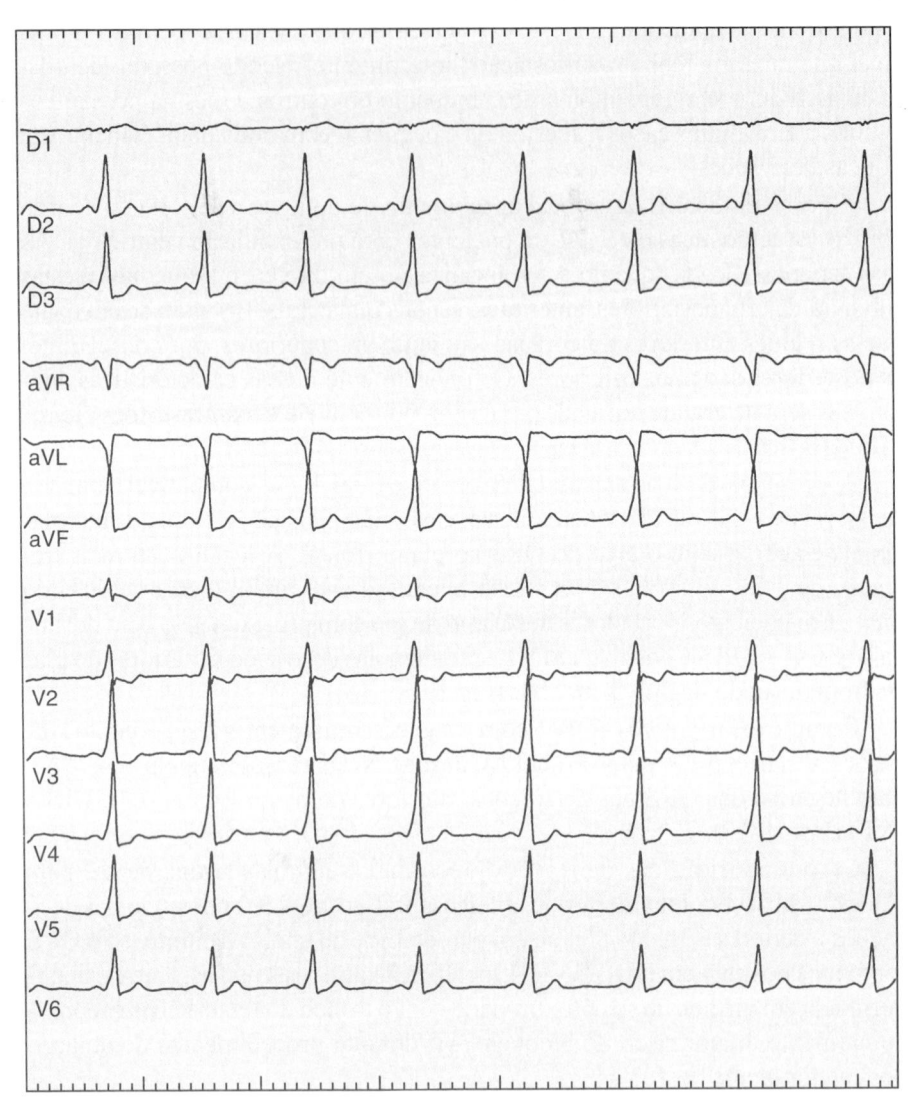

Fig. 19-8. Síndrome de WPW. Via acessória lateral esquerda.

acessórias de localização direita, muitas vezes múltiplas vias num mesmo indivíduo.[8] Em portadores de miocardiopatia hipertrófica, a ocorrência de vias acessórias esquerdas também não é incomum.[9]

O quadro clínico vai depender das propriedades eletrofisiológicas de cada via. Alguns pacientes podem apresentar taquicardias paroxísticas muito frequentes ou permanecerem assintomáticos durante toda a vida. As queixas durante as crises não diferem muito de outras formas de taquicardias paroxísticas.

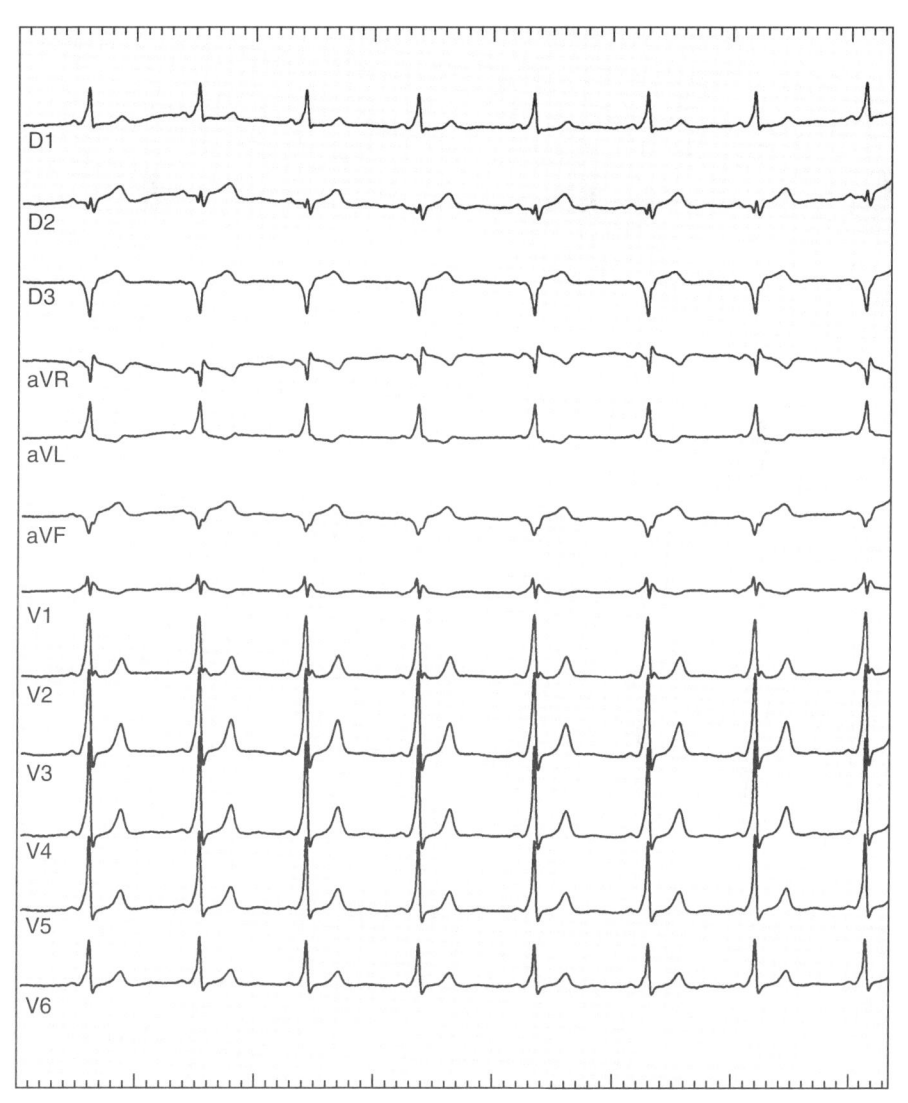

Fig. 19-9. Síndrome de WPW. Presença de complexos QRS positivos de V1 a V6 com eixo orientado para cima no plano frontal (QRS negativo em DII, DIII e aVF), caracterizando via acessória de localização posterosseptal esquerda.

Outros pacientes com vias de condução anterógrada exclusiva não apresentam comumente taquicardias paroxísticas, porém isso pode não significar prognóstico favorável. Em geral o prognóstico na síndrome de WPW é bom, e a mortalidade, inferior a 1%. A morte súbita nestes pacientes dependeria do período refratário muito curto da via acessória e da ocorrência de arritmias atriais, como

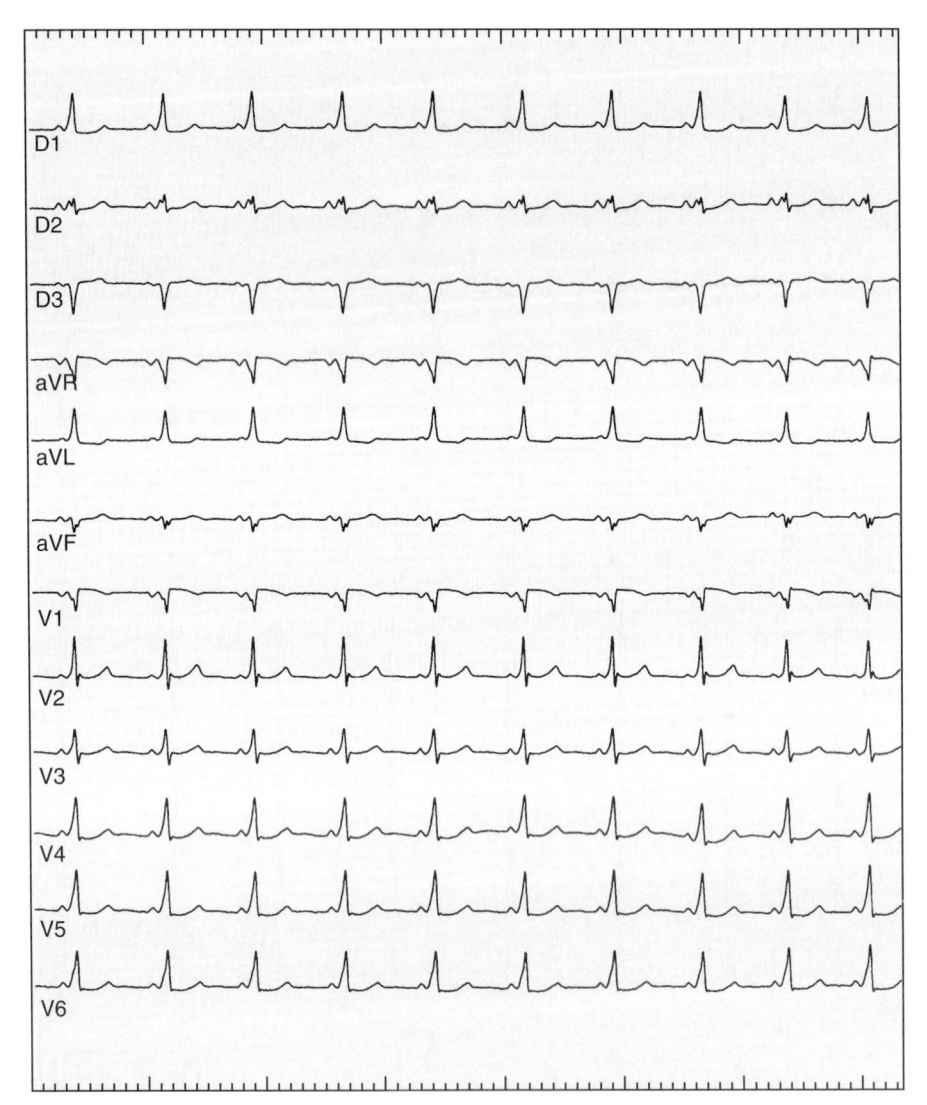

Fig. 19-10. Síndrome de WPW. Complexos QRS negativos em derivações inferiores e transição em V2. Padrão de via acessória posterosseptal direita.

flutter e fibrilação atriais. Nestes casos, uma frequência atrial acima de 300 bpm poderia ser transferida aos ventrículos pela via acessória, gerando uma arritmia grave, associada à instabilidade hemodinâmica e com possibilidade de degeneração para arritmias ventriculares malignas. Os critérios eletrocardiográficos (baseados em Holter ou teste de esforço) e eletrofisiológicos (obtidos

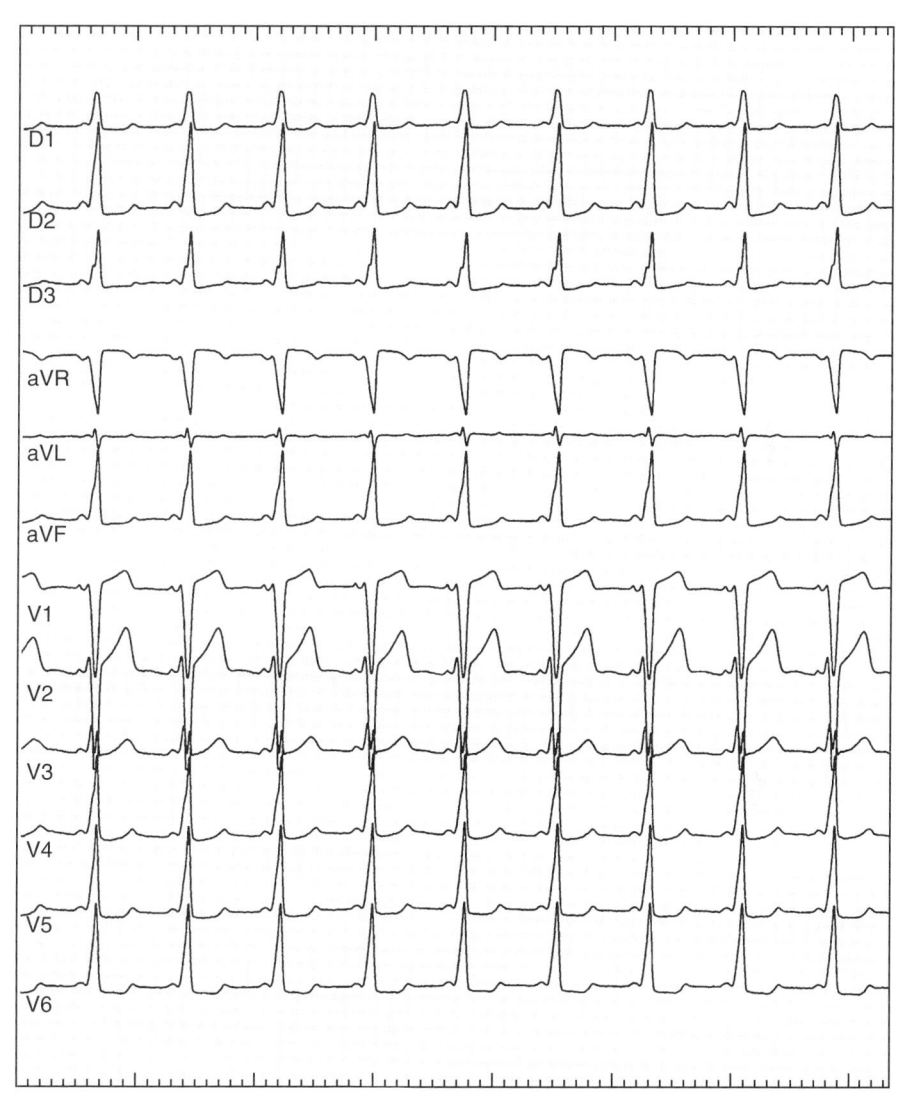

Capítulo 19 ▪ Taquicardias Supraventriculares

Fig. 19-11. Síndrome de WPW. Complexos QRS bastante aberrantes, positivos em DII, DIII e aVF e transição em V3, caracterizando via acessória de localização para-hissiana (anterosseptal direita).

por meio de estudo eletrofisiológico), utilizados para estratificação de risco desses pacientes, apresentam baixo valor preditivo positivo e por isso têm papel controverso.[10] Recomenda-se a ablação por cateter em pacientes sintomáticos, em trabalhadores com ocupações de risco (pilotos de avião, motoristas de coletivo etc.) ou naqueles com antecedentes familiares de morte súbita.

Além das vias acessórias atrioventriculares da síndrome de Wolff-Parkinson-White, outros tipos de conexão anômala entre átrios e ventrículos podem proporcionar o aparecimento de arritmias cardíacas. Por exemplo, as vias do tipo Mahaim (atriofasciculares ou nodofasciculares) permitem apenas a condução anterógrada com características decrementais, ou seja, comportamento semelhante ao nó AV (Fig. 19-12).[11]

Outras vias decrementais podem permitir apenas a condução retrógrada, gerando uma taquicardia com intervalo RP' longo, conhecida como taquicardia de Coumel.[12] O seu mecanismo é a reentrada, envolvendo condução pelo sistema de condução normal e retrógrada através de uma via acessória. O estímulo é conduzido lentamente pela via acessória, resultando em uma taquicardia de QRS estreito, intervalo RP' longo e ondas P negativas em derivações inferiores. Esta taquicardia é incomum, tem caráter subentrante ou incessante e apresenta frequência cardíaca não tão elevada.

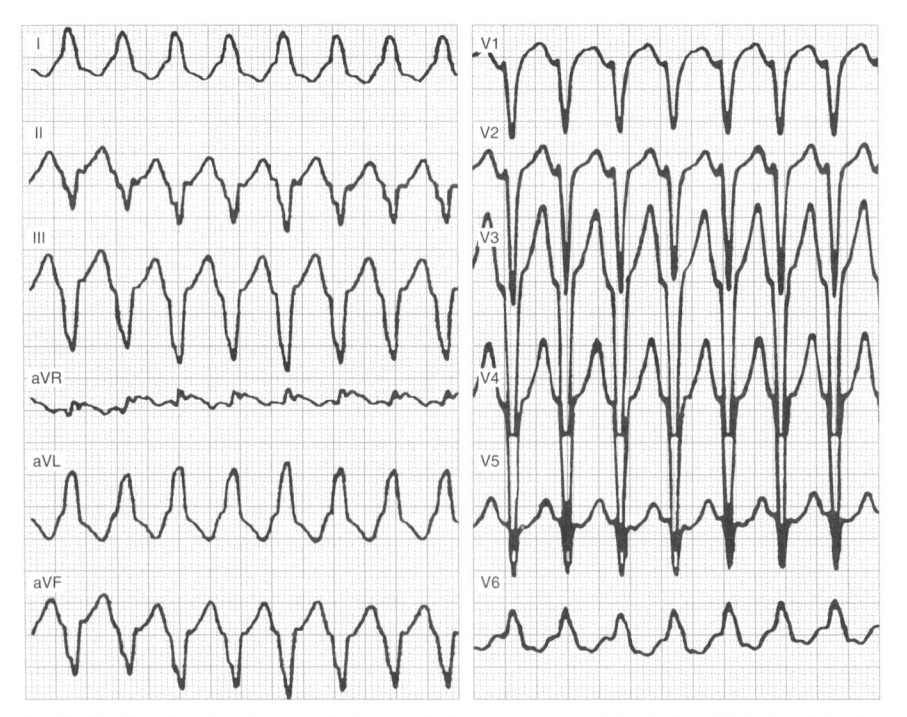

Fig. 19-12. Taquicardia atrioventricular mediada por via acessória do tipo Mahaim. Este tipo de via apresenta condução anterógrada exclusiva, gerando complexos QRS largos com morfologia de bloqueio de ramo esquerdo.

Capítulo 19 ■ Taquicardias Supraventriculares

Taquicardias na síndrome de WPW

Taquicardia atrioventricular ortodrômica

É a taquicardia mais comum em pacientes portadores de vias acessórias atrioventriculares, cujo mecanismo foi descrito por Wolferth e Wood em 1933.[13] Independentemente da pré-excitação no ECG de base em ritmo sinusal, durante a taquicardia o QRS é estreito. Isto porque no circuito macrorreentrante a condução anterógrada é feita pelo sistema de condução normal, e a retrógrada, pela via acessória (Fig. 19-13). Diferentemente da reentrada nodal, regiões dos átrios e ventrículos são partes integrantes do circuito, o que torna impossível a ocorrência de bloqueio atrioventricular durante esta arritmia. A taquicardia poderá ser iniciada após extrassístoles supraventriculares ou ventriculares que ativem uma das vias do circuito, possibilitando o fenômeno de reentrada.

O ECG de superfície caracteristicamente evidencia uma taquicardia regular, com QRS estreito e FC entre 160 e 220 bpm. Assim como na reentrada nodal, as ondas P são de difícil visualização. Como a ativação atrial retrógrada de-

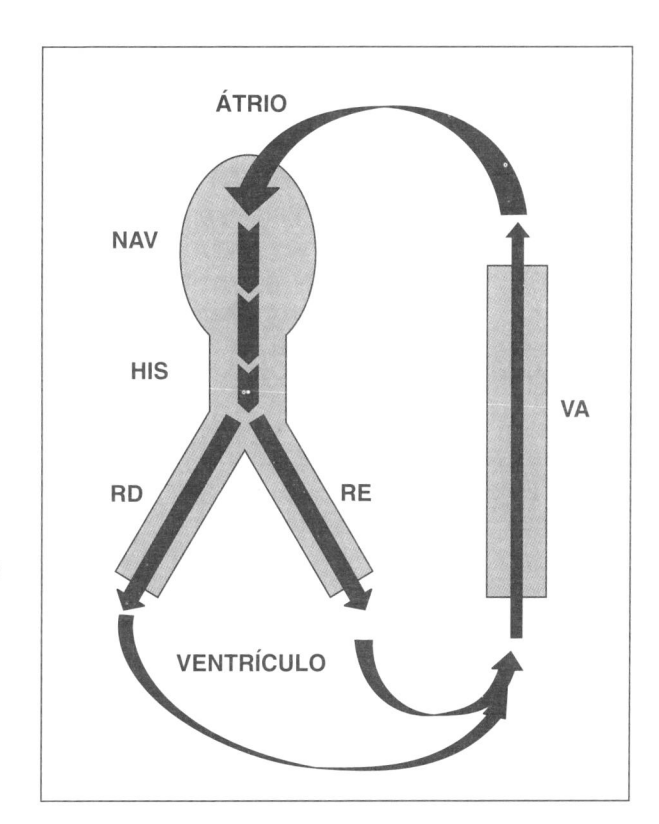

Fig. 19-13. Mecanismo de taquicardia por reentrada atrioventricular ortodrômica. (NAV = nó atrioventricular; HIS = tronco do feixe de His; RD = ramo direito; RE = ramo esquerdo; VA = via acessória).

pende de um caminho mais longo que o estímulo precisa percorrer, a onda P' vai coincidir com o segmento ST ou a onda T. A observação de "entalhes" ou modificações da morfologia da onda T sugere a presença da onda P retrógrada. Nestes casos o intervalo RP' será superior a 70 ms (geralmente acima de 100 ms), o que faz o diagnóstico diferencial com a taquicardia por reentrada nodal (Fig. 19-14). A presença de complexos QRS largos com morfologia típica de bloqueio de um dos ramos do feixe de His pode ocorrer em taquicardias com frequência cardíaca muito elevada e, consequentemente, bloqueio funcional de ramo.

Taquicardia por reentrada antidrômica

Esta arritmia é rara e corresponde a menos de 5% de todas as taquicardias na síndrome de WPW. Ao contrário da anterior, a via acessória conduz o estímulo anterogradamente (dos átrios aos ventrículos) (Fig. 19-15).

No eletrocardiograma os complexos QRS vão ser mais aberrantes que aqueles verificados durante o ritmo sinusal. Isto porque neste último a condu-

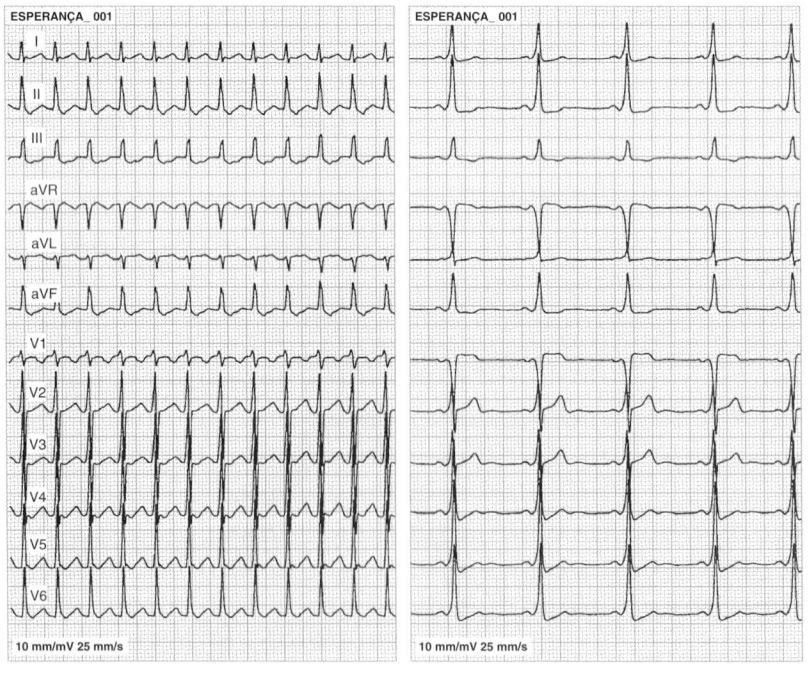

Fig. 19-14. Taquicardia por reentrada atrioventricular ortodrômica. Observa-se durante a taquicardia a presença de pequeno entalhe no início da onda T, mais evidente em DII, DIII e aVF. À direita, após reversão da taquicardia, confirma-se a presença de pré-excitação ventricular com via acessória anterior direita.

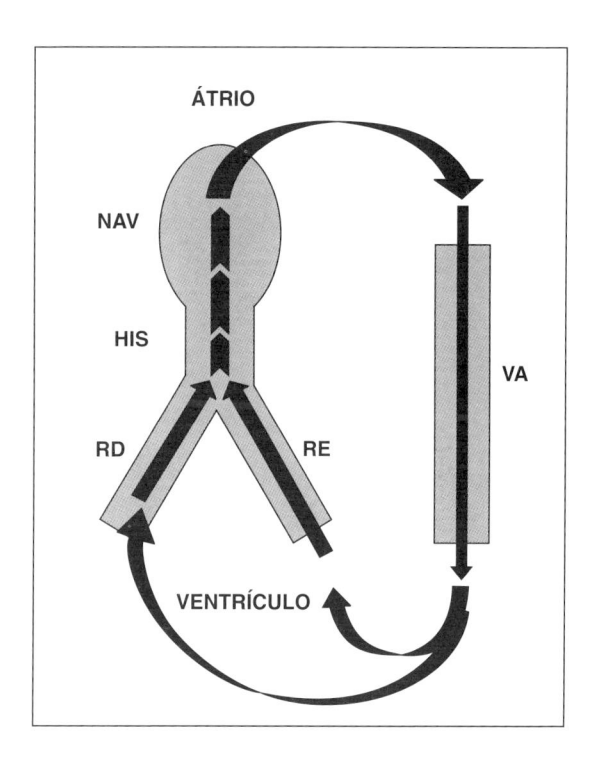

Capítulo 19 ▪ Taquicardias Supraventriculares

Fig. 19-15. Mecanismo de taquicardia por reentrada atrioventricular antidrômica.

ção anterógrada ocorre tanto pela via acessória quanto pelo sistema de condução normal e durante a taquicardia apenas pela via acessória, o que corresponde à "máxima pré-excitação". A morfologia do QRS é muito semelhante a de uma taquicardia ventricular (Fig. 19-16). O diagnóstico diferencial pode ser feito caso sejam observadas as ondas P precedendo os complexos QRS. Muitas vezes este diagnóstico só poderá ser confirmado pelo conhecimento de pré-excitação ventricular no ECG basal ou história prévia de síndrome de WPW (Fig. 19-17).

A ocorrência de taquicardia com QRS "pré-excitado" não é um indicativo obrigatório de que a taquicardia é por reentrada antidrômica. Este tipo de taquicardia reentrante é mais comum em pacientes com múltiplas vias acessórias, sendo a condução anterógrada por uma das vias, e a retrógrada por outra, e não obrigatoriamente pelo sistema de condução normal. Além disso, taquicardias de origem atrial (taquicardia ou *flutter* atriais) poderão apresentar o mesmo padrão eletrocardiográfico, já que a condução anterógrada também vai ocorrer preferencialmente pela via acessória.

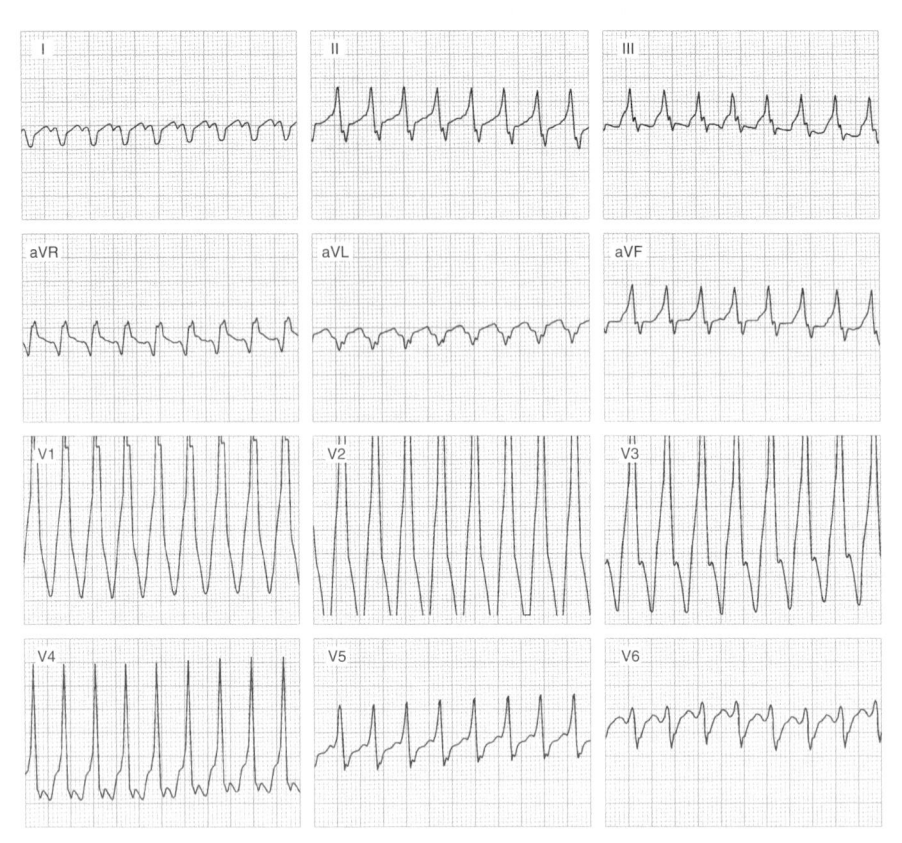

Fig. 19-16. Taquicardia por reentrada atrioventricular antidrômica. Padrão de QRS quase indistinguível de taquicardia ventricular.

Fibrilação atrial

É a segunda taquiarritmia mais comum em portadores de síndrome de Wolff--Parkinson-White, correspondendo a cerca de 20% do total. Esta elevada incidência pode estar relacionada com a própria prevalência de fibrilação atrial na população em geral, ou mesmo a uma suposta predisposição destes pacientes relacionada com a presença da via anômala. O padrão eletrocardiográfico da fibrilação atrial associada com a pré-excitação ventricular é muito característico. Observa-se uma taquicardia com QRS largo e aberrância sugestiva de taquicardia ventricular, porém, bastante irregular, o que permite o diagnóstico diferencial com esta última (Fig. 19-18). Habitualmente a frequência cardíaca é bastante elevada e, em alguns casos, pode haver instabilidade hemodinâmica, síncope e até morte súbita (será descrita adiante).

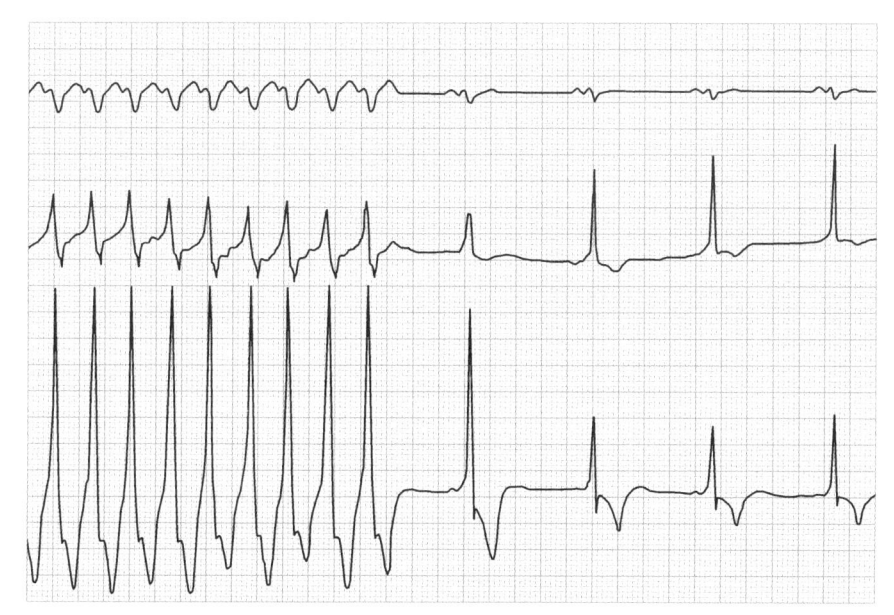

Capítulo 19 ■ Taquicardias Supraventriculares

Fig. 19-17. Reversão da taquicardia acima com observação de pré-excitação ventricular. O primeiro complexo QRS em ritmo sinusal é idêntico aos de taquicardia. O grau de pré-excitação diminui em seguida.

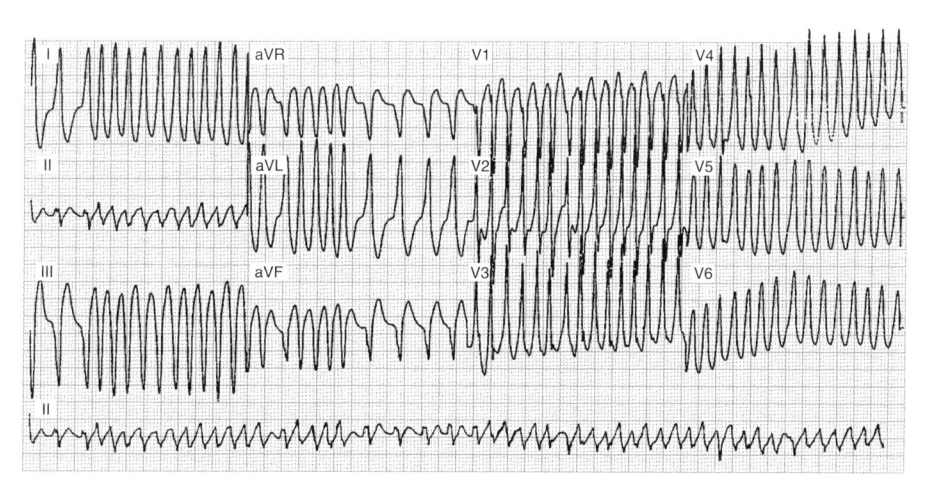

Fig. 19-18. Fibrilação atrial em paciente portadora de síndrome de WPW (via acessória posterosseptal direita). ECG registrado em atendimento de emergência com instabilidade hemodinâmica e necessidade de cardioversão elétrica para reversão. A presença de intervalos RR abaixo de 200 ms sugere um maior risco de morte súbita.

Tratamento

O tratamento dos pacientes portadores da síndrome de Wolff-Parkinson-White consiste na reversão das crises (discutida adiante) e prevenção de recorrência dos episódios de taquiarritmias. Em pacientes com pré-excitação durante o ritmo sinusal e que necessitem utilizar antiarrítmicos, as drogas de classe IC (como a propafenona) e de classe III (como a amiodarona e o sotalol) devem ser prescritas. Isto porque elas agem na via acessória, no sistema de condução normal e nas células de átrios e ventrículos. Drogas que atuam exclusivamente no sistema de condução normal, como digital, betabloqueadores e antagonistas de canais de cálcio, podem facilitar a condução pela via acessória durante arritmias de origem atrial, diminuindo a "competição" dos estímulos provenientes do nó atrioventricular (Fig. 19-19). Tal fato permite a ocorrência de frequência cardíaca mais elevada e maior risco de morte súbita.[10]

A ablação por cateter é o tratamento definitivo e de maior eficácia nesses pacientes (Figs. 19-20 e 19-21). O índice de sucesso atinge a casa dos 90%, com baixíssimo risco relacionado com o procedimento. Um maior cuidado deve ser observado em vias de localização esquerda, em decorrência da manipulação do cateter em ventrículo esquerdo na técnica por acesso retroaórtico ou necessidade de punção transeptal, quando este acesso for o escolhido. As vias acessórias anterosseptais e mediosseptais direitas, como já foi mencionado, apresentam maior proximidade com o sistema de condução normal, elevando o risco de bloqueio AV durante o procedimento.

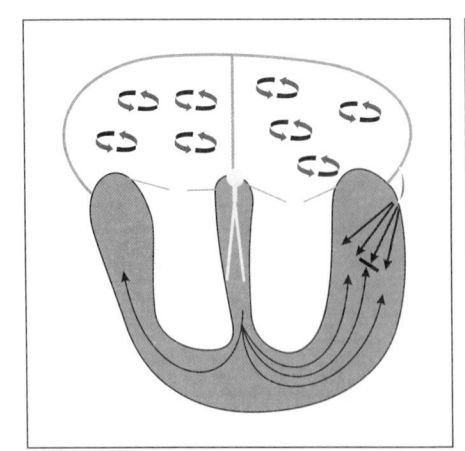

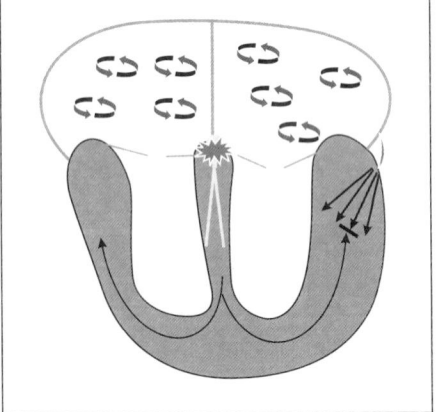

Fig. 19-19. Mecanismo de aumento de FC durante fibrilação atrial em portadores de pré-excitação ventricular quando da utilização de drogas que atuam exclusivamente no nó atrioventricular (descrição no texto). (Ver *Prancha* em *Cores*.)

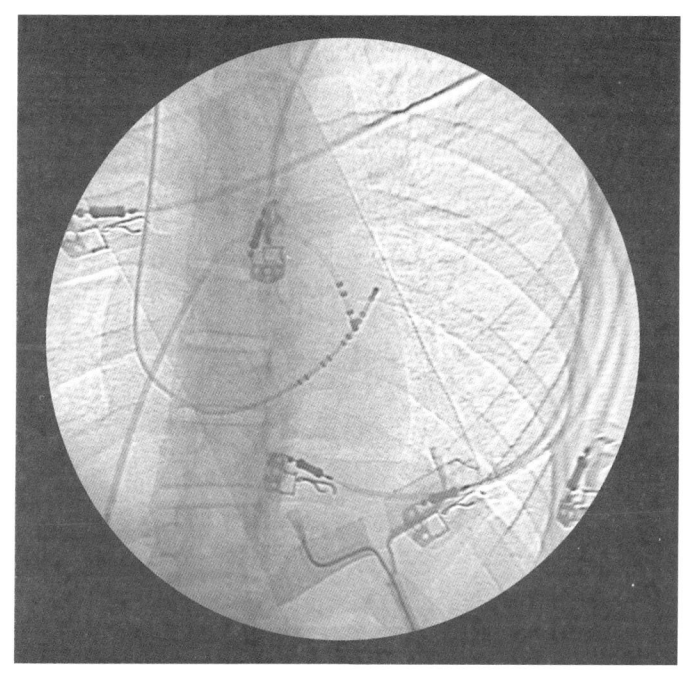

Capítulo 19 ▪ Taquicardias Supraventriculares

Fig. 19-20. Ablação de via acessória lateral esquerda, utilizando acesso transeptal (forame oval patente). Cateter decapolar no interior do seio coronariano e cateter de ablação quadripolar.

■ ALGORITMO PARA DIAGNÓSTICO DIFERENCIAL ENTRE AS TAQUICARDIAS DE QRS ESTREITO

Um algoritmo elaborado pela *American Heart Association/American College of Cardiology*[1] engloba várias características eletrocardiográficas, como regularidade do ritmo, presença de ondas P visíveis, frequência atrial e ventricular e a relação entre os intervalos RP' e PR, facilitando o diagnóstico diferencial entre as taquicardias com QRS estreito.

Com base na análise destes elementos é geralmente possível estabelecer o diagnóstico específico da arritmia e do seu mecanismo eletrofisiológico (Fig. 19-22).

Abordagem das taquicardias paroxísticas supraventriculares (TPSV) na emergência

O diagnóstico diferencial das diferentes TPSV pode ser difícil durante o atendimento das crises na emergência. Nessa situação, inicialmente a preocupação deve ser em avaliar o estado hemodinâmico do paciente, enquanto procura-se definir, através do eletrocardiograma, o tipo de taquicardia envolvida.

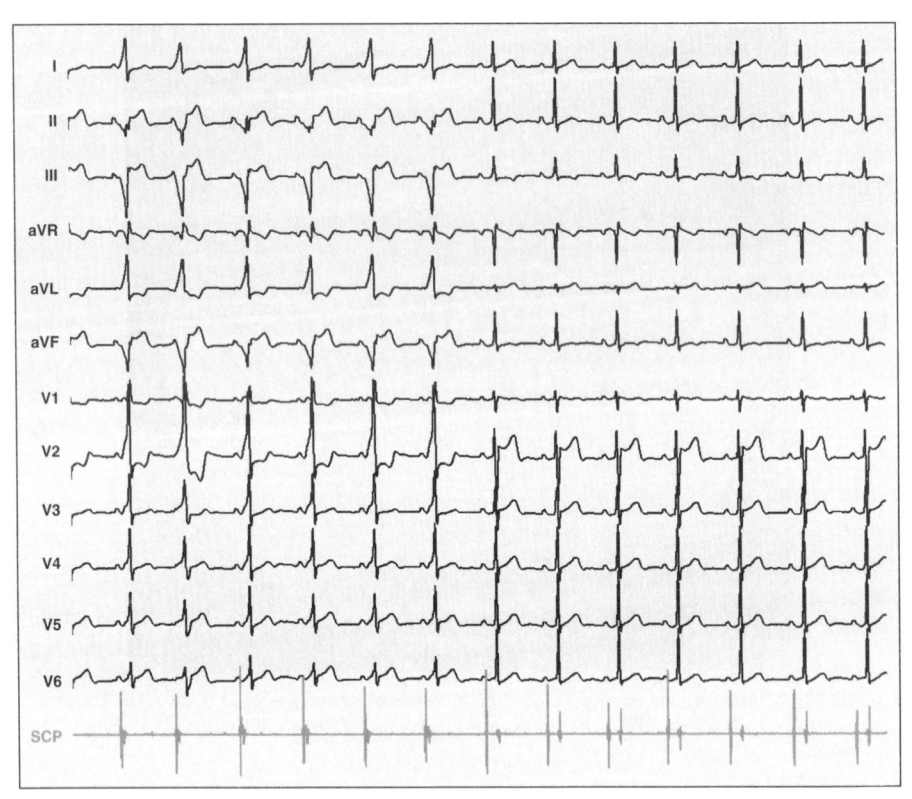

Fig. 19-21. Ablação de via acessória posterosseptal esquerda. Nota-se a normalização dos complexos QRS. O cateter posicionado no seio coronariano próximo à via acessória (em verde) registra durante a pré-excitação "fusão" dos eletrogramas de átrio e ventrículo. Posteriormente ocorre a separação destes eletrogramas.

Caso haja instabilidade hemodinâmica, ou seja, hipotensão arterial significativa sintomática, síncope ou edema agudo de pulmão, a cardioversão elétrica é o tratamento indicado. Os pacientes conscientes devem receber sedação parenteral com midazolam ou outros agentes anestésicos (propofol, tiopental, etomidato etc.). Choques sincronizados à onda R inicialmente com 100 joules costumam ser eficazes. Em caso de insucesso, cargas maiores poderão ser aplicadas. Entretanto, a reversão temporária da taquicardia seguida de recorrência precoce sugere mecanismo automático, e, neste caso, a terapêutica deverá ser revista.

Com o ECG em mãos, dois dados de fácil observação podem nos orientar para o provável diagnóstico e o tratamento mais adequado. O primeiro deles com relação à duração dos complexos QRS; se esta for superior a 0,12 segundo,

Capítulo 19 ■ Taquicardias Supraventriculares

```
                    ┌─────────────────────────────────┐
                    │ Taquicardia de QRS estreito (< 120 ms) │
                    └─────────────────────────────────┘
                                    │
                                    ▼
                        ┌───────────────────────┐
                        │ Taquicardia com RR regular? │
                        └───────────────────────┘
                           Sim            Não
                            │              │
                            ▼              ▼
              ┌─────────────────┐   ┌──────────────────────────┐
              │ Ondas P visíveis? │   │ Fibrilação atrial, taq. atrial/flutter │
              └─────────────────┘   │ atrial com bloqueio AV variável │
              Não /       \ Sim     └──────────────────────────┘
                 │         │
                 ▼         ▼
             ┌─────┐  ┌────────────────────┐  Sim   ┌──────────────────┐
             │ TRN │  │ Frequência atrial > │──────▶│ Flutter atrial ou │
             └─────┘  │ Frequência ventricular │       │ taquicardia atrial │
                      └────────────────────┘        └──────────────────┘
                              │
                              ▼
                      ┌──────────────┐          ┌──────────────────┐
                      │ Análise do RP │─────────▶│ Intervalo RP longo │
                      └──────────────┘          └──────────────────┘
                              │ Não                      │
                              ▼                          ▼
                      ┌──────────────┐          ┌──────────────────┐
                      │ Intervalo RP curto │          │ Taquicardia atrial, │
                      └──────────────┘          │ taquicardia de Coumel, │
                         /       \              │ TRN atípica        │
                        ▼         ▼             └──────────────────┘
              ┌──────────┐  ┌──────────┐        ┌──────────────────┐
              │ RP' < 70 ms │  │ RP' > 70 ms │──────▶│ TRAV, TRN atípica │
              └──────────┘  └──────────┘        │ Taquicardia atrial │
                                                └──────────────────┘
```

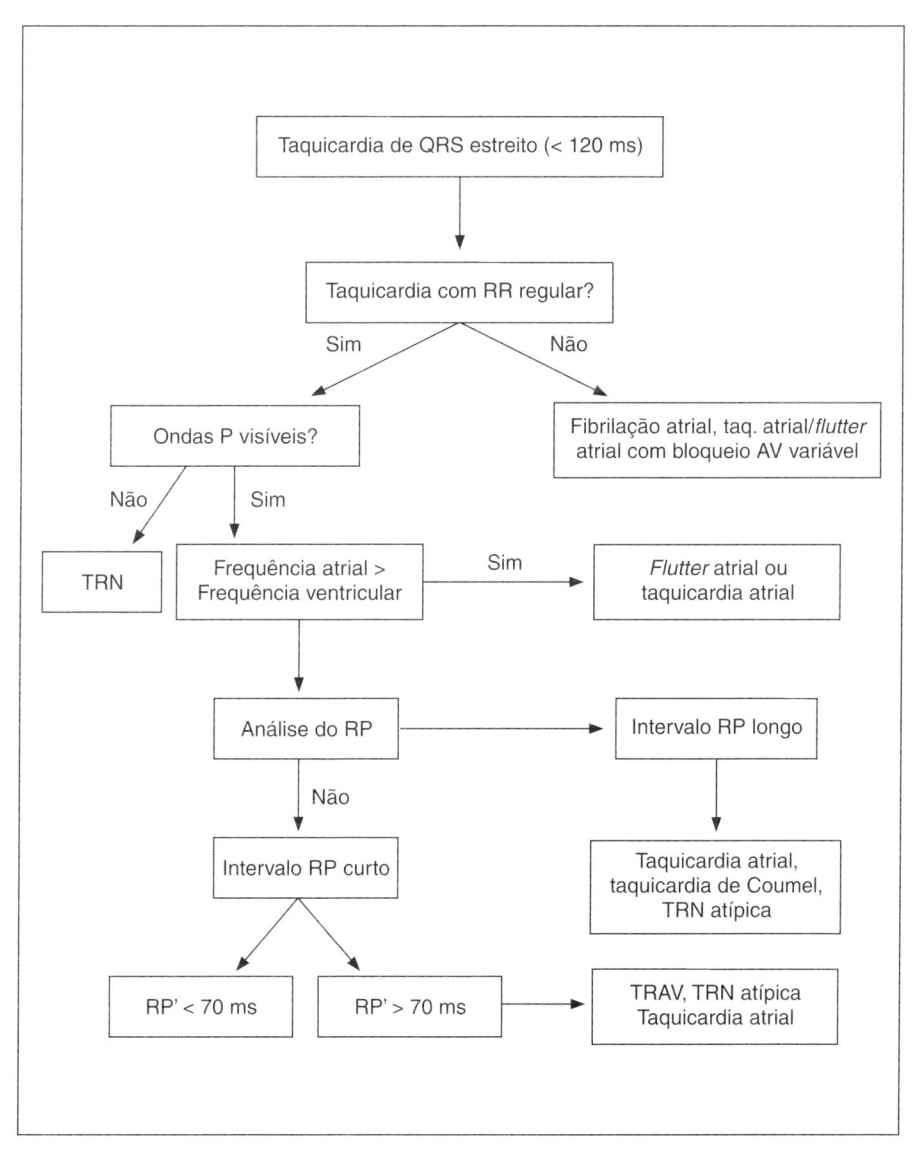

Fig. 19-22. Diagnóstico diferencial das taquicardias com QRS estreitos, com base nos seguintes aspectos: regularidade de R, presença ou ausência de ondas P visíveis, frequência atrial e ventricular e relação RP'-PR. TRN = taquicardia por reentrada nodal; TRAV = taquicardia por reentrada atrioventricular. (Adaptado de Blomström-Lundqvist et al., JACC 2003;42(8):1498.)

o diagnóstico mais provável é de taquicardia ventricular, e o tratamento deve ser feito preferencialmente voltado para este distúrbio. Algumas TPSV podem apresentar-se com complexos QRS largos, o que denominamos aberrância de condução. O diagnóstico diferencial entre estas formas de arritmia será abordado no Capítulo 20.

Outro dado importante na análise inicial do ECG é com relação à regularidade dos intervalos RR (entre os complexos QRS). Neste caso, a presença de intervalos RR irregulares nos orientam para algumas taquiarritmias, como a fibrilação atrial e *flutter* ou taquicardia atrial com bloqueio atrioventricular variável. As taquicardias regulares, com complexos QRS estreitos e sem ondas P bem identificadas são geralmente por mecanismo reentrante, envolvendo dupla via nodal ou via acessória atrioventricular oculta. A diferenciação entre essas duas formas de taquicardia, do ponto de vista terapêutico, não vai ser importante no manuseio das crises. As manobras vagais, como massagem do seio carotídeo, manobra de Valsalva, indução do reflexo do vômito na orofaringe e a aplicação de toalhas frias no rosto, manobra mais utilizada em crianças, podem reverter ambos os tipos de taquicardia. A adenosina é eficaz em quase 100% dessas arritmias. Os betabloqueadores e antagonistas de cálcio também apresentam altos índices de reversão. O Quadro 19-2 traz os antiarrítmicos e suas doses usuais para reversão das crises de TPSV na emergência.

Quadro 19-2. Antiarrítmicos utilizados por via Intravenosa no Tratamento das Crises de TPSV

Fármaco	Dose usual	Dose máxima sugerida
Adenosina	6-12 mg em *bolus*	12 mg (2 tentativas)
Propafenona	1-1,5 mg/kg	2 mg/kg
Metoprolol	5 mg a cada 5 min	15 mg
Esmolol	500 mg	10 mg/kg
Amiodarona	5 mg/kg em 30 min	7 mg/kg
Verapamil	5 mg a cada 15 min	20 mg
Diltiazem	0,25 mg/kg em 2 min	25 mg após 15 min

REFERÊNCIAS BIBLIOGRÁFICAS

1. Blomström-Lundqvist C, Scheinman MM, et al.; European Society of Cardiology Committee, NASPE-Heart Rhythm Society. ACC/AHA/ESC guidelines for the management of patients with supraventricular arrhythmias–executive summary. A report of the ACC/AHA task force on practice guidelines and the ESC committee for practice guidelines, developed in collaboration with HRS. *J Am Coll Cardiol* 2003 15;42(8):1493-531.
2. Denes P, Wu D, Dhingra RC et al. Demonstration of dual AV nodal pathway in patients with paroxysmal supraventricular tachycardia. *Circulation* 1973;48:549-55.
3. De Paola AAV, Rezende AGS, Silva LRL et al. Síncope nas taquicardias supraventriculares: implicações clínicas e mecanismos fisiopatológicos. *Rev Soc Cardiol Estado de São Paulo* 1999;9:199-206.
4. Jackman WM, Beckman KJ, McClelland JH et al. Treatment of supraventricular tachycardia due to atrioventricular nodal reentry by radiofrequency catheter ablation of slow-pathway conduction. *N Engl J Med* 1992;327:313-18.
5. Wolff L, Parkinson J, White PD. Bundle-branch block with short P-R interval in healthy young people prone to paroxysmal tachycardia. *Am Heart J* 1930;5:685-704.
6. Kay GN, Epstein AE, Dailey SM et al. Role of radiofrequency ablation in the management of supraventricular arrhythmias: experience in 760 consecutive patients. *J Cardiovasc Electrophysiol* 1993;4:371-89.
7. Moraes LGB, Maciel WA, Carvalho Filho HA et al. A acurácia dos algoritmos eletrocardiográficos na localização das vias anômalas na Síndrome de Wolff-Parkinson-White. *Revista da SOCERJ* 2006;19(2).
8. Porter CJ, Holmes DR. Preexcitation syndromes associated with congenital heart disease. In: Benditt DG, Benson DW (Eds.). *Cardiac preexcitation syndrome: origins, evaluation and treatment*. Boston, MA: Martinus Nijhoff, 1986. p. 291.
9. Perosio AM, Suarez LD, Bunster AM et al. Preexcitation syndrome and hypertrophic cardiomyopathy. *J Electrocardiol* 1983 Jan.;16(1):29-40.
10. Wellens HJ, Rodriguez LM, Timmermans C et al. The asymptomatic patient with the Wolff-Parkinson-White electrocardiogram. *Pacing Clin Electrophysiol* 1997;20(8 Pt 2):2082-86.
11. Mahaim I. Kent's fibers and the AV paraspecific conductions through the upper connections of the bundle of His-Tawara. *Am Heart J* 1947;33:651-53.
12. Coumel P, Cabrol C, Fabiato A et al. Tachycardie permanente par rythme réciproque. I. Preuves du diagnostic par stimulation auriculaire et ventriculaire. *Arch Mal Coeur* 1967;60:1830-49.
13. Wolferth CC, Wood FC. The mechanism of production of short P-R intervals and prolonged QRS complexes in patients with presumably undamaged hearts: hypothesis of an accessory pathway of auriculo-ventricular conduction (Bundle of Kent). *Am Heart J* 1933;8:297-311.

TAQUIARRITMIAS VENTRICULARES 20

Iremar Salviano de Macêdo Neto
Afonso Luiz Tavares de Albuquerque
Nestor Rodrigues de Oliveira Neto

As arritmias ventriculares compreendem importante capítulo do estudo dos distúrbios do ritmo cardíaco, não só pela sua elevada prevalência, mas também por sua importância clínica. Compreendem um amplo espectro clínico, podendo variar desde extrassístoles ventriculares isoladas a taquicardias com risco de vida. Podem estar presentes em corações normais ou doentes, sendo mais frequentes neste último grupo.

Existe uma miríade de situações clínicas em que se podem encontrar taquiarritmias ventriculares e sob várias apresentações, tais como síndrome de Brugada, QT longo, taquicardia ventricular catecolaminérgica, taquicardia ventricular polimórfica de acoplamento curto, miocardiopatia hipertrófica, fase aguda de síndromes coronarianas, bem como cicatrizes de infartos prévios sem isquemia ativa, cardiopatia chagásica e miocardiopatias dilatadas das mais variadas etiologias entre outras. Normalmente o seu achado suscita investigação diagnóstica para estabelecer causa, definir prognóstico e orientar tratamento. O seu diagnóstico é feito durante registro de eletrocardiograma, monitoração contínua nas Unidades de Tratamento Intensivo, Holter de 24 horas, ou teste ergométrico.

Neste capítulo destacaremos a taquicardia ventricular (não sustentada e sustentada) e a fibrilação ventricular.

■ TAQUICARDIA VENTRICULAR NÃO SUSTENTADA (TVNS)

A prevalência das TVNS aumentou substancialmente após o advento do sistema de eletrocardiografia dinâmica (Holter) a partir da década de 1960. Frequentemente constitui um achado em traçado de Holter de 24 horas em pacientes assintomáticos.

Habitualmente a presença de TVNS reflete doença cardíaca estrutural subjacente, mas também pode ocorrer em corações normais. Frequentemente os pacientes que apresentam a arritmia são alvo de investigação diagnóstica que pode ir desde um simples ECG até um estudo eletrofisiológico invasivo.

Eletrocardiografia

As taquicardias ventriculares não sustentadas são definidas como três ou mais complexos QRS aberrantes com frequência cardíaca superior a 100 bpm e duração inferior a 30 segundos, sem produzir sintomas relacionados com comprometimento hemodinâmico[1] (Fig. 20-1).

As TVNS podem ser monomórficas, quando existe uma única morfologia de QRS, ou polimórficas, quando há mais de uma morfologia de QRS.[1] Tal morfologia, assim como nas extrassístoles isoladas, pode ser do tipo bloqueio de ramo direito (BRD) ou bloqueio de ramo esquerdo (BRE), o que habitualmente auxilia na identificação do ventrículo de origem da arritmia (Figs. 20-2 e 20-3).

■ SIGNIFICADO CLÍNICO

Atualmente existe muita controvérsia sobre o real significado clínica da TVNS, com vários trabalhos mostrando impacto na sobrevida e incidência de morte súbita. Hofsten *et al.* publicaram estudo em 2006, mostrando aumento de mortalidade em pacientes pós-infarto miocárdico[2] (Fig. 20-4). No estudo MADIT I,[3] a TVNS foi critério para selecionar os pacientes para estudo eletrofisiológico, sendo possível induzir taquicardia ventricular sustentada (TVS) em boa parte deles. O resultado do estudo mostrou que o cardiodesfibrilador implantável foi benéfico na prevenção primária de morte cardiovascular. O estudo MUSTT[4] também demonstrou os mesmos resultados, usando TVNS para selecionar pacientes de risco para estudo eletrofisiológico.

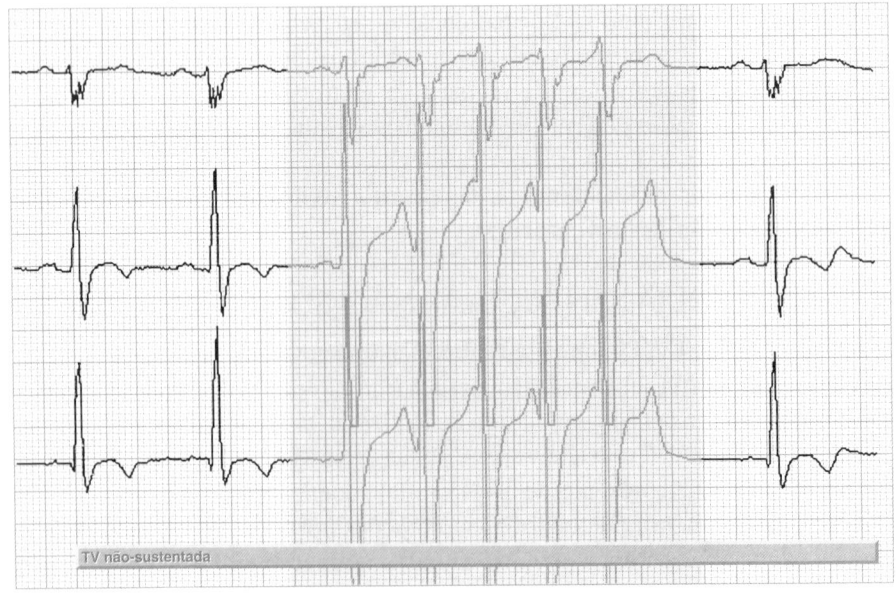

Fig. 20-1. Traçado de Holter mostrando episódios de TVNS monomórfica.

Capítulo 20 ■ Taquiarritmias Ventriculares

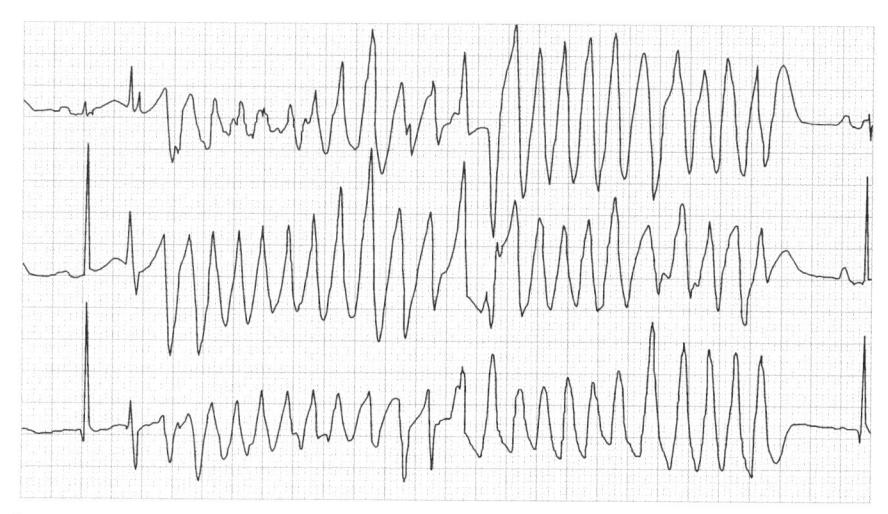

Fig. 20-2. Traçado de Holter mostrando TVNS polimórfica.

Diferentemente dos trabalhos citados, que selecionaram pacientes com cardiopatia isquêmica, Rassi *et al.*[5] publicaram um estudo com pacientes chagásicos, no qual elaboraram um escore de risco para morte súbita, sendo a presença de TVNS ao Holter um dos itens do escore. Ao final do estudo, demonstrou-se que o escore criado era eficaz em estratificar pacientes chagásicos como de baixo, médio e alto riscos para morte súbita.

Por outro lado, muitos trabalhos mostram o oposto, ou seja, que a TVNS não teria valor na estratificação de risco de morte cardíaca, sendo apenas um provável indicador da presença de doença cardíaca subjacente. No próprio

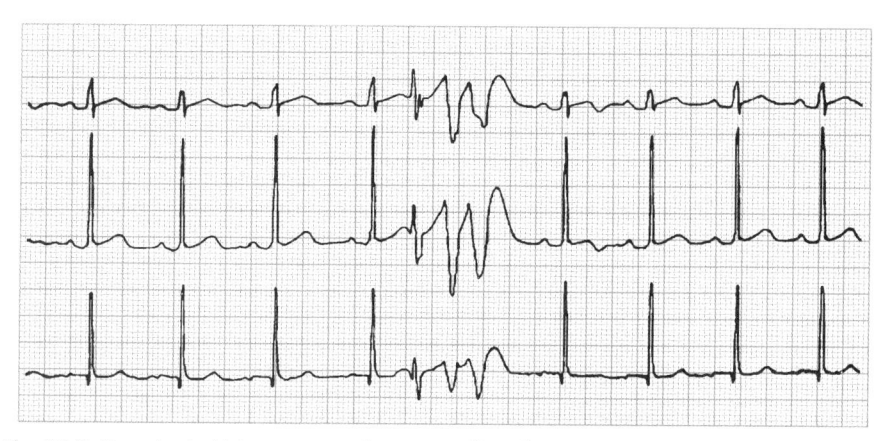

Fig. 20-3. Traçado de Holter mostrando TVNS polimórfica (3 batimentos).

MADIT I não foi realizado o acompanhamento do grupo de pacientes que apresentava TVNS ao Holter, mas que não apresentou TVS ao estudo eletrofisiológico.[3] Além disso, existem outras publicações em que pacientes com alta incidência de TVNS ao Holter foram tratados com amiodarona, resultando em grande redução desta arritmia, mas sem resultados correspondentes na incidência de morte cardíaca.[6-10]

■ TAQUICARDIA VENTRICULAR SUSTENTADA (TVS)

A taquicardia ventricular sustentada é arritmia frequentemente encontrada na prática clínica, tem elevada prevalência entre os portadores de miocardiopatias dilatadas isquêmicas e não isquêmicas, principalmente aquelas que cursam com função sistólica muito deprimida (fração de ejeção < 35%). Existem alguns tipos específicos de TVS que ocorrem em corações normais, mas, geralmente, o encontro desta arritmia ao ECG ou Holter suscita investigação clínica, por vezes invasiva, no intuito de se descartar a presença de cardiopatia estrutural incipiente.[11-14]

A TVS é definida como a presença de taquicardia (FC > 100 bpm) de QRS largo com duração superior a 30 segundos ou que cursa com sintomas derivados de comprometimento hemodinâmico, necessitando de intervenção para o seu término.[1]

Eletrocardiografia

A TVS pode ser do tipo monomórfica ou polimórfica. A taquicardia monomórfica é aquela que cursa com uma única morfologia de QRS no traçado de ECG ou Holter (Fig. 20-5). Por outro lado, a TVS polimórfica é identificada pela presença de QRS variável, mutante, ou seja, o eixo da taquicardia muda durante o registro do traçado.[1,11-14]

A taquicardia ventricular monomórfica tem como mecanismo arritmogênico mais frequente a reentrada, com estruturas bem definidas no circuito, fazendo com que o impulso elétrico gire em torno de um obstáculo fixo (cicatriz de infarto, de cirurgia). Este circuito é quase sempre representado por um círculo condutor, em que há um vetor de despolarização, a ponta do vetor, que representa a frente de onda de despolarização e a cauda do vetor. Um dos componentes mais importantes deste circuito é o chamado intervalo de excitabilidade, isto é, o "espaço" no circuito que fica entre a cauda e a ponta do vetor de despolarização, e que representa tecido já repolarizado, excitável. É este intervalo de excitabilidade que permite que, através de estimulação programada, acelere-se ou termine a taquicardia. Algumas destas taquicardias podem ser eliminadas pela ablação por radiofrequência, em que uma parte do circuito reentrante é

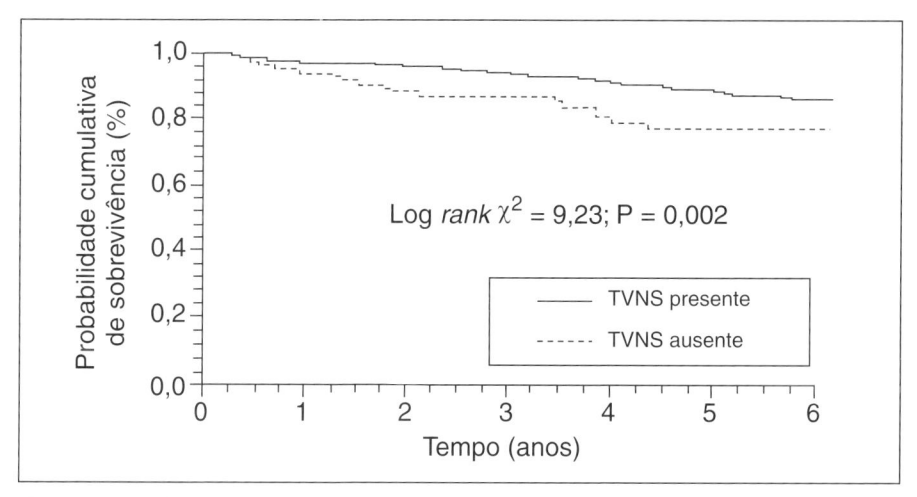

Fig. 20-4. Significado prognóstico da taquicardia ventricular não sustentada (TVNS) após infarto do miocárdio com supradesnível de ST. O grupo com TVNS apresentou maior mortalidade.

lesionada, impedindo a propagação do impulso elétrico através do circuito. Um exemplo seria a taquicardia por reentrada ramo a ramo, em que geralmente o estímulo "sobe" pelo ramo esquerdo e "desce" pelo ramo direito. Nesta forma específica de taquicardia, a cura pode ser conseguida através da ablação do ramo direito. Normalmente estas arritmias têm circuitos estáveis, respondendo bem à cardioversão elétrica.[12-14]

Na cardiopatia chagásica crônica, o sítio mais frequente de origem da taquicardia ventricular sustentada é a região inferolateral e basal do ventrículo esquerdo, apresentando morfologia de bloqueio de ramo direito[15,16] (Fig. 20-5).

A TV polimórfica tem mecanismo arritmogênico bem diferente da taquicardia monomórfica, além de ter significado clínico e prognóstico distintos. Pode estar associada a intervalo QT prolongado (congênito ou adquirido) ou não. A TV polimórfica associada a QT longo geralmente não tem circuito arritmogênico anatômico e sim funcional, pois não envolve obstáculo anatômico fixo. Assim, a frente de onda que gera a taquicardia "viaja" através do miocárdio, mudando o local de origem, o que confere sua forma inconfundível no ECG. A morfologia variável do QRS é o eixo mutante desta arritmia, que parece alternar em torno da linha de base no traçado de ECG, lembrando uma torção das pontas, motivo pelo qual é conhecida como *torsades de pointes*. Normalmente não é induzida no estudo eletrofisiológico (quando o é, o significado clínico é incerto), não é passível de tratamento por ablação e não é suprimida por *overdrive*.[12-14]

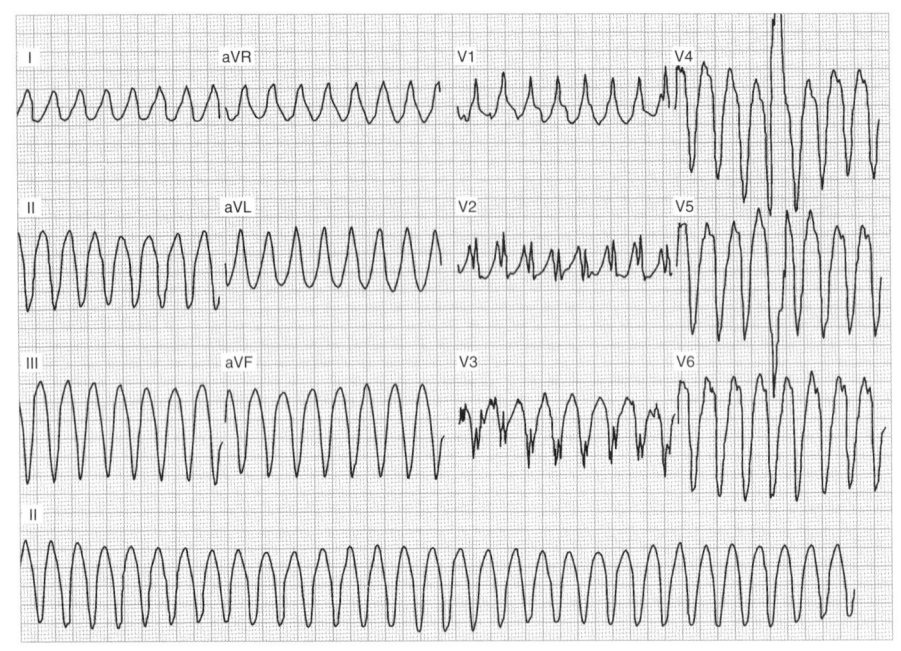

Fig. 20-5. ECG mostrando TVS com morfologia de BRD em V1 e eixo elétrico orientado para cima no plano frontal, sugerindo origem em parede inferior de ventrículo esquerdo.

A TV polimórfica associada a intervalo QT prolongado é uma arritmia dita "bradicardia dependente", quase sempre tem como mecanismo arritmogênico a atividade deflagrada por pós-potenciais precoces, ou seja, que ocorrem nas fases 2 ou 3 da repolarização ventricular. A bradicardia prolonga a repolarização, alargando o QT, favorecendo o desenvolvimento destes pós-potenciais, os quais podem levar a taquiarritmias graves, tipo *torsades de pointes*. O padrão clássico de início desta arritmia é uma alternância na duração dos ciclos que precedem a taquicardia, com uma sequência de ciclos curto-longo-curto. As *torsades* podem ser autolimitadas (mais comumente na forma adquirida) ou podem degenerar em fibrilação ventricular e morte súbita (mais comum na forma congênita). A taquicardia tem efeito inverso ao da bradicardia, ou seja, encurta o QT, levando à supressão dos pós-potenciais, explicando o benefício do marca-passo temporário e definitivo no tratamento desta condição.[12-14]

Uma forma peculiar e rara de taquicardia ventricular é a chamada taquicardia bidirecional, de mecanismo não bem estabelecido, que tem como característica a alternância do QRS, batimento a batimento. Geralmente ocorre em pacientes graves, em situações, como intoxicação digitálica, miocardite, isquemia miocárdica entre outras, e também na taquicardia catecolaminérgica, situação em que o coração é estruturalmente normal (discutido adiante).[14,17]

Significado clínico

A TVS monomórfica geralmente sinaliza para a presença de cardiopatia associada, principalmente isquêmica. Além disso, a ocorrência de TVS monomórfica espontânea ou induzida no estudo eletrofisiológico em pacientes cardiopatas, principalmente aqueles com disfunção sistólica grave (fração de ejeção < 35%), está associada a um pior prognóstico, com aumento de mortalidade cardiovascular.[3,18] Ensaios de prevenção secundária, ou seja, prevenção da recorrência de eventos em sobreviventes de parada cardíaca, FV ou TV mal tolerada, mostram diminuição na morte súbita após implante de cardiodesfibrilador (CDI).[18-20] O estudo AVID mostrou que os pacientes (maioria isquêmicos) com FE < 40%, que tinham sofrido TVS monomórfica ou FV e tinham sido ressuscitados com sucesso beneficiaram-se do implante de cardiodesfibrilador (CDI), com melhor prognóstico do que aqueles alocados para tratamento com antiarrítmicos (Fig. 20-6).[18] Estudos de prevenção primária de morte súbita cardíaca (prevenção do evento primário em pacientes de alto risco) mostram que pacientes que apresentam disfunção ventricular importante (fração de ejeção ≤ 30% ou ≤ 35%) têm menor mortalidade com o CDI com relação ao tratamento com drogas antiarrítmicas (Fig. 20-7).[21,22] O mecanismo mais comum da morte súbita nestes pacientes é TV/FV.

A taquicardia ventricular polimórfica tem significado clínico distinto a depender de sua causa, se associada a QT longo (congênito ou adquirido) ou não. A síndrome do QT longo adquirido é causada principalmente por drogas antiarrítmicas. Tais drogas levam ao bloqueio dos canais de potássio de corrente reti-

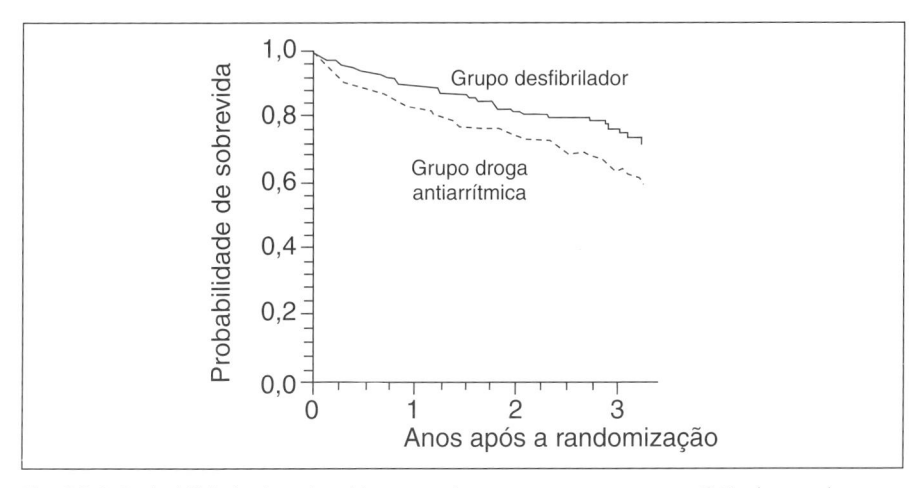

Fig. 20-6. Probabilidade de sobrevida em pacientes que apresentaram TVS, de acordo com o grupo em que foram alocados. A diferença entre os dois grupos foi significativa (P < 0,02). Conforme o AVID, *NEJM* 1997;337:1576-83.

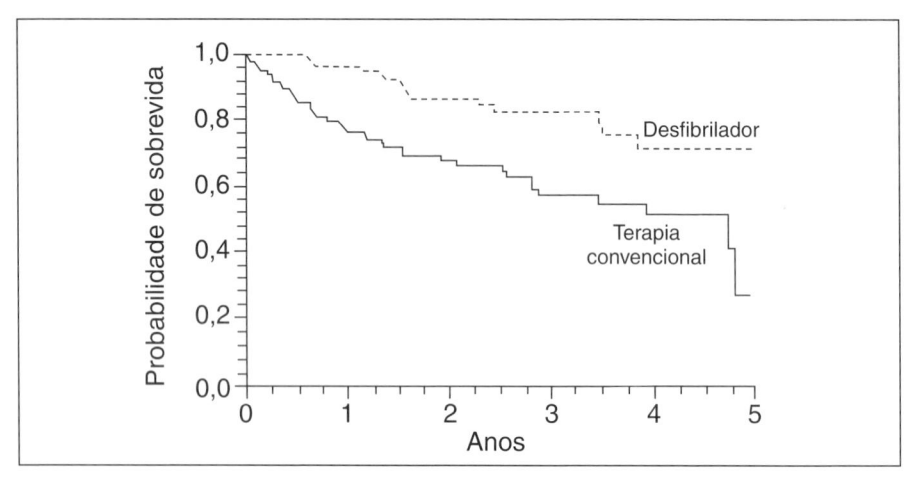

Fig. 20-7. Probabilidade de sobrevida em pacientes que apresentaram TVS, de acordo com o grupo em que foram alocados no MADIT I (P < 0,009). Modificado de *NEJM* 1996;335:1933-1940.

ficadora retardada rápida e lenta, prolongando o tempo de repolarização, alargando o intervalo QT. Condições, como bradicardia, hipomagnesemia e hipocalemia, predispõem ao desenvolvimento de pós-potenciais precoces e *torsades de pointes*. Geralmente o prognóstico é favorável nestes casos, sendo a arritmia autolimitada, reversível com a suspensão do fator desencadeante (fármacos na maioria das vezes).[12-14,23]

A síndrome do QT longo congênito é causada por mutação autossômica dominante e recessiva. Está associada a mutações nos genes KCNQ1 (tipo 1), HERG (tipo 2) e SCN5A (tipo 3). Existem outras mutações, porém os tipos 1, 2 e 3 são os principais. O diagnóstico é feito através do ECG e da ocorrência de sintomas no paciente (frequentemente crianças) ou em familiares próximos. Está associada a arritmias ventriculares do tipo *torsades*, com risco de morte súbita. O subtipo 1 está associado à ocorrência de arritmias durante estresse físico/emocional, sendo por isso tratado com o uso de betabloqueadores, marca-passo cardíaco ou CDI. O mesmo é válido para o subtipo 2. Porém, o subtipo 3 está muito associado à ocorrência de arritmias durante o sono/repouso, semelhantemente à síndrome de Brugada, que tem mutação no gene (SCN5A).[12,24,25]

A TV polimórfica associada a intervalo QT normal habitualmente ocorre em quadros isquêmicos agudos e na rara forma de TV polimórfica de acoplamento curto. Ambos têm elevado potencial de degeneração para fibrilação ventricular. A TV polimórfica de acoplamento curto foi descrita em 1994,[25] desde então, alguns relatos foram publicados na literatura, sempre enfatizando a elevada letalidade da síndrome (Fig. 20-8).[12,14,26-28]

Capítulo 20 ▪ Taquiarritmias Ventriculares

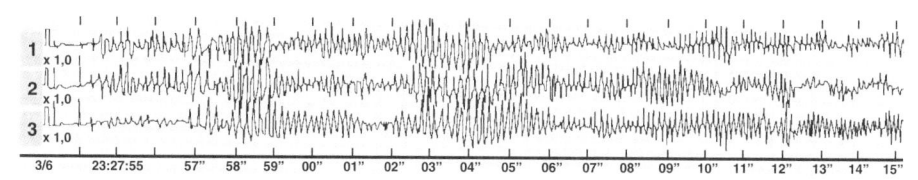

Fig. 20-8. Traçado de Holter mostrando TV polimórfica que degenera para FV, enquanto a paciente dorme. Esta paciente é portadora da rara síndrome de TV polimórfica de acoplamento curto.

▪ OUTRAS TAQUICARDIAS VENTRICULARES

Existem algumas taquicardias ventriculares geralmente associadas a coração estruturalmente normal, as quais apresentam características eletrocardiográficas típicas, que muitas vezes possibilitam o seu pronto reconhecimento. Exemplos são a síndrome do QT longo e a TV polimórfica de aclopamento curto, já citadas anteriormente, além da TV polimórfica catecolaminérgica, síndrome de Brugada, TV de via de saída de VD e a TV fascicular ou verapamil-sensível.

A taquicardia ventricular polimórfica catecolaminérgica é uma doença genética, causada por uma anormalidade no manejo do cálcio intracelular, em pessoas com coração estruturalmente normal. Normalmente o diagnóstico é dado na infância, estando associada a síncopes e morte súbita, com prognóstico muito ruim, mesmo com o advento do CDI, pois estes pacientes sofrem com uma alta incidência de choques, a despeito do uso de betabloqueadores. A característica clínica é de uma taquicardia ventricular associada a estresse físico e emocional, iniciando com taquicardia bidirecional, isto é, ocorre alternância na morfologia de bloqueio de ramos esquerdo e direito, batimento a batimento. Caso o paciente não interrompa o fator desencadeante, a taquicardia degenera para TV polimórfica (Fig. 20-9). O exame diagnóstico mais importante é o teste ergométrico. O eletrocardiograma de base é habitualmente normal.[29,30]

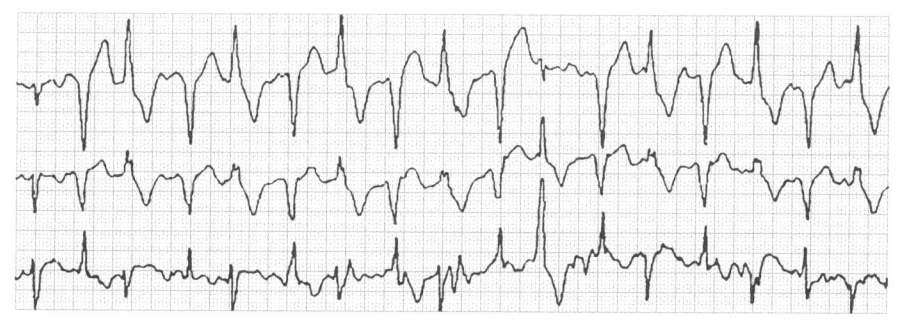

Fig. 20-9. Traçado de Holter mostrando a TV bidirecional (alternância entre BRD e BRE) em paciente com TV catecolaminérgica. Pode degenerar para TV polimórfica.

A taquicardia ventricular de via de saída de VD é uma arritmia frequente, acomete mais mulheres jovens, geralmente com prognóstico favorável. Tem morfologia de bloqueio de ramo esquerdo, com eixo elétrico orientado inferiormente. Seu espectro clínico pode variar desde extrassístoles ventriculares isoladas até taquicardia monomórfica repetitiva, geralmente associada a esforços físicos. Na maioria dos casos o tratamento serve apenas para aliviar palpitações em pacientes muito sintomáticos ou naqueles em que a incidência elevada de arritmias cursa com dilatação ventricular (taquimiocardiopatia). O tratamento pode ser feito com betabloqueadores, antagonistas de cálcio, antiarrítmicos do grupo III e IC ou pode ser feita a ablação por radiofrequência. Uma outra forma de taquicardia com origem no ventrículo direito é a que surge na displasia arritmogênica do ventrículo direito, que apresenta pior prognóstico, com risco de morte súbita. Neste caso há dilatação do ventrículo direito, e o ECG basal é comumente anormal (Cap. 11), ao passo que na TV de via de saída de ventrículo direito o coração é estruturalmente normal na grande maioria dos casos, com eletrocardiograma basal normal.[14,31,32]

A taquicardia fascicular é um tipo de arritmia originado no ventrículo esquerdo, seja do fascículo anterossuperior (AS) ou do posteroinferior (PI) do ramo esquerdo. Na maioria das vezes (90%) o fascículo PI é o responsável pela arritmia, a qual se deve à reentrada em virtude de potenciais tardios nas fibras de Purkinje. O circuito de reentrada utiliza parte do sistema de condução do fascículo próximo, por isso, o QRS não é tão alargado, o que causa dúvidas ao diagnóstico de TV. O ECG apresenta morfologia de BRD, com eixo para cima (fascículo PI), sendo muito peculiar o "entalhe" na porção ascendente da onda S em DII, DIII e aVF. É uma taquicardia de bom prognóstico, que responde bem ao tratamento com antagonistas de cálcio (diltiazem e verapamil) tanto durante a crise, como para evitar recidiva. A ablação é curativa.[12,33]

■ FIBRILAÇÃO VENTRICULAR

A fibrilação ventricular (FV) é a arritmia cardíaca mais grave que existe, desempenhando um papel de destaque na morte súbita cardíaca. É definida como uma taquicardia rápida, geralmente com FC de 300 bpm (200 ms de ciclo), sendo um ritmo grosseiramente irregular, com grande variação na frequência, morfologia e amplitude dos complexos QRS, frequentemente não sendo possível identificar QRS no traçado. O único tratamento é desfibrilação elétrica, mas em locais onde um desfibrilador não esteja disponível, um soco precordial é uma intervenção aceitável (classe IIb) (Fig. 20-10). A fibrilação ventricular é a via final comum de muitas cardiopatias, porém a cardiopatia isquêmica, tanto em sua fase aguda como crônica, é a causa mais comum. Porém várias outras cardiopa-

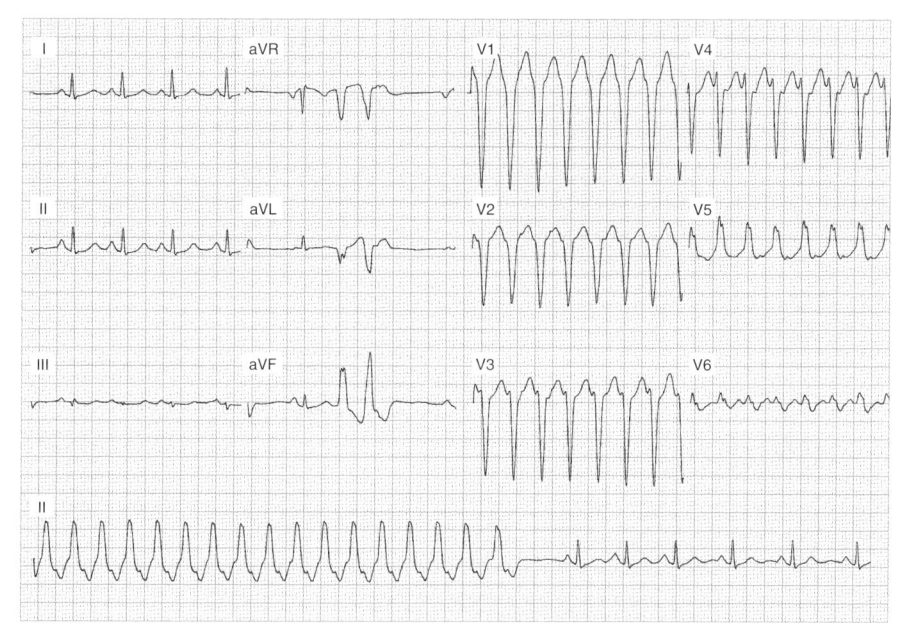

Capítulo 20 ▪ Taquiarritmias Ventriculares 335

Fig. 20-10. ECG mostrando taquicardia ventricular não sustentada, com morfologia de arritmia ventricular de via de saída de ventrículo direito (VD): QRS positivo em derivações inferiores (neste caso visível no DII longo e em aVF) e negativo em V1. Paciente de 43 anos, com coração estruturalmente normal, extrassistolia ventricular frequente de via de saída de VD.

tias, com disfunção ventricular ou não, podem causar FV. No entanto, após flagrado o ritmo, as atenções devem voltar-se para o restabelecimento de um ritmo organizado, já que a FV não gera débito cardíaco. Quando a FV não é logo diagnosticada, ela rapidamente "queima" toda a reserva de energia do miocárdio rapidamente, evoluindo para assistolia ou atividade elétrica sem pulso, ritmos com pior prognóstico que a FV.[1,12]

■ DIFERENCIAÇÃO ENTRE TAQUICARDIAS DE QRS LARGO

Um dos grandes dilemas para os profissionais que atendem pacientes em prontos-socorros é o diagnóstico das taquicardias de QRS largo, especificamente a diferenciação entre taquicardias ventricular e supraventricular com aberrância de condução. Tal distinção é da maior importância, pois tem prognóstico e tratamento totalmente diferentes.

A taquicardia ventricular geralmente ocorre no contexto clínico de uma cardiopatia estrutural ou doenças genéticas (QT longo, Brugada). Normalmente apresentam-se com instabilidade hemodinâmica em decorrência do baixo débito cardíaco gerado pela arritmia. Já as taquicardias supraventriculares (TSV) conduzidas com aberrância ocorrem em pacientes com função ventricular preservada e se devem a um bloqueio de ramo preexistente ou a presença de um bloqueio de ramo frequência-dependente (fase 3).[34,35] Comumente vem associada a sintomas clínicos, mas é raro o comprometimento hemodinâmico. Quando presente, a instabilidade "facilita" a decisão terapêutica, uma vez que nestes casos o tratamento indicado é a cardioversão elétrica.[1] Porém, na maioria dos casos, o profissional deverá se utilizar de critérios eletrocardiográficos para fazer a distinção do tipo de arritmia presente.

A taquicardia ventricular representa cerca de 80% dos casos de taquicardia com QRS largo em pacientes não selecionados, e muitos casos ocorrem em pacientes com história de infarto prévio.[36]

Alguns aspectos morfológicos observados no eletrocardiograma favorecem o diagnóstico de taquicardia ventricular ou aberrância.[11,14,36-38] A ocorrência das alterações seguintes sugere taquicardia ventricular:

- Presença de dissociação atrioventricular (critério específico de TV).
- Batimentos de fusão e captura sinusais.
- Desvio do eixo elétrico para a esquerda no plano frontal.

Já as seguintes características pesam a favor do diagnóstico de taquicardia supraventricular com aberrância:

- Complexo QRS com morfologia trifásica em V1 (rsR') e V6 (qRs).
- Complexo QRS na taquicardia com deflexão inicial com a mesma morfologia do ECG de base (fora da taquicardia).
- QRS durante a taquicardia com a mesma morfologia do QRS de base.
- Intervalo RP curto ($\leq$ 100 ms).
- Ondas P precedendo o QRS.

Critérios de Brugada

Em 1991 Brugada et al.[39] criaram um algoritmo para auxiliar na diferenciação das taquicardias de QRS largo. O algoritmo criado é constituído por 4 critérios eletrocardiográficos, podendo ser aplicados em qualquer situação em que um aparelho de ECG esteja disponível. Segundo os autores, a sensibilidade para o diagnóstico de TV é de 98%, e a especificidade de 96%. Existem outros algoritmos, mas este é o de uso mais difundido.

O primeiro critério baseia-se na presença ou ausência de complexos RS nas derivações precordiais, sendo que sua ausência (ou seja, concordância positiva ou negativa) sugere diagnóstico de TV, sendo este achado altamente específico. Caso existam complexos RS nas derivações precordiais, prossegue-se à análise do 2° critério[12,39] (Fig. 20-11).

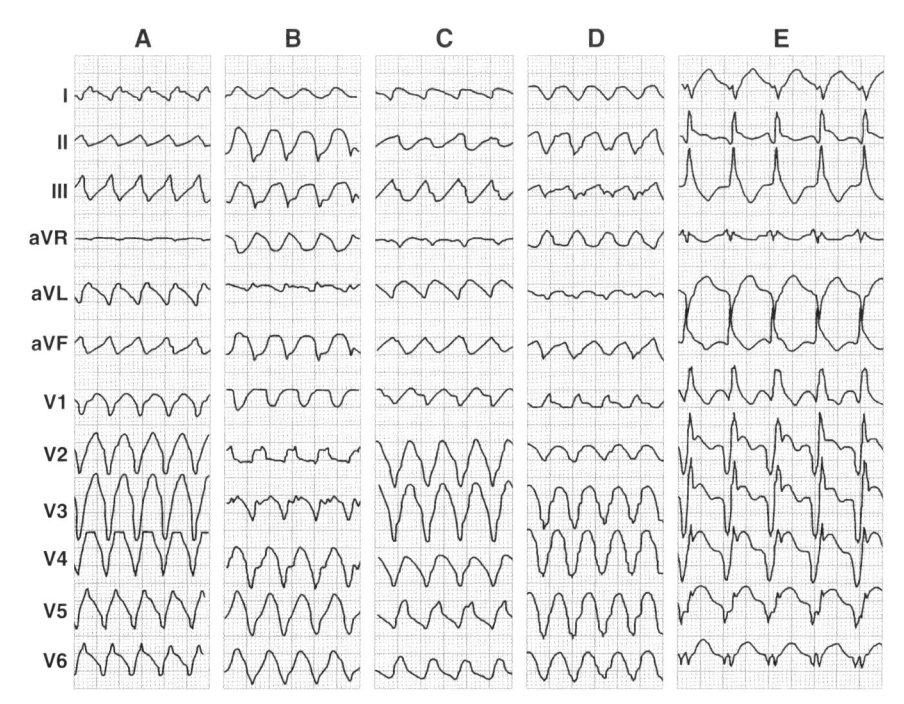

Capítulo 20 ▪ Taquiarritmias Ventriculares 337

Fig. 20-11. Exemplos de taquicardias com ausência de complexos RS em precordiais, achado altamente específico para TV. Modificado de Brugada P et al. *Circulation* 1991;83:1649-59.

O segundo critério constitui-se no cálculo do intervalo RS em derivações precordiais, desde que existam complexos RS nestas derivações. O cálculo é feito medindo-se a duração do QRS desde o início da onda R até o nadir da onda S; caso esta duração seja inferior a 100 ms, prossegue-se para o 3º critério. Caso esta medida seja igual ou superior a 100 ms, o diagnóstico de TV é sugerido com especificidade de 100% (Figs. 20-12 e 20-13).

O terceiro critério constitui-se na presença ou ausência de dissociação atrioventricular (AV), sendo mais facilmente identificável em taquicardias de FC não tão alta (em torno de 150 bpm). A sua presença é altamente específica para TV, sua ausência leva à análise para o 4º critério, o morfológico (Fig. 20-14).

O 4º critério é o morfológico, cuja análise inicia-se mediante a diferenciação entre taquicardia com morfologia de BRD ou BRE em V1. A partir daí é feita a análise dos complexos QRS nas derivações V1, V2 e V6 em busca de características que estejam presentes em bloqueios de ramo típicos ou não.[14,39] (Quadro 20-1). A Figura 20-15 resume o algoritmo de Brugada para a análise das taquicardias de QRS largo.

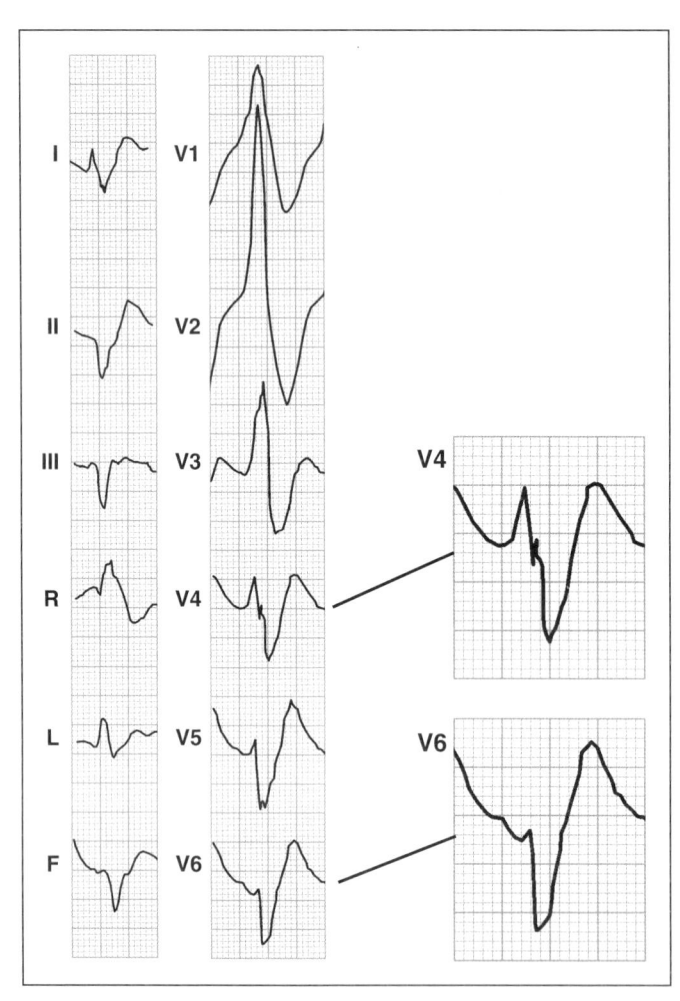

Fig. 20-12. Exemplo de como é feito o cálculo do intervalo RS em derivações precordiais. Modificado de Brugada P, *et al. Circulation* 1991;83:1649-59.

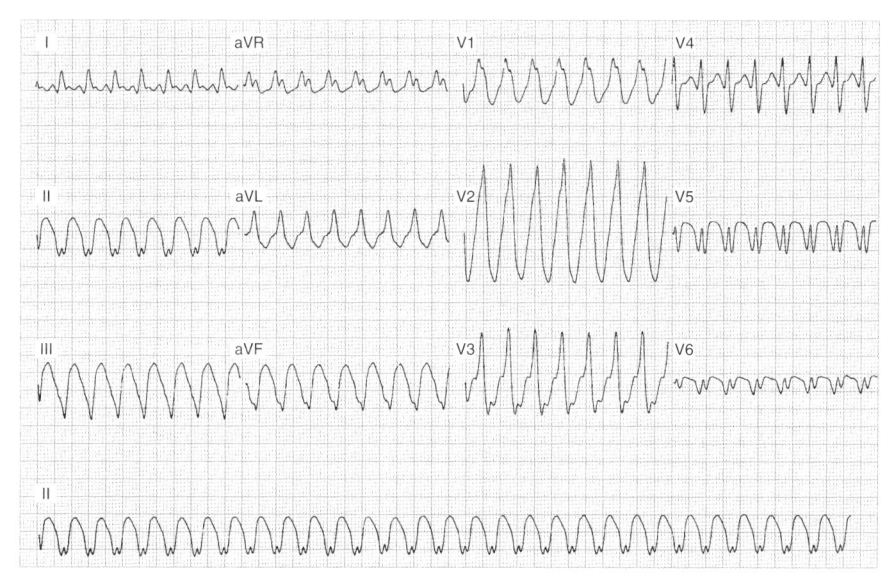

Fig. 20-13. Taquicardia ventricular. O diagnóstico de TV pode ser feito pelo intervalo RS de V3 ou V4: R ao nadir do S igual a 150 ms. Paciente com miocardiopatia isquêmica, IAM prévio (antigo).

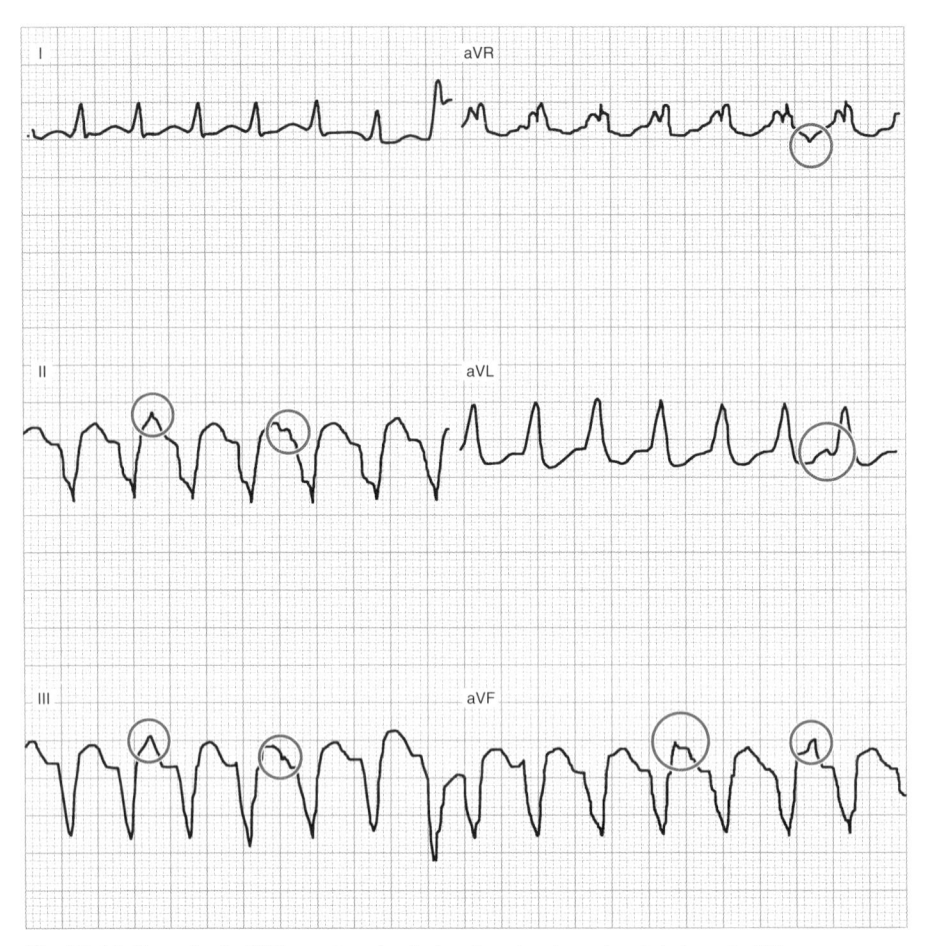

Fig. 20-14. Traçado de ECG mostrando derivações do plano frontal durante TV, com destaque para ondas P dissociadas.

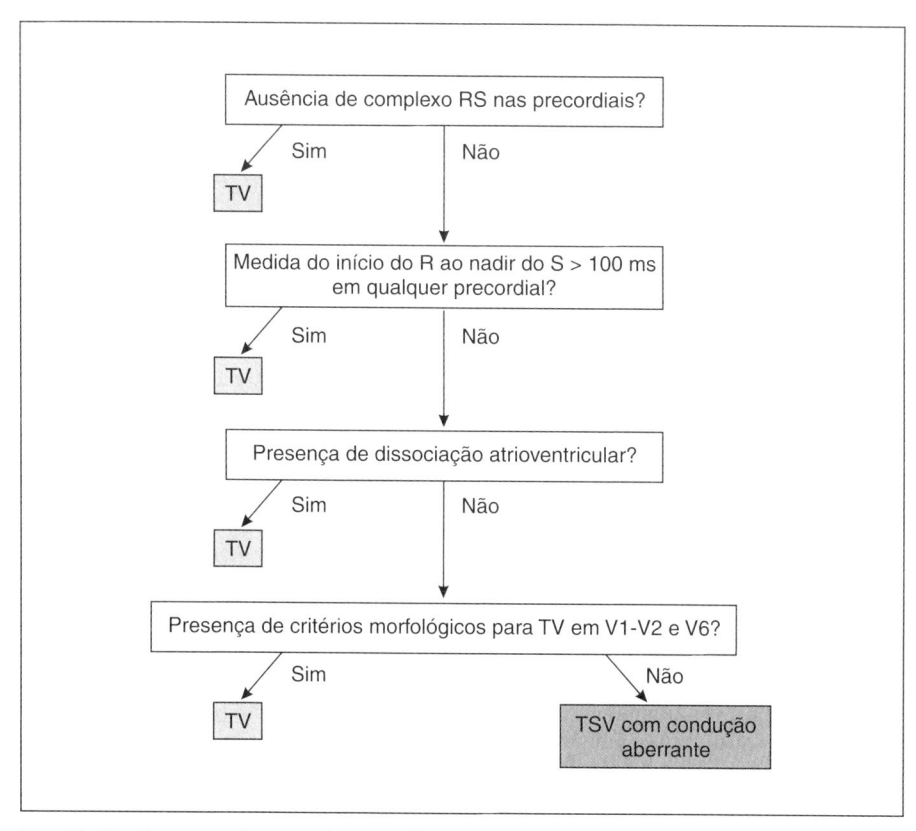

Capítulo 20 ■ Taquiarritmias Ventriculares 341

```
Ausência de complexo RS nas precordiais?
   Sim          Não
   TV            ↓
   Medida do início do R ao nadir do S > 100 ms
   em qualquer precordial?
   Sim          Não
   TV            ↓
   Presença de dissociação atrioventricular?
   Sim          Não
   TV            ↓
   Presença de critérios morfológicos para TV em V1-V2 e V6?
   Sim                              Não
   TV                           TSV com condução
                                   aberrante
```

Fig. 20-15. Algoritmo de Brugada para diferenciação entre taquicardia ventricular (TV) e taquicardia supraventricular com condução aberrante (TSV). Adaptado de Brugada P *et al. Circulation* 1991;83:1649-59.

Quadro 20-1. Critérios morfológicos de Brugada

Taquicardia com morfologia de BRD		
	TV	TSV
V1	R monofásico, complexos QR ou RS	QRS trifásico
V6	R monofásico, complexos QS ou QR, relação R/S < 1	QRS trifásico, relação R/S > 1
Taquicardia com morfologia de BRE		
	TV	TSV
V1 ou V2	Qualquer um dos seguintes: R com duração > 30 ms, > 60 ms ao nadir do S, "entalhe" na onda S	Padrão rS em V1-V2
V6	QR ou QS, R monofásico	Padrão R-R'

REFERÊNCIAS BIBLIOGRÁFICAS

1. ACC/AHA/ESC 2006 Guidelines for management of patients with ventricular arrhythmias and the prevention of sudden death – Executive summary: a report of the ACC/AHA and the ESC Committee for Practice Guidelines (writing Committee to develop Guidelines for management of patients with ventricular arrhythmias and the prevention of sudden cardiac death): Developed in Collaboration with the European Heart Rhythm Association and the HRS. *Circulation* 2006;114:1088-132.
2. Hofsten DE, Wachtell K, Lund B et al. On behalf of the DANAMI-2 investigators. Prevalence and prognostic implications of non-sustained ventricular tachycardia in ST-segment elevation myocardial infarction after revascularization with either fibrinolysis or primary angioplasty. *Eur Heart J* 2007;28:407-14.
3. Moss AJ, Hall WJ, Cannom DS et al., for MADIT I. Improved survival with an implanted defibrillator in patients with coronary disease at high risk for ventricular arrhythmia. *NEJM* 1996;335:1933-40.
4. Buxton AE, Lee KL, Hafley GE et al., for the MUSTT investigators. Relation of ejection fraction and inducible ventricular tachycardia to mode of death in patients with coronary artery disease: an analysis of patients enrolled in the MUST Trial. *Circulation* 2002;106:2466-72.
5. Rassi AJ, Rassi A, Xavier SS et al. Development and validation of a risk score for predicting death in Chagas's heart disease. *NEJM* 2006;355:799-808.
6. Singh SN, Fletcher RD, Fisher SG. Amiodarone in patients with congestive heart failure and asymptomatic ventricular arrhythmia. *NEJM* 1995;333:77-82.
7. Doval HC, Nul DR, Granceli HO et al. Grupo de Estudios de la Sobrevida en la Insuficiencia Cardiaca en Argentina (GESICA). Randomised trial of low-dose amiodarona in severe congestive heard failure. *Lancet* 1994;344:493-98.
8. Strickberger SA, Hummel JD et al. Amiodarone versus implantable cardioverter-defibrillator:randomized trial in patients with nonischemic dilated cardiomyopathy and asymptomatic nonsustained ventricular tachycardia-AMIOVIRT. *J Am Coll Cardiol* 2003;41:1707-12.

Capítulo 20 ▪ Taquiarritmias Ventriculares

9. Boutitie F, Boissel JP, Connolly SJ et al. Amiodarone interaction with beta-blockers: analysis of the merged EMIAT (European Myocardial Infarct Amiodarone Trial) and CAMIAT (Canadian Amiodarone Myocardial Infarction Trial) databases. The EMIAT and CAMIAT Investigators. *Circulation* 1999;99:2268-75.
10. Randomised trial of effect of amiodarone on mortality in patients with left-ventricular dysfunction after recent myocardial infarction: EMIAT. *Lancet* 1997;349:667-74.
11. Wagner GS. *Marriott's practical electrocardiography.* 11 ed. Philadelphia, PA: Lippincott Williams and Wilkins, 2008. p. 272-86.
12. Camm AJ, Saksena S. *Electrophysiological disorders of the heart.* Philadelphia, PA: Elsevier Churchill Livingstone, 2005.
13. Fenelon G, Paola AAV. Mecanismos eletrofisiológicos das arritmias cardíacas: uma visão para o clínico. In: Nobre F, Serrano Jr CV (Eds.). *Tratado de Cardiologia SOCESP.* São Paulo, SP: Rev. SOCESP, 2005. p. 1147-56.
14. Olgin JE, Zipes DP. Specific arrythmias: diagnosis and treatment. In: Libby P, Bonow RO, Mann DL et al. *Braunwald's heart disease: a textbook of cardiovascular medicine.* 8 ed. 2008. p. 863.
15. Sarabanda A, Sosa E, Scanavacca M. Correlação entre a morfologia da taquicardia ventricular sustentada e a ventriculografia esquerda na cardiopatia chagásica crônica. *Rev Bras Marcapasso e Arritmias* 1994;7(3):143.
16. Tavora MZ, Mehta N, Silva RMFL et al. Características e identificação dos sítios de taquicardia ventricular de etiologia chagásica por mapeamento endocárdico. *Arq Bras Cardiol* 1999;72(4):451-62.
17. Sonmez O, Gul EE, Duman C et al. Type II bidirectional ventricular tachycardia in a patient with myocardial infarction. *J Electrocardiol* 2009;42(6):631-32.
18. A comparison of antiarrhythmic-drug therapy with implantable defibrillators in patients resuscitated from near-fatal ventricular arrhythmias. The Antiarrhythmics versus Implantable Defibrillators (AVID) Investigators. *N Engl J Med* 1997 Nov. 27;337(22):1576-83.
19. Bokhari F, Newman D, Greene M et al. Long-term comparison of the implantable cardioverter defibrillator versus amiodarone: eleven-year follow-up of a subset of patients in the Canadian Implantable Defibrillator Study (CIDS). *Circulation* 2004;110(2):112-16.
20. Siebels J, Kuck KH. Implantable cardioverter defibrillator compared with antiarrhythmic drug treatment in cardiac arrest survivors (the Cardiac Arrest Study Hamburg). *Am Heart J* 1994;127(4 Pt 2):1139-44.
21. Moss AJ, Zareba W, Hall WJ et al. Multicenter automatic defibrillator implantation trial II investigators. Prophylactic implantation of a defibrillator in patients with myocardial infarction and reduced ejection fraction. *N Engl J Med* 2002;346(12):877-83.
22. Bardy GH, Lee KL, Mark DB et al. Amiodarone or an implantable cardioverter-defibrillator for congestive heart failure. *N Engl J Med* 2005;352:225-37.
23. Roden DM. Drug-induced prolongation of the QT interval. *NEJM* 2004;350:1013-22.
24. Lupoglazoff JM, Denjoy I, Villain E et al. Long QT syndrome in neonates: conduction disorders associated with HERG mutations and sinus bradycardia with KCNQ1 mutations. *JACC* 2004;43:826-30.
25. Leenhardt A, Glaser E, Burguera M et al. Short-coupled variant of torsades de pointes. A new electrocardiographic entity in the spectrum of idiopathic ventricular tachyarrhythmias. *Circulation* 1994;89(1):206-15.
26. Viskin S, Rosso R, Rogowski O et al. The 'short-coupled' variant of right ventricular outflow ventricular tachycardia: a not-so-benign form of benign ventricular tachycardia? *J Cardiovasc Electrophysiol* 2005;16:912-16.

27. Mechleb BK, Haddadin TZ, Iskandar SB et al. Idiopathic polymorphic ventricular tachycardia with normal QT interval in a structurally normal heart. *PACE* 2006;29:791-96.
28. Macêdo Neto IS, Barros LS, Albuquerque ALT et al. TV polimórfica de acoplamento curto com QT normal. Relato de caso, apresentado no XXVI *Congresso Brasileiro de Arritmias Cardíacas*, Nov. 2009, Campinas, SP.
29. Priori SG, Napolitano C, Memmi M et al. Clinical and molecular characterization of patients with catecholaminergic polymorphic ventricular tachycardia. *Circulation* 2002;106(1):69-74.
30. Liu N, Ruan Y, Priori SG. Catecholaminergic polymorphic ventricular tachycardia. *Prog Cardiovasc Dis* 2008;51(1):23-30.
31. Darrieux FCC, Magalhães GCB. Taquicardia ventricular. In: Pastore CA, Grupi CJ, Moffa PJ (Eds.). *Eletrocardiologia atual*. 2 ed. São Paulo, SP: Atheneu, 2008.
32. Hoch DH, Rosenfeld LE. Tachycardias of right ventricular origin. *Cardiol Clin* 1992 Feb.;10(1):151-64.
33. Francis J, Venugopal K, Khadar SA. Idiopathic fascicular ventricular tachycardia. *Indian Pacing Electrophysiol J* 2004;4(3):98-103.
34. Datino T, Almendral J, González-Torrecilla E et al. Rate-related changes in QRS morphology in patients with fixed bundle–branch block: implications for differential diagnosis of wide QRS complex tachycardia. *Eur H J* 2008;29:2351-58.
35. Issa Z, Miller J, Zipes D. *Clinical arrhythmology and electrophysiology, a companion to Braunwald's heart disease*. Philadelphia: Saunders, 2009. p. 143-56.
36. Marriott HJL. Differential diagnosis of supraventricular and ventricular tachycardia. *Geriatrics* 1970;25:91-101.
37. Wellens HJ, Bar FW. The value of the electrocardiogram in the differential diagnosis of a tachycardia with a widened QRS complex. *Am J Med* 1978;64:27-33.
38. Drew BJ, Scheiman MM. ECG criteria to distinguish between aberrantly conducted supraventricular tachycardia and ventricular tachycardia: practical aspects for the immediate care setting. *PACE* 1995;18:2194-208.
39. Brugada P, Brugada J, Mont L et al. A new approach to the differencial diagnosis of a regular tachycardia with a wide QRS complex. *Circulation* 1991;83:1649.

ESCORES ELETROCARDIOGRÁFICOS

Nestor Rodrigues de Oliveira Neto

Diversos escores eletrocardiográficos têm sido desenvolvidos ao longo do tempo com o objetivo de melhorar a capacidade diagnóstica ou prognóstica do eletrocardiograma, geralmente incorporando várias anormalidades de forma combinada, conforme a prevalência e o risco relativo de cada critério. Um dos mais antigos e conhecidos é o escore de Romhilt-Estes, usado para o diagnóstico da hipertrofia ventricular esquerda (Cap. 3).

⊃ *Minnesota Code*[1](disponível em: *http://www.epi.umn.edu/ecg/index.shtm*) consiste em um sistema de classificação das anormalidades eletrocardiográficas, usada em estudos epidemiológicos desde a década de 1960 e que passou por atualizações posteriores. Este código foi importante para padronizar os critérios para descrever as alterações, sendo usado como referência nos estudos epidemiológicos e clínicos.

A incorporação dos escores eletrocardiográficos à análise computadorizada facilitaria a aplicabilidade dos mesmos.

A seguir apresentamos alguns dos escores eletrocardiográficos descritos, utilizados em geral com a finalidade de estratificar o risco e o prognóstico.

■ ESCORE DE SELVESTER

O escore de Selvester,[2,3] desenvolvido antes da era da terapia de reperfusão com base no modelo da sequência de ativação, relatado por Durrer *et al.*,[4] é empregado para estimar o tamanho do infarto, consistindo de 50 critérios e 31 pontos, com cada ponto correspondendo a 3% da massa do ventrículo esquerdo. Embora alguns estudos mostrem que a correlação do escore com o tamanho do infarto seja pobre em pacientes submetidos à reperfusão,[5,6] outros mostram uma boa correlação nestes pacientes, além de ter valor prognóstico.[7-9] Foi observado que o escore de QRS (Selvester) aferido à alta hospitalar estratifica os pacientes após IAM em dois grupos: os com um escore < 10 apresentaram mortalidade de 2,9% em 30 dias e 5,4% em 1 ano, e aqueles com escore > 10 apresentaram mortalidade de 8,9 e 12,4%, respectivamente em 30 dias e 1 ano.[8] Um estudo grego, realizado em 100 pacientes com IAM, mostrou que um escore de Selvester ≥ 3, presente à alta hospitalar, foi associado a uma maior mortalidade e readmissão por insuficiência cardíaca a curto prazo (3 meses).[9]

Apesar destes bons resultados, o escore de Selvester tem aplicabilidade limitada na prática clínica em função da complexidade para sua execução, que demanda tempo e o torna pouco prático. Uma versão automatizada foi desenvolvida e apresentou boa correlação com o método visual.[10] Os distúrbios de condução intraventriculares e padrões de hipertrofia miocárdica sempre foram considerados como situações onde o escore não podia ser aplicado (hipertrofia ventricular e distúrbio de condução). Entretanto, recentemente Strauss *et al.*[11,12] demonstraram que o escore de QRS apresenta boa correlação com a extensão da necrose ou fibrose (cicatriz) miocárdica mensurada pela ressonância magnética cardíaca com realce tardio (RMC) em pacientes com miocardiopatia isquêmica e também na miocardiopatia não isquêmica, na presença ou não de hipertrofia ventricular ou distúrbio de condução. Estudos com RMC mostram que 30 a 40% dos pacientes com miocardiopatia não isquêmica podem ter fibrose (cicatriz), e a presença de fibrose nestes pacientes está associada a pior prognóstico.[13-15] Versões modificadas dos critérios originais foram desenvolvidas para pacientes com BRD, BDASE, BDASE + BRD, HVE e BRE. Estes autores mostraram que um escore de QRS elevado está associado à maior probabilidade de indução de taquicardia ventricular monomórfica no estudo eletrofisiológico, ou seja, é um preditor de substrato arritmogênico.[11] Assim, tem-se estudado a possibilidade de que um escore de QRS elevado seja capaz de predizer arritmia ventricular sustentada e morte súbita, e selecionar melhor os pacientes após infarto ou com miocardiopatia não isquêmica para implante de cardiodesfibrilador[12,15] (Quadro 1).

Apêndice I ■ Escores Eletrocardiográficos

Quadro 1. Escore de QRS de Selvester, com versões para ECG na ausência de HVE e distúrbio de condução, HVE, BRD, BRD associado a BFAE, BFAE isolado e BRE (abaixo)

ECG	Normal*	HVE	BRD	BRD + BFAE	BFAE
I	Q ≥ 30 ms......1	Q ≥ 30 ms......1	Q ≥ 30 ms......1	Q ≥ 30 ms......1	Q ≥ 30 ms......1
	R/Q ≤ 1......1 R ≤ 2 mm	R/Q ≤ 1......1 R ≤ 2 mm	R/Q ≤ 1......1 R ≤ 2 mm	R/Q ≤ 1......1 R ≤ 2 mm	R/Q ≤ 1......1 R ≤ 2 mm
II	Q ≥ 40 ms......2 Q ≥ 30 ms......1	Q ≥ 40 ms......2 Q ≥ 30 ms......1	Q ≥ 40 ms......2 Q ≥ 30 ms......1	Q ≥ 40 ms......2 Q ≥ 30 ms......1	Q ≥ 40 ms......2 Q ≥ 30 ms......1
aVL	Q ≥ 30 ms......1 R/Q ≤ 1......1	Q ≥ 40 ms......1 R/Q ≤ 1......1	Q ≥ 30 ms......1 R/Q ≤ 1......1	Q ≥ 40 ms......1 R/Q ≤ 1......1	Q ≥ 40 ms......1 R/Q ≤ 1......1
aVF	Q ≥ 50 ms......3 Q ≥ 40 ms......2 Q ≥ 30 ms......1	Q ≥ 60 ms......3 Q ≥ 50 ms......2 Q ≥ 40 ms......1	Q ≥ 50 ms......3 Q ≥ 40 ms......2 Q ≥ 30 ms......1	Q ≥ 50 ms......3 Q ≥ 40 ms......2 Q ≥ 30 ms......1	Q ≥ 50 ms......3 Q ≥ 40 ms......2 Q ≥ 30 ms......1
	R/Q ≤ 1......2 R/Q ≤ 2......1	R/Q ≤ 1......2 R/Q ≤ 2......1	R/Q ≤ 1......2 R/Q ≤ 2......1	R/Q ≤ 1......2 R/Q ≤ 2......1	R/Q ≤ 1......2 R/Q ≤ 2......1
V1 ant	Qualquer Q......1	Qualquer QR.....1 (ou QR) Entalhe inicial no R	Q ≥ 50 ms......2 Qualquer Q......1 R ≤ 20 ms	Q ≥ 50 ms......2 Qualquer Q......1	Qualquer Q......1
V1 post	R/S ≥ 1......1	R/S ≥ 1......1			R/S ≥ 1......1
	R inicial ≥ 50 ms..2 R inicial ≥ 10 mm R inicial ≥ 40 ms..1 R inicial ≥ 7 mm	R inicial ≥ 50 ms..2 R inicial ≥ 10 mm R inicial ≥ 40 ms..1 R inicial ≥ 7 mm	R inicial ≥ 60 ms..2 R inicial ≥ 15 mm R inicial ≥ 50 ms..1 R inicial ≥ 10 mm	R inicial ≥ 60 ms..2 R inicial ≥ 15 mm R inicial ≥ 50 ms..1 R inicial ≥ 10 mm	R inicial ≥ 50 ms..2 R inicial ≥ 10 mm R inicial ≥ 40 ms..1 R inicial ≥ 7 mm
	Q e S ≤ 2 mm.....1	Q e S ≤ 2 mm.....1			

(Continua)

Quadro 1. Escore de QRS de Selvester, com versões para ECG na ausência de HVE e distúrbio de condução, HVE, BRD, BRD associado a BFAE, BFAE isolado e BRE *(Cont.)*

ECG	Normal*	HVE	BRD	BRD + BFAE	BFAE
V2 ant	Qualquer Q...... 1 R ≤ 10 ms R ≤ 1 mm	Qualquer QR...... 1 (ou QR) Entalhe inicial no R	Q ≥ 50 ms...... 2 Qualquer Q...... 1 R ≤ 10 ms R ≤ 1 mm	Q ≥ 50 ms...... 2 Qualquer Q...... 1 R ≤ 10 ms R ≤ 1 mm	Qualquer Q...... 1 R ≤ 10 ms R ≤ 1 mm
V2 post	R/S ≥ 1,5...... 1 R ≥ 60 ms...... 2 R ≥ 20 mm R ≥ 50 ms...... 1 R ≥ 15 mm Q e S ≤ 3 mm..... 1	R/S ≥ 1,5...... 1 R ≥ 60 ms...... 2 R ≥ 20 mm R ≥ 50 ms...... 1 R ≥ 15 mm Q e S ≤ 3 mm..... 1	R inicial ≥ 70 ms... 2 R inicial ≥ 25 mm.. 1 R inicial ≥ 50 ms... 1 R inicial ≥ 20 mm	R inicial ≥ 70 ms... 2 R inicial ≥ 25 mm.. 1 R inicial ≥ 50 ms... 1 R inicial ≥ 20 mm	R/S ≥ 1,5...... 1 R ≥ 60 ms...... 2 R ≥ 20 mm R ≥ 50 ms...... 1 R ≥ 15 mm Q e S ≤ 3 mm..... 1
V3	Q ≥ 30 ms...... 2 R ≤ 10 ms Q ≥ 20 ms...... 1 R ≤ 20 ms	Q R + Q ≥ 30 ms... 2 Entalhe inicial no R. Qualquer QR/QS.. 1	Q ≥ 30 ms...... 2 R ≤ 10 ms Q ≥ 20 ms...... 1 R ≤ 20 mm	Q ≥ 30 ms...... 2 R ≤ 10 ms Q ≥ 20 ms...... 1 R ≤ 20 mm	Q ≥ 30 ms...... 2 R ≤ 10 ms Q ≥ 20 ms...... 1 R ≤ 20 mm
V4	Q ≥ 20 ms...... 1 R/Q ≥ 0,5...... 2 R/S ≤ 0,5 R/Q ≤ 1...... 1 R/S ≤ 1 R ≤ 5 mm Entalhe inicial no R	Q ≥ 20 ms...... 1 R/Q ≤ 0,5...... 2 R/S ≤ 0,5 R/Q ≤ 1...... 1 R/S ≤ 1 R ≤ 5 mm Entalhe inicial no R	Q ≥ 20 ms...... 1 R/Q ≤ 0,5...... 2 R/S ≤ 0,5 R/Q ≤ 1...... 1 R/S ≤ 1 R ≤ 5 mm Entalhe inicial no R	Q ≥ 20 ms...... 1 R/Q ≤ 0,5...... 2 R/S ≤ 0,5 R/Q ≤ 1...... 1 R/S ≤ 1 R ≤ 5 mm Entalhe inicial no R	Q ≥ 20 ms...... 1 R/Q ≤ 0,5...... 2 R/S ≤ 0,5 R/Q ≤ 1...... 1 R/S ≤ 1 R ≤ 5 mm Entalhe inicial no R

Apêndice I ▪ Escores Eletrocardiográficos

V5	Q ≥ 30 ms .... 1 R/Q ≤ 1 .... 2 R/S ≤ 1 R/Q ≤ 2 .... 1 R/S ≤ 2 R ≤ 6 mm Entalhe inicial no R	Q ≥ 30 ms .... 1 R/Q ≤ 1 .... 2 R/S ≤ 1 R/Q ≤ 2 .... 1 R/S ≤ 2 R ≤ 6 mm Entalhe inicial no R	Q ≥ 30 ms .... 1 R/Q ≤ 1 .... 2 R/S ≤ 1 R/Q ≤ 2 .... 1 R/S ≤ 1,5 R ≤ 6 mm Entalhe inicial no R	Q ≥ 30 ms .... 1 R/Q ≤ 1 .... 2 R/S ≤ 1 R/Q ≤ 2 .... 1 R/S ≤ 2 R ≤ 6 mm Entalhe inicial no R
V6	Q ≥ 30 ms .... 1 R/Q ≤ 1 .... 2 R/S ≤ 1 R/Q ≤ 3 .... 1 R/S ≤ 3 R ≤ 6 mm Entalhe inicial no R	Q ≥ 30 ms .... 1 R/Q ≤ 1 .... 2 R/S ≤ 1 R/Q ≤ 3 .... 1 R/S ≤ 3 R ≤ 6 mm Entalhe inicial no R	Q ≥ 30 ms .... 1 R/Q ≤ 1 .... 2 R/S ≤ 1 R/Q ≤ 3 .... 1 R/S ≤ 3 R ≤ 6 mm Entalhe inicial no R	Q ≥ 30 ms .... 1 R/Q ≤ 1 .... 2 R/S ≤ 1 R/Q ≤ 3 .... 1 R/S ≤ 3 R ≤ 6 mm Entalhe inicial no R

*Quando não há distúrbio de condução (BRE, BRD, BFAE) ou HVE no ECG.

ECG	BRE	Pontos máx
I	R/Q ≤ 1,5 .... 1 R/S ≤ 1,5	1
Parede anterossuperior		
aVL	Q ≥ 50 ms .... 2 Q ≥ 40 ms 1	4
	R/S ≤ 0,5 .... 2 R/Q ≤ 0,5	
	R/S ≤ 1 .... 1 R/Q ≤ 1	
Parede inferior		
II	Q ≥ 40 ms .... 2 Q ≥ 30 ms 1	3
	R/S ≤ 0,5 .... 1 R/Q ≤ 0,5	
aVF	Q ≥ 50 ms .... 2 Q ≥ 40 ms	3
	R/S ≤ 0,5 .... 1 R/Q ≤ 0,5	
Parede anterosseptal		
V1	Entalhe no R inicial. 1	3
	R ≥ 3 mm .... 2 R ≥ 30 ms R ≥ 2 mm .... 1 R ≥ 20 ms	

ECG	BRE	Pontos máx
Parede anterosseptal		
V2	Entalhe no R inicial. 1	3
	R ≥ 4 mm .... 2 R ≥ 30 ms	
	R ≥ 3 mm .... 1 R ≥ 20 ms	

Apêndice I ■ Escores Eletrocardiográficos

ECG	BRE	Pontos
Parede posterolateral		
V1	S/S' ≥ 2,0 .... 3 S/S' ≥ 1,5 .... 2 S/S' ≥ 1,25 1	3
V2	S/S' ≥ 2,5 .... 3 S/S' ≥ 2,0 .... 2 S/S' ≥ 1,5 1	3
Apical de 4 segmentos		
I	Qualquer Q .... 1 R ≤ 2 mm	2
	R/Q ≤ 1 .... 1 R/S ≤ 1	
V5	Qualquer Q 1	4
	R/R' ≥ 2 .... 2 R/R' ≥ 1 .... 1 R/S ≤ 2	
	R ≤ 5 mm 1	
ECG	BRE	Pontos máx
Apical de 4 segmentos		
V6	Q ≥ 20 ms 1	4
	R/R' ≥ 2 .... 2 R/R' ≥ 1 .... 1 R/S ≤ 2	
	R ≤ 6 mm 1	
Total		**33 pontos**

Considerar o maior valor em cada célula, se mais de um critério for preenchido.

O entalhe no R inicial refere-se ao entalhe nos 40 ms iniciais de uma onda R inicial.

O escore total tem 33 pontos. Área de fibrose (cicatriz) % = escore × 3.

Excluir pontos da parede anterosseptal se houver sinais de sobrecarga atrial direita, o que sugere HVD (positividade de P em V1 ou V2 ≥ 1 mm ou P em aVF ≥ 0,175).

Excluir pontos da parede anterossuperior se houver desvio do eixo do QRS para a direita (≥ 90°).

O S' e R' referem-se a entalhes nos ramos ascendentes da onda S ou descendente de R.

(Conforme Strauss DG et al. Circ Arrhythmia Electrophysiol 2008;1:327-36).

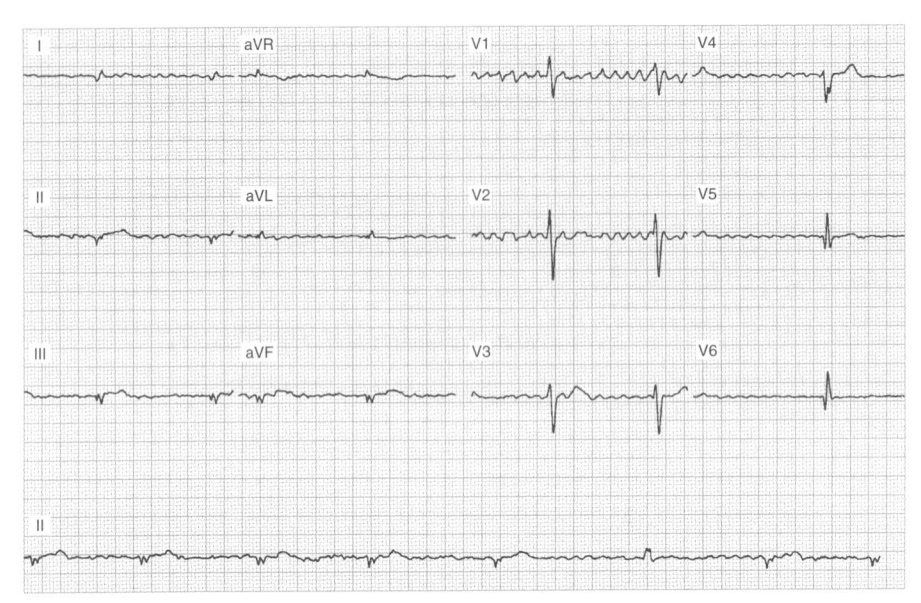

Fig. 1. ECG de mulher de 46 anos com miocardiopatia dilatada idiopática. O traçado mostra ritmo de fibrilação atrial, baixa voltagem no plano frontal e zona eletricamente inativa em DII, DIII, aVF e DI, V5 e V6. O escore de Selvester = 14, assim distribuídos: I (2), II (1), aVF (4), V1 post (2), V2, post (1), V4 (2), V5 (1) e V6 (1) (área de cicatriz estimada = 42% do ventrículo esquerdo). A paciente evoluiu com insuficiência cárdica CF IV, disfunção sistólica e padrão restritivo.

ESCORE DE TEP

Este escore foi desenvolvido com o objetivo de predizer a gravidade do tromboembolismo pulmonar agudo (TEP) com base nas alterações eletrocardiográficas, as quais surgem como consequência da sobrecarga agudamente imposta ao ventricular direito em virtude do defeito de perfusão. O tromboembolismo maciço com frequência está acompanhado de alterações no ECG, como taquicardia sinusal, bloqueio de ramo direito e alterações da repolarização ventricular em derivações inferiores e precordiais (Cap. 5). O escore elaborado por Daniel et al.[16] não objetiva o diagnóstico de TEP, mas estratifica a gravidade do comprometimento. Um escore ≥ 10 foi associado a TEP com hipertensão pulmonar grave (pressão sistólica pulmonar ≥ 50 mmHg). Estudos posteriores, realizados por outros grupos, observaram que o escore de ECG foi um preditor da porcentagem de defeito de perfusão na cintilografia de ventilação-perfusão, com o escore ≥ 3 sendo um preditor de defeito de perfusão > 50% e de disfunção ventricular direita relacionada.[17,18] Com relação à evolução clínica, a habilidade do escore de ECG para predizer uma evolução hospitalar desfavorável foi li-

Apêndice I ▪ Escores Eletrocardiográficos 353

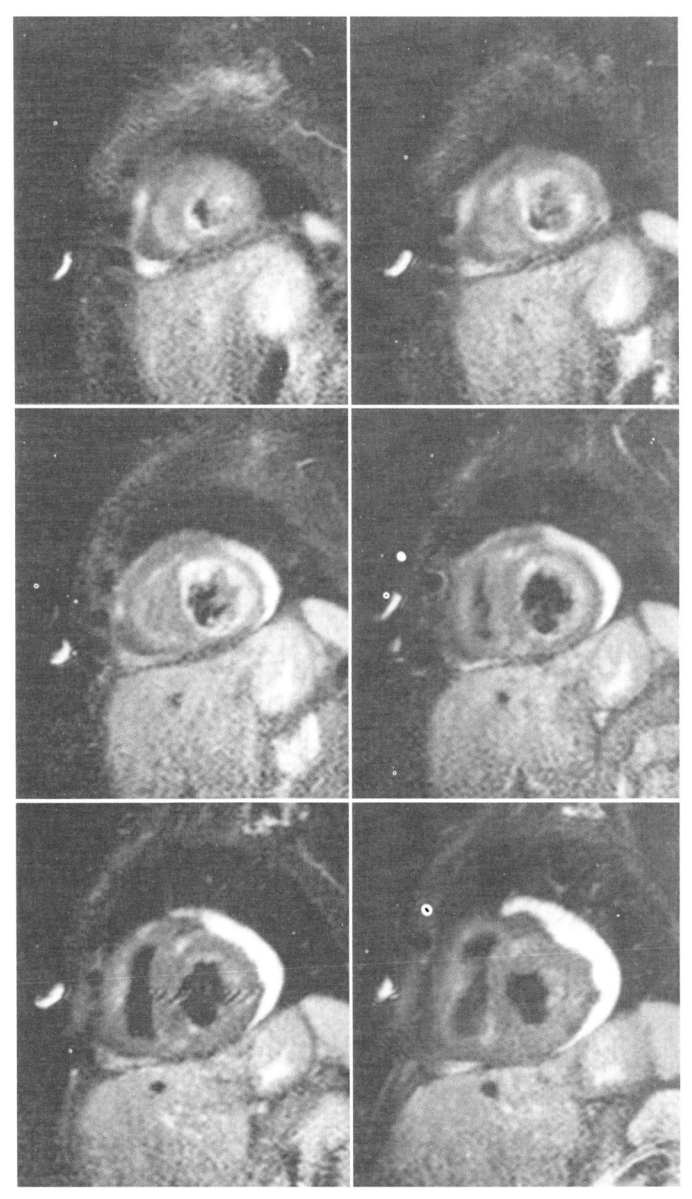

Fig. 2. Ressonância magnética com realce tardio mostrando extensa área de fibrose miocárdica e inflamação. O cateterismo realizado previamente mostrava coronárias normais. Pela possibilidade de miocardiopatia infiltrativa foi realizada biópsia endomiocárdica, que mostrou padrão inflamatório inespecífico. Apresentou óbito após a alta, cerca de 1 mês após realizar estes exames.

mitada em um destes estudos,[18] mas recentemente um estudo polonês concluiu que um escore de ECG elevado (> 3) está associado a complicações (necessidade de vasopressor, trombólise, embolectomia ou ressuscitação e choque) e também à disfunção do ventrículo direito no ecocardiograma.[19] Estudos prospecti-

Quadro 2. Escore eletrocardiográfico de gravidade do tromboembolismo pulmonar

Característica	Escore
Taquicardia sinusal (FC > 100 bpm)	2
BRD incompleto	2
BRD completo	3
Onda T invertida de V1 a V4	4
Amplitude da inversão de T em V1	
< 1 mm	0
1-2 mm	1
> 2 mm	2
Amplitude da inversão de T em V2	
< 1 mm	1
1-2 mm	2
> 2 mm	3
Amplitude da inversão de T em V3	
< 1 mm	1
1-2 mm	2
> 2 mm	3
Presença de S em DI	0
Presença de Q em DIII	1
T invertida em DIII	1
S1Q3T3 (todos)	2
Total do escore (máximo 21 pontos)	

BRD incompleto: QRS com duração de 0,10 a 0,11 s, onda S em DI e R terminal em V1 > 1,5 mm. BRD completo: QRS com duração > 0,11 s, onda S em DI e R terminal em V1 > 1,5 mm.
Onda Q > 1,5 mm. Conforme refs. 16 e 17.

Apêndice I ▪ Escores Eletrocardiográficos

vos com maior número de pacientes serão necessários para definir o valor deste escore na predição de desfechos clínicos, como mortalidade (Quadro 2).

A aplicação deste escore no ECG da Fig. 3 do Cap. 5, de uma paciente com TEP grave, resulta no total de 14 pontos, conforma os critérios: taquicardia sinusal (2 pontos), T inversão de V1 a V3 (4 pontos), negatividade da T em V1 > 2 mm (2 pontos), negatividade da T em V2 de 1,5 mm (2 pontos), negatividade da T em V3 > 2 mm (3 pontos) e T invertida em DIII (1 ponto).

▪ **ESCORE ELETROCARDIOGRÁFICO SIMPLIFICADO**

Este escore foi recentemente apresentado, sendo obtido pela soma de 12 critérios eletrocardiográficos, classicamente associados a comprometimento cardíaco. Os critérios foram selecionados com base na prevalência e no risco relativo de mortalidade. Os eletrocardiogramas foram interpretados, e as anormalidades, classificadas através de análise computadorizada. Este escore foi obtido pela análise do eletrocardiograma de mais de 29.000 homens veteranos, em Palo Alto, Stanford, não internados e acompanhados por 7,5 anos em média. Cada alteração vale um ponto na composição do escore. O risco relativo foi crescente de acordo com o número de critérios, independente de idade, fatores de risco e situação clínica, com o risco relativo de 1,8 para o escore de 1 e de 6,0 para um escore de 5 ou maior (em relação ao grupo sem anormalidades).[20] A mortalidade aumenta proporcionalmente ao número de anormalidades (escore), com mortalidade anual de 0,56%, quando o escore é "0", e mais de 10 vezes maior (6,7%), quando o escore é ≥ 5. Como vantagens, este escore é de simples execução e foi desenvolvido como um índice de uso geral, baseado em um modelo simples: quanto maior o número de alterações no ECG, maior o comprometimento cardíaco e pior o prognóstico. Porém, como é de uso recente, este escore necessita ser mais bem estudado e validado por outros grupos (Quadro 3).

Quadro 3. Escore eletrocardiográfico global*

Anormalidades eletrocardiográficas
1. Bloqueio de ramo esquerdo
2. Bloqueio de ramo direito
3. Onda Q anormal
4. Retardo da condução intraventricular
5. Fibrilação atrial
6. Anormalidade atrial esquerda
7. Anormalidade atrial direita
8. Desvio do eixo para a esquerda ou direita
9. Hipertrofia ventricular esquerda (Romhilt)
10. Hipertrofia ventricular direita
11. Depressão do ST em V5
12. QTc > 450 ms
Total (cada anormalidade = 1 ponto): 12 pontos

*Conforme Tan et al. Clin Cardiol 2009;32(2):82-6.

ESCORE DE LESÃO CARDÍACA

Outros escores foram desenvolvidos, tal como o *Escore de Lesão Cardíaca*, para avaliar o dano miocárdico. Originalmente o objetivo deste escore era melhorar a sensibilidade no diagnóstico do infarto.[21] Este escore tem valor prognóstico em pacientes aparentemente saudáveis, hipertensos e para predizer o tamanho do infarto e a mortalidade tardia no pós-infarto.[22-25] Este escore usa 12 parâmetros: 5 relacionados com a amplitude da onda T, 4 medidas da onda Q e 3 das ondas S ou R.

REFERÊNCIAS BIBLIOGRÁFICAS

1. Menotti A, Seccareccia F. Electrocardiographic minnesota code findings predicting short-term mortality in asymptomatic subjects. The Italian RIFLE Pooling Project (Risk Factors and Life Expectancy). *G Ital Cardiol* 1997;27(1):40-49.
2. Selvester RH, Wagner GS, Hindman NB. The development and application of the Selvester QRS scoring system for estimating myocardial infarct size. *Arch Intern Med* 1985;145:1877.
3. Sevilla DC, Wagner NB, Pegues R *et al.* Correlation of the complete version of the Selvester QRS scoring system with quantitative anatomic findings for multiple left ventricular myocardial infarcts. *Am J Cardiol* 1992;69:465-69.

4. Durrer D, van Dam RT, Freud GE et al. Total excitation of the isolated human heart. *Circulation* 1970;41:899-912.
5. Christian TF, Clements IP, Behrenbeck T et al. Limitations of the electrocardiogram in estimating infarct size after reperfusion therapy for acute myocardial infarction. *Ann Intern Med* 1991;114:264-70.
6. Marcassa C, Galli M, Paino A et al. Electrocardiographic evolution after Q-wave anterior myocardial infarction: correlation between QRS score and changes in left ventricular perfusion and function. *J Nucl Cardiol* 2001;8:561-67.
7. Rovers WC, van Boreen MC, Robinson M et al. Comparison of the correlation of the Selvester QRS scoring system with cardiac contrast-enhanced magnetic resonance imaging-measured acute myocardial infarct size in patients with and without thrombolytic therapy. *J Electrocardiol* 2009;42(2):139-44.
8. Barbagelata A, Calif RM, Sgarbossa EB et al. Prognostic value of predischarge electrocardiographic measurement of infarct size after thrombolysis: Insights from GUSTO I economics and Quality of Life substudy. *Am Heart J* 2004;148:795-802.
9. Kalogeropoulos AP, Chiladakis JA, Sihlimiris I et al. Predischarge QRS score and risk for heart failure after first ST-elevation myocardial infarction. *J Cardiac Fail* 2008;14:225-231.
10. Horacek BM, Warren JW, Albano A et al. Development of an automated selvester scoring system for estimating the size of myocardial infarction from the electrocardiogram. *J of Electrocardiol* 2006;39:162-68.
11. Strauss DG, Selvester RH et al. ECG quantification of myocardial scar in cardiomyopathy patients with or without conduction defect: correlation with cardiac magnetic resonance and arrhythmogenesis. *Circ Arrhythmia Electrophysiol* 2008;1:327-36.
12. Strauss DG, Selvester RH. The QRS complex – a biomarker that "images" the heart: QRS scores to quantify myocardial scar in the presence of normal and abnormal ventricular conduction. *Journal of Electrocardiology* 2009;42:85-96.
13. Assomull RG, Prasad SK, Lyne J et al. Cardiovascular magnetic resonance, fibrosis, and prognosis in dilated cardiomyopathy. *J Am Coll Cardiol* 2006;48:1977-85.
14. Wu KC, Weiss RG, Thiemann DR et al. Late gadolinium enhancement by cardiovascular magnetic resonance heralds an adverse prognosis in nonischemic cardiomyopathy. *J Am Coll Cardiol* 2008;51:2414-21.
15. Strauss DG, Wu KC. Imaging myocardial scar and arrhythmic risk prediction – A role for the electrocardiogram? *Journal of Electrocardiology* 2009;42:138.e1-138.e8.
16. Daniel KR, Courtney DM, Kline JA. Assessment of cardiac stress from massive pulmonary embolism with 12-lead ECG. *Chest* 2001;120:474-81.
17. Iles S, Le Heron CJ, Davies G et al. ECG score predicts those with the greatest percentage of perfusion defects due to acute pulmonary thromboembolic disease. *Chest* 2004;125(5):1651-56.
18. Toosi MS, Merlino JD, Leeper KV. Electrocardiographic score and short-term outcomes of acute pulmonary embolism. *Am J Cardiol* 2007;100(7):1172-76.
19. Kostrubiec M, Hrynkiewicz A, Pedowska-Wöszek J et al. Is it possible to use standard electrocardiography for risk assessment of patients with pulmonary embolism? *Kardiol Pol* 2009 July;67(7):744-50.
20. Tan SY, Sungar GW, Myers J et al. A simplified clinical electrocardiogram score for the prediction of cardiovascular mortality. *Clin Cardiol* 2009;32(2):82-86.
21. Rautaharju PM, Warren JW, Jain U et al. Cardiac infarction injury score: an electrocardiographic coding scheme for ischemic heart disease. *Circulation* 1981;64:249-56.
22. Dekker JM, Schouten EG, Pool J et al. Cardiac infarction injury score predicts cardiovascular mortality in apparently healthy men and women. *Br Heart J* 1994;72:39-44.

23. Siscovick D, Raghunathan T, Rautaharju P et al. Clinically silent electrocardiographic abnormalities and risk of primary cardiac arrest among hypertensive patients. *Circulation* 1996;94:1329-33.
24. Willems JL, Willems RJ, Bijnens I et al. Value of electrocardiographic scoring systems for the assessment of thrombolytic therapy in acute myocardial infarction. The European Cooperative Study Group for RTPA. *Eur Heart J* 1991;12:378-88.
25. van Domburg RT, Klootwijk P, Deckers JW et al. The cardiac infarction injury score as a predictor for long-term mortality in survivors of a myocardial infarction. *Eur Heart J* 1998;19(7):1034-41.

ÍNDICE REMISSIVO

Os números em *itálico* referem-se às *Figuras*.
Os números em **negrito** referem-se aos **Quadros**.

■ A

Ablação
  da TRN, *306*
  de via acessória, *319*, *320*
    lateral esquerda, *319*
    posterosseptal esquerda, *320*
Ação
  digitálica, *166*, *167*
  potencial de, 2, *3*, 5
    da célula cardíaca, *3*
    do endocárdio, 5, *6*
    do epicárdio, 5, *6*
AD (Átrio Direito)
  vetor do, *19*
AE (Átrio Esquerdo)
  vetor do, *19*
Análise Sistemática
  do ECG, 29
    complexo QRS, 32
    dispersão do QT, 35
    FC, 30
    intervalo PR, 31
    ondas, 31, 34, 35
      P, 31
      T, 34
      U, 35
    QTc, 35
      intervalo, 35
      medida do, 35
    relação P-QRS, 32
    ritmo cardíaco, 30
    segmento ST, 33

Angina
  instável, **140**, 143, *144*
    ECG na, 143
    sem supra de ST, **140**
      escore TIMI para, **140**
Arritmia(s)
  atriais, 204
  cardíacas, 243-264
    introdução ao estudo das, 243-264
      classificação das, 248
      extrassístoles, 252
      interpretação do ECG nos distúrbios do ritmo, 248
      mecanismos das, 243
      métodos usados na avaliação das, 248
  ECG nas, **249**
    análise do, **249**
    tópicos importantes da, **249**
  na insuficiência cardíaca, 202
  no IAM, 132
    TV, *134*
      monomófica, *134*
  no paciente com marca-passo, 238
    conduzida pelo, 240
    induzida pelo, 241
    mediada pelo, 238
  sinusal, *48*, 269
  ventriculares, 205
Artéria
  culpada no IAM, 126
Ativação
  atrial, *19*

vetores de, *19*
  representação dos, *19*
  do coração, 18
    processo de, 18
  sequência de, 187
    anômala, 187
  ventricular, *20*
    representação vetorial da, *20*
Atividade Elétrica
  normal, 6-10
    dipolo elétrico, 9
    sistema de condução, 6, *8*
    vetor cardíaco, 9
Atresia
  tricúspide, 55
AVC (Acidente Vascular Cerebral)
  isquêmico, *184*
  talâmico, *182*

■ B

Baixa Voltagem, 171-189
  do QRS, 188
    potenciais elétricos, 188
      geração deficiente pelo coração, 188
    transmissão deficiente, 189
      dos potenciais cardíacos, 189
Batimento(s)
  prematuros, **250**
BAV (Bloqueio Atrioventricular)
  aspectos clínicos dos, 278
  avançado, 274, *275*
  de 1º grau, 272
  de 2º grau, 273
    Mobitz, 273
      I, 273
      II, 273
  de 3º grau, 275, *276*
  de alto grau, 274
  FA com, 277
  indicação de marca-passo no, 279
  localização anatômica dos, 277
  total, 275, *276*
BDAM (Bloqueio Divisional Anteromedial), 109, *110*, **111**
BDASE (Bloqueio Divisional Anterossuperior Esquerdo), 105, *106*, *110*
  BRE +, *112*
  HVE na presença de, 76
    critérios para, 76

BFAE (Bloqueio Fascicular Anterior Esquerdo), *108*, **111**
  ativação no, 105
    processo de, 105
  critérios eletrocadiográficos, 109
  significado clínico, 109
BFPE (Bloqueio Fascicular Posterior Esquerdo), **111**
  ativação no, 107
    processo de, 107
  critérios eletrocadiográficos, 105
  significado clínico, 107
BFS (Bloqueio Fascicular Septal), 109
Bigeminismo
  regra do, 260
  ventricular, *258*
Bloqueio(s)
  anteromedial, 174
  da condução interatrial, 66
  de ramo, 111, 151
    importância do prognóstico do, 155
      no infarto do miocárdio, 155
    infarto associado a, 151
    intermitente, 111
  divisional, 107, 157
    infarto do miocárdio e, 157
    posteroinferior esquerdo, 107
  fasciculares, **111**
  interatrial, 64
  multifasciculares, 111
Bradiarritmia(s), **250**, 267-281
  BAV, 272
    aspectos clínicos dos, 278
    avançado, 274
    de 1º grau, 272
    de 2º grau, 273
    de 3º grau, 275
    de alto grau, 274
    indicação de marca-passo no, 279
    localização anatômica dos, 277
    total, 275
  ritmos de escape, 280
  sinusais, 267
    arritmia, 269
    bradicardia, 267
    BSA, 269
    doença do nó sinusal, 270
    parada, 270
    pausa, 270
    síndrome bradicardia-taquicardia, 270

Índice Remissivo

Bradicardia
  sinusal, 267, *268*
BRD (Bloqueio de Ramo Direito), *55*, 172
  ativação no, 99, *101*
    processo de, 99, *101*
  completo, *102*
    exemplo de, *102*
  critérios eletrocardiográficos, 101
  HVD associado a, *83*
  IAM anterosseptal associado a, *152*
    em idoso, *152*
  incompleto, 103
  significado clínico, 104
BRE (Bloqueio de Ramo Esquerdo), 90
  ativação no, 91
    processo de, 91
  + BDASE, *112*
  com desvio do eixo, 99, *100*
    para a direita, 99, *100*
    para a esquerda, 99, *100*
  completo, *94*
    exemplo de, *94*
  critérios eletrocardiográficos, 94
  incompleto, 95, *97*
  intermitente, *112*
  padrão de, *66*
  significado clínico, 96
Brugada
  algoritmo de, *341*
    para diferenciação, *341*
      entre TV e TSV, *341*
  critérios de, 336, **342**
    morfológicos, **342**
  síndrome de, *180*
    características da, *180*
BSA (Bloqueio Sinoatrial), 269
  de 2º grau, *270*
    I, *270*
    II, *270*

■ C

Cabrera
  sinal de, *156*
Câmara(s)
  cardíacas, 50
    dilatação das, 50
    hipertrofia das, 50

Canal
  AV, 52
    defeito do, 52
Captura
  atrial, 230
    perda de, 237
  ventricular, 230, *238*
    perda de, *238*
      intermitente, *238*
Característica(s) Eletrocardiográfica(s)
  pela faixa etária, **49**
Cardiopatia(s)
  chagásica, *112*
    crônica, *112*
  congênitas, 50
    atresia tricúspide, 55
    CIA, 51, *53*
    CIV, 52
    defeito do canal AV, 52
    estenose pulmonar, 51, *52*
    tetralogia de Fallot, 52
    transposição dos grandes vasos, 54
  hipertensiva, *106*
Célula(s)
  cardíaca, *3*
  isolada, *10*
    de despolarização, *10*
    de repolarização, *10*
  potencial de ação da, *3*
    de respostas, 4
    lentas, 4
      de respostas, 4
    modelo do processo em, *10*
    rápidas, 4
CIA (Comunicação Interatrial), 51, *53*
  mulher jovem com, *82*
Circuito Reentrante
  anatômico, *246*
    desenho do, *246*
CIV (Comunicação Interventricular), 52, *54*
Complexo QRS, *24*, 32
  bipartido, *198*
  deflexões do, *14*
    nomenclatura das, *14*
  negativo em DII, *16*
  positivo em DI, *16*
Componente(s)
  do marca-passo, 228
    cabos-eletrodos, 228
    gerador de pulso, 228

Computador
  auxílio do, 36
  no ACG, 36
Condução
  intraventricular, 75, 89-113
  distúrbios da, 75, 89-113
    BDAM, 109
    BDASE, 105
    BFAE, 105
    BFPE, 107
    BFS, 109
    bloqueio, 107, 111
      de ramo intermitente, 111
      divisional posteroinferior esquerdo, 107
      multifasciculares, 111
    BRD, 99
    BRE, 90
    classificação dos, **90**
    diagnóstico de HVE na presença de, 75
    inespecífico, 113
  sistema de, 6, *8*
Coração
  geração deficiente pelo, 188
    de potenciais elétricos, 188
  posição do, 188
    alteração na, 188
  processo de ativação do, 18
Coronariopatia
  grave, *134*
Criança
  ECG na, 43-56
    anormal, 48
      cardiopatias congênitas, 50
      dilatação das câmaras cardíacas, 50
      hipertrofia das câmaras cardíacas, 50
      transtornos do ritmo, 48
    de 4 anos, *53*
      com CIA, *53*
    de 10 anos, *52*
      com estenose pulmonar, *52*
      hipertrofia biventricular, *54*
    menino, *45*
      de 7 meses, *45*
    normal, *44, 46-48*
      de 9 anos, *46*
      de 10 anos, *47*
      de adolescente, *48*

Curva(s)
  de Kaplan-Meier, *77, 78*

■ D

DAVD (Displasia Arritmogênica do Ventrículo Direito), 214
Defeito
  do canal AV, 52
Depressão
  de ST, *144*
    em várias derivações, *144*
Derivação(ões), 10
  ativação do coração, 18
    processo de, 18
  eixo elétrico, 15
  postulados de Einthoven, 11
  relações matemáticas entre as, 17
  sistema hexaxial, 15
Derrame
  pericárdico, *189*
  volumoso, *189*
Despolarização
  modelo do processo de, *10*
    em célula isolada, *10*
Dextrocardia, 174
Dilatação
  das câmaras, 50, *197*
    cardíacas, 50
    esquerda, *197*
  do VD, *83*
    acentuada, *83*
  ventricular, 188
Dipolo
  elétrico, 9
Disfunção
  de prótese, 224, *225*
    mitral, *225*
  ventricular, *197*
Dispersão
  do QT, 35
Distrofia
  muscular, 173
Distúrbio(s)
  da condução intraventricular, 89-113, 151-158
    BDAM, 109
    BDASE, 105
    BFAE, 105

Índice Remissivo

BFPE, 107
BFS, 109
bloqueio, 107, 111
   de ramo intermitente, 111
   divisional posteroinferior esquerdo, 107
   multifasciculares, 111
BRD, 99
BRE, 90
classificação dos, **90**
inespecífico, 113
infarto do miocárdio associado a, 151-158
   bloqueio de ramo, 151, 155
   e bloqueios divisionais, 157
do impulso, 243
   na condução, 245
      bloqueio, 245
      reentrada, 245
   na formação, 243
      atividade deflagrada, 244
      automatismo, 243
      trigger, 244
do ritmo, 248, **250**
   de relevância clínica, **250**
   interpretação do ECG nos, 248
eletrolíticos, 161-168
   alterações eletrocardiográficas nos, 161-168
      na hipotermia, 161-168
      por drogas, 161-168
Doença
   coronariana, *110*
   de Chagas, 211
      ECG na, 211
   do nó sinusal, *268*, 270
   triarterial, *134*
Dor
   precordial, *153*
      típica, *153*
         associada à sudorese, *153*
   torácica, *144*
      típica, *144*
         ECG de, *144*
DPOC (Doença Pulmonar Obstrutiva Crônica)
   alterações na, 82
      eletrocardiográficas, 82

Droga(s)
   distúrbios eletrolíticos por, 161-168
      alterações eletrocardiográficas nos, 161-168
         hipercalcemia, 165
         hipercalemia, 161
         hipermagnesemia, 165
         hipocalcemia, 164
         hipocalemia, 163
         hipomagnesemia, 165
   modificações por, 166
      eletrocardiográficas, 166

■ E

ECG (Eletrocardiograma), 1, *22*
   de homem, *121*
      com infarto há 1 ano, *121*
   de mulher, 85
      de 57 anos, *85*
         com enfisema pulmonar, *85*
   esofágico, 249
   inicial, *131*
      IAM no, *131*
         de parede inferior, *131*
   interpretação do, 27-40, 248
      análise sistemática do, 29
      auxílio do computador, 36, *40*
      normal, 36, *38-40*
      nos distúrbios do ritmo, 248
      teste diagnóstico, 28
         conceitos importantes para avaliação do, 28
   intervalos aferidos no, 28
      básicos, *28*
   na criança, 43-56
      anormal, 48
         cardiopatias congênitas, 50
         dilatação das câmaras cardíacas, 50
         hipertrofia das câmaras cardíacas, 50
         transtornos do ritmo, 48
      de 4 anos, *53*
         com CIA, *53*
      de 10 anos, *52*
         com estenose pulmonar, *52*
      hipertrofia biventricular, *54*
      menino, *45*
         de 7 meses, *45*
      normal, *44, 46-48*

de 2 anos, *44*
de 9 anos, *46*
de 10 anos, *47*
de adolescente, *48*
na insuficiência cardíaca, 193-205
 arritmias na, 202
 no transplante cardíaco, 204
  arritmias, 204
   atriais, 204
   ventriculares, 205
  técnicas para detecção de rejeição, 205
 ressincronização ventricular, 199
 terapia de, 199
nas arritmias, **249**
 análise do, **249**
 tópicos importantes da, **249**
nas miocardiopatias, 209-215
 DAVD, 214
 dilatada, 209
 doença de Chagas, 211
 hipertrófica, 213
 miocardite aguda, 213
 restritiva, 212
no prognóstico, 139-147
 da insuficiência coronariana, 139-147
  aguda, 139-147
  crônica, 139-147
registro do, 21, *22*
papel de, *22*
ECGAR (Eletrocardiograma de Alta Resolução), 251
EEF (Estudo Eletrofisiológico Invasivo), 251
Einthoven
 equação de, 17
 postulados de, 11
 triângulo de, *11*
Eisenmenger
 síndrome de, *82*
Eixo Elétrico
 AQRS, *15*
  determinação do, *15*
   pelo sistema hexaxial, *15*
Eletrocardiografia
 dinâmica, 248
 fundamentos da, 1-24
  atividade elétrica normal, 6
  derivações, 10
  eletrofisiologia cardíaca, 1
  registro do ECG, 21

Eletrodo(s)
 dos membros, 24
 troca de, 24
 mau posicionamento dos, 188
 precordiais, *13*, 175
  posição dos, *13*, 175
  erro técnico na, 175
Eletrofisiologia Cardíaca, 1
 células de respostas, 4
  lentas, 4
  rápidas, 4
 potencial, 2, 5
  de ação, 2, 5
   do endocárdio, 5
   do epicárdio, 5
  de repouso, 2
Endocárdio
 potencial de ação do, 5, *6*
Enfisema
 pulmonar, *85*
Epicárdio
 potencial de ação do, 5, *6*
Escape
 juncional, *281*
 ritmos de, 280
 ventricular, *281*
Escore
 de Low, **263**
  para estratificação de risco de, **263**
   extrassístoles ventriculares, **263**
 eletrocardiográficos, 345-356
  de lesão cardíaca, 356
  de Selvester, 345, **347-351**
   de QRS, **347-351**
  de TEP, 352, **354**
   de gravidade do, **354**
  global, **356**
  simplificado, 355
 TIMI, **140**
  para angina instável, **140**
   sem supra de ST, **140**
  para IAM, **140**
   com supra de ST, **140**
   sem supra de ST, **140**
Estenose
 aórtica, 221, *222*
  grave, *222*
 mitral, *65*, 217, *219*
  importante, *219*

sobrecarga biatrial na, *65*
  critérios de, *65*
pulmonar, 51, *52*, 224
tricúspide, 224
Estimulação(ões)
  atriobiventricular, *201*
  biventricular, *201*
    com eletrodo do VE, *201*
  cardíaca artificial, 229
    conceitos básicos na, 229
      captura, 230
        atrial, 230
        ventricular, 230
      frequência de, 230
        básica, 230
        máxima, 230
      fusão, 230
      IAV, 230
      limiar de, 230
      períodos refratários, 231
      pseudofusão, 230
      reset, 231
      sensibilidade, 230
    diagnóstico eletrocardiográfico das, 237
    gerador de pulso, *228*
    marca-passo, 232
      de câmara única, 232
      de dupla câmara, 232
    modo de, **233**
      AAI, 234
      AAIR, 234
      DDD, 234
      DDDR, 234
      nomenclatura para descrever o, **233**
        código NGB, **233**
      VVI, 233
      VVIR, 233
    sistema de, *228*, 232, 237
      cabos-eletrodos, *228*
      disfunções do, 237
Estudo
  das arritmias cardíacas, 243-264
    introdução ao, 243-264
      classificação das, 248
      extrassístoles, 252
      interpretação do ECG nos distúrbios do ritmo, 248
      mecanismos das, 243
      métodos usados na avaliação das, 248

eletrofisiológico, *305*
  em paciente com dupla via nodal, *305*
Extrassístole(s), **250**, 252
  atrial, *253*, *254*, *255*
    bigeminadas, *255*
    conduzida com aberrância, *254*
    isolada, *253*
  bigeminismo, 260
    regra do, 260
  localização das, 259
  significado clínico, 260
  supraventriculares, 253, *254*
    atriais, 253
    isolada, *254*
    juncionais, 253
  trigeminadas, *262*
  ventriculares, 255, *257-262*, **263**
    acopladas, *259*
    com acoplamento curto, *258*
    com pausa compensatória, *257*
    estratificação de risco de, **263**
      escore de Low para, **263**
    interpolada, *258*
    sem pausa compensatória, *257*
    tardia, *260*

■ F

FA (Fibrilação Atrial), *219*, 291, *292*, 316
  com BAV, *277*
  episódios de, *271*
  inicial, 293
  mecanismo de aumento de FC na, *318*
  paroxística, 293
  permanente, 293
  persistente, 293
FC (Frequência Cardíaca), 30
  mecanismo de aumento de, *318*
  na FA, *318*
Flutter
  atrial, *67*, 289
    1, 290
    2, 291
    atípico, 291
    típico, 290
FV (Fibrilação Ventricular), 334

■ H

Hipercalcemia, 165
Hipercalemia, 161, *162*, 182
  alterações eletrocardiográficas, 162
Hipermagnesemia, 165
Hipertensão
  arterial, *72, 83, 110, 219*
    pulmonar, *83, 219*
    moderada, *83*
  pulmonar, *61*
    primária, *61*
Hipertrofia
  biventricular, *54*, 85
  das câmaras cardíacas, 50
  septal, *213*
    assimétrica, *213*
  ventricular, 69-85, 188
    HVD, 80
    HVE, 69
Hipocalcemia, 164
Hipocalemia
  alterações eletrocardiográficas, 163
  grave, *164*
Hipomagnesemia, 165
Hipotermia
  distúrbios eletrolíticos por, 161-168
    alterações eletrocardiográficas nos, 161-168
HVD (Hipertrofia Ventricular Direita), 80, 172, *219*
  alterações, 81, 82, *84*
    de repolarização ventricular, *84*
    eletrocardiográficas, 81, 82
      na DPOC, 82
      no TEP, 82
  critérios para, 84
    acurácia diagnóstica dos, 84
  presença de, *83*
    associado a BRD, *83*
HVE (Hipertrofia Ventricular Esquerda), 69
  alterações, 70, 73, *80*
    eletrocardiográficas, 70
    mecanismos das, 73
    padrão de, *80*
      do *strain*, *80*
  critérios, 73, *75, 76, 79*
    de Romhilt-Estes, *75*
    na miocardiopatia hipertrófica, *79*
    na presença de BDASE, *76*

curvas de Kaplan-Meier, *77, 78*
da sobrecarga diastólica, *72*
diagnóstico de, 75
  na presença de distúrbio, 75
  de condução intraventricular, 75
  na presença de BRE, *197*
  significado clínico, 76

■ I

IAM (Infarto Agudo do Miocárdio), 117-134
  alterações eletrocardiográficas, 118
  anterior, *124*
    extenso, *124*
  anterosseptal, *152*
    associado a BRD, *152*
    em idoso, *152*
  arritmias no, 132
    TV, *134*
      monomófica, *134*
  artéria culpada no, 126
  com supradesnível de ST, 139, **140, 141**
    alterações eletrocardiográficas no, 139, **141**
    com pior prognóstico, **141**
    como marcador prognóstico no, 139
    escore TIMI para, **140**
  critérios diagnósticos, 121
  de parede inferior, *131*
    ECG inicial, *131*
  diagnóstico topográfico, 123
  do VD, 129, *130*
  ECG, *121*
  fase do, *120*
    aguda, *120*
    hiperaguda, *120*
    graus de isquemia, *120*
  inferior, *123, 130*
    em evolução, *130*
  inferolateral, *126*
  localização, **125, 128**
    da lesão culpada, **128**
    terminologia para, **125**
  prévio, *339*
  probabilidade de sobrevivência no, *142*
    em 10 anos, *142*
  reperfusão, 129
    avaliação da, 129
  representação do, *119*

Índice Remissivo

sem supradesnível de ST, 139, 143, *145*
   curva enzimática compatível com, *145*
   ECG no, 143, *145*
   marcador prognóstico no, 139
     alterações eletrocardiográficas como, 139
IAV (Intervalo Atrioventricular), 230
Ímã
   ação do, *239*
   resposta à aplicação do, 231
     do marca-passo, 231
Impulso Elétrico
   condução do, 5
   refratariedade do, 5
Infarto, *182*
   do miocárdio, 151-158, *329*
     associado, 151-158
       a bloqueio de ramo, 151
       a distúrbios de condução intraventricular, 151-158
       a ritmo de marca-passo, 151-158
     bloqueio de ramo no, 155
       importância prognóstica do, 155
     com supradesnível de ST, *329*
       significado prognóstico da TVNS após, *329*
     e bloqueios divisionais, 157
   na presença de marca-passo, 157
     artificial, 157
   posterior, 172
   prévio, *195*
Insuficiência
   aórtica, 221, *223, 225*
     crônica grave, *223*
     grave, *225*
   cardíaca, *98*, 193-205, *210*
     avançada, *210*
     de etiologia isquêmica, *195*
     descompensada, *195*
     ECG na, 193-205
       arritmias na, 202
       no transplante cardíaco, 204
       terapia de ressincronização ventricular, 199
     mortalidade na, *98*
   coronariana, 139-147
     ECG no prognóstico da, 139-147
       aguda, 139-147
       crônica, 139-147

pulmonar, 224
tricúspide, *83*, 224
valvar, 218
   mitral, 218
Intervalo(s)
   básicos, *28*
   aferidos no ECG, *28*
   PR, 31
   QTc, 35
Isquemia(s)
   graus de, *120*
   miocárdica, *182*
   subendocárdica, 182

■ K

Kaplan-Meier
   curvas de, *77, 78*

■ L

Lesão(ões)
   aórtica, *72*
     moderada, *72*
     dupla, *72*

■ M

MAOT (Microalternância da Onda T), 251
Marca-Passo(s)
   arritmias no paciente com, 238
   artificial, 157
     infarto na presença de, 157
   atriobiventricular, *200*
   avaliação de portadores de, 227-241
     eletrocardiografia na, 227-241
       componentes do, 228
       conceitos básicos, 229
       nomenclatura, 232, **233**
       resposta à aplicação do ímã, 231
       sistemas de estimulação, 232, 237
         diagnóstico das disfunções do, 237
   bicameral, *236*
     modo DDD, *236*
   de câmara única, 232
   de dupla câmara, 232
   em modo, *234-236, 239*
     AAI, *235*
     DDD, *236*

VVI, *234, 239*
  com *undersensing, 239*
  indicação de, 279
  no BAV, 279
  ritmo de, 151-158
    infarto do miocárdio associado a, 151-158
  síndrome do, 241
Memória
  cardíaca, *112*
  fenômeno de, *112*
Miocárdio
  infarto do, 151-158, *329*
    associado, 151-158
      a bloqueio de ramo, 151
      a distúrbios de condução intraventricular, 151-158
      a ritmo de marca-passo, 151-158
    bloqueio de ramo no, 155
      importância prognóstica do, 155
    com supradesnível de ST, *329*
      significado prognóstico da TVNS após, *329*
    e bloqueios divisionais, 157
Miocardiopatia(s)
  dilatada, *66, 94, 95, 98, 100, 197, 210*
    com grave comprometimento, *100*
      biventricular, *100*
    idiopática, *95*
    mortalidade na, *98*
    ECG nas, 209-215
      DAVD, 214
      dilatada, 209
      doença de Chagas, 211
      hipertrófica, 213
      miocardite aguda, 213
      restritiva, 212
  hipertrófica, *79,* 173, *213, 214*
    apical, *214*
    critérios de HVE na, *79*
  isquêmica, *198,* 339
  não isquêmica, *112*
Miocardite
  aguda, 213

■ O

Onda(s)
  P, 31, *60-63, 65, 66*

alterações da, 3
  na AAD, *63*
  na AAE, *63*
apiculada, *61, 65*
característica em V1, *62*
  na AAE, *62*
prolongada, *66*
pulmonale, 60
Q, 171-189
  anormais, 171-189
  e perda dos potenciais de R, 183
R, 171-189
  proeminente em V1, 171-189
    bloqueio anteromedial, 174
    BRD, 172
    dextrocardia, 174
    diagnóstico diferencial de, 171-189
    distrofia muscular, 173
    erro no posicionamento dos eletrodos, 175
    HVD, 172
    infarto posterior, 172
    miocardiopatia hipertrófica, 173
    síndrome de WPW, 173
    variante do normal, 175
T, 34, *37,* 182, *183-185*
  alteração da, *182*
    no ECG, *182*
  amplas, *184*
  em tenda, 182
  isquêmica, *37,* 182, *185*
  proeminente, *183, 185*
U, 35
Oversensing, 238

■ P

Parada
  sinusal, 270
Parassistolia, 247
Pausa
  sinusal, 270
Peñalosa-Tranchesi
  sinal de, *219*
Período
  refratário, 5
    absoluto, 5
    efetivo, 5

Índice Remissivo

relativo, 5
supernormal, 5
Portador(es)
  de marca-passos, 227-241
    eletrocardiografia na avaliação de, 227-241
      componentes do, 228
      conceitos básicos, 229
      nomenclatura, 232, **233**
      resposta à aplicação do ímã, 231
      sistemas de estimulação, 232, 237
        diagnóstico das disfunções do, 237
Postulado(s)
  de Einthoven, 11
Potencial(is)
  cardíacos, 189
    transmissão deficiente dos, 189
  de ação, 2, *3, 5, 6*
    da célula cardíaca, *3*
    do endocárdio, 5, *6*
    do epicárdio, 5, *6*
    de repouso, 2
    de resposta, 4
      lenta, *4*
      rápida, *4*
  elétricos, 188
    geração deficiente de, 188
      pelo coração, 188
PRA (Período Refratário Absoluto), *3*
Processo
  de ativação, 18
    do coração, 18
  em célula isolada, *10*
    modelo em, *10*
      de despolarização, *10*
      de repolarização, *10*
PRR (Período Refratário Relativo), *3*
PSN (Período Supernormal), *3*
PVM (Prolapso Valvar Mitral), 219, *220*

■ Q

QT
  dispersão do, 35
QTc
  intervalo, 35
  medida do, 35

■ R

Reentrada, 245
  modelo de, *246*
Rejeição
  detecção de, 205
    técnicas eletrocardiográficas para, 205
Relação
  P-QRS, 32
Reperfusão
  avaliação da, 129
  no IAM, 129
Repolarização
  modelo do processo de, *10*
    em célula isolada, *10*
  ventricular, *84*, 171-189
    alterações da, *84*, 171-189
      inespecífica, *186*
      na TEP grave, *84*
Repouso
  potencial de, 2
Resposta
  células de, 4
    lentas, 4
    rápidas, 4
  potencial de, 4
    lenta, *4*
    rápida, *4*
Ressincronização
  ventricular, 199
    terapia de, 199
Ritmo(s)
  cardíaco, 30
  de escape, 280
  senoide, *163*
Romhilt-Estes
  critérios de, 75

■ S

Segmento
  ST, 33
Selvester
  escore de, **347-351**
  de QRS, **347-351**
Sensibilidade
  do marca-passo, 230, 237
    diminuída, 237
    excessiva, 238

Sinal
  de Cabrera, *156*
  de Peñalosa-Tranchesi, *219*
Síndrome
  bradicardia-taquicardia, 270, *271*
  de Brugada, *180*
    características da, *180*
  de Eisenmenger, *82*
  de WPW, 173, *308-311*, 313
    taquicardias na, 313
      atrioventricular ortodrômica, 313
      FA, 316
      por reentrada antidrômica, 314
  do marca-passo, 241
Sistema
  de condução, 6, *8*
  de estimulação, *228*, 232, 237
    cabos-eletrodos, *228*
    disfunções do, 237
      diagnóstico eletrocardiográfico das, 237
    gerador de pulso, *228*
    marca-passo, 232
  hexaxial, 15
    determinação pelo, *15*
      do eixo elétrico AQRS, *15*
  Holter, 248
Sobrecarga(s)
  atriais, 59-67
    direita, 59
    esquerda, 62
      bloqueio interatrial, 64
      significado clínico, 63
      sobrecarga biatrial, 64
  diastólica, *72*
    HVE característico da, *72*
Strain (Alteração de ST-T)
  inicial, 71
  padrão de, *71, 80*
    característica de HVE, *80*
  típico, 71
Supradesnível
  de ST, 139, **140**, **141**, *154*, *181*
    em V1 a V3, *181*
    IAM com, 139, **140**, **141**
      alterações eletrocardiográficas no, 139, **141**
        com pior prognóstico, **141**
        como marcador prognóstico, 139
        escore TIMI para, **140**
    IAM sem, **140**
      escore TIMI para, **140**

■ T

Tamponamento
  cardíaco, *189*
Taquiarritmia(s), **250**
  atriais, 285-294
    alto grau de bloqueio, *287*
    de curta duração, *287*
    FA, 291
    flutter atrial, 289
    multifocal, 288
  ventriculares, 325-342
    FV, 334
    outras TVs, 333
    taquicardias de QRS largo, 335
      diferenciação entre, 335
    TVNS, 325
    TVS, 328
Taquicardia(s)
  atrioventricular, *312*, 313
    ortodrômica, 313
  de QRS, 319, *321*, 335
    estreito, 319, *321*
      diagnóstico diferencial entre as, 319, *321*
        algoritmo para, 319
    largo, 335
      diferenciação entre, 335
  mediadas, 305
    por vias acessórias atrioventriculares, 305
      na síndrome de WPW, 313
      prognóstico, 307
      quadro clínico, 307
      tratamento, 318
  na síndrome de WPW, 313
    FA, 316
    ortodrômica, 313
      atrioventricular, 313
      por reentrada, 314
    por reentrada, 314
      antidrômica, 314

Índice Remissivo

Tecido
  muscular, 187
    cardíaco, 187
      substituição do, 187
TEP (Tromboembolismo Pulmonar Agudo)
  alterações no, 82
    eletrocardiográficas, 82
  escore de, 352, **354**
    de gravidade do, **354**
  grave, *84*
    alteração na, *84*
      da repolarização ventricular, *84*
Teste
  ergométrico, 249
Teste Diagnóstico
  avaliação do, 28
    conceitos importantes para, 28
      acurácia, 29
      especificidade, 29
      sensibilidade, 28
      VPN, 29
      VPP, 29
Tetralogia
  de Fallot, 52, *55*
TPSV (Taquicardia Paroxística Subraventricular), 297
  na emergência, 319
    abordagem das, 319
    tratamento das crises de, **322**
      antiarrítmicos no, **322**
        por via intravenosa, **322**
Transplante
  cardíaco, 204
    ECG no, 204
      arritmias, 204
        atriais, 204
        ventriculares, 205
      técnicas para detecção de rejeição, 205
Transposição
  dos grandes vasos, 54
Transtorno(s)
  do ritmo, 48
    ECG no, 48
TRN (Taquicardia por Reentrada Nodal), 299, *302, 303, 305*
  ablação da, *306*
  características, 301
    clínicas, 301
    eletrocardiográficas, 301
  fisiopatologia, 300
    mecanismo da, *300*
  terapêutica, 303
    considerações sobre a, 303
TSV (Taquicardia Supraventricular), 297-322
  de QRS estreito, 319
    algoritmo para diagnóstico diferencial, 319
  juncional, 299
  mediada, 305
    por vias acessórias atrioventriculares, 305
  principais tipos de, **298**
  regular, *299*
    de QRS estreito, *299*
  sinusal, 297
    inapropriada, 297
    por reentrada sinusal, 297
  TRN, 299
TV (Taquicardia Ventricular), *339*
  bidirecional, *333*
  monomórfica, *135*
    sustentada, *135*
  outras, 333
  polimórfica, *333*
TVNS (Taquicardia Ventricular Não Sustentada), 325, *335*
  eletrocardiografia, 326
    monomórfica, *326*
    polimórfica, *327*
  significado
    clínico, 326
    prognóstico da, *329*
      após infarto do miocárdio, *329*
      supradesnível de ST, *329*
TVS (Taquicardia Ventricular Sustentada), 328
  com morfologia de BRD, *330*
  eletrocardiografia, 328
  probabilidade de sobrevida, *331, 332*
  significado clínico, 331

■ U

Undersensing, 237
  atrial, *240*
  marca-passo VVI com, *239*

■ V

Valvopatia(s)
  alterações eletrocardiográficas nas, 217-225
    aórtica, 221
    associadas, 224
    disfunção de prótese, 224
    mitral, 217
    pulmonar, 224
    tricúspide, 224
VD (Ventrículo Direito)
  dilatação do, *83*
    acentuada, *83*
  infarto do, 129, *130*
VE (Ventrículo Esquerdo)
  eletrodo do, *201*
    estimulação biventricular com, *201*
Vetor(es)
  basal, 19, *20*
  cardíaco, 9
  de ativação atrial, *19*
    representação dos, *19*
  de parede livre, 19, *20*
  do AD, *19*
  do AE, *19*
  septal, 19, *20*
Via(s)
  acessórias, 305, *319, 320*
    atrioventriculares, 305
      taquicardias mediadas por, 305
    lateral esquerda, *319*
      ablação de, *319*
    posterosseptal esquerda, *320*
  intravenosa, **322**
    antiarrítmicos por, **322**
    no tratamento das crises de TPSV, **322**
  nodal, *305*
    dupla, *305*
      estudo eletrofisiológico em paciente com, *305*
VPN (Valor Preditivo Negativo), 29
VPP (Valor Preditivo Positivo), 29

■ W

WPW (Wolff-Parkinson-White)
  síndrome de, 173, *308-311*